Fundamentos Para o Auxiliar de Enfermagem

S714m Sorrentino, Sheila A.
       Fundamentos para o auxiliar de enfermagem / Sheila
       A. Sorrentino; trad. Mavilde da L.G. Pedreira ... [et al.]. – Porto
       Alegre: Artmed Editora, 2001.

       1. Enfermagem – Auxiliar – Fundamentos. I. Título.

                        CDU 616-083(02)

Catalogação na publicação: Mônica Ballejo Canto – CRB 10/1023

ISBN 85-7307-780-8

Sheila A. Sorrentino, R.N., Ph.D.

Curriculum Consultant
Normal, Illinois

Fundamentos Para o Auxiliar de Enfermagem

Com 416 ilustrações

Tradução:

Mavilde da L.G. Pedreira
Doutora em Enfermagem pela Universidade Federal de São Paulo.
Enfermeira da Disciplina de Enfermagem Pediátrica do Departamento
de Enfermagem da UNIFESP-EPM.

Sônia Regina Pereira
Doutora em Enfermagem pela Universidade Federal de São Paulo.
Professora Adjunta da Disciplina de Enfermagem Pediátrica do Departamento
de Enfermagem da UNIFESP-EPM.

Maria de Jesus Castro Souza Harada
Mestre em Enfermagem Pediátrica pela Universidade Federal de São Paulo.
Professora Assistente da Disciplina de Enfermagem Pediátrica do Departamento
de Enfermagem da UNIFESP-EPM.

Maria Angélica Sorgini Peterlini
Mestre em Enfermagem Pediátrica pela Universidade Federal de São Paulo.
Professora Assistente da Disciplina de Enfermagem Pediátrica do
Departamento de Enfermagem da UNIFESP-EPM.

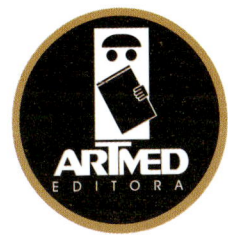

Porto Alegre, 2001

Obra originalmente publicada sob o título
Essentials for nursing assistants
© Mosby-Year Book, Inc., 1997.
Publicado conforme acordo com a Editora Mosby-Year Book, Inc.

ISBN 0-8151-1566-0

Capa: *Joaquim da Fonseca*

Preparação do original: *Maria Rita Quintella*

Leitura Final: *Andreia Quaresma de Oliveira*

Supervisão editorial: *Letícia Bispo de Lima*

Editoração eletrônica: *Laser House – m.q.o.f.*

Reservados todos os direitos de publicação em língua portuguesa à
ARTMED EDITORA LTDA.
Av. Jerônimo de Ornelas, 670 - Fone (51) 330-3444 Fax (51) 330-2378
90040-340 - Porto Alegre, RS, Brasil

SÃO PAULO
Rua Francisco Leitão, 146 - Pinheiros
Fone (11) 3083-6160
05414-020 - São Paulo, SP, Brasil

IMPRESSO NO BRASIL
PRINTED IN BRAZIL

Dedicatória

*Para minha prima Regina, por suas muitas
alegrias e tristezas, sorrisos e lágrimas.*

Agradecimentos

Quero agradecer a todos que, ao longo da produção desta obra, ofercceram-me importantes sugestões e fizeram comentários que tinham como objetivo torná-la melhor.

- Tammy Taylor, RN, professora e treinadora de auxiliares de enfermagem, por sua consultoria durante a preparação dos originais.
- Janice Smith, RN, MS, professora na Universidade Lewis, em Romeoville, Illinois, por suas sugestões e por ter-me oportunizado um período agradável e proveitoso.
- Os revisores do texto – Holly Bennett, Charla Berls, Beverly Hildebrand, Mary Kirkpatrick, Gudrun Spaulding, Peg Toth, Barbara Tredick e Theresa Westcott – por sua competência e horas de leitura dos originais, o que contribuiu para a qualidade a credibilidade deste livro.
- Bert Vandermark, do estúdio Montage, por um projeto gráfico único e vibrante.
- Connie Leinicke, colega e verdadeira amiga.
- Mary Beth Ryan Warthen, da Mosby Lifeline, por sua contribuição no desenvolvimento do livro, e Dave Orzechowski da Mosby-Year Book na Filadélfia, por seus esforços na produção desta obra.

E, finalmente, agradeço a Doris Smith (editora-gerente, Mosby Lifeline), David Dusthimer (vice-presidente e editor, Mosby Lifeline), Richard Weimer (editor-chefe, Mosby Lifeline) e David Culverwell (vice-presidente sênior, Mosby Lifeline), por sua criatividade e interesse contínuo no meu trabalho.

Prefácio

Fundamentos para o auxiliar de enfermagem oferece ao estudante do Curso de Auxiliar de Enfermagem as informações necessárias para realizar um cuidado seguro, eficaz e de respeitabilidade ao paciente. O livro enfatiza a integridade e a dignidade da *pessoa* que está sendo cuidada. A palavra *pessoa* é utilizada, sempre que possível, na referência ao indivíduo, valorizando o fato de que aquele que recebe cuidados é muito mais que um "paciente". Além disso, o livro valoriza o auxiliar de enfermagem como um membro importante da equipe de saúde, sendo enfatizados o respeito e a dignidade para todas as pessoas – pacientes, familiares, visitantes e equipe de saúde.

Para um livro-texto comunicar tais mensagens, o leitor deve estar motivado à leitura. Uma vez que o livro é aberto, várias características de comunicação conduzem a uma leitura fácil.

- Termos-chave com definições são encontrados na página inicial dos capítulos, reaparecendo em destaque no texto, quando são novamente definidos.
- Os quadros de procedimento são divididos em três fases: pré-procedimento, procedimento e pós-procedimento.
- Perguntas e respostas de revisão são encontradas ao final de cada capítulo.
- São utilizados quadros para listar princípios, regras, sinais e sintomas, além de outras informações importantes. Os quadros são um meio eficiente para que os professores enfatizem o conteúdo e forneçam ao estudante um meio de pesquisa rápido.

O conteúdo deste livro baseia-se nos requisitos de treinamento do *Omnibus Budget Reconciliation Act* de 1987 (OBRA), em comentários de professores, em padrões gerais da prática de enfermagem e realização de cuidados de saúde. Foi planejado para o uso em escolas técnicas, centro de testes vocacionais, hospitais, casas de repouso, agências de cuidado domiciliar *(home care)*, além de outros tipos de centros de formação de auxiliares de enfermagem.

Fundamentos para o auxiliar de enfermagem é organizado para atender à necessidade do professor, conforme a ordem da apresentação do conteúdo, que pode selecionar qual capítulo ou partes de capítulos quer utilizar. Por exemplo, pode-se iniciar um curso por controle da infecção, mecânica corporal, montagem do leito e banho de leito. Os capítulos e as seções deste livro podem ser ordenados para leitura conforme os temas citados, sem risco de comprometer o conteúdo ou o aprendizado. Ou pode-se ainda escolher e apresentar uma estrutura e função de um sistema corporal quando os alunos estudarem uma área de conteúdo específico. Por exemplo, se o professor quer introduzir os sistemas cardiovascular e respiratório, quando os estudantes estiverem aprendendo sobre sinais vitais, deve selecionar para leitura os Capítulos 5 e 17.

Fundamentos para o auxiliar de enfermagem destaca os seguintes valores e princípios:

- Segurança para a atuação prática do auxiliar de enfermagem, reconhecendo que o campo de atuação pode variar em um mesmo país.
- Respeito e reconhecimento de que cada pessoa é um ser humano físico, psicológico, social e espiritual com necessidades básicas.
- A importância da individualidade e dignidade da pessoa.
- A necessidade do auxiliar de enfermagem estar atento para compreender o seu ambiente de trabalho e os indivíduos que o compõem.
- O reconhecimento de que a realização das atividades de enfermagem com segurança e competência requer a compreensão das estruturas e funções corporais.
- O aprendizado dos procedimentos indo dos mais simples aos mais complexos. Tais conceitos e procedimentos são integrados a outras atividades e funções (segurança, mecânica corporal e assepsia médica). Outras atividades que são fáceis de aprender e básicas para o desempenho das funções de auxiliares de enfermagem são então apresentadas (montagem de leito, cuidados pessoais, procedimentos relacionados às eliminações urinária e intestinal, controle de ganhos e perdas e alimentação), seguidas de conteúdos mais complexos, como verificação de sinais vitais, aplicação de calor e frio e cuidados com pacientes cirúrgicos.

Este livro será útil tanto a professores como a alunos. Esperamos que a realização de cuidados de enfermagem seguros, com respeito ao indivíduo e valorização da auto-estima do auxiliar de enfermagem sejam conseqüências naturais da leitura desta obra.

Sheila A. Sorrentino, RN, PhD

Abreviaturas

ACTH	Hormônio adrenocorticotrópico
ADH	Hormônio antidiurético
AIDS	Síndrome da imunodeficiência adquirida
AVC	Acidente vascular cerebral
AVD	Atividades de vida diária
bid	2 vezes ao dia
CDC	Centers for Disease Control
DAC	Doença das artérias coronárias
DPOC	Doença pulmonar obstrutiva crônica
DSTs	Doenças sexualmente transmissíveis
ECG	Eletrocardiograma
EEG	Eletroencefalograma
EM	Esclerose múltipla
G&P	Ganhos e perdas
HBV	Hepatite B
ID	Bracelete de identificação
IM	Infarto do miocárdio
IV	Intravenoso
LPN	Licensed practical nurse
LVN	Licensed vocational nurse
NPO	Nada por via oral (jejum)
PCR	Parada cardiorrespiratória
quid	4 vezes ao dia
RCP	Ressuscitação cardiopulmonar
RN	Registered nurse
SGI	Sistema gastrintestinal
SNC	Sistema nervoso central
SNG	Sonda nasogástrica
SR	Sala de recuperação
SUS	Sistema Único de Saúde
SVB	Suporte vital básico
TB	Tuberculose
tid	3 vezes ao dia
TSH	Hormônio estimulador da tireóide

Sumário

1 Introdução às Instituições de Saúde, 15

Tipos de serviços de assistência à saúde, 16
Organização das instituições de saúde, 16
A equipe de enfermagem, 19
Custos da assistência à saúde, 19
Questões de revisão, 20

2 O Auxiliar de Enfermagem, 21

Regras, funções e responsabilidades, 22
Saúde, higiene e aparência pessoal, 22
Treinamento e avaliação da competência do auxiliar de enfermagem, 26
Considerações éticas e legais, 26
Trabalhando em equipe, 28
Questões de revisão, 30

3 Comunicação em uma Instituição de Saúde, 32

Comunicação, 33
O registro médico, 33
O kardex, 33
Plano de cuidados da enfermagem, 33
Observação, 34
Reportando e registrando observações, 35
Discussão de caso ou de cuidados, 38
Comunicação telefônica, 38
Questões de revisão, 39

4 Compreendendo as Necessidades do Paciente, 41

Importando-se com a pessoa, 42
Necessidades, 42
Cultura e religião, 43
Tipos de pessoas que o profissional cuidará, 43
Os direitos da pessoa, 44
Comunicação com pacientes e moradores, 44
A família e as visitas, 47
Questões de revisão, 47

5 Estruturas e Funções Corporais, 49

Células, tecidos e órgãos, 50
O sistema tegumentar, 51
O sistema musculoesquelético, 52
O sistema nervoso, 54
O sistema circulatório, 57
O sistema respiratório, 59
O sistema digestório, 60
O sistema urinário, 62
O sistema reprodutor, 62
O sistema endócrino, 66
Questões de revisão, 66

6 Assistência ao Idoso, 68

Efeitos psicológicos e sociais do envelhecimento, 69
Efeitos físicos do envelhecimento, 69
Sexualidade e pessoas idosas, 71
A moradia, 72
Direitos de moradores de casas de repouso, 72
Abuso de pessoas idosas, 74
Questões de revisão, 75

7 Segurança, 77

Fatores que afetam a segurança pessoal, 78
Práticas de segurança, 78
Procedimento: Aplicando um restritor de pulso, 88
Procedimento: Auxiliando na aplicação de um colete restritor, 89
Procedimento: Aplicando um cinto restritor, 90
Segurança em incêndios, 91
Desastres, 92
Procedimento: Utilizando um extintor de incêndio, 93
Questões de revisão, 93

8 Prevenindo Infecções, 95

Microrganismos, 96
Infecção, 96
Assepsia, 97
Procedimento: Lavando as mãos, 99
Precauções de isolamento, 100
Procedimento: Removendo as luvas, 105
Procedimento: Vestindo um avental, 106
Procedimento: Usando uma máscara facial, 107
Padrão de patógenos veiculados pelo sangue, 108
Questões de revisão, 110

9 Mecânica Corporal, 112

Mudança de decúbito e erguimento de pacientes no leito, 113
Procedimento: Erguendo o paciente no leito com auxílio, 116
Procedimento: Erguendo o paciente no leito usando um lençol, 117
Procedimento: Movimentando o paciente para a lateral da cama, 118
Procedimento: Virando o paciente na direção do profissional, 120
Procedimento: Virando o paciente na direção oposta ao profissional, 121
Procedimento: Movimentando em bloco, 122
Sentando na lateral da cama, 122
Procedimento: Auxiliando o paciente a sentar-se na lateral da cama, 123
Movimentação para transferência do paciente, 122
Procedimento: Utilizando um cinto de segurança, 125
Procedimento: Transferindo o paciente para uma cadeira ou cadeira de rodas, 126
Procedimento: Transferindo o paciente para uma cadeira de rodas (dois auxiliares), 129
Procedimento: Utilizando o suspensor mecânico, 131
Posicionamento do paciente, 130
Questões de revisão, 136

10 O Quarto, 138

Conforto, 139
Mobília e equipamento do quarto, 139
Questões de revisão, 144

11 Preparo do Leito, 145

Roupas de cama e banho, 147
Cama fechada, 148
Procedimento: Preparando uma cama fechada, 149
Cama aberta, 153
Procedimento: Preparando uma cama aberta, 153
Cama ocupada, 153
Procedimento: Preparando uma cama ocupada, 153
Cama cirúrgica, 157
Procedimento: Preparando uma cama cirúrgica, 158
Questões de revisão, 159

12 Limpeza e Cuidados com a Pele, 160

Cuidado diário do paciente, 161
Higiene oral, 161
Procedimento: Escovando os dentes, 162
Procedimento: Realizando higiene oral em pessoas inconscientes, 163
Procedimento: Cuidando a dentadura, 165
Banho, 166
Procedimento: Realizando banho completo no leito, 167
Procedimento: Realizando banho parcial, 171
Procedimento: Auxiliando no banho de banheira ou de chuveiro, 174
Massagem nas costas, 174
Procedimento: Realizando massagem nas costas, 175
Cuidado perineal, 174
Procedimento: Realizando cuidados perineais em mulheres, 176
Procedimento: Realizando cuidados perineais em homens, 179
Feridas de pressão, 180
Questões de revisão, 184

13 Cuidados Pessoais e Vestimenta, 186

Cuidado com os cabelos, 187
Procedimento: Escovando e penteando o cabelo do paciente, 187
Procedimento: Lavando os cabelos, 189
Barbeando o paciente, 189
Procedimento: Barbeando o paciente, 190
Cuidados com as unhas e com os pés, 190
Procedimento: Cuidando das unhas e dos pés, 192
Troca de roupas e de vestimentas hospitalares, 194
Procedimento: Trocando a vestimenta de um paciente com cateter IV, 194
Procedimento: Despindo o paciente, 196
Procedimento: Vestindo o paciente, 200
Questões de revisão, 202

14 Eliminação Urinária, 203

Eliminação urinária normal, 204
Procedimento: Oferecendo a comadre, 205
Procedimento: Oferecendo o urinol, 208
Procedimento: Ajudando o paciente no uso da cadeira com comadre, 209
Incontinência urinária, 209
Sondas ou cateteres, 210
Procedimento: Esvaziando a bolsa de drenagem urinária, 211
Procedimento: Cuidando da sonda vesical, 212
Procedimento: Instalando um uripen, 214
Reeducação da bexiga, 213
Coletando e analisando amostras de urina, 215
Procedimento: Coletando uma amostra de urina, 216
Procedimento: Coletando uma amostra de urina estéril, 217
Procedimento: Coletando uma amostra de urina de 24 horas, 218

Procedimento: Coletando amostra para duplo-teste, 219
Procedimento: Testando a urina para presença de glicose ou cetonas, 220
Questões de revisão, 221

15 Eliminação Intestinal, 222

Eliminação intestinal normal, 223
Fatores que influenciam a eliminação intestinal, 223
Problemas comuns, 223
Conforto e segurança durante a eliminação, 224
Exercícios intestinais, 225
Enemas, 225
Procedimento: Realizando um enema simples, 226
Procedimento: Realizando um fleet-enema, 229
Procedimento: Realizando um enema com solução de óleo, 230
O paciente com ostomia, 229
Amostra de fezes, 232
Procedimento: Coletando uma amostra de fezes, 233
Questões de revisão, 234

16 Alimentos e Líquidos, 235

Nutrição básica, 236
Fatores que afetam a alimentação e a nutrição, 237
Dietas especiais, 238
Dieta recomendada pelo OBRA, 240
Balanço hídrico, 240
Procedimento: Controlando o balanço hídrico, 241
Auxiliando o paciente na ingesta de líquidos e alimentos, 243
Procedimento: Servindo a refeição na bandeja, 243
Procedimento: Alimentando o paciente, 244
Questões para revisão, 246

17 Controle de Sinais Vitais, 248

Controlando e relatando os sinais vitais, 249
Temperatura do corpo, 249
Procedimento: Verificando a temperatura oral com termômetro de vidro, 251
Procedimento: Verificando a temperatura retal com termômetro de vidro, 253
Procedimento: Verificando a temperatura axilar com termômetro de vidro, 254
Procedimento: Verificando a temperatura com termômetro eletrônico, 255
Procedimento: Verificando a temperatura da membrana timpânica, 257
Pulso, 257
Procedimento: Verificando um pulso radial, 259
Procedimento: Verificando um pulso apical, 260
Procedimento: Verificando um pulso apical-radial, 261
Respirações, 261
Procedimento: Verificando a freqüência respiratória, 262
Pressão sangüínea, 262
Procedimento: Verificando a pressão sangüínea, 265
Questões de revisão, 265

18 Exercícios e Atividades, 267

Inatividade, 268
Procedimento: Realizando exercícios motores, 271
Deambulação, 275
Procedimento: Auxiliando na deambulação, 275
Procedimento: Auxiliando o paciente durante a queda, 276
Atividades recreacionais, 278
Questões de revisão, 278

19 Admissões, Transferências e Altas, 279

Admissões, 280
Procedimento: Medindo o peso e a altura, 281
Transferências, 282
Alta, 282
Questões de revisão, 282

20 Aplicações de Calor e Frio, 284

Aplicações de calor, 285
Procedimento: Aplicando compressa de calor, 286
Procedimento: Realizando um banho de imersão quente, 288
Procedimento: Auxiliando o paciente no banho de assento, 289
Procedimento: Aplicando uma almofada térmica, 291
Aplicações de frio, 291
Procedimento: Aplicando uma bolsa de gelo, colar de gelo ou bolsa de frio descartável, 293
Procedimento: Aplicando compressa fria, 294
Questões de revisão, 295

21 Procedimentos Especiais e Tratamentos, 296

Terapia intravenosa, 297
Oxigenioterapia, 297
Coleta de amostra de escarro, 299
Procedimento: Coletando amostra de escarro, 299
Auxílio durante o exame físico, 300
Questões de revisão, 302

22 O Paciente Submetido a Cirurgia, 303

Cuidado psicológico, 304
O período pré-operatório, 304
Procedimento: Preparando a pele para cirurgia, 305
Anestesia, 308
O período pós-operatório, 308
Procedimento: Realizando exercícios de tosse e respiração profunda, 309
Procedimento: Calçando meias elásticas, 312
Questões de revisão, 314

23 Reabilitação e Cuidado de Recuperação, 316

A reabilitação e o paciente como um todo, 317
Qualidade de vida, 319
Responsabilidades do auxiliar de enfermagem, 319
Questões de revisão, 320

24 Problemas Comuns de Saúde, 321

Câncer, 322
Distúrbios musculoesqueléticos, 323
Distúrbios do sistema nervoso, 327
Distúrbios respiratórios, 333
Distúrbios cardiovasculares, 334
Distúrbios do sistema urinário, 337
Distúrbios do sistema endócrino, 337
Distúrbios digestivos, 338
Doenças transmissíveis, 338
Questões de revisão, 341

25 Problemas de Saúde Mental, 343

Conceitos básicos, 344
Transtornos de saúde mental, 344
Tratamento, 346
Questões de revisão, 347

26 Confusão e Demência, 348

Confusão, 349
Demência, 349
Doença de Alzheimer, 350
Qualidade de vida, 351
Questões de revisão, 354

27 Cuidados Básicos de Emergência, 356

Regras gerais para o cuidado de emergência, 357
Suporte vital básico, 357
Procedimento: Realizando RCP em um adulto (um socorrista), 360
Procedimento: Realizando RCP em um adulto (dois socorristas), 361
Procedimento: Desobstruindo as vias áreas (vítima em pé ou sentada), 363
Procedimento: Desobstruindo as vias áreas (vítima deitada), 363
Procedimento: Desobstruindo as vias áreas (adulto inconsciente), 364
Questões de revisão, 365

28 O Paciente Terminal, 367

Atitudes sobre a morte, 368
Estágios da morte, 368
Necessidades psicológicas, sociais e espirituais, 368
Necessidades físicas, 369
A família, 369
Instituição de cuidado para o paciente terminal, 370
Qualidade de vida e aspectos legais, 370
Sinais de morte, 370
Cuidados pós-morte, 370
Procedimento: Cuidados pós-morte, 371
Questões de revisão, 373

29 Terminologia Médica, 374

Os elementos que formam os termos médicos, 375
Região abdominal, 377
Termos que indicam direção, 377
Abreviaturas, 378
Questões de revisão, 378

Glossário, 381

Índice, 389

Introdução às Instituições de Saúde

1

OBJETIVOS

- Definir os termos-chave listados neste capítulo.
- Explicar a finalidade e a organização das instituições de saúde.
- Descrever os tipos mais comuns de serviços de saúde.
- Identificar os membros das equipes de saúde e de enfermagem.
- Conhecer as diferenças na atuação de enfermeiras e auxiliares de enfermagem.
- Descrever os tipos de pagamentos de serviços de saúde.

TERMOS-CHAVE

Auxiliar de enfermagem – Pessoa que possui certificado de auxiliar de enfermagem conferido por instituição de ensino, nos termos legais e registrado no órgão competente. O titular de diploma a que se refere a Lei 2822, de 14 de junho de 1956. Titular do diploma ou certificado a que refere o inciso III do artigo 2º da Lei 2604, de 17 de setembro de 1955, expedido até a publicação da Lei 4024, de 20 de dezembro de 1961.

Casas de repouso – Instituição de saúde que atende pessoas que necessitam de cuidados prolongados.

Coordenador da assistência ao paciente (*case manager*) – Enfermeiro que coordena o cuidado de uma pessoa desde a admissão até a alta, inclusive durante o cuidado domiciliar.

Enfermeira de referência (*primary nurse*) – Enfermeira responsável pelos cuidados de enfermagem realizados a uma pessoa em um período de 24 horas.

Enfermeira – Pessoa titular do diploma de enfermeiro expedido por instituição de ensino suprior. O titular do diploma ou certificado de obstetriz ou de enfermeira obstétrica conferido nos termos da lei.

Equipe de enfermagem – Indivíduos que realizam cuidados de enfermagem – enfermeiras, técnicos e auxiliares de enfermagem –, legalmente habilitados e inscritos no Conselho Regional de Enfermagem, com jurisdição na área onde ocorre o exercício.

Equipe de saúde – Grupo de trabalhadores que atuam juntos na promoção de cuidados de saúde para pacientes internados ou no domicílio.

Funções da enfermagem – Tarefas específicas desenvolvidas pela equipe de enfermagem junto aos pacientes internados ou no domicílio.

Trabalho de enfermagem em equipe – Trabalho em equipe composta por enfermeiras, técnicos e auxiliares de enfermagem designados para cuidar de determinadas pessoas e liderado por uma enfermeira.

Técnico de enfermagem – Pessoa que é titular do certificado de técnico de enfermagem, expedido de acordo com a legislação e registrado por órgão competente.

Os vários tipos de instituições de saúde têm finalidades e serviços similares.

- A promoção da saúde destina-se a reduzir o risco de doenças. A saúde é promovida por meio de ensino e educação individual, sobre um modo de vida saudável e como prevenir e controlar doenças existentes.
- A prevenção de doenças envolve a identificação dos fatores de riscos e sinais precoces indicadores da doença. São executadas, então, medidas para reduzir os fatores de risco e prevenir a doença.
- Para a detecção e o tratamento de doença são realizados testes diagnósticos, exame físico, cirurgia, cuidados emergenciais e terapia medicamentosa.
- A reabilitação auxilia a pessoa a aprender ou reaprender habilidades necessárias para viver, trabalhar e apreciar a vida.

TIPOS DE SERVIÇOS DE ASSISTÊNCIA À SAÚDE

Alguns auxiliares de enfermagem trabalham em consultórios médicos, enquanto outros cuidam de pessoas no domicílio, mas o maior contingente desses profissionais atua nos seguintes locais:

Hospitais

Nos serviços hospitalares realizam-se cuidados de enfermagem referentes à emergência, cirurgia, procedimentos e tratamentos por radioimagem, testes laboratoriais, terapia respiratória, motora e ocupacional. As pessoas são tratadas em casos de doenças agudas, terminais ou crônicas.

- As doenças agudas têm início súbito. É esperado que o indivíduo se recupere.
- As doenças terminais eventualmente resultam em morte (Capítulo 28).
- As doenças crônicas têm início lento e são incuráveis, embora com o tratamento possam ser controladas e as complicações prevenidas.

Instituições de assistência de longa duração

Instituições de assistência de longa duração (casas de repouso, centros de reabilitação ou de atendimento especial) destinam-se a pessoas que não podem cuidar de si mesmas em casa, mas não necessitam de cuidados hospitalares. São providenciados cuidados médicos, de enfermagem, nutricionais, de recreação, de reabilitação, psicológicos e serviço social. A maior parte dos moradores é idosa. Alguns são

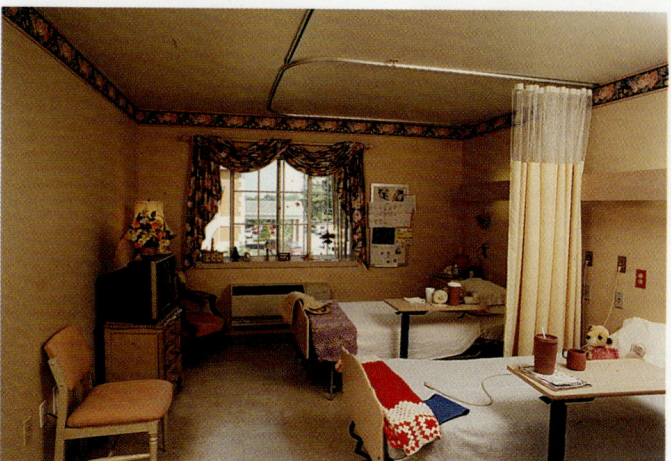

Figura 1-1
Quarto moderno de uma instituição de assistência de longa duração.

adultos jovens que foram permanentemente incapacitados por acidentes ou doenças. As instituições de assistência de longa duração são organizadas para suprir necessidades especiais de pacientes idosos ou incapacitados (Fig. 1.1). Neste livro o termo *casas de repouso* é usado quando estivermos nos referindo a instituições de cuidado de longa duração.

Serviços de assistência domiciliar

Os serviços de assistência domiciliar fornecem cuidados no domicílio da pessoa. O serviço pode ser vinculado a um hospital, um serviço público de saúde ou a uma empresa privada. Além dos cuidados de enfermagem, o serviço pode desenvolver atividades sociais, terapia motora, ocupacional, fonoaudiológica, reabilitação e serviços de nutrição.

ORGANIZAÇÃO DE INSTITUIÇÕES DE SAÚDE

Instituições de saúde têm um corpo de dirigentes chamado de conselho curador. Um administrador administra a instituição e reporta-se ao conselho. Diretores ou chefes de departamentos auxiliam o administrador. O diretor de enfermagem (DDE) é responsável pela equipe de enfermagem. A Figura 1-2 é um organograma de uma instituição de saúde.

A equipe de saúde

A equipe de saúde é composta por um grupo de trabalhadores com habilidade e conhecimento direcionados ao cuidado integral do indivíduo. Os membros da equipe de saúde trabalham em conjunto para identificar as necessidades das pessoas. O indivíduo é o foco de toda a equipe de saúde (Fig. 1-3).

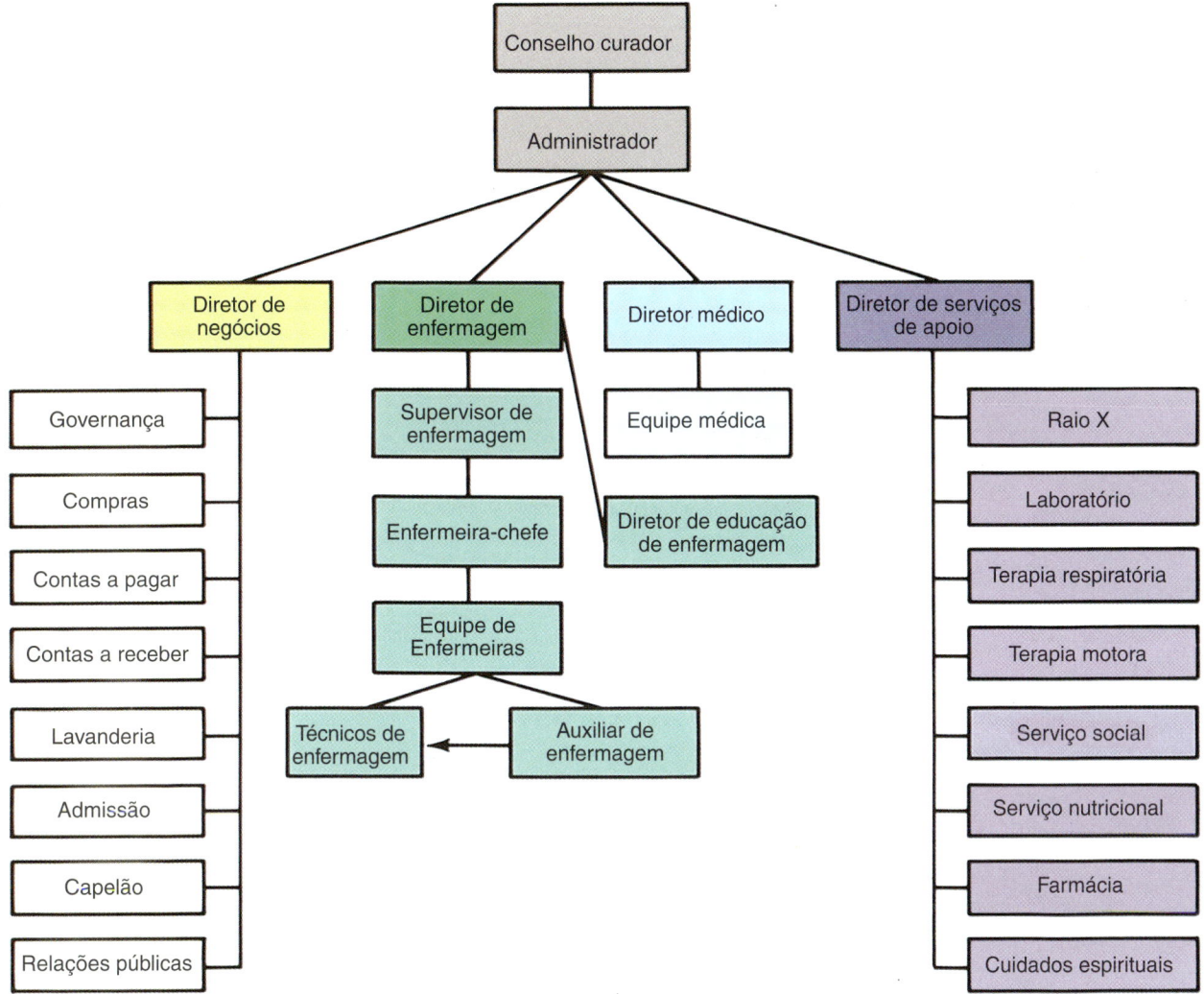

Figura 1-2
Organograma de uma instituição de assistência à saúde.

Serviço de enfermagem

O serviço de enfermagem é o maior departamento dentro da instituição. O diretor de enfermagem, vice-diretor de enfermagem ou coordenador de serviços é uma enfermeira. Preferencialmente estes profissionais devem ser os de maior titulação, sendo requerido para tal posição um mestrado ou doutorado. O supervisor de enfermagem (também uma enfermeira) auxilia o diretor no gerenciamento e na normatização das funções dos diferentes serviços de enfermagem.

Cada serviço de enfermagem possui uma enfermeira. Elas realizam cuidados de enfermagem e supervisionam técnicas e auxiliares de enfermagem. A equipe de enfermeiras reporta-se à enfermeira chefe ou supervisora de enfermagem. As técnicas e auxiliares de enfermagem reportam-se à equipe de enfermeiras e/ou à chefe/supervisora de enfermagem, enquanto auxiliares de enfermagem reportam-se também às técnicas de enfermagem.

Padrões de cuidados de enfermagem

Existem muitas formas de realizar cuidados de enfermagem seguros e efetivos. O padrão de cuidados de enfermagem depende do número de pessoas que necessitam de cuidados, da equipe disponível e do custo.

A coordenação da assistência fundamenta-se nos cuidados de enfermagem que devem ser realizados. Cada membro da equipe de enfermagem tem funções ou tarefas a executar para todos os pacientes ou moradores. Por exemplo, uma enfermeira administra todas as medicações, enquanto outra troca os curativos e implementa o tratamento. A técnica e os auxiliares de enfermagem realizam o banho, controlam os sinais vitais, pesam os pacientes, arrumam suas camas, servem água e a refeição ao paciente.

A equipe de enfermagem é composta por profissionais de enfermagem liderados por uma enfermeira. A chefe da equipe designa enfermeiras, técnicos e auxiliares de enfer-

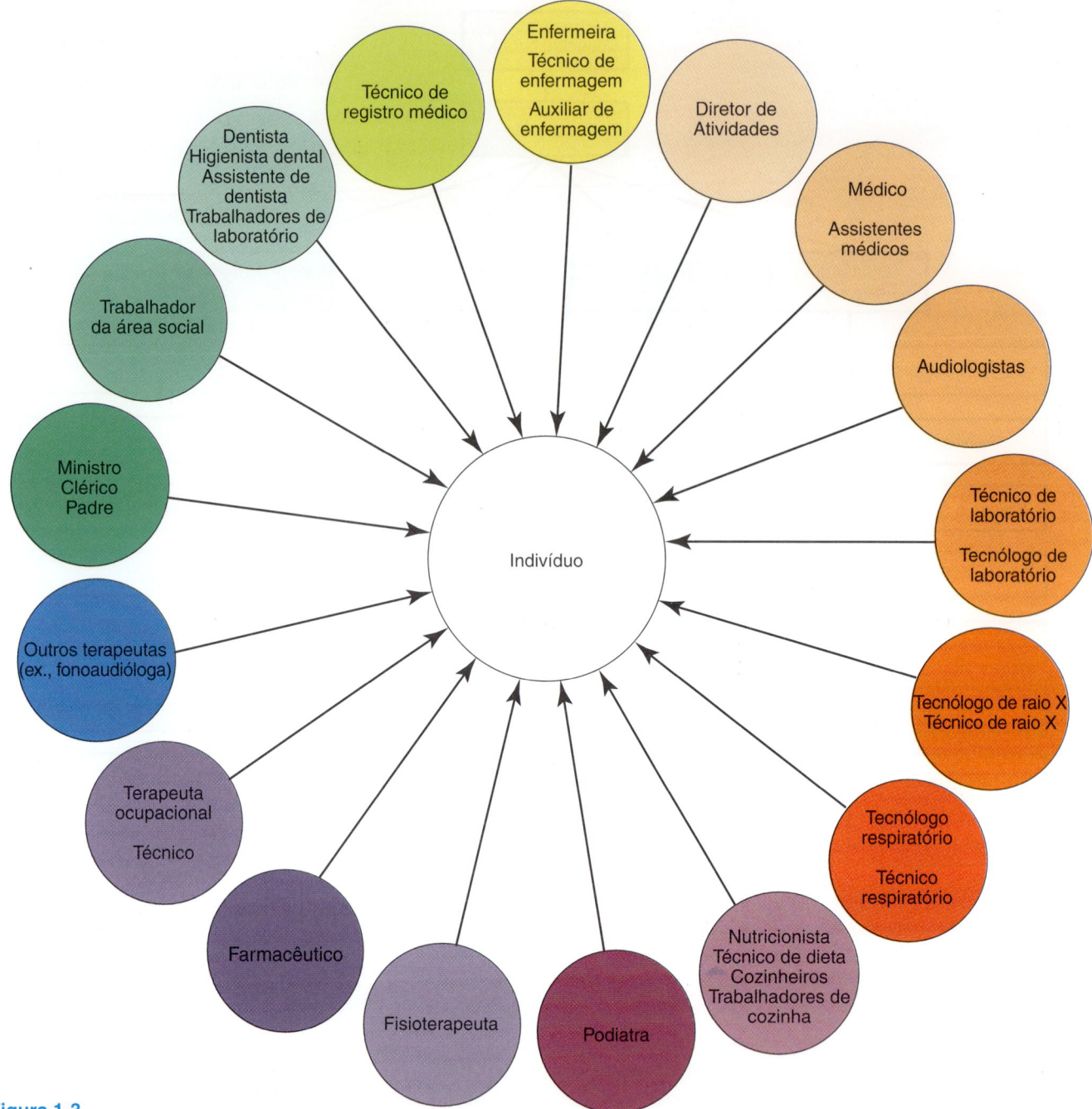

Figura 1-3
Membros da equipe de saúde tendo o indivíduo como foco de cuidado.

magem para cuidar de determinados pacientes, fundamentada nas necessidades dos mesmos e habilidades dos membros da equipe, os quais comunicam ao chefe suas observações e os cuidados prestados.

Os cuidados planejados pelas enfermeiras de referência *(primary nurse)* envolvem todas as ações necessárias ao atendimento global do indivíduo. A enfermeira é responsável pelos cuidados do paciente. Outras enfermeiras, técnicos e auxiliares de enfermagem são envolvidos nos cuidados da pessoa conforme necessário. A enfermeira presta cuidados de enfermagem à beira do leito, além de ensinar e aconselhar ao paciente e famíliares, também planejando a alta do doente.

A coordenação de caso assemelha-se as características da enfermeira de referência. Um coordenador do caso (uma enfermeira) coordena os cuidados à pessoa desde a admissão até a alta e o domicílio. O coordenador de caso comunica-se com o médico da pessoa e com agências comunitárias necessárias para o cuidado. Alguns coordenadores de caso trabalham com pacientes e moradores de certos médicos. Outros cuidam apenas de pacientes com determinado tipo de doença.

A EQUIPE DE ENFERMAGEM

A equipe de enfermagem envolve enfermeiras, técnicos de enfermagem e auxiliares de enfermagem, cada um com funções e responsabilidades diferentes.

Enfermeira

Uma enfermeira tem curso universitário, aprendendo sobre enfermagem, ciências biológicas, sociais e físicas.

Uma enfermeira possui diploma de Enfermeiro conferido por instituições de ensino superior, nos termos da lei, registro no Conselho de Enfermagem Estadual, sem o qual não pode exercer suas atividades.

As enfermeiras fazem diagnóstico de enfermagem, planejamento, implementação e avaliação dos cuidados em sua área. Elas realizam cuidados de enfermagem e educação em saúde para a pessoa e a família, além de serem responsáveis pela execução da prescrição médica, devendo executá-la ou determinar que um técnico de enfermagem ou auxiliar de enfermagem a realize.

Técnicos de enfermagem

Um técnico de enfermagem estuda em um hospital escola com programa de enfermagem, colégio ou escola técnica. Graduados, recebem diploma ou certificado de Técnico de Enfermagem, expedido de acordo com a legislação e registrado para exercer sua profissão.

Técnicos de enfermagem trabalham sob a supervisão de uma enfermeira. Suas responsabilidades e funções são mais limitadas do que as de uma enfermeira, exercendo atividades auxiliares, de nível médio técnico. Um técnico de enfermagem pode trabalhar com pouca supervisão quando os cuidados do paciente são simples e sua condição estável, auxiliando as enfermeiras quando estiverem cuidando de uma pessoa com doença aguda e, quando for necessário, auxiliar na realização de procedimentos complexos pela enfermeira.

Auxiliar de enfermagem

Auxiliares de enfermagem ajudam as enfermeiras a prover cuidados ao paciente, executando atividades complementares, de nível médio, atribuídas à equipe de enfermagem, sob a supervisão direta de enfermeira. O Capítulo 2 é dirigido especificamente à auxiliares de enfermagem.

QUADRO 1-1 ATRIBUIÇÕES DO AUXILIAR DE ENFERMAGEM

- Executar atividades de enfermagem de nível médio atribuídas à equipe de saúde
- Auxiliar o enfermeiro
- Executar atividades de assistência de enfermagem, excetuadas as privativas do enfermeiro
- Integrar a equipe de saúde

CUSTOS DA ASSISTÊNCIA À SAÚDE

A maior parte das pessoas não pode arcar com despesas médicas, as quais são altas. Se a pessoa tem seguro saúde, parte ou todo o tratamento é usualmente coberto pelo seguro.

- Planos de saúde privados são adquiridos por indivíduos ou famílias.
- Planos de saúde grupais cobrem indivíduos pertencentes a um determinado grupo. Grande parte dos empregadores oferece seguro aos seus empregados sob cobertura de grupo.
- Os custeios de cuidado com a saúde também podem ser fornecidos por instituições vinculadas ao governo federal, aos estados e/ou aos municípios, por meio de subsídios do Sistema Único de Saúde, bem como instituições privadas que prestem serviços à comunidade.

Administração

A administração lida com a oferta e o pagamento de cuidados de saúde. Assim, companhias de seguro contratam médicos e hospitais para oferecer assistência médica à pessoa segurada, que utiliza esses médicos e instalações, sendo que específicas necessidades de cuidado podem ser cobertas em parte ou não-cobertas. A pessoa deve arcar com os custos de serviços não-cobertos pelos convênios.

Alguns seguros requerem uma aprovação prévia das necessidades da pessoa quanto a serviços de assistência à saú-

---

*N. de R.T. O SUS – Sistema Único de Saúde – fornece os subsídios para que instituições de saúde vinculadas ou instituições governamentais forneçam cuidados de saúde sem ônus para o paciente.

de. Se a aprovação prévia não é obtida, o segurado deve pagar pela assistência à saúde. Tal processo de aprovação prévia e de controle do cuidado tem como finalidade reduzir procedimentos médicos desnecessários, além de cirurgias.

Tratamentos com custos predeterminados

Os tratamentos com custos predeterminados ajudam a reduzir os custos da assistência médica. Sob o sistema de planilhas, sabe-se quanto custa cada tipo de intervenção. Os pagamentos são determinados antes de a pessoa receber cuidados hospitalares. Devem ser anotados em um relatório o diagnóstico, o tempo de internação hospitalar e o custo de tratamento que são determinados por esses tratamentos. O hospital é, então pago por quantia previamente especificada. Se os custos do tratamento hospitalar forem menores, o hospital fica com o dinheiro extra. Se os custos forem maiores, o hospital arca com a perda.

QUADRO 1-2 Tipos de administração de cuidados

Convênios de assistência à saúde – Fornecem serviços de cuidado à saúde mediante ao pagamento prévio de determinada importância. Por esse valor, pessoas recebem todos os serviços necessários oferecidos pela organização, como consultas, exames e internação hospitalar. Alguns precisam somente de um exame médico anual, porém outros requerem cuidados hospitalares. Qualquer que seja o serviço utilizado, o custo é coberto pela quantia pré-paga.

QUESTÕES DE REVISÃO

Circule a mais adequada resposta.

1. Ajudar a pessoa a retornar ao melhor funcionamento físico e psicológico é?
   a. Detecção e tratamento da doença.
   b. Promoção da saúde.
   c. Reabilitação.
   d. Prevenção de doenças.

2. A equipe de enfermagem inclui os seguintes membros, exceto:
   a. Enfermeira.
   b. Médicos.
   c. Auxiliar de enfermagem.
   d. Técnicos de enfermagem.

3. Membros da equipe de enfermagem realizam certas funções e tarefas para todas as pessoas ou moradores. Isto se refere a:
   a. Atribuição exclusiva da enfermeira.
   b. Enfermeira-chefe.
   c. Equipe de enfermagem.
   d. Coordenador de caso.

4. Qual alternativa é falsa?
   a. Auxiliares de enfermagem são membros da equipe de enfermagem.
   b. Auxiliares de enfermagem diagnosticam doenças.
   c. Auxiliares de enfermagem auxiliam enfermeiras e técnicos de enfermagem a fornecem cuidados de enfermagem.
   d. Auxiliares de enfermagem são membros da equipe de saúde.

5. Qual alternativa é incorreta?
   a. O SUS oferece assistência à saúde cobrando taxas reduzidas.
   b. Convênios médicos provêm cuidados de saúde mediante um pré-pagamento.
   c. O SUS oferece atendimento por intermédio de instituições que recebem subsídios para esta finalidade.
   d. Convênios médicos oferecem consultas, exames e internação hospitalar.

Respostas

1c   2b   3c   4b   5a

O Auxiliar de Enfermagem

OBJETIVOS

- Descrever as funções de um auxiliar de enfermagem e os cuidados que ele pode ou não realizar.
- Explicar por que a descrição do trabalho é importante.
- Identificar práticas para boa saúde, higiene pessoal e aparência profissional.
- Descrever como é o treinamento e o programa de avaliação de competência de um auxiliar de enfermagem.
- Identificar as funções básicas do auxiliar de enfermagem.
- Descrever o comportamento ético de um auxiliar de enfermagem.
- Explicar como ele pode prevenir atos de negligência.
- Dar exemplos de falso aprisionamento, difamação, agressão e injúria.
- Descrever como proteger o direito à privacidade.
- Explicar a finalidade de consentimento informado.
- Descrever as qualidades e as características de um auxiliar de enfermagem bem-sucedido.
- Descrever como o auxiliar de enfermagem e outros membros da equipe de saúde podem trabalhar no planejamento e na organização de suas atividades.

TERMOS-CHAVE

Agressão – Tentativa intencional ou ameaça de tocar o corpo de uma pessoa sem o consentimento da mesma.

Calúnia – Difamação por meio de declaração escrita.

Crime – Ato que viola uma lei criminal.

Delito – Injustiça cometida contra uma pessoa ou sua propriedade.

Difamação – Declaração oral de injúria ao nome de uma pessoa ou à sua reputação, feita por meio de falso testemunho a uma terceira pessoa.

Empatia – A habilidade de ver coisas pelo ponto de vista de uma outra pessoa.

Ética – Conhecimento de quais são as condutas certas ou erradas.

Falso aprisionamento – Restrição ilegal ou restrição do movimento de uma pessoa.

Insulto – Toque no corpo da pessoa sem o consentimento da mesma.

Invasão de privacidade – Violação do direito da pessoa de não ter o nome, a fotografia ou os casos privados expostos ou tornados públicos sem seu consentimento.

Lei civil – Leis que envolvem as relações entre pessoas; lei privada.

Lei criminal – Leis que envolvem ofensas contra o público e a sociedade em geral; lei pública.

Lei – Regra de conduta feita por um governo.

Má prática – Negligência por parte de um profissional.

Negligência – Erro não-intencional em que alguém não age de maneira razoável e cuidadosa e causa danos a uma pessoa ou a propriedade da pessoa.

Estudar para se tornar um auxiliar de enfermagem é interessante e estimulante. Primeiramente, é preciso entender quais as funções de um auxiliar de enfermagem, o que pode ou não realizar. Para realizar seu trabalho com segurança, o auxiliar de enfermagem também deve saber o que é um comportamento certo ou errado e seus limites legais, entender as qualidades e as características de um bom profissional e como trabalhar bem com outros membros da equipe.

REGRAS, FUNÇÕES E RESPONSABILIDADES

Auxiliares de enfermagem realizam funções básicas de enfermagem auxiliando as enfermeiras nos cuidados realizados. Freqüentemente oferecem cuidados sem uma enfermeira ao seu lado. Outras vezes, auxiliam a enfermeira a prover cuidados de enfermagem à beira do leito. As regras no Quadro 2-1 apresentam as funções do auxiliar de enfermagem.

As funções do auxiliar de enfermagem podem variar dependendo da instituição onde trabalha. Em algumas pode não ser permitido que ele realize determinados procedimentos; em contrapartida, em outras, pode ser solicitado que faça coisas que não aprendeu. Ele pode realizar procedimentos e tarefas se:

- Tiver recebido a educação e o treinamento necessários.
- Tiver recebido a supervisão necessária.
- O procedimento ou a tarefa estiver dentro do campo de atividade de um auxiliar de enfermagem.

O Quadro 2-2 descreve algumas atribuições de um auxiliar de enfermagem; todavia, há procedimentos, tarefas e funções que esse profissional não pode realizar por serem atribuições restritas ao profissional enfermeiro. Ele deve conhecer e entender as leis e regras que regulam a prática do auxiliar de enfermagem.

Funções e atribuições do auxiliar de enfermagem

O auxiliar de enfermagem deverá ter conhecimento prévio das responsabilidades e funções que irá desempenhar em sua atividade profissional. Para tanto, deverá consultar seu superior quando tiver dúvidas a esse respeito. Poderá também consultar, caso exista, um documento que especifique tais funções (Quadro 2-3). O superior deverá ser avisado sobre as funções que o auxiliar de enfermagem não saiba realizar. Ele nunca deve aceitar um trabalho que exija:

- Funções além dos seus limites educacionais.
- Realizações de atos que vão contra a sua moral ou crença religiosa.
- Atuação além dos limites legais de sua função.

Ninguém pode forçá-lo a fazer algo que esteja além da competência legal de seu exercício profissional. Ele poderá perder seu emprego, caso se recuse a seguir ordens de uma enfermeira ou as regras da instituição. Freqüentemente o auxiliar de enfermagem implementa metas do plano de cuidados de enfermagem ou realiza funções descritas nas normas da instituição onde trabalha. Assim é importante entender o papel e as responsabilidades de um auxiliar de enfermagem.

SAÚDE, HIGIENE E APARÊNCIA PESSOAL

Como um membro da equipe de saúde, o auxiliar de enfermagem é um exemplo para outros. Sua saúde pessoal, aparência e higiene merecem uma atenção especial.

Saúde

O auxiliar de enfermagem deve ser saudável física e mentalmente para que tenha um bom desempenho profissional.

- **Dieta** – Uma boa nutrição significa consumir uma dieta balanceada (Capítulo 16).

QUADRO 2-1 REGRAS PARA O PAPEL DE UM AUXILIAR DE ENFERMAGEM

- Ele é um assistente da enfermeira.
- Uma enfermeira determina e supervisiona o seu trabalho.
- Ele não pode prescrever o que deve ser feito para um paciente ou morador.
- Se ele não entender prescrições ou instruções, deverá pedir esclarecimentos à enfermeira antes de dirigir-se ao paciente ou morador.
- Não deverá realizar funções ou tarefas para as quais ele não foi preparado ou para as quais ele não se sinta confortável em realizar sem a supervisão de uma enfermeira.

QUADRO 2-2 ATRIBUIÇÕES E LIMITAÇÕES DO AUXILIAR DE ENFERMAGEM

Preparar o paciente para exames, consultas e tratamentos.

Observar, reconhecer e descrever sinais e sintomas de doenças, conforme sua qualificação.

Executar tratamentos como:
- Administrar medicamentos por via oral e parenteral.
- Realizar controle hídrico.
- Fazer curativos simples.
- Aplicar oxigenioterapia e nebulização.
- Realizar enemas ou enteroclisma.

Executar tarefas referentes à conservação e aplicação de vacinas.

Colher material para exames laboratoriais.

Prestar cuidados de enfermagem pré e pós-operatórios.

Prestar cuidados de higiene e conforto ao paciente.

Zelar por sua segurança.

Oferecer alimentos ou auxiliar o paciente a alimentar-se.

Zelar pela limpeza e ordem do material, equipamento e dependências das unidades de saúde.

Integrar a equipe de saúde.

Participar de atividades de educação em saúde.

Executar tarefas e rotina durante a alta de pacientes.

Participar de procedimentos pós-morte.

Preferencialmente, nunca deverá aceitar instruções orais ou telefônicas de médicos. Educadamente dizer seu nome e função, pedir ao médico para esperar e procurar uma enfermeira para falar com o médico.

Procurar não informar o paciente ou a família do mesmo a respeito de seu diagnóstico ou planos de tratamento médico ou cirúrgico. O médico deve informar o paciente ou sua família sobre o diagnóstico e tratamento.

Nunca deverá fazer um diagnóstico ou prescrever tratamentos ou medicações para ninguém. Somente médicos e enfermeiros podem diagnosticar e prescrever.

Nunca supervisionar outro auxiliar de enfermagem. Enfermeiras são os profissionais que devem supervisionar o trabalho de auxiliares de enfermagem.

Nunca ignorar uma prescrição ou pedido para fazer alguma coisa que não possa, não saiba ou que esteja acima de sua função de auxiliar de enfermagem. Apropriadamente explicar à enfermeira por que não é possível executar a prescrição ou o pedido.

- **Mecânica corporal** – Ele irá dobrar-se, puxar, empurrar e carregar objetos pesados, além de levantar, mover e virar pacientes e moradores. Ele precisa usar seus músculos efetivamente (Capítulo 9).
- **Atividade física** – A prática regular de exercícios é necessária para a manutenção do tônus muscular, circulação e controle de peso. Andar, correr, nadar e andar de bicicleta são excelentes maneiras de se exercitar.
- **Olhos** – Ele deverá regularmente submeter-se a exames oftalmológicos e usar óculos ou lentes de contato como prescrito pelo médico. Certificar-se de que existe luz suficiente durante a leitura ou trabalhos que exigem de sua visão.
- **Fumo** – O fumo tem sido relacionado ao câncer do pulmão, doenças pulmonares crônicas e muitas disfunções cardíacas e circulatórias. O fumo de cigarros pode ser ofensivo para outras pessoas. O odor do cigarro permanece no hálito, nas mãos, na roupa e no cabelo. A lavagem das mãos e uma boa higiene pessoal são essenciais.
- **Drogas** – Algumas drogas afetam o pensamento, os sentimentos, o comportamento e as funções. Uma pessoa que trabalha sob a influência de drogas põe em risco os pacientes e moradores. Ele deverá ingerir apenas drogas prescritas por um médico e somente do modo como foi prescrito.
- **Álcool** – Álcool é uma droga que deprime o cérebro e afeta o corpo e a mente. O pensamento, o equilíbrio, a coordenação e a agilidade mental são afetados. Nunca comparecer ao trabalho sob a influência do álcool ou consumir álcool enquanto estiver trabalhando.

Higiene

Ele deve prestar muita atenção a sua limpeza pessoal. Assim, deve:

- Tomar banho diariamente.
- Usar desodorante.
- Escovar seus dentes após as refeições. Usar um dentrifício bucal regularmente.
- Ter os cabelos limpos. O estilo dos cabelos deve ser atraente e simples.
- Manter as unhas das mãos limpas curtas e lixadas.

QUADRO 2-3 DESCRIÇÃO ROTINEIRA DO TRABALHO DE UM AUXILIAR DE ENFERMAGEM

TÍTULO DE TRABALHO: Auxiliar de enfermagem
DEPARTAMENTO: Cirúrgico / Ortopedia
RESUMO GERAL: O auxiliar de enfermagem realiza qualquer combinação das seguintes tarefas no cuidado dos pacientes do hospital, sob as instruções da equipe de enfermeiras:

- Responder as luzes de chamada de campainhas.
- Dar banho, vestir e despir pacientes.
- Servir e coletar as bandejas com alimentos.
- Alimentar pacientes que necessitem de auxílio.
- Transportar pacientes que utilizam cadeiras ou macas com rodas.
- Ajudar os pacientes a caminhar.
- Vestir pacientes para exames e tratamentos.
- Permanecer com o paciente durante o exame.
- Segurar instrumentos e ajustar a luz durante os exames.
- Virar e reposicionar os pacientes sozinho ou com auxílio a fim de prevenir úlceras de pressão.
- Trocar a roupa de cama.
- Fazer as incumbências, direcionar as visitas e atender ao telefone.
- Medir e registrar a temperatura, a pressão sangüínea, o pulso e a respiração.
- Medir e registrar ganhos e perdas, conforme prescrito.
- Limpar e armazenar equipamentos.
- Limpar os quartos dos pacientes.
- Administrar enemas.
- Transferir pacientes para a cama.
- Transportar o paciente para outras áreas do hospital usando a cama, a cadeira de rodas ou a maca.
- Acompanhar pacientes em alta até a saída do hospital.
- Administrar medicamentos conforme prescrição.

HABILIDADES OU ESPECIALIZAÇÃO REQUERIDAS:
A. Formação: preferencialmente o auxiliar de enfermagem deve ter o 2º grau, apesar de não ser obrigatório. Experiência documentada como auxiliar de enfermagem e título obtido pelo diploma ou certificado de auxiliar de enfermagem. É necessário registro em órgãos competentes para que possa praticar.
B. Experiência de trabalho: a experiência anterior em ambiente hospitalar é desejada por muitos empregadores, mas não é obrigatória. Habilidades no atendimento a pacientes em parada cardiorrespiratória (PCR), principalmente no que concerne ao suporte básico de vida, são indispensáveis.
C. Especialidades e habilidades
1. Habilidades de comunicação.
2. Organização e habilidades interpessoais.
3. Capacidade de operar determinado equipamento de hospital.
4. Boa comunicação telefônica.
5. Compreensão de técnicas e princípios de assepsia.

PRINCIPAIS DEVERES E RESPONSABILIDADES: De acordo com a filosofia, os objetivos e os valores do Hospital St. Joseph Medical Center e The Sisters of the Third Order of St. Francis, EUA, o auxiliar de enfermagem assume os seguintes deveres e responsabilidades: ele/ela deve demonstrar, por meio de seu cuidado, que o retorno do paciente ao seu estado esperado de saúde e manutenção de sua segurança e dignidade são prioridades.

A. Cuidado do paciente
1. Responder a situações de emergência de acordo com a norma e os procedimentos estabelecidos.
2. Utilizar uma comunicação positiva e habilidades interpessoais na realização dos seus deveres.
3. Prover suporte psicológico.
4. Prover cuidados de enfermagem sob a direção da equipe de enfermagem de acordo com os padrões de prática e cuidado e as normas de serviços de enfermagem e procedimentos.

B. Gerenciamento do material
1. Assegurar uma quantidade apurada de todos os itens necessários para o paciente.
2. Auxiliar a manter o equipamento e a unidade em excelente ordem funcional.
3. Assegurar que há uma quantidade suficiente de equipamentos para o próximo turno.
4. Manter o ambiente limpo e seguro, inclusive o ambiente do paciente.

C. Comunicação
1. Responder a qualquer ocorrência não-usual ou incidente que ocorra no seu turno, de acordo com a norma.
2. Manter a enfermeira em comando, supervisor e/ou diretor da unidade informado de mudanças nas condições do paciente ou problemas imediatos na unidade.

D. Desenvolvimento profissional
1. Participar de programas de educação continuada para manter a competência e ganhar habilidades adicionais.
2. Manter documentação de freqüência no serviço e programas de educação continuada.
3. Manter conduta profissional constante.
4. Ter uma aparência clara, limpa e vestir-se de acordo com as normas da instituição.
5. Comparecer a serviços obrigatórios.
6. Comparecer e contribuir como indicado às reuniões da instituição.
7. Demonstrar vontade de aprender novos procedimentos.
8. Trabalhar efetivamente com outros, possuir tato, bom-senso e diplomacia.

Quadro 2-3 Descrição rotineira do trabalho de um auxiliar de enfermagem — continuação

9. Ser efetiva em situações de tensão.
10. Estar disposto a trabalhar extra e/ou em outros turnos.
11. Manter uma freqüência satisfatória no trabalho.

APROVAÇÕES:

_____
Gerente ou Diretor de Departamento   Data

_____
Assistente Administrativo   Data

_____
Diretor de Recursos Humanos   Data

O que foi apresentado pretende descrever o conteúdo geral de exigências para o desempenho desse trabalho. Não será interpretado como uma declaração exaustiva de deveres, responsabilidades ou exigências.

_____
Assinatura do empregado   Data

* Adaptado da cópia do "OSF St. Joseph Medical Center Job Description". Cortesy OSF St. Joseph Medical Center, Bloomington, Illinois.

Aparência

Boa saúde e higiene pessoal ajudam o auxiliar de enfermagem a parecer e a sentir-se bem. O Quadro 2-4 descreve práticas e sugestões que o ajudarão a parecer limpo, adequado e profissional (Fig. 2-1).

Quadro 2-4 Práticas para uma aparência profissional

- O uniforme deve ter um bom caimento e ser discreto no comprimento e no estilo.
- O uniforme deve ser limpo, passado e bem-cuidado. Usar um uniforme limpo diariamente.
- Usar crachá com nome ou uma identificação com foto quando estiver de serviço.
- As roupas íntimas devem ser limpas, ter um caimento apropriado e serem trocadas diariamente. Elas devem ser de uma cor apropriada. Roupas de baixo coloridas podem ser vistas através de uniformes brancos.
- Jóias não devem ser usadas.
- Meias-calças e meias devem ser limpas, servir apropriadamente e serem trocadas diariamente.
- Os sapatos devem ser confortáveis, dar o suporte necessário e servir apropriadamente. Limpar e dar polimento nos sapatos com freqüência para mantê-los brancos.
- Esmalte de unhas não deve ser usado.
- Os cabelos devem ser simples e atraentes. O cabelo é mantido fora do colarinho e fora do rosto.
- A maquiagem deve ser moderada quanto à cor e à quantidade.

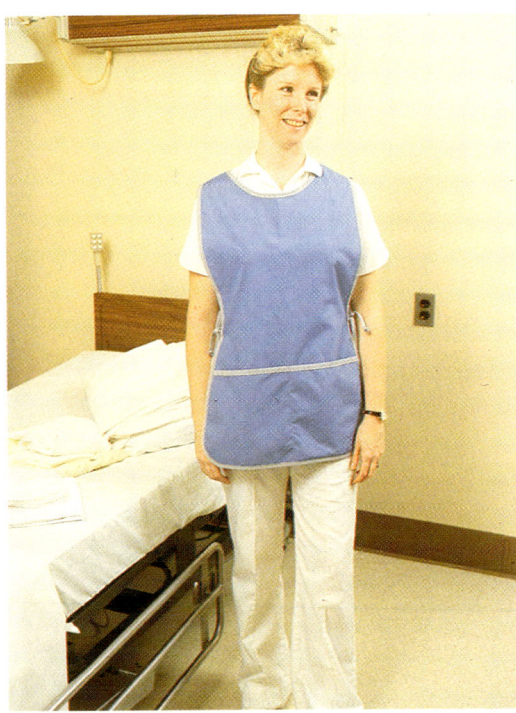

Figura 2-1
Uma auxiliar de enfermagem bem uniformizada. Reparar no estilo do cabelo, assim como no comprimento e no caimento do uniforme.

TREINAMENTO E AVALIAÇÃO DA COMPETÊNCIA DO AUXILIAR DE ENFERMAGEM

Em 1987, o Congresso Norte-Americano aprovou o Omnibus Budget Reconciliation Act (OBRA)[1]. A lei tem o objetivo de melhorar a qualidade do cuidado de enfermagem prestado aos moradores das instituições de saúde. É requerido, nesta lei, uma avaliação de educação e competência para todo auxiliar de enfermagem que trabalha em instituições de enfermagem (casas de repouso).

O programa de treinamento

Cada instituição tem um programa de avaliação de competência e treinamento para o auxiliar de enfermagem. Os requerimentos estaduais variam. Todavia, a lei exige no mínimo 75 horas de instruções. Dezesseis horas devem ser supervisionadas em treinamento prático. Tal treinamento ocorre em um laboratório ou unidade clínica. O estudante realiza cuidados de enfermagem e procedimentos e este treinamento prático é supervisionado por uma enfermeira.

Avaliação de competência

A avaliação de competência inclui um teste escrito e um outro de habilidades. O teste escrito envolve questões de múltipla escolha com quatro possíveis respostas, podendo também ser utilizadas questões de verdadeiro ou falso e questões de combinação. Cada pergunta tem apenas uma resposta correta. A avaliação de habilidades envolve a demonstração de certas práticas ensinadas no programa de treinamento.

A avaliação de competência acontece após o programa de treinamento. Os instrutores auxiliam no complemento da aplicação.

Registro de auxiliar de enfermagem

O OBRA requer um registro de auxiliar de enfermagem. O registro é avaliado, por meio de uma lista oficial de pessoas que completaram com sucesso um programa de avaliação de treinamento e competência para auxiliar de enfermagem aprovado pelo estado. O registro contém as seguintes informações para cada auxiliar de enfermagem:

- Nome completo, incluindo nome de solteiro e qualquer nome de casada (notificar o registro para qualquer alteração de nome).
- Último endereço residencial conhecido (notificar o registro para qualquer mudança de endereço).
- Número do registro e sua data de expedição.
- Data de nascimento.
- Último empregador conhecido, data de contratação e data de término do emprego.
- Data de aprovação na avaliação de competência.
- Informação sobre achados de abuso, negligência ou uso desonesto de propriedade. Isto inclui a natureza da ofensa e evidências que apóiam o achado. Se foi realizada uma audiência, são incluídos a data e seu resultado. O indivíduo tem o direito de incluir uma declaração que esclareça o achado. Toda informação permanece no registro durante pelo menos cinco anos.

As informações do registro são solicitadas por qualquer instituição ou agência que necessite de informações. O auxiliar de enfermagem também recebe uma cópia das informações a seu respeito no registro. A cópia é providenciada assim que é feita a sua inclusão no registro e quando houver qualquer mudança ou adição de informações. O auxiliar de enfermagem pode corrigir informações erradas.

As exigências do OBRA

O OBRA exige um novo treinamento ou um novo programa de avaliação de competência para auxiliares de enfermagem que não tenham trabalhado no mínimo 8 horas por dia durante um período de dois anos (24 meses).

Igualmente requer uma formação regular, um serviço e uma revisão de desempenho. As casas de repouso devem providenciar programas de educação para auxiliares de enfermagem. O trabalho de cada auxiliar de enfermagem também deve ser avaliado. Tais requerimentos ajudam a assegurar que o auxiliar de enfermagem tem o conhecimento e as habilidades para prestar um cuidado seguro e efetivo.

CONSIDERAÇÕES ÉTICAS E LEGAIS

O auxiliar de enfermagem deve sempre refletir sobre o que ele pode ou não fazer, pois a situação às vezes envolve questões éticas e/ou legais.

Ética

Ética diz respeito a condutas certas ou erradas. Envolve moral e escolhas ou julgamentos a respeito do que fazer ou do que não fazer. Uma pessoa ética age de maneira certa e não causa danos a outrem.

Grupos profissionais têm códigos de ética (padrões de conduta) que os membros do grupo devem seguir. Observe

---

[1] Aplica-se aos EUA. Porém, consideraremos importante a manutenção do texto na íntegra para que auxiliares de enfermagem, bem como dirgentes de enfermagem, avaliem e possam conhecer as recomendações do OBRA.

QUADRO 2-5 REGRAS DE CONDUTA PARA AUXILIARES DE ENFERMAGEM

- Respeitar cada paciente ou morador como uma pessoa.
- Promover e proteger a dignidade de cada pessoa.
- Realizar apenas os atos que estão dentro do alcance legal de auxiliar de enfermagem.
- Realizar somente aqueles atos para os quais for adequadamente preparado.
- Não tomar nenhum remédio sem a prescrição e supervisão de um médico.
- Não ingerir álcool ou drogas não prescritos antes ou durante o trabalho.
- Executar as instruções e direções da enfermeira dentro do melhor de suas habilidades.
- Ser leal ao seu superior e colegas de trabalho.
- Agir como um cidadão responsável todo o tempo.
- Reconhecer os limites de sua função e conhecimento.
- Manter confidenciais as informações de pacientes e moradores.
- Considerar que as necessidades dos pacientes ou moradores são sempre as mais importantes.
- Ter orgulho de ser um auxiliar de enfermagem e do trabalho que realiza.

---

alguns exemplos de regras de conduta para auxiliares de enfermagem no Quadro 2-5.

Considerações legais

Considerações legais são relativas às leis. Uma lei é uma regra de conduta feita pelo Congresso ou legislatura estadual. As leis protegem o bem-estar público e são obrigações do governo.

Leis criminais referem-se às ofensas contra o público e à sociedade. Violação de uma lei criminal é um crime (assassinato, roubo, estupro e assim por diante). A punição é uma sentença de prisão ou multa.

Leis civis são para o relacionamento entre as pessoas. Por exemplo, leis civis envolvem contratos e prática de enfermagem. Uma pessoa considerada culpada em violar uma lei civil usualmente paga uma soma em dinheiro (danos) para a pessoa que foi lesada.

Delitos

A palavra **delito** tem origem francesa e significa errado. Delito é parte da lei civil. Um delito é cometido por um indivíduo contra outra pessoa ou a propriedade da pessoa.

Delito não-intencional de negligência – É um feito errado não-intencional. A pessoa não pretendia ou não queria causar danos. A pessoa negligente falhou em agir de uma forma razoável e cuidadosa e causou danos à outra pessoa ou propriedade, não fazendo o que alguém cuidadoso e responsável teria feito, ou fez o que uma pessoa cuidadosa e responsável não teria feito.

Má prática é negligência por profissional. Enfermeiras, médicos, dentistas, advogados, e farmacêuticos são profissionais.

Assim, esses profissionais são legalmente responsáveis pelos seus atos, assim como sujeitos aos mesmos. O que fazem, ou não, pode levar a um processo se resultar em danos à outra pessoa ou à propriedade alheia. Uma enfermeira pode pedir a um auxiliar de enfermagem para que este faça algo, além de sua capacidade ou função, ou ele pode ser solicitado para que faça algo além de seu nível de preparação.

A enfermeira é sujeita a um processo como sua supervisora. Todavia, o auxiliar de enfermagem não está liberado da responsabilidade pessoal, sendo responsável por seus próprios atos.

Algumas vezes, recusar-se a seguir as ordens da enfermeira é um direito e dever do auxiliar de enfermagem. Ele deve se recusar as seguir a ordens da enfermeira se:

- A ação requerida estiver além da área de atuação legal do seu papel.
- Não estiver preparado para executar a função com segurança.
- O ato ou procedimento solicitado puder causar dano à pessoa.
- As instruções ou ordens não forem éticas, legais, ou forem contra a política da instituição.
- As instruções não forem claras ou completas.

Delito intencional – É um ato cuja finalidade é ser prejudicial.

- **Difamação** é causar injúria ao nome e à reputação de uma pessoa ou a um terceiro por falso testemunho. Ca-

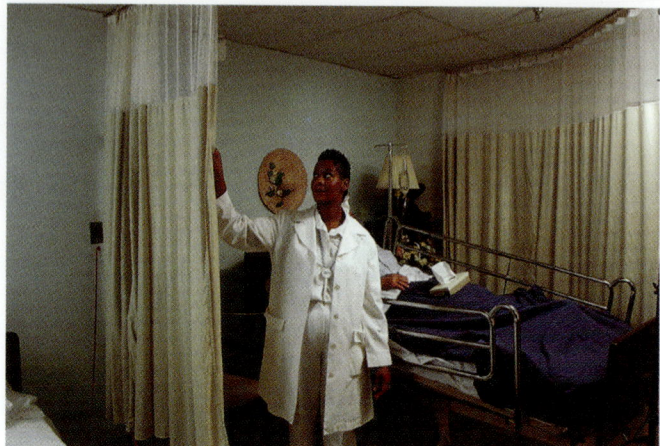

Figura 2-2
Assegurar a privacidade da pessoa e fechar a porta, as cortinas e persianas da janela ao prestar cuidado.

lúnia é uma falsa declaração impressa, escrita ou por meio de fotos ou desenhos. Difamação é realizar um falso testemunho oralmente.
- **Agressão** é a tentativa intencional ou ameaça de tocar o corpo de uma pessoa sem o consentimento da mesma. A pessoa teme danos corporais.
- **Insulto** é o toque ao corpo de uma pessoa sem seu consentimento. O consentimento é um fator importante nos casos de agressão e injúria. A pessoa deve dar seu consentimento para qualquer procedimento, tratamento ou ato que envolva o toque no corpo, tendo o direito de retirar o consentimento a qualquer hora. O profissional deve proteger-se de insulto, explicando ao paciente o que será feito, de modo a obter o seu consentimento, que poderá ser verbal (sim ou Ok), gestual (um aceno ou o movimento do paciente para que o profissional realize cuidados) ou a extensão do braço, para que o pulso possa ser medido.
- **Falso aprisionamento** é a restrição ilegal ou da liberdade de movimento de uma pessoa. Pode ser ameaça de restrição ou restrição física real.

- **Invasão de privacidade** ocorre quando o nome de uma pessoa, fotografia ou informações particulares são expostas ou tornadas públicas sem o consentimento da mesma. Somente a equipe de saúde envolvida no cuidado do paciente deve ver ou lidar com o seu corpo. As precauções listadas no Quadro 2-6 ajudam a assegurar o direito a privacidade.

Consentimento informado

Uma pessoa tem o direito de decidir o que será feito e quem pode tocar seu corpo. O médico é responsável por informá-la a respeito de todos os aspectos do tratamento. O auxiliar de enfermagem não deve, normalmente, responsabilizar-se pela obtenção de um consentimento escrito.

O consentimento é dado por um parente ou representante legal para menores de idade (usualmente 18 anos). Pacientes inconscientes, sedados ou confusos não são capazes de dar um consentimento legal, bem como aqueles com transtornos mentais. O consentimento é então dado por um responsável (marido, esposa, filho(a) ou um representante legal).

TRABALHANDO EM EQUIPE

O auxiliar de enfermagem trabalha com enfermeiras, técnicas de enfermagem e outros auxiliares de enfermagem. Trabalhar bem com os outros afeta sua maneira de agir e a qualidade do cuidado dado. As considerações éticas e legais discutidas anteriormente, assim como as diretrizes apresentadas nos quadros 2-7 e 2-8 ajudam a trabalhar bem com os outros.

Planejando e organizando seu trabalho

O auxiliar de enfermagem tomará conta de pacientes e moradores, realizará tarefas de rotina na unidade, sendo que algumas tarefas devem ser completadas em um determina-

---

QUADRO 2-6 COMO PROTEGER O DIREITO DA PESSOA À PRIVACIDADE

- Manter confidenciais todas as informações de pacientes e moradores.
- Estar certo de que a pessoa está devidamente coberta quando estiver sendo conduzida pelos corredores.
- Garantir a privacidade da pessoa (Fig. 2-2) e fechar a porta ao prestar cuidado. Também fechar as cortinas e persianas da janela.
- Expor somente a parte do corpo envolvida no tratamento ou procedimento.

- Não discutir sobre a pessoa ou o tratamento com ninguém, exceto com a enfermeira supervisora de seu trabalho.
- Pedir aos visitantes que saiam do quarto quando estiver prestando cuidados.
- Não abrir a correspondência da pessoa.
- Permitir que a pessoa receba visitas e use um telefone em particular.

QUADRO 2-7 QUALIDADES E CARACTERÍSTICAS NECESSÁRIAS PARA UM AUXILIAR DE ENFERMAGEM

Confiança – O profissional tem que se apresentar para trabalhar na hora certa e quando marcado.

Consideração – A pessoa e a família devem ser tratados com gentileza e bondade.

Alegria – Não estar mal-humorado, com mau temperamento, desdenhoso, cortante ou infeliz ao cuidar de pacientes ou moradores.

Empatia – Empatia é ver as coisas pelo ponto de vista de outras pessoas. Como o profissional se sentiria se tivesse o problema da pessoa?

Probidade – Pacientes, moradores e membros da sua equipe têm confiança no auxiliar de enfermagem. Eles acreditam que ele manterá informações confidenciais.

Respeito – A pessoa deve ser tratada com respeito e dignidade todo o tempo. Também demonstrar respeito pelo supervisor e colegas de trabalho.

Cortesia – Dirigir-se às pessoas pelo título e nome (" Sr. Johnson", "Sra. Poole", "Dr. James"). Outro ato de cortesia inclui explicar à pessoa sobre o que será feito antes de realizar um procedimento e dizer "por favor" e "obrigado".

Conscienciosa – Ser cuidadoso, alerta e preciso, ao seguir prescrições e instruções.

Honestidade – A quantidade e o tipo de cuidados prestados, observações e qualquer erro devem ser reportados completa e fielmente. Também o profissional não deve enganar ou roubar de um morador ou colega de trabalho.

Cooperação – O auxiliar de enfermagem deve ajudar e trabalhar com os outros de boa-vontade.

Entusiasmo – Entusiasmo é ter interesse e estímulo no seu trabalho.

Autoconsciência – Ser autoconsciente significa ter conhecimento de seus próprios sentimentos, forças e fraqueza.

---

do horário, enquanto outras podem ser executadas no final do turno. As diretrizes do Quadro 2-9 lhe ajudarão a planejar e organizar seu trabalho para prover um cuidado seguro e completo e fazer um bom uso do seu tempo.

QUADRO 2-8 DIRETRIZES PARA TRABALHAR COM AS EQUIPES DE ENFERMAGEM E DE SAÚDE

- Entender seu papel, funções e responsabilidades.
- Estar familiarizado com os manuais pessoais e de procedimentos. Seguir as regras e regulamentos da instituição.
- Comparecer ao trabalho na hora certa. Informar a instituição caso não possa comparecer ao trabalho ou quando chegara atrasado.
- Agir de forma ética e legal todo o tempo.
- Seguir as instruções e direções da enfermeira supervisora de seu trabalho.
- Perguntar a respeito de questões pouco claras ou que não tenha entendido.
- Ajudar os outros com boa-vontade quando solicitado.
- Não desperdiçar equipamentos e suprimentos.
- Não utilizar telefone, suprimentos ou equipamentos para fins pessoais, sem prévia autorização.
- Avisar a enfermeira quando estiver deixando a unidade e quando retornará.

QUADRO 2-9 PLANEJANDO E ORGANIZANDO O TRABALHO DO AUXILIAR DE ENFERMAGEM

- Discutir prioridades com a enfermeira e técnicas de enfermagem quando receber as tarefas.
- Conhecer a rotina do turno e da unidade.
- Estipular quanto tempo é necessário para cada pessoa, procedimento e tarefa.
- Identificar quais tarefas e procedimentos podem ser realizados enquanto pacientes e moradores estão comendo, sendo visitados ou envolvidos em atividades ou terapias.
- Planejar o cuidado baseado nos horários de refeição, horas de visita e terapias. Recreação e atividades sociais também devem ser consideradas.
- Identificar quando irá precisar de ajuda de um colega.
- Rever os procedimentos a serem realizados e obter os suprimentos necessários de antemão.
- Limpar e devolver equipamentos e suprimentos ao seu local certo quando terminar de utilizá-los. Jogar fora materiais descartáveis de forma adequada (Capítulo 8).

QUESTÕES DE REVISÃO

Circule a resposta mais adequada.

1. Qual frase é falsa?
    a. Uma enfermeira supervisiona seu trabalho.
    b. O auxiliar de enfermagem auxilia a enfermeira.
    c. O auxiliar de enfermagem deve realizar todas as tarefas e procedimentos como requisitado pela enfermeira.
    d. Uma descrição do trabalho serve como um guia para o papel e as responsabilidades do auxiliar de enfermagem.

2. Linda Ames é uma auxiliar de enfermagem. Ela não pode:
    a. Dar ao Sr. Adams sua medicação.
    b. Auxiliar um colega de trabalho.
    c. Medir a pressão sangüínea da Sra. Parker.
    d. Pegar uma prescrição por telefone do Dr. James.

3. O médico prescreve vários exames laboratoriais para um morador. O morador quer saber por quê. Quem é responsável por informar o morador?
    a. O médico.
    b. O auxiliar de enfermagem.
    c. O técnico de enfermagem.
    d. Qualquer membro da equipe de saúde.

4. O auxiliar de enfermagem está se arrumando para o trabalho. O que ele não deve fazer?
    a. Passar e conferir seu uniforme.
    b. Usar seu crachá com nome ou identificação com foto.
    c. Usar jóias.
    d. Pentear os cabelos para que fique presos acima do colarinho.

5. A avaliação de competência e treinamento de um auxiliar de enfermagem é requerido por um órgão norte-americano denominado:
    a. Lei civil.
    b. Lei criminal.
    c. Lei de delito.
    d. O Omnibus Reconciliation Act – OBRA.

6. Um auxiliar de enfermagem foi considerado culpado de abusar de um morador. Aonde a informação sobre o abuso deve ser anotada?
    a. Não será, a informação é confidencial.
    b. No registro estadual de auxiliares de enfermagem.
    c. Na aplicação de trabalho.
    d. No registro do morador.

7. Estas declarações são a respeito de negligência. Qual delas é falsa?
    a. O auxiliar de enfermagem é sempre responsável pelos seus próprios atos.
    b. A pessoa negligente não agiu de uma maneira razoável.
    c. Danos foram causados a uma pessoa ou a sua propriedade.
    d. Um trabalhador da equipe de saúde é culpado de negligência. A pessoa pode ser enviada à prisão.

QUESTÕES DE REVISÃO — CONTINUAÇÃO

8 A tentativa intencional ou ameaça de tocar o corpo de uma pessoa sem seu consentimento é:
  a Agressão.
  b Insulto.
  c Difamação.
  d Falso aprisionamento.

9 A restrição ilegal do movimento de uma outra pessoa é:
  a Agressão.
  b Insulto.
  c Difamação.
  d Falso aprisionamento.

10 O que não irá proteger o direito da pessoa à privacidade?
  a Obter o consentimento da pessoa para o tratamento.
  b Proteger a pessoa quando estiver dando um cuidado.
  c Expor somente a parte do corpo envolvida no tratamento ou procedimento.
  d Pedir aos visitantes que deixem o quarto quando um cuidado for ser realizado.

11 Empatia é:
  a Sentir pena de pacientes e moradores.
  b Ver as coisas através do ponto de vista de uma outra pessoa.
  c Ser polida com outras pessoas.
  d Todas as anteriores.

Circule V se a resposta é verdadeira e F se a resposta for falsa.

12 V F O auxiliar de enfermagem é responsável pela obtenção de um consentimento escrito da pessoa.

13 V F O auxiliar de enfermagem pode usar o telefone e os equipamentos da instituição para seu uso pessoal.

14 V F Uma enfermeira planeja o trabalho do auxiliar de enfermagem.

15 V F O auxiliar de enfermagem deve estar familiarizado com a política da instituição e manual de procedimentos.

Respostas

1 c   2 d   3 a   4 c   5 d   6 b   7 d   8 a   9 d   10 a   11 b   12 falso   13 falso   14 verdadeiro   15 verdadeiro

Comunicação em uma Instituição de Saúde

3

OBJETIVOS

- Definir os termos-chave listados neste capítulo.
- Explicar por que membros da equipe de saúde precisam se comunicar.
- Descrever as regras de uma comunicação efetiva.
- Explicar a finalidade, as partes e as informações encontradas em um registro médico.
- Descrever as responsabilidades éticas e legais quando o profissional tem acesso a um registro médico.
- Descrever a finalidade de um kardex.
- Identificar informações que podem ser coletadas usando a visão, audição, tato e olfato.
- Listar as informações que o auxiliar de enfermagem deve incluir quando estiver fazendo seu relatório à enfermeira.
- Listar as regras básicas para um registro.
- Saber como registrar horários de realização de cuidados.
- Descrever as regras para o atendimento do telefone.

TERMOS-CHAVE

Comunicação – Troca de informações; uma mensagem é recebida e interpretada pela pessoa pretendida.

Dados objetivos – Informações que podem ser vistas, escutadas, sentidas ou cheiradas por outra pessoa; sinais.

Dados subjetivos – Aquilo que é reportado por uma pessoa e não pode ser observado usando-se os sentidos; sintomas.

Observações – Uso dos sentidos da visão, audição, tato e olfato para coletar informações.

Prontuário – Registro médico.

Registrar – Anotar os cuidados prestados ao paciente ou morador e as observações.

Registro médico – Registro escrito da doença de uma pessoa e resposta obtida com o tratamento e cuidados realizados pelo quadro de profissionais de saúde.

Reportar – Descrição verbal dos cuidados prestados ao paciente ou morador e as observações.

Sinais – Dados objetivos.

Sintomas – Dados subjetivos.

Os membros de uma equipe de saúde comunicam-se entre si para prestar um cuidado coordenado e efetivo ao paciente ou morador. Eles compartilham informações a respeito do que foi feito e do que precisa ser feito para determinada pessoa, além de dividirem informações a respeito da resposta do paciente ao tratamento.

COMUNICAÇÃO

Comunicação é a troca de informações – uma mensagem enviada é recebida e interpretada pela pessoa desejada. Para uma comunicação efetiva:

- As palavras devem significar a mesma coisa para a pessoa que envia a mensagem e para aquela que a recebe. Evitar palavras de duplo sentido.
- Usar palavras familiares. O profissional deverá aprender a terminologia médica nos seus estudos e trabalho. Evitar a utilização de termos desconhecidos quando se comunicar com a família e o paciente.
- Ser breve e conciso. Permanecer no mesmo assunto, evitar vagar em pensamento e não ser prolixo.
- Fornecer informações de uma maneira lógica e ordenada. Organizar pensamentos para que sejam apresentados de uma forma lógica e seqüêncial.
- Apresentar os fatos e ser específico. Reportar que a temperatura da pessoa é de 38°C é mais específico, efetivo e descritivo do que dizer que "a temperatura está alta".

O REGISTRO MÉDICO

O **registro médico** (prontuário) é um protocolo escrito da doença da pessoa e da resposta ao tratamento e aos cuidados realizados. É um documento usado para comunicação com a equipe de saúde. O registro é permanente e um documento legal, podendo ser utilizado em um tribunal como prova de um problema, tratamento e cuidados realizados com a pessoa.

A norma da instituição determina com que freqüência os registros são feitos e quem registra determinadas situações. Existem rotinas referentes a abreviações, correção de erros, cor da tinta utilizada e assinatura. Orientações para os registros estão apresentadas mais adiante neste capítulo.

Somente o pessoal da equipe de saúde envolvido no cuidado da pessoa pode ter acesso ao registro médico. Se o auxiliar de enfermagem tem este tipo de acesso, ele é ético e legalmente requisitado a manter as informações confidenciais. Se não está envolvido no cuidado a uma pessoa, ele não tem o direito de ver o seu registro médico. Fazê-lo pode ser considerado invasão de privacidade.

As seguintes partes de um registro médico são relacionadas ao seu trabalho como um auxiliar de enfermagem:

- **Folha de admissão** – Tem informações de identificação da pessoa. Usar a folha de admissão para obter informações prévias a respeito da pessoa e para preencher outros formulários que requerem as mesmas comunicações.
- **Histórico de enfermagem** – É preenchido por uma enfermeira, a qual pergunta à pessoa sobre a razão, pela qual procurou por cuidados médicos, sinais e sintomas, medicações e doenças anteriores.
- **Folha gráfica de controles** – É utilizada para o registro de medidas e observações feitas a cada turno, quatro a cinco vezes ao dia, ou mais, se necessário (Fig. 3-1).
- **Anotações de enfermagem** – É uma anotação referente aos cuidados prestados pela enfermagem, resposta do paciente ao tratamento e qualquer observação a respeito das condições do mesmo.
- **Folhas de fluxo** – É um tipo de folha gráfica utilizada para registrar medidas freqüentes e observações. O registro de ganhos e perdas que é colocado ao lado do leito é uma folha de fluxo (Capítulo 16).

O KARDEX

O kardex é um tipo de cartão-arquivo. Para cada pessoa há um cartão que contém algumas informações identificadas no registro médico. O kardex é um sumário das medicações e dos tratamentos atuais prescritos pelo médico, o diagnóstico atual da pessoa, os cuidados de rotina e a necessidade de equipamentos especiais. O plano de assistência de enfermagem pode também ser parte do kardex, que é uma fonte rápida e fácil de informações sobre o paciente ou o morador.

PLANO DE CUIDADOS DE ENFERMAGEM

Trata-se de um guia escrito sobre os cuidados prestados para a paciente (ver Fig. 3.2), contendo o diagnóstico de enfermagem e as condutas de enfermagem para cada meta. O diagnóstico de enfermagem é uma declaração que descreve um problema de saúde que pode ser tratado com cuidados de enfermagem. O plano de cuidados de enfermagem comunica quais cuidados devem ser realizados e ajuda a assegurar que a equipe de enfermagem realizará os mesmos cuidados. A pessoa, a família e as equipes de saúde e de enfermagem colaboram para realização do plano de cuidados traçado pelo enfermeiro para o paciente.

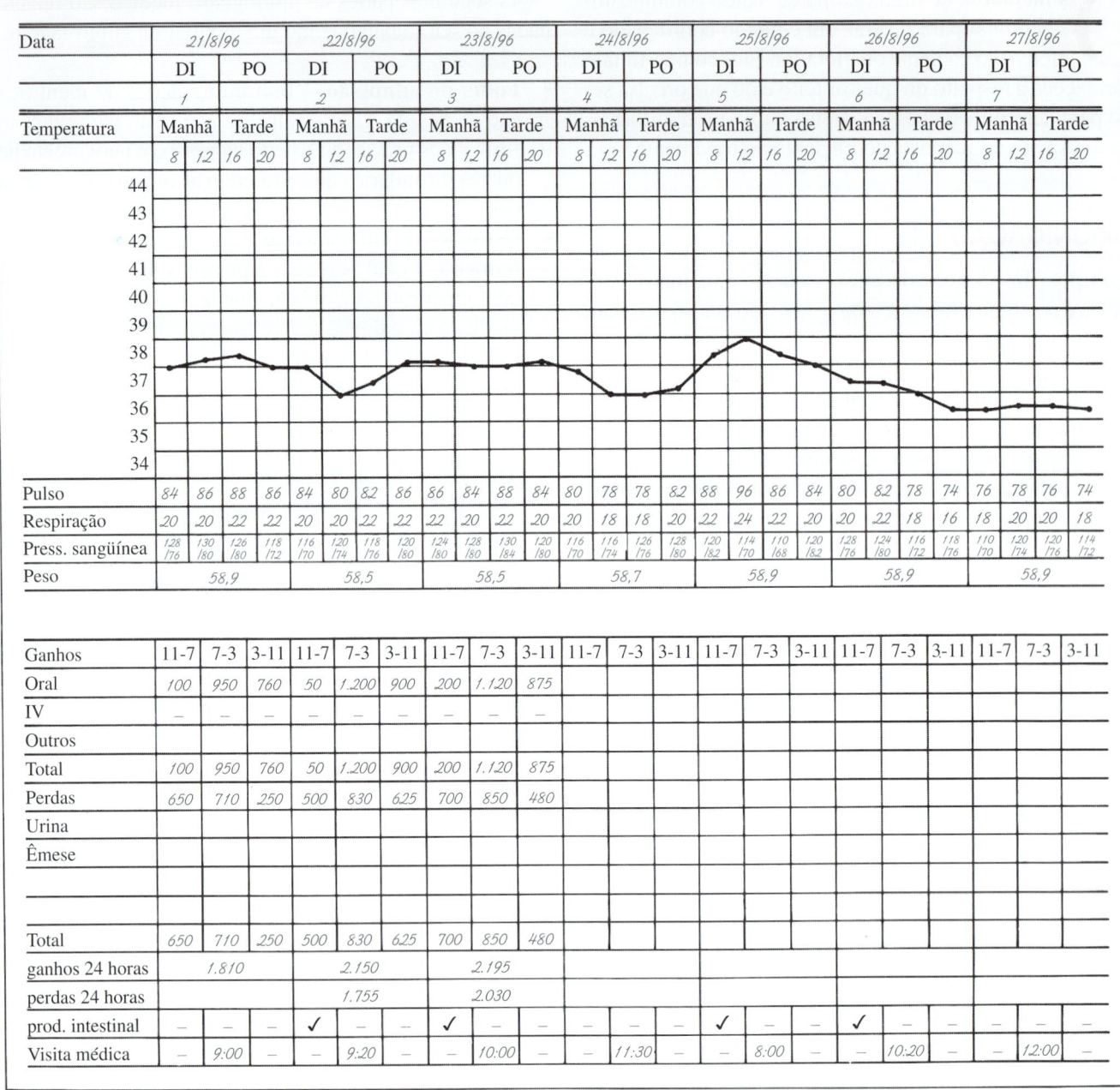

Figura.3-1
Folha gráfica.

OBSERVAÇÃO

Observação é o uso de seus sentidos para coletar informações. O profissional vê como a pessoa se deita, senta-se ou caminha, vê se a pele está corada ou pálida e se existem áreas do corpo avermelhadas ou inchadas. Ele pode escutar a respiração, a fala e a tosse do paciente. Com o toque ele pode dizer se a pele está macia ou seca. O toque é usado para medir o pulso da pessoa. O olfato é usado para detectar odores corporais, de feridas, hálito e odores incomuns de urina e de produções intestinais.

Observações são chamadas de dados objetivos. Dados objetivos (sinais) podem ser vistos, ouvidos ou sentidos. Ele pode sentir o pulso ou ver uma área avermelhada. Todavia, ele não pode sentir ou ver a dor de uma pessoa, medo ou náusea. Dados subjetivos (sintomas) são coisas que a pessoa fala a respeito daquilo que não se pode observar pelos sentidos.

O Quadro 3-1 lista as observações que o auxiliar de enfermagem deve fazer e reportar à enfermeira. Ele deve anotar suas observações, pois elas são úteis para informação e registro.

Diagnóstico médico e outras informações médicas pertinentes:
25/10 Hérnia de disco / dor em membro inferior esquerdo
26/10 Laminectomia L4-L5 com graft ósseo

Condição satisfatória
Alergias (Drogas, comida, outros): penicilina, AAS e codeína

Data Adm. 23/10	Idade 64	Religião católica	Modo de viagem
Serviço ortopedia	Médico Ford	Morador Kowalski	Interno

Itens freqüentemente prescritos		Data	Amostra diária para lab.	Data	Tratamento
Temperatura Pulso e respiração Pressão sangüínea	a cada 4 horas	25/10	Adm. banco sangue	24/10	BR e Legrall 2X/dia
		25/10	UA com micro		
G&P	a cada 8 horas	25/10	Amostra de sangue		
Peso					
Verificação de mancha					
Tórax					
Espirometria					
Fisioterapia					

Atividades	Nutrição
Pouca restrição	Dieta Geral
Deambulação 2x	
Cadeira	
Banheiro privativo	
Repouso no leito	
Banho	Alimentação
Tom. computadorizada	
Sozinho	Refeições assistidas
Banheira	**Balanço Hídrico**
Chuveiro	
Cama	
	Força
	M T N
	Restrição
	M T N

Data	Procedim. diagnóstico
25/10	mielograma
25/10	raio X, ECG

Família:

Planos de cuidado de enfermagem

Data	Diagn. de enfermagem	Resultados esperados	Planos e prescrição de enfermagem
26/10	Dor relacionada à incisão cirúrgica	1. A solicitação de medicação para dor do paciente diminuiu por volta de 28/10. 2. a expansão pulmonar do paciente deve melhorar a partir de 27/10.	1. Encoraje o paciente a mudar de decúbito. 2. Instruir o paciente quanto a exercícios de relaxamento.
27/10	Movimentação restrita devido a dor	1. O paciente aumenta deambulação a partir de 28/10.	1. Deambular com auxílio do paciente 20 minutos após a administração de analgésico. 2. Encoraje a família a andar com o paciente.
		2. O paciente assume auto-cuidado a partir de 28/10.	1. Forneça ao paciente tempo extra para que realize cuidados de higiene.

Planejamento de alta: Destino: Transporte: Data provável: Indicação agências: Compromisso:
Equipamentos:

Nome do paciente

Figura 3-2
Um exemplo de kardex. (De Potter PA, Perry AG: Fundamentals of nursing: concepts, process and pratice, ed 3, St. Louis, 1993, Mosby-Year Book.)

REPORTANDO E REGISTRANDO OBSERVAÇÕES

Reportar e registrar são meios de comunicação da equipe de saúde. Reportar é informar verbalmente os cuidados prestados e as observações colhidas. Registrar é informar por escrito os cuidados prestados e as observações colhidas.

Reportando

O auxiliar de enfermagem reporta cuidados e observações dos pacientes e moradores à enfermeira.

- Ser rápido, completo e preciso.
- Mencionar o nome da pessoa, número do quarto, leito e horário que foi realizada a observação e prestação do cuidado.

QUADRO 3-1 OBSERVAÇÕES BÁSICAS DE PACIENTES E MORADORES

A Habilidade de resposta
1. A pessoa é fácil ou difícil de acordar?
2. A pessoa é capaz de mencionar seu nome, o horário e a sua localização quando perguntada?
3. A pessoa pode reconhecer os outros com precisão?
4. A pessoa pode responder as perguntas corretamente?
5. A pessoa pode falar claramente?
6. As instruções são seguidas apropriadamente?
7. A pessoa é calma, inquieta ou entusiasmada?
8. A pessoa está conversando? É quieta ou fala muito?

B Movimento
1. A pessoa pode apertar seus dedos com ambas as mãos?
2. A pessoa pode mover braços e pernas?
3. Os movimentos da pessoa são trêmulos ou aos arrancos?

C Dor ou desconforto
1. Onde é localizada a dor? (Peça a pessoa que aponte o local da dor.)
2. A dor estende-se a qualquer outro lugar?
3. Qual a duração da dor?
4. Como a pessoa descreve a dor?
    a. Afiada.
    b. Severa.
    c. Pontada.
    d. Entorpecente.
    e. Queimando.
    f. Doendo.
    g. Vem e vai.
    h. Depende de posição.
5. Foi administrada medicação?
6. A medicação ajudou a aliviar a dor? A dor ainda está presente?
7. A pessoa é capaz de dormir e descansar?
8. Qual é a posição de conforto?

D Pele
1. A pele é pálida ou corada?
2. A pele é fria, morna ou quente?
3. A pele é suave ou seca?
4. Qual a cor das unhas e dos lábios?
5. São detectadas áreas feridas ou avermelhadas?

E Olhos, ouvidos, nariz e boca
1. Há drenagens nos olhos?
2. As pálpebras estão fechadas?
3. Os olhos estão avermelhados?
4. A pessoa reclama de manchas, *flashes* ou escurecimento?
5. A pessoa é sensível à luz brilhante?
6. Há drenagem nos ouvidos?
7. A pessoa pode ouvir? É necessário repetição? As perguntas são respondidas apropriadamente?
8. Há drenagem no nariz?
9. A pessoa pode respirar pelo nariz?
10. Existe presença de hálito?
11. A pessoa reclama de mau gosto na boca?

F Respiração
1. Os dois lados do peito da pessoa elevam-se e abaixam-se com a respiração?
2. A respiração produz sons?
3. Há dificuldade em respirar?
4. Qual é a quantidade e a cor da secreção?
5. Qual a freqüência da tosse da pessoa? Ela é seca ou produtiva?

G Intestino e bexiga
1. O abdômen é flácido ou tenso?
2. A pessoa queixa-se de gases?
3. Qual é a quantidade, cor e consistência das fezes?
4. Qual a freqüência de evacuação?
5. A pessoa tem dor ou dificuldade em urinar?
6. Qual é a cor e a quantidade da urina?
7. A pessoa é capaz de controlar a micção?
8. Qual a freqüência do esvaziamento da bexiga?

H Apetite
1. A pessoa gosta da dieta?
2. Quanto do alimento da bandeja é ingerido?
3. Qual a preferência alimentar da pessoa?
4. Quanto de líquido é ingerido?
5. Qual a preferência de líquidos da pessoa?
6. Com que freqüência a pessoa bebe líquidos?
7. A pessoa sente náuseas?
8. Qual a quantidade e a cor do vômito da pessoa?
9. A pessoa tem soluços?

I Atividades do dia-a-dia
1. A pessoa pode executar as atividades de cuidado pessoal sem ajuda?
    a. Banho.
    b. Escovar os dentes.
    c. Escovar e pentear os cabelos.
    d. Barbear-se.
2. A pessoa usa o banheiro, a comadre, o papagaio ou o urinol?
3. A pessoa pode alimentar-se sozinha?
4. A pessoa é capaz de caminhar?
5. Qual a quantidade e o tipo de assistência necessária?

QUADRO 3-2 REGRAS PARA O REGISTRO

- Sempre usar tinta. Algumas instituições permitem somente tinta preta.
- Incluir a data e a hora. Usar o horário convencional ou o relógio de 24 horas de acordo com a norma da instituição (ver Fig. 3-3). Tenha certeza de que a escrita é legível e clara. Usar apenas abreviaturas aprovadas pela instituição (Capítulo 29).
- Usar a grafia, a gramática e a pontuação correta.
- Nunca apagar ou usar corretivos para erros. Desenhar uma única linha na parte incorreta, escrever "erro" sobre ela, e reescrever. Seguir a norma da instituição para corrigir erros.
- O auxiliar de enfermagem deve assinar todas as entradas com o seu nome e seu título (por exemplo, John Hayne, auxiliar de enfermagem).
- Não saltar linhas. Desenhar uma linha pelo espaço em branco de uma linha parcialmente completada ou para o fim de uma página. Isto impede que outros registrem em um espaço com sua assinatura.
- Ter certeza de que o relatório contém o nome da pessoa e outra informação de identificação.
- Registrar somente aquilo que observou e fez.
- Nunca relatar um procedimento ou tratamento antes que o mesmo tenha sido realizado.
- Ser acurado, conciso e fatual. Não registrar julgamentos ou interpretações.
- Registrar de uma maneira lógica e seqüencial. Não omitir informações.
- Ser descritivo. Evitar termos que tenham mais de um significado.
- Usar as palavras exatas da pessoa sempre que possível. Usar aspas para uma citação direta.
- Registrar qualquer alteração diferente do normal ou mudanças na condição da pessoa. Também registrar o que foi informado à enfermeira e a que horas foi feito (veja Reportando).
- Registrar medidas de segurança como levantar as grades laterais, auxiliar a pessoa a levantar-se, ou relembrando paciente para não se levantar. Isto evitará incomodações futuras.

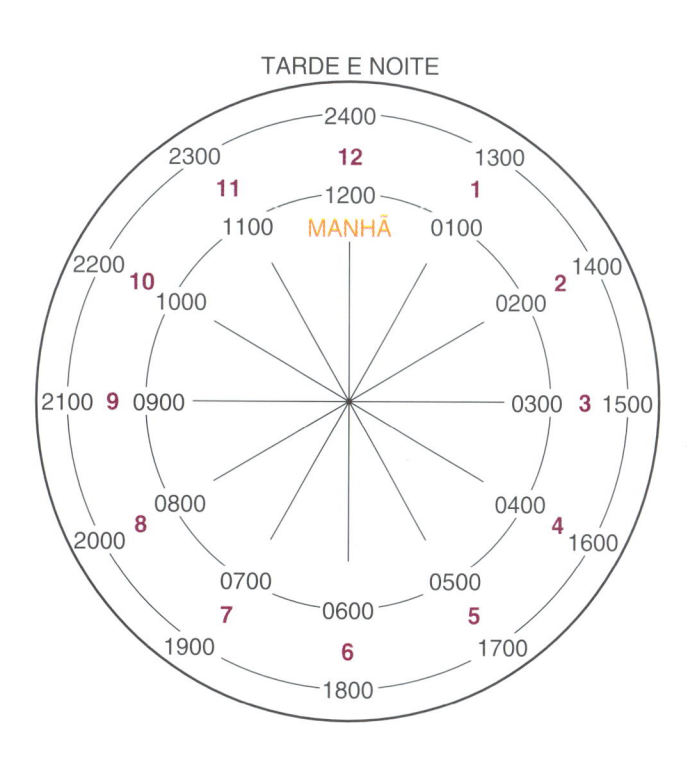

Figura 3-3
O relógio de 24 horas.

- Reportar apenas aquilo que fora observado.
- Fazer um relatório pertinente à condição da pessoa ou conforme solicitado pela enfermeira.
- Informar imediatamente qualquer alteração de normalidade ou mudanças nas condições da pessoa.
- Usar anotações para fornecer um relatório específico, conciso e descritivo.

Registrando

O auxiliar de enfermagem tem que se comunicar clara e completamente. Qualquer pessoa que ler o seu relatório deve ser capaz de entender e contar o que ele observou, o que fez e a resposta da pessoa. Seguir as regras do Quadro 3-2 quando estiver registrando.

Registrando horário – O relógio de 24 horas (hora internacional) é freqüentemente usado nos cuidados de saúde (Fig. 3-3). Envolve quatro dígitos. Os primeiros dois dígitos são para hora: 01h00=1h00 13h00 = 1h00 da tarde. Os últimos dois dígitos são para minutos: 14h10 min= 2h10min da tarde. As abreviaturas referente à manhã e tarde não são recomendadas.

O uso do relógio de 24 horas para manhã é fácil, as horas são as mesmas. Para horas da tarde e noite, simplesmente adicione 12 horas a mais do relógio. Por exemplo, se são 2h00 da tarde, adicione 12 mais 2 obtendo 14h00. Para 8h35min da noite, adicione 12 mais 8h35min obtendo 20h35min.

DISCUSSÃO DE CASO OU DE CUIDADOS

Durante uma discussão de caso ou de cuidados sobre um paciente ou morador, os membros da equipe de saúde partilham informações e idéias sobre os cuidados realizados com uma pessoa (Fig. 3-4). Eles desenvolvem ou revisam o plano de cuidados de enfermagem para que seja implementado um cuidado efetivo. Se o auxiliar de enfermagem comparecer a uma discussão, deverá estar seguro ao compartilhar suas sugestões e observações.

É recomendado que se realizem discussões freqüentes sobre o cuidados de pacientes e moradores. Tais discussões são chamadas de discussões interdisciplinares de cuidado. Os membros da equipe de saúde (chamada de equipe interdiciplinar) envolvidos no cuidado do paciente devem comparecer à discussão, incluindo uma enfermeira, a equipe de enfermagem envolvida no cuidado da pessoa, o médico, além de outros membros da equipe, conforme necessário, para atingirem-se as necessidades da pessoa.

COMUNICAÇÃO TELEFÔNICA

O auxiliar de enfermagem pode ter que atender o telefone na enfermaria ou no quarto do paciente. Para isto é necessário que ele tenha habilidade ao telefone, falando com clareza, pois dependerá de sua atitude e de seu tom de voz as informações que irá fornecer.

A maior parte das instituições tem normas a respeito do atendimento telefônico. As orientações no Quadro 3-3 poderá ajudar o auxiliar de enfermagem a ser profissional e cortês sempre que atender a um telefonema.

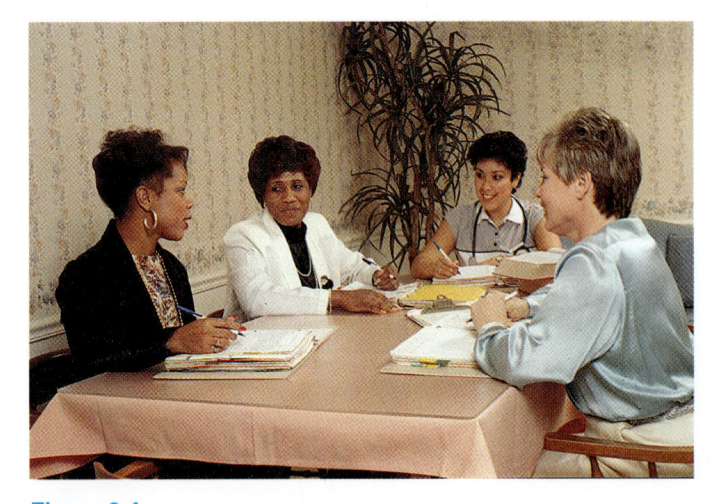

Figura 3.4
Membros da equipe de saúde em uma discussão de caso ou de cuidados.

QUADRO 3-3 ORIENTAÇÕES PARA ATENDIMENTO TELEFÔNICO

- Não atender o telefone de maneira apressada ou precipitada.
- Dizer uma saudação cortês, identificar a área e falar seu nome. Por exemplo: "Bom-dia. Centro Três. John Hayne".
- Anotar as seguintes informações quando estiver pegando uma mensagem: o nome de quem telefonou, data e hora da ligação, número de telefone e a mensagem.
- Repitir a mensagem e o número do telefone para confirmação.

QUADRO 3-3 ORIENTAÇÕES PARA ATENDIMENTO TELEFÔNICO

- Pedir a quem telefonou "Por favor aguarde", se necessário. Todavia, descubrir antes quem está telefonando e então perguntar se ele pode esperar. Assim, não se colocará alguém que telefonou devido a uma emergência na espera.
- Não colocar o telefone na mesa ou cubrir o receptor com a mão quando não estiver falando com quem telefonou. A pessoa pode escutar uma conversa confidencial.
- Retornar a ligação em espera no prazo de 30 segundos. Perguntar se a pessoa pode esperar um pouco mais ou se a chamada pode ser retornada posteriormente.
- Não fornecer informações confidenciais por telefone.
- Transferir a ligação se for necessário. Dizer à pessoa que a ligação será transferida. Mencionar o nome do departamento se apropriado. Fornecer à pessoa que está telefonando o número do telefone no caso de queda da ligação ou se a linha estiver ocupada.
- Terminar a ligação polidamente. Agradecer à pessoa pela ligação e dizer "Até logo".
- Fornecer a mensagem à pessoa apropriada.

QUESTÕES DE REVISÃO

Circle V se a resposta for verdadeira e F se a resposta for falsa.

1. **V F** Os membros da equipe de saúde comunicam-se para fornecer um cuidado coordenado e efetivo.
2. **V F** Um registro médico não pode ser utilizado em um processo judicial devido ao direito à privacidade.
3. **V F** Os auxiliares de enfermagem têm acesso a todos os registos médicos da instituição.

Circle a melhor resposta.

4. Quando estiver se comunicando, auxiliar de enfermagem deve fazer o seguinte, exceto:
   a. Usar termos que tenham mais de um significado.
   b. Ser breve e conciso.
   c. Apresentar as informações de uma maneira lógica e seqüencial.
   d. Citar os fatos e ser específico.

5. As frases dizem respeito aos registros médicos. Qual delas é falsa?
   a. O registro é utilizado para comunicar informações a respeito da pessoa.
   b. O registro é um reporte escrito da doença da pessoa e resposta ao tratamento.
   c. O registro é um reporte escrito do cuidado fornecido pela equipe de saúde.
   d. Qualquer um que trabalha na instituição pode ler um registro médico.

6. A pressão sangüínea de uma pessoa é medida quatro vezes ao dia. Qual forma é utilizada para registro?
   a. Folha de admissão.
   b. Folha gráfica.
   c. Folha de fluxo.
   d. Anotação de enfermagem.

7. Quando estiver registrando informações, o auxiliar de enfermagem deve fazer o seguinte, exceto:
   a. Usar tinta.
   b. Incluir a data e o horário.
   c. Apagar, se cometeu um erro.
   d. Assinar todas as entradas com seu nome e título.

8. Estas frases referem-se ao registro. Qual é falsa?
   a. Usar as palavras exatas da pessoa sempre que possível.
   b. Registrar apenas o que fizer ou observar pessoalmente.
   c. Não saltar linhas.
   d. Para poupar tempo, anotar um procedimento antes de completá-lo.

QUESTÕES DE REVISÃO — CONTINUAÇÃO

9 À noite, o auxiliar de enfermagem percebe que o relógio marca 9h26min. Em um relógio de 24 horas isto estaria registrado como:
  a 9h26min.
  b 9h26min.
  c 09h26min.
  d 21h26min.

10 O auxiliar de enfermagem atende o telefonema de uma pessoa. Como deve responder?
  a "Bom-dia. Quarto do Sr. Clark."
  b "Bom-dia. Terceiro andar."
  c "Alô".
  d "Bom-dia. Quarto do Sr. Clark. John Hayne falando."

Respostas

1 verdadeiro 2 falso 3 falso 4 a 5 d 6 b 7 c 8 d 9 d 10 d

Compreendendo as Necessidades do Paciente

4

OBJETIVOS

- Definir os termos-chave listados neste capítulo.
- Identificar as partes que compõem a totalidade da pessoa.
- Descrever as necessidades básicas identificadas por Abraham Maslow.
- Explicar como a saúde e a doença são influenciadas pela cultura e pela região.
- Descrever as preocupações das pessoas internadas em instituições de saúde.
- Identificar os direitos do paciente, conforme as recomendações da Associação Americana de Hospitais.
- Identificar os elementos necessários para uma comunicação efetiva.
- Descrever como são utilizadas as comunicações verbal e não-verbal.
- Explicar as técnicas e as barreiras para uma comunicação efetiva.
- Explicar por que a família e os visitantes são importantes para a paciente.
- Identificar formas de tratamento cortês que o auxiliar de enfermagem deve oferecer aos pacientes, moradores e visitantes.

TERMOS-CHAVE

Auto-atualização – Experenciando o próprio potencial.

Comunicação não-verbal – Comunicação que não envolve palavras.

Comunicação verbal – Comunicação que utiliza a palavra escrita ou falada.

Cultura – Valores, crenças, hábitos, gostos, desagrados, costumes e características de um grupo de pessoas que são passados de uma geração à outra.

Estima – Valor ou opinião que a pessoa tem de uma outra.

Geriatria – Área da medicina que estuda o idoso, bem como seus problemas.

Linguagem corporal – Expressão facial, gestos, postura e movimentos corporais que enviam mensagens a outros.

Necessidade – Aquilo que é necessário ou desejável para manter a vida e o bem-estar mental.

Obstetrícia – Área da medicina que estuda a mulher durante a gravidez e o parto.

Pediatria – Área da medicina que estuda o crescimento, o desenvolvimento e os cuidados da criança desde o nascimento até a adolescência.

Psiquiatria – Área da medicina que lida com o diagnóstico e o tratamento de pessoas com problemas de saúde mental.

Religião – Crenças, necessidades e práticas espirituais.

Pacientes e moradores são as pessoas mais importantes em uma instituição de saúde. Cada indivíduo tem seus medos, necessidades e direitos. Cada um é um ser único. Idade, religião, cultura, educação, ocupação e estilo de vida são alguns dos fatores que fazem de cada pessoa um ser único. A pessoa é tratada como um ser humano importante, especial e que tem valor. O auxiliar de enfermagem também deve tratar a pessoa como alguém que pensa, age e toma decisões.

IMPORTANDO-SE COM A PESSOA

Uma pessoa completa tem partes físicas, sociais, psicológicas e espirituais. As partes são tecidas juntas e não podem ser separadas (Fig. 4-1). Cada parte é relacionada e depende de outras. Considerar somente a parte física é ignorar a habilidade da pessoa de pensar, tomar decisões e interagir com os outros, fazendo também com que se ignorem suas experiências, alegrias, tristezas e necessidades.

NECESSIDADES

A necessidade é algo que a pessoa precisa ou deseja para sua vida e bem-estar mental. De acordo com o psicólogo Abraham Maslow, devem ser satisfeitas as necessidades básicas para que uma pessoa possa sobreviver e funcionar. Tais necessidades estão dispostas em ordem de importância (Fig. 4-2), devendo ser satisfeitas as de nível mais baixo antes das de nível mais alto.

Pessoas regularmente satisfazem diariamente as suas próprias necessidades. Quando não podem satisfazê-las, encontram-se geralmente doentes ou lesionadas. Quando doentes, normalmente buscam cuidado médico.

Necessidades fisiológicas

As necessidades biológicas ou físicas necessárias para a vida são oxigênio, comida, água, eliminação, descanso e abrigo. São as mais importantes para a sobrevivência, devendo ser satisfeitas antes das necessidades de um nível mais alto.

Uma pessoa morre no prazo de minutos sem oxigênio, mas pode sobreviver mais tempo sem comida e água, embora comece a sentir-se fraca e doente no prazo de poucas horas. Se os rins ou intestinos não funcionam normalmente, produtos deletérios acumulam-se na circulação sangüínea. Se o problema não é corrigido a pessoa morre. Sem o descanso e o sono suficientes, uma pessoa torna-se exausta.

A necessidade de segurança

As necessidades de segurança são relativas à proteção contra danos, perigo e medo. Muitas pessoas consideram certos procedimentos de cuidado danosos ou perigosos. As pessoas sentem-se mais seguras e confortáveis se compreenderem o procedimento. Eles devem saber:

- Por que um procedimento está sendo feito.
- Quem irá fazê-lo.

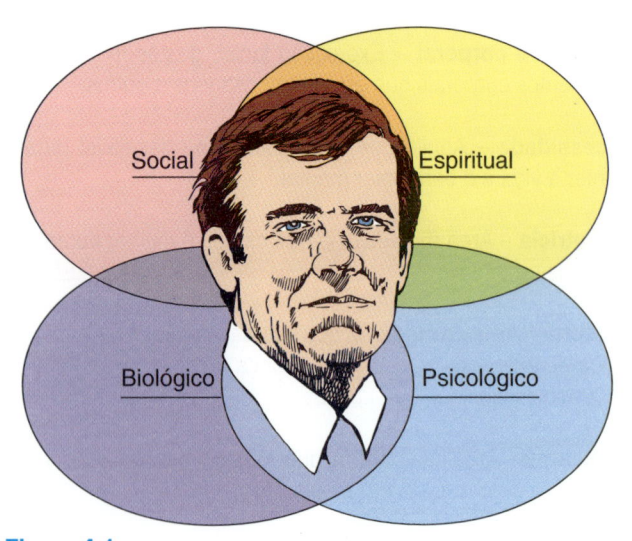

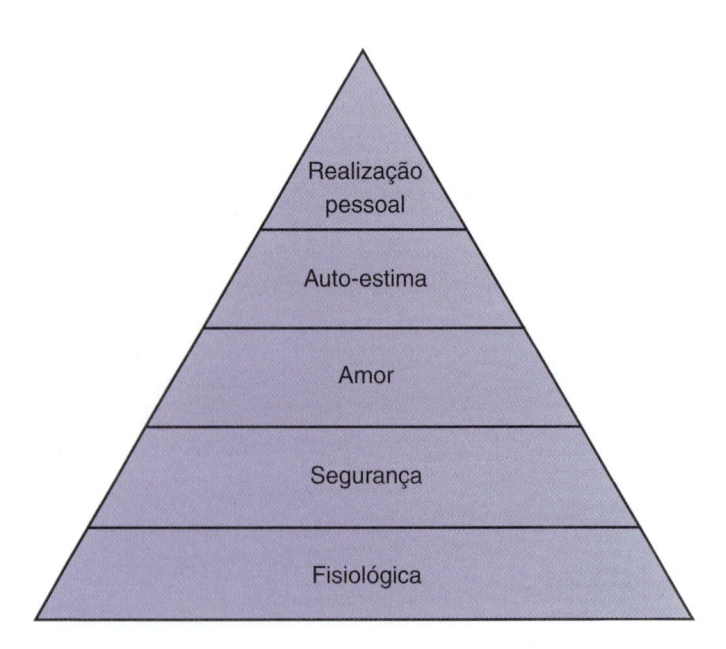

Figura 4-1
Uma pessoa é um ser físico, psicológico, social e espiritual. As partes completam-se e não podem ser separadas.

Figura 4-2
Necessidades básicas para a vida descritas por Maslow. Tais necessidades, do nível mais baixo ao mais alto, são fisiológicas, de segurança, de amor e de pertencer, de estima e de auto-realização pessoal.

- Como será realizado.
- Que sensações ou sentimentos esperar.

A necessidade de amar e pertencer

As necessidades de amar e pertencer são relacionadas com amor, proximidade, afeto, pertencer e ter relações significantes com outros. Existem muitos casos nos quais as pessoas tiveram uma recuperação muito lenta ou morreram em decorrência da falta de amor, o que é particularmente verdadeiro quando se trata de crianças e pacientes idosos. A necessidade de amar e de pertencer pode ser satisfeita pela família, pelos amigos e pela equipe de saúde.

A necessidade de estima

Estima é o valor ou a opinião que alguém tem de uma outra pessoa. A necessidade de estima está relacionada ao conceito que a pessoa tem de pensar bem de si própria e ter outras pessoas pensando o mesmo ao seu respeito. As pessoas freqüentemente tem falta de estima quando estão doentes ou lesionadas.

- Como um pai de família sente-se quando não pode trabalhar e sustentar sua família por causa de uma doença?
- Uma mulher que teve de remover um seio se sente-se bonita e completa?

A necessidade de realização pessoal

A necessidade de realização pessoal significa experimentar o próprio potencial da pessoa, o que envolve aprendizado, compreensão e estabelecimento do limite de capacidade do indivíduo. Está é a necessidade mais alta. Raramente, se alguma vez, ela é encontrada totalmente. A maior parte das pessoas está constantemente tentando aprender e compreender mais.

CULTURA E RELIGIÃO

Cultura é a característica de um grupo de pessoas – linguagem, valores, crenças, hábitos, gostos, desagrados e costumes que são passados de uma geração para a seguinte. A cultura de uma pessoa influencia crenças e práticas de saúde, bem como o seu comportamento durante a doença.

O auxiliar de enfermagem irá cuidar de pessoas de várias nacionalidades, de outras culturas e países, as quais podem ter práticas familiares, preferências alimentares, hábitos de higiene e estilos de vestir-se diferentes dos seus. A pessoa também pode falar uma língua estrangeira. Algumas culturas têm crenças a respeito da causa e da cura das doenças, podendo realizar determinados rituais para tentar libertar o corpo da doença; outras têm crenças e rituais a respeito de estar morrendo e da morte em si.

A religião é relacionada com crenças, necessidades e práticas espirituais. Ela pode ter crenças e práticas a respeito dos hábitos do cotidiano, comportamento, relacionamento, dieta, cura, dias de adoração, nascimento, controle da natalidade, tratamentos médicos e morte.

Muitas pessoas confiam na religião para apoio, conforto e força durante doença. Elas podem querer rezar, observar práticas religiosas ou ver um membro do clero.

Indivíduos podem não querer seguir cada crença e prática de suas culturas ou religiões. O auxiliar de enfermagem deverá lembrar que cada pessoa é única, não julgando pacientes e moradores pelos seus padrões.

TIPOS DE PESSOAS QUE O PROFISSIONAL CUIDARÁ

Pacientes e moradores são agrupados em uma instituição de saúde de acordo com seus problemas, necessidades e idade. A sessão seguinte está focada nos pacientes de um hospital, enquanto moradores que requerem cuidado de longo prazo serão discutidos no Capítulo 6.

- **Pacientes obstétricas** – Obstetrícia é a área da medicina que lida com o cuidado da mulher durante a gravidez e o parto.
- **Recém-nascido** – Recém-nascidos são usualmente cuidados na enfermaria próxima à maternidade. A maior parte dos hospitais tem programas de alojamento conjunto que permitem que a mãe cuide do recém-nascido em seu quarto.
- **Pacientes pediátricos** – Pediatria é a área da medicina que lida com o crescimento, desenvolvimento e os cuidados da criança desde o nascimento até a adolescência.
- **Pacientes clínicos** – Pacientes clínicos são adultos com doenças, ou lesões que não necessitam de cirurgia.
- **Pacientes cirúrgicos** – Pacientes cirúrgicos são aqueles que estão sendo preparados ou passaram por uma cirurgia.
- **Pacientes psiquiátricos** – Psiquiatria é a área da medicina que lida com o diagnóstico e o tratamento de pessoas com problemas de saúde mental.
- **Pacientes geriátricos** – Geriatria é a área da medicina que lida com problemas e doenças de pessoas idosos.
- **Pacientes em áreas de cuidado especial** – Unidades de cuidado especial são designadas e equipadas para tratar e prevenir problemas e complicações com risco de vida. Tais áreas incluem unidades de tratamento intensivo, unidades coronarianas, unidade de queimados e salas de emergência.

QUADRO 4-1 DIREITOS DO PACIENTE

Consideração e respeito – Valores pessoais, crenças, práticas culturais e personalidade devem ser considerados quando o profissional estiver planejando e realizando o cuidado.
Informação – Receber informações do médico a respeito do diagnóstico, tratamento e prognóstico usando termos que o paciente possa entender.
Consentimento informado – Receber informações e explicações a respeito de qualquer procedimento ou tratamento.
Recusar tratamento – O paciente não tem que concordar com todo o tratamento ou procedimento recomendado pelo médico.
Privacidade – Ter o corpo, registros, cuidados e negócios pessoais mantidos em sigilo.
Sigilo – Esperar que as informações do auxiliar de enfermagem sejam compartilhadas com outros membros da equipe de saúde de uma maneira sábia e cuidadosa.
Serviços hospitalares – Esperar que o hospital possa providenciar os serviços necessários.
Informação sobre a relação do hospital com instituições educacionais e de assistência à saúde – Ser informado de qualquer relação com escolas e outras instituições de cuidado a saúde.
Informações sobre pesquisas ou experiências – O consentimento informado do paciente deve ser obtido antes de envolvê-lo em experiências ou pesquisas com humanos.
Continuidade do cuidado – Ser informado do cuidado necessário após a alta.
Regras e regulamentações do hospital – Ser informado de qualquer regra e regulamentação aplicável a conduta do paciente.

OS DIREITOS DA PESSOA

Uma lista de direitos do Paciente foi emitida pela Associação Americana de Hospitais[1]. Ela é baseada na ética e na lei. Os pontos básicos da Lista de Direitos do Paciente são apresentados na Quadro 4-1.

COMUNICAÇÃO COM PACIENTES E MORADORES

Alguns elementos são necessários para uma comunicação efetiva entre o auxiliar de enfermagem e o paciente ou morador. Ele deve:

[1] Aplica-se aos Estados Unidos da América. A lista foi mantida na íntegra com a finalidade de aprofundar a educação do auxiliar de enfermagem quanto aos direitos de pacientes e moradores de instituições de saúde.

- Entender e respeitar o paciente e o morador como pessoa.
- Enxergar a pessoa como um ser humano físico, psicológico, social, e espiritual.
- Respeitar os problemas e frustrações que acontecem pelo fato da pessoa estar doente.
- Reconhecer e respeitar os direitos da pessoa.
- Respeitar a dignidade e a privacidade da pessoa.
- Aceitar e respeitar a religião e a cultura da pessoa.

As regras para comunicação discutidas no Capítulo 3 aplicam-se quando o auxiliar de enfermagem estiver se comunicando com pacientes e moradores.

- Usar palavras que tenham o mesmo significado para o auxiliar de enfermagem e para a pessoa.
- Evitar o uso de terminologia médica e outras palavras não-familiares para a pessoa.
- Comunicar-se de uma maneira lógica e ordenada. Não vagar em pensamento.
- Ser específico e apresentar os fatos.
- Ser breve e conciso.

Comunicação verbal

As palavras são utilizadas em uma comunicação verbal. Elas podem ser escritas ou faladas. Grande parte da comunicação verbal envolve a palavra falada. Gritar, sussurrar e resmungar causam uma comunicação ineficaz. O auxiliar de enfermagem precisa:

- Controlar o volume e o tom de sua voz.
- Falar de maneira clara, pausada e distintamente.
- Evitar o uso de gírias ou palavras vulgares.
- Repetir a informação, se necessário.
- Perguntar uma coisa de cada vez e esperar a resposta; não perguntar várias coisas ao mesmo tempo.

A palavra escrita é usada quando a pessoa não pode falar ou escutar. Se a pessoa não pode falar, providencie um meio para que ela possa enviar mensagens (Fig. 4-3). Escreva mensagens para se comunicar com pessoas surdas ou com sérios problemas de audição. Pessoas surdas podem utilizar a linguagem dos sinais para se comunicar (Capítulo 24).

Comunicação não-verbal

A comunicação não-verbal não envolve palavras. Gestos, expressão facial, postura, movimentos corporais, tato e olfato são meios de enviar e receber mensagens sem palavras. Mensagens não-verbais são verdadeiros reflexos dos sentimentos da pessoa. São usualmente involuntários e di-

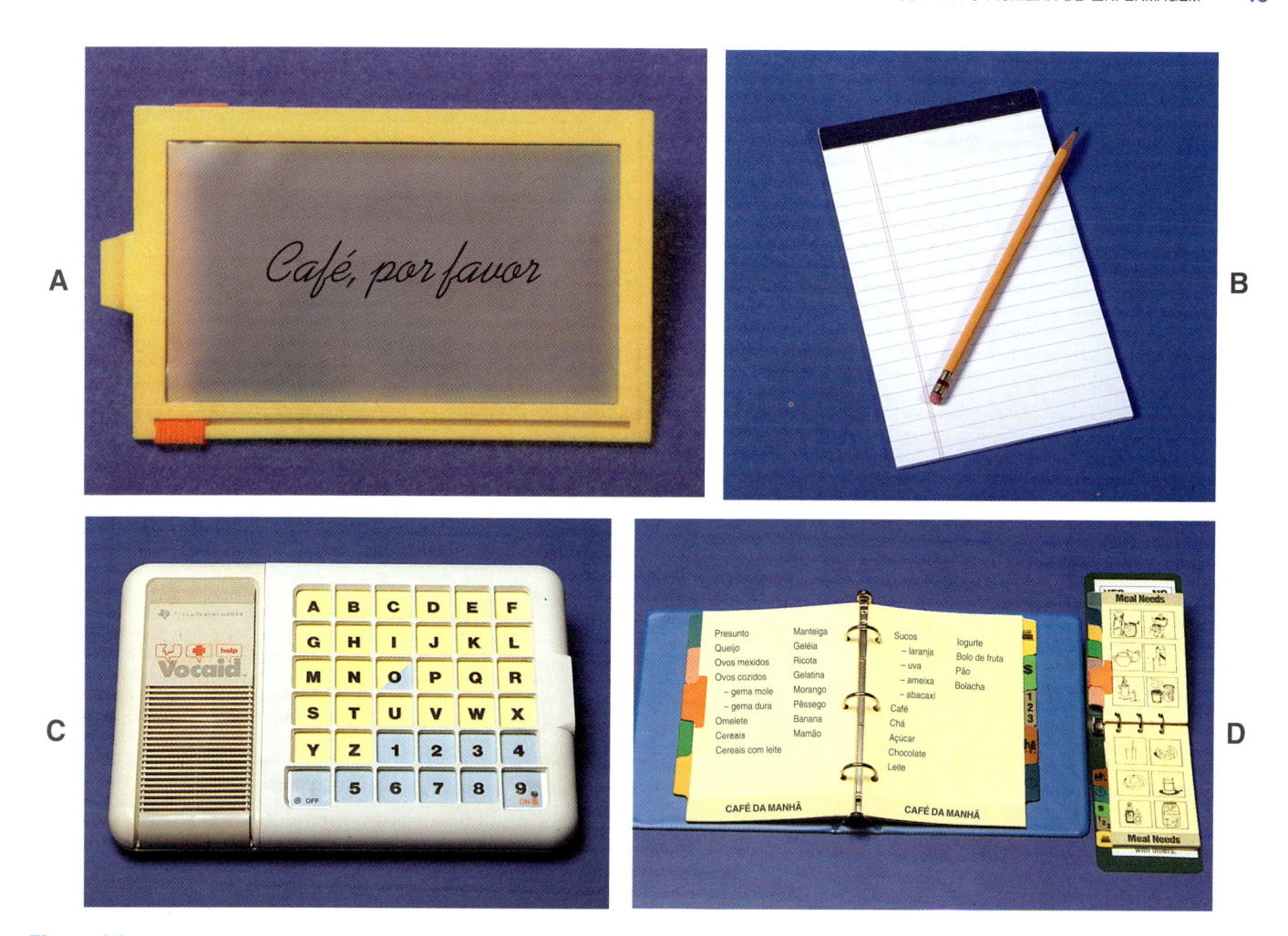

Figura 4.3
A, Quadro mágico; *B*, Caneta e papel; *C*, Dispositivo eletrônico de fala; *D*, Quadro de comunicação.

fíceis de controlar. A pessoa pode dizer uma coisa e agir de uma outra forma. Todavia, o auxiliar de enfermagem deve observar os olhos da pessoa, como as mãos são seguras ou movimentadas, gestos, postura e outras ações.

Toque – O toque é uma forma muito importante de comunicação não-verbal. O conforto, a preocupação, o amor, o afeto e a confiança são transmitidos pelo toque. O toque tem significados diferentes para as pessoas. O significado depende da idade do indivíduo, da cultura, do sexo e das experiências de vida. Algumas pessoas não gostam de ser tocadas. Todavia, o auxiliar de enfermagem não deve ter medo de usar o toque para transmitir cuidado e calor. Segurar a mão de uma pessoa, por exemplo, pode ser confortante.

Linguagem corporal – Mensagens são enviadas através da linguagem corporal, incluindo:

- Postura.
- Andar.
- Expressões faciais.
- Contato ocular.
- Movimentos das mãos e gestos.
- Movimentos do corpo.
- Aparência (vestimenta, higiene e adornos como jóias, perfume e cosméticos).

As mensagens são emitidas pelas ações e movimentos que fazemos: a expressão facial, a forma de parar, sentar-se, andar e olhar são mensagens. Por isso, a linguagem corporal deve refletir o interesse e o entusiasmo do profissional quando está atendendo o paciente. É fundamental controlar reações, por exemplo, aos odores vindos de secreções ou do corpo do doente, pois muitos deles não possuem autocontrole.

Técnicas para comunicação efetiva

Certas técnicas ajudam o profissional a se comunicar com os outros. O resultado é uma relação melhor com a pessoa.

Conforme ele se comunica vai descobrindo o que a pessoa gosta ou não. Estas técnicas são úteis ao fazer o plano de cuidado de enfermagem.

Escutando – Escutar significa ficar atento à comunicação verbal e não-verbal da pessoa. A visão, a audição, o tato e o olfato são úteis. O profissional deve se concentrar no que a pessoa diz e observar dicas não-verbais. A comunicação não verbal pode dar suporte ao que é dito, ou demonstrar sentimentos opostos. Por exemplo, Sr. Hart diz que quer ir para uma casa de repouso, pois assim sua filha não tem que ficar com ele em casa. O profissional vê lágrimas em seus olhos e o doente desvia o olhar. Sua fisionomia expressa alegria, porém a sua voz mostra tristeza.

Escutar requer do profissional cuidado e interesse.

- Encarar a pessoa.
- Ter um contato ocular efetivo com a pessoa.
- Apoiar a pessoa (Fig. 4-4). Não se sente atrás com os braços cruzados.
- Responder à pessoa. Acenar com a cabeça. Diga "uh huh,", "mmm", e "eu entendo". Repitir o que a pessoa diz e fazer-lhe perguntas.
- Evitar as barreiras para uma comunicação efetiva.

Questões diretas – Questões diretas focam um determinado assunto. O profissional pergunta à pessoa o que ele precisa saber. Algumas perguntas diretas tem "sim" ou "não" como resposta. Outras requerem que a pessoa dê maiores informações.

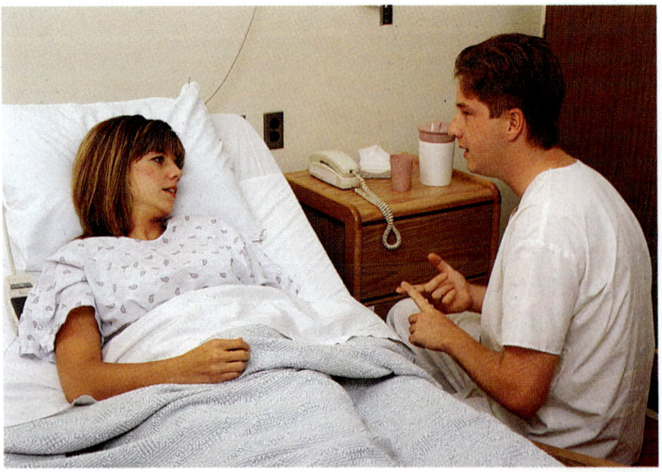

Figura 4-4
O auxiliar de enfermagem mostra que está prestando atenção, pois está voltado para a pessoa encarando-a, mantendo, assim, um bom contato ocular.

Perguntas abertas – Perguntas abertas adiantam ou convidam a partilhar os sentimentos, pensamentos ou idéias. A resposta requer mais que um "sim" ou "não". Todavia, a pessoa controla sobre o que é dito e quais informações dar. Por exemplo:

- "Conte-me a respeito do seu neto."
- "Do que sua esposa gosta?"

Esclarecimento – O esclarecimento permite que o profissional tenha certeza de que o paciente entendeu a mensagem. Ele pode pedir à pessoa que repita a mensagem ou pede para recomeçá-la, caso não tenha entendido. Por exemplo:

- "Me desculpe, Sr. Hart. Eu não entendi o que o senhor quis dizer."
- "O senhor está dizendo que quer ir para casa?"

Silêncio – Silêncio é um poderoso meio de comunicação. Algumas vezes, especialmente nas horas tristes, o profissional não precisa dizer nada. Somente estar presente mostra o seu interesse. O silêncio também propicia tempo para o profissional pensar, organizar pensamentos ou escolher palavras, e ajuda a pessoa quando está chateada e precisa de tempo para recuperar o controle. O silêncio mostra cuidado e respeito pela situação da pessoa e pelos seus sentimentos.

Barreiras para uma comunicação efetiva

A comunicação pode falhar por várias razões.

- Linguagem – A linguagem utilizada não é compreendida por uma das partes envolvidas na comunicação.
- Linguagem corporal – O profissional dá a impressão de não ter tempo ou não querer conversar. Cruzando os braços, ficando parado na porta ou ao lado da cama demonstrando não ter tempo para a pessoa.
- Mudando de assunto – Qualquer uma das partes, o profissional ou a pessoa, mudam de assunto quando o tópico causa desconforto.
- Dando opiniões – Dar uma opinião usualmente envolve o julgamento dos valores da pessoa, comportamento ou sentimentos.
- Falando muito quando os demais estão calados ou falando pouco – Fala excessiva em geral é decorrente de nervosismo e desconforto com o silêncio.
- Falha em escutar – Não fingir estar escutando. Isto mostra falta de interesse e de cuidado. O profissional pode perder queixas de dor, desconforto ou outras sensações

anormais que deveriam ser reportadas à enfermeira.
- Respostas vagas – "Não se preocupe", "Tudo vai ficar bem" e "Seu médico sabe o que é melhor" bloqueiam a comunicação. A pessoa sente que seus conceitos, sentimentos e medos são ridículos e não são importantes para o profissional ou para a equipe de enfermagem.
- Doença– Fala e movimentos de corpo são afetados por problemas do sistema nervoso central. A pessoa pode ser incapaz de falar. Alguns distúrbios afetam os movimentos e a comunicação não-verbal.

A FAMÍLIA E AS VISITAS

Família, parentes e amigos podem ajudar no encontro das necessidades de segurança, amor e estima, oferecendo suporte e conforto, além de diminuir a solidão. Alguns também auxiliam com os cuidados da pessoa. Eles podem ajudar com refeições, banho, cuidados de higiene, dentre outros.

As visitas com família e amigos devem ser particulares e sem interrupções desnecessárias. Algumas vezes os cuidados devem ser realizados quando os visitantes estiverem presentes. Se isto acontecer, polidamente pedir-lhes que deixem o quarto e mostrar onde podem esperar confortavelmente. O profissional não deve expor o corpo da pessoa na frente de visitantes. Prontamente, dizer-lhes quando puderem retornar ao quarto.

Deve ser demonstrado cortesia e respeito à família e às visitas. Eles podem estar muito preocupados ou assustados com a saúde da pessoa, necessitando de suporte e compreensão da equipe de enfermagem. Todavia, o auxiliar de enfermagem não deve discutir as condições do paciente com eles, transferindo suas perguntas à enfermeira.

As regras para visitas dependem da idade e condição do paciente. O auxiliar de enfermagem precisa conhecer as regras de visitas de sua instituição e as considerações especiais permitidas à pessoa. Os visitantes podem querer saber onde fica a capela, a loja de presentes, o gabinete de administração, a sala de estar ou a lanchonete. Ele deve saber a localização, as regras especiais e horário de funcionamento dessses locais.

Algumas vezes um visitante cansa ou aborrece a pessoa. Se isto ocorrer, o auxiliar de enfermagem deve reportar esta observação à enfermeira, que pode conversar com a pessoa sobre as necessidades do paciente.

QUESTÕES DE REVISÃO

Circule a melhor resposta.

1 Sally Jones sofreu uma cirurgia para a remoção de sua vesícula biliar.
O auxiliar de enfermagem deve se preocupar com:
   a Somente com o que está em seu plano de cuidados de enfermagem.
   b Com suas necessidades físicas, de segurança e de estima.
   c Com ela como um ser físico, psicológico, social, e espiritual.
   d Somente com suas necessidades culturais e religiosas.

2 Das seguintes necessidades básicas, qual é a mais essencial?
   a Realização pessoal.
   b Necessidade de estima.
   c Amor e carinho.
   d Segurança.

3 O Sr. Hart é um morador de uma casa de repouso. Ele quer um pequeno jardim de vegetais atrás da garagem da instituição. A que necessidade isto está relacionado?
   a Realização pessoal.
   b Necessidade de estima.
   c Amor e carinho.
   d Segurança.

4 As seguintes declarações dizem respeito à cultura e à religião. Qual é falsa?
   a O passado cultural de uma pessoa provavelmente influencia práticas de saúde e práticas de doença.
   b Práticas nutricionais podem ser influenciadas tanto pela cultura quanto pela religião.
   c As práticas culturais e religiosas de uma pessoa não são permitidas em uma instituição de cuidado da saúde.
   d Uma pessoa pode não seguir todas as práticas e crenças de sua religião ou cultura.

5 Como uma paciente, Sally Jones tem o direito de:
   a Cuidados com consideração e respeito.
   b Informações a respeito de seu diagnóstico, tratamento e prognóstico.
   c Recusar tratamento.
   d Todas as anteriores.

6 Estas frases dizem respeito à comunicação. Qual é falsa?
   a Comunicação verbal envolve a palavra escrita ou falada.

Questões de revisão — continuação

    b Comunicação verbal é a reflexão mais verdadeira dos sentimentos da pessoa.
    c Toque tem diferente significado para pessoas diferentes.
    d Todas as anteriores

7 Para se comunicar com Sally Jones o auxiliar de enfermagem deve:
    a Usar frases e palavras médicas.
    b Mudar o assunto freqüentemente para mostrar que se importa com os interesses e as preocupações da paciente.
    c Sugerir opinião quando a pessoa está partilhando seus medos e suas preocupações.
    d Ficar quieto quando ela estiver silenciosa.

8 O auxiliar de enfermagem e Sally Jones estão conversando a respeito de sua cirurgia. Qual é uma pergunta direta?
    a "Você se sente melhor agora?"
    b "Conte-me os seus planos para casa."
    c "O que você fará quando chegar em casa."
    d "Você disse que ficaria afastada do trabalho por um tempo."

9 Qual atitude não bloqueia a comunicação?
    a "Não se preocupe."
    b "Tudo ficará bem."
    c "Este é um bom hospital."
    d "Por que você está chorando?"

10 Sally Jones tem muitas visitas. Qual é verdadeira?
    a Família e amigos podem ajudá-la a satisfazer as suas necessidades básicas.
    b Deve ser permitida privacidade.
    c Deve ser pedido educadamente aos visitantes para deixarem o quarto quando um cuidado deve ser executado.
    d Todas as anteriores.

Respostas

1c   2d   3a   4c   5d   6b   7d   8a   9d   10d

Estruturas e Funções Corporais

5

OBJETIVOS

- Definir os termos-chave listados neste capítulo.
- Identificar as estruturas básicas das células e explicar como se dividem.
- Descrever os quatro tipos de tecidos.
- Identificar as estruturas de cada sistema corporal.
- Descrever as funções de cada sistema corporal.

NOTA: Os estudantes devem reconhecer somente os termos mencionados no texto. Termos adicionais utilizados ao longo docto capítulo para identificação das figuras têm apenas propósitos ilustrativos.

TERMOS-CHAVE

Artéria – Vaso sangüíneo que transporta o sangue para fora do coração.

Capilar – Pequeno vaso sangüíneo; o alimento, o oxigênio e outras substâncias passam dos capilares para as células.

Célula – Unidade básica das estruturas corporais.

Digestão – Processo físico-químico que quebra o alimento para que esse possa ser absorvido e utilizado pelas células.

Hemoglobina – Substância das células vermelhas do sangue que transporta oxigênio e dá a cor vermelha ao sangue.

Hormônio – Substância química secretada pelas glândulas da corrente sangüínea.

Menstruação – É a descamação endometrial cíclica e a eliminação de um líquido sanguinolento do útero durante o ciclo menstrual.

Metabolismo – Queima do alimento pelas células para produção de calor e energia.

Órgão – Grupo de tecidos que desempenha a mesma função.

Peristaltismo – Contrações musculares involuntárias no aparelho digestivo que movem o alimento pelo canal alimentar.

Respiração – Processo de suprimento das células com oxigênio e remoção de dióxido de carbono.

Sistema – Órgãos que trabalham juntos para realizar funções especiais.

Tecido – Grupo de células que desempenha a mesma função.

Veia – Vaso sangüíneo que carrega o sangue de volta para o coração.

Uma das funções do auxiliar de enfermagem é ajudar pacientes e moradores a satisfazerem suas necessidades básicas. Eles necessitam de ajuda devido à doença ou a alguma lesão. O profissional irá realizar cuidados e procedimentos para promover conforto, cura e recuperação. Um conhecimento básico das estruturas e funções normais do corpo contribuirá para sua compreensão sobre os sinais e sintomas, motivos e finalidades dos cuidados e dos procedimentos realizados. Assim, poderá prestar um cuidado mais seguro e eficiente.

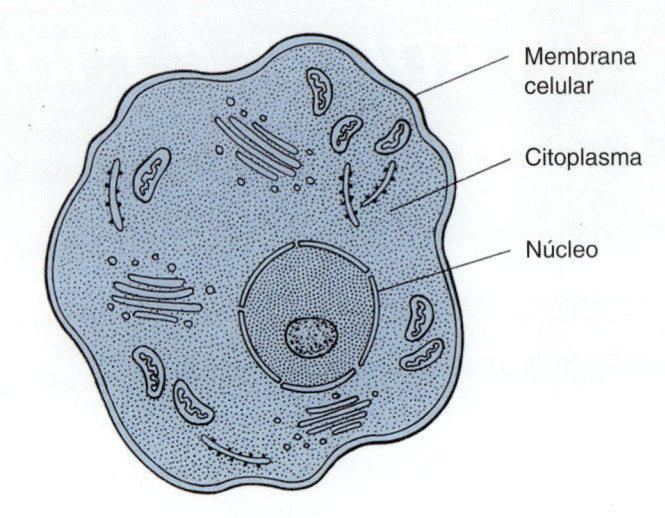

Figura 5-1
Partes de uma célula.

CÉLULAS, TECIDOS E ÓRGÃOS

A unidade básica da estrutura do corpo é a célula, a qual tem a mesma estrutura básica (Fig. 5-1). Células são tão pequenas que, para sua visualização é necessário um microscópio. Para viver e funcionar as células precisam de alimento, água e oxigênio.

A membrana celular é a cobertura externa, recobrindo a célula e ajudando a manter sua forma. O núcleo é o centro de controle; é quem comanda as atividades da célula. O citoplasma cerca o núcleo e contém muitas estruturas menores que realizam as funções celulares. O protoplasma (que significa "substância viva") é semilíquido como uma clara de ovo e refere-se a todas as estruturas, substâncias e água contidas na célula.

Cromossomos são estruturas espirais dentro do núcleo, sendo que cada célula possui 46 cromossomos. Os cromossomos contêm genes que são responsáveis pela transmissão das características físicas e químicas que cada indivíduo herda de seus pais. Altura, cor dos olhos e cor da pele são exemplos de características herdadas.

O núcleo também é responsável pela reprodução da célula. A célula se reproduz dividindo-se ao meio, sendo este processo de divisão celular denominado mitose. A divisão celular é necessária para o crescimento e a reparação dos tecidos. Durante a mitose, os 46 cromossomos organizam-se em 23 pares. Quando as células se dividem, os pares também se dividem ao meio. As duas novas células são idênticas e cada uma tem 46 cromossomos (Fig. 5-2).

As células são os blocos construtores do corpo. Grupos de células com funções similares combinam-se para formarem os tecidos. Grupos de tecidos formam os órgãos. Um órgão realiza uma ou mais funções. Órgãos incluem o coração, cérebro, fígado, pulmões e rins. Sistemas são formados por órgãos que trabalham juntos para realizar funções especiais (Fig. 5-3).

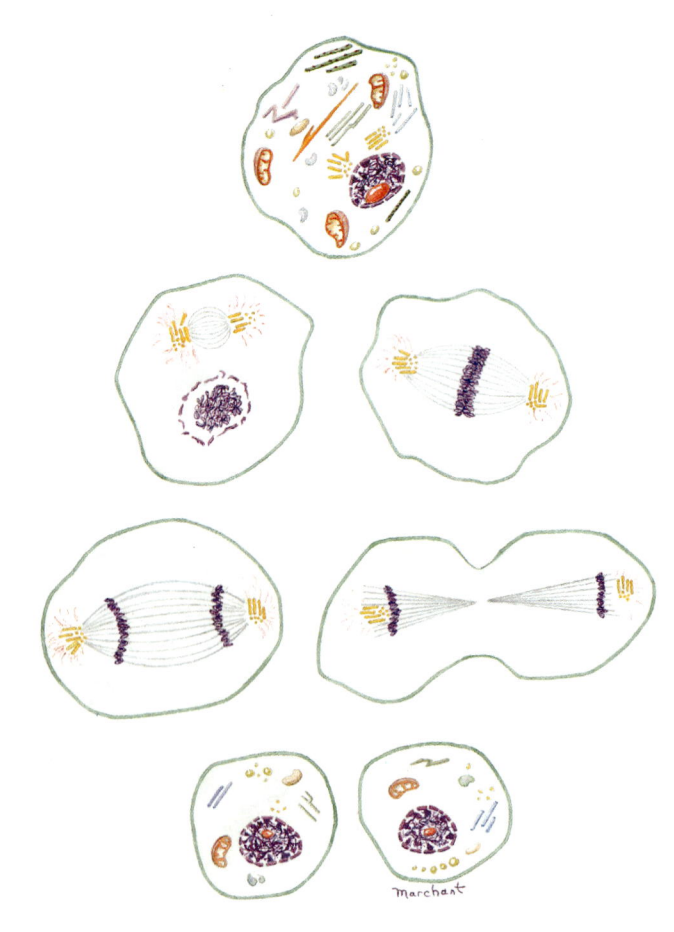

Figura 5-2
Divisão celular.

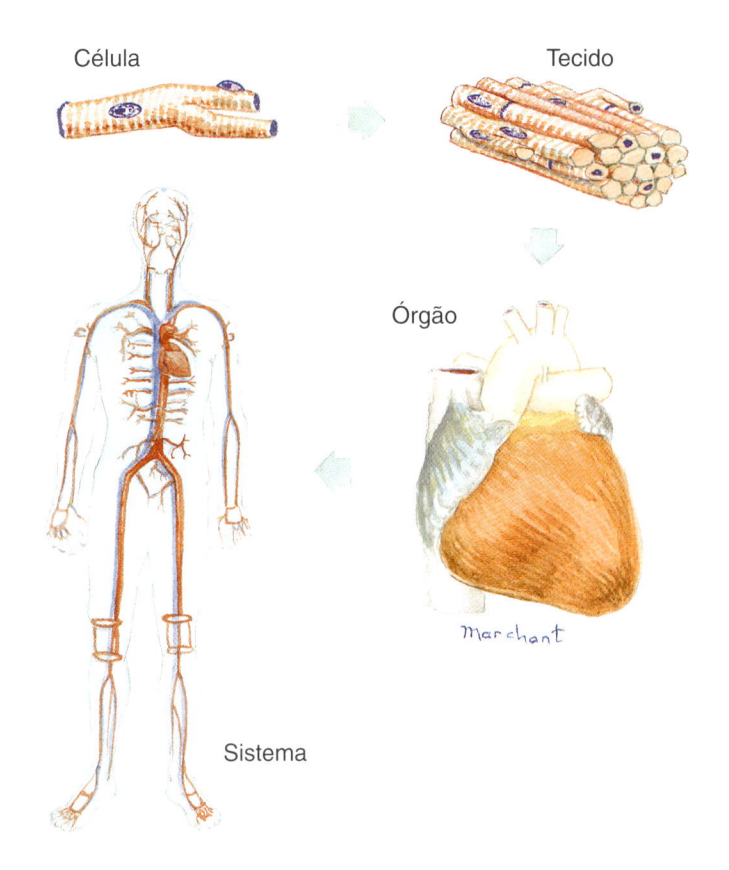

Figura 5-3
Organização do corpo.

O SISTEMA TEGUMENTAR

O sistema tegumentar (pele) é o maior sistema do corpo. Tegumento significa cobertura. A pele: é a cobertura natural do corpo. Existem duas camadas de pele: a epiderme e a derme (Fig. 5-4). A epiderme é a camada externa; ela contém células vivas e mortas, sendo que as células mortas são constantemente descamadas e substituídas por células vivas. As células vivas da epiderme contêm o pigmento que dá cor à pele. A derme é a camada interna, onde são encontrados vasos sanguíneos, nervos, glândulas sudoríparas e sebáceas e raízes de pêlos. As glândulas sebáceas e sudoríparas, pêlos e unhas são apêndices da pele.

A pele tem muitas funções importantes, pois:

- Fornece uma cobertura protetora para o corpo.
- Previne para que quantidades excessivas de água saiam do corpo.
- Protege o organismo de lesões.
- Permite a sensação de frio, dor, toque e pressão.
- Ajuda a controlar a temperatura corporal.

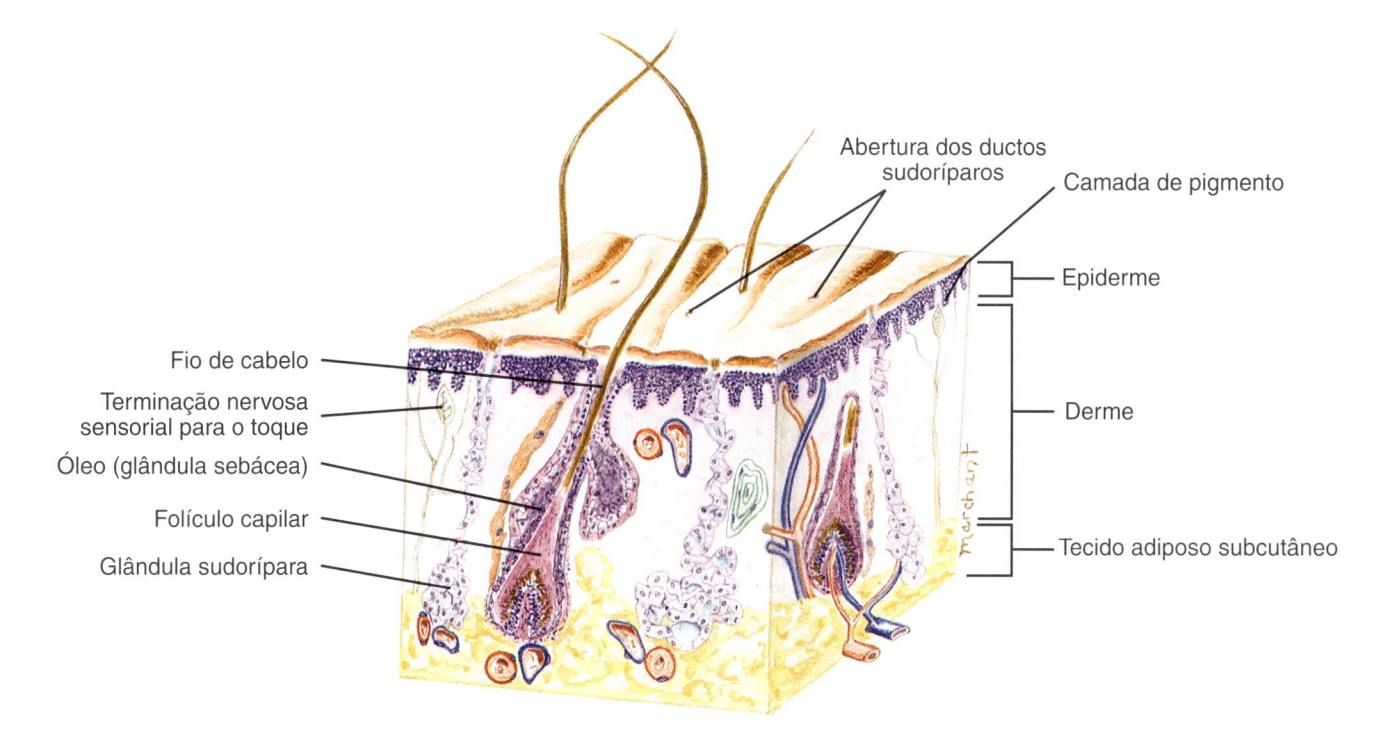

Fig. 5-4
Camadas da pele.

O SISTEMA MUSCULOESQUELÉTICO

O sistema musculoesquelético fornece sustentação para o corpo e permite a movimentação. Este sistema também protege e dá forma ao corpo.

Ossos

O corpo humano possui 206 ossos (Fig. 5-5), que são estruturas duras e rígidas. Dentro de seu centro, oco, há uma substância chamada medula óssea, local onde são produzidas as células do sangue.

Articulações

Uma articulação é o ponto onde os ossos se encontram e que permite a movimentação. Cartilagem é o tecido de conexão na porção final de ossos longos. A cartilagem recobre as articulações para que as extremidades dos ossos não se atritem. Faixas fortes de tecido de conexão (ligamentos) seguram os ossos juntos em uma articulação.

Músculos

O corpo tem mais de 500 músculos (Figs. 5-6 e 5-7). Músculos voluntários são controlados conscientemente. Os

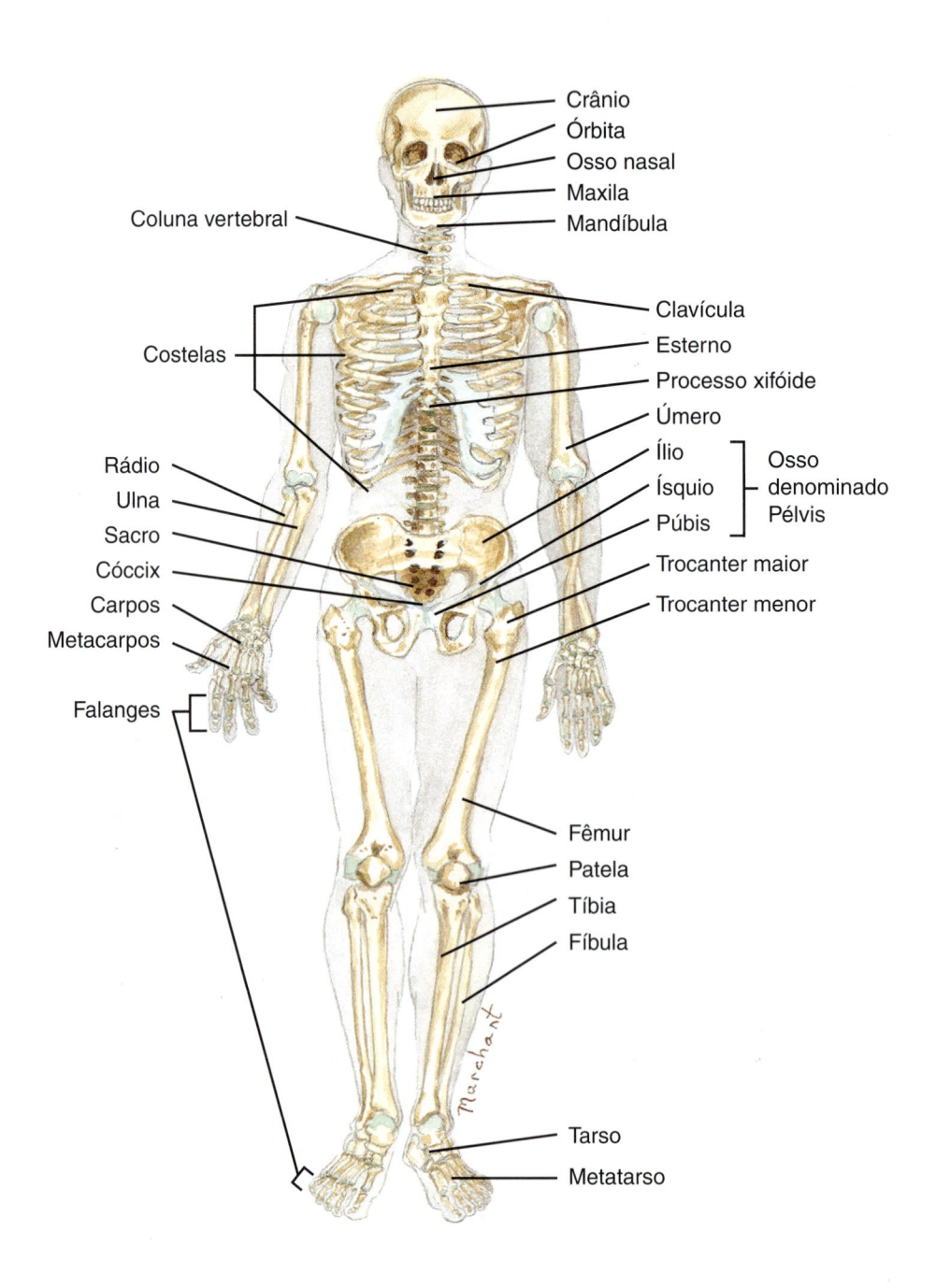

Figura 5-5
Ossos do corpo.

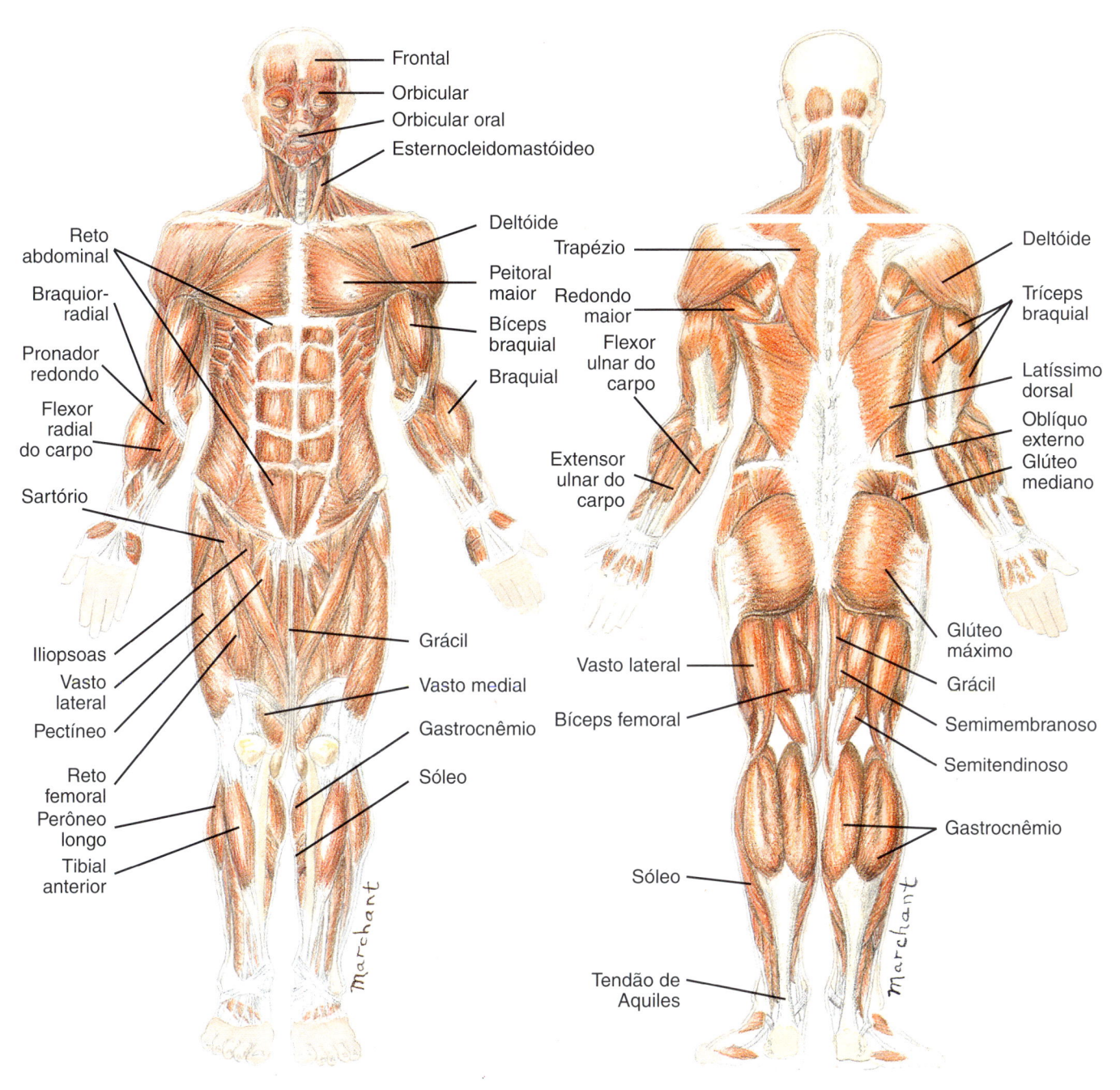

Figura 5-6
Vista anterior dos músculos do corpo.

Figura 5-7
Vista posterior dos músculos do corpo.

músculos fixados aos ossos são voluntários. Os músculos do braço trabalham quando o braço é movido; o mesmo ocorre com os músculos da perna. Os músculos-esqueléticos são estriados (eles parecem listrados ou riscados). Diferentemente, os músculos involuntários trabalham automaticamente e não são controlados conscientemente. Os músculos involuntários controlam ações do estômago, intestinos, vasos sangüíneos e de outros órgãos. Músculos involuntários são músculos lisos, pois não possuem riscas ou listras. O músculo cardíaco localiza-se no coração. Ele é um músculo involuntário com aparência estriada de um músculo esquelético.

Os músculos realizam três importantes funções: movimentam as várias partes do corpo, mantêm a postura e produzem calor corporal. Tendões conectam os músculos aos ossos. Quando os músculos contraem-se (encolhem), queimam alimentos para produzir energia e calor, e os tendões localizados em cada extremidade promovem a movimentação dos ossos. Alguns músculos estão constantemente contraídos para manter a postura.

O SISTEMA NERVOSO

O sistema nervoso, controla, dirige e coordena as funções corporais. Sua principal divisão é o sistema nervoso central (SNC) e o sistema nervoso periférico. O cérebro e a medula espinhal compõem o SNC (Fig. 5-8), enquanto sistema nervoso periférico envolve os nervos ao longo do corpo (Fig. 5-9). Os nervos são conectados à medula espinhal e carregam mensagens (impulsos) para o cérebro e do cérebro. Os nervos são conectados a medula espinhal.

Figura 5-8
Sistema nervoso central.

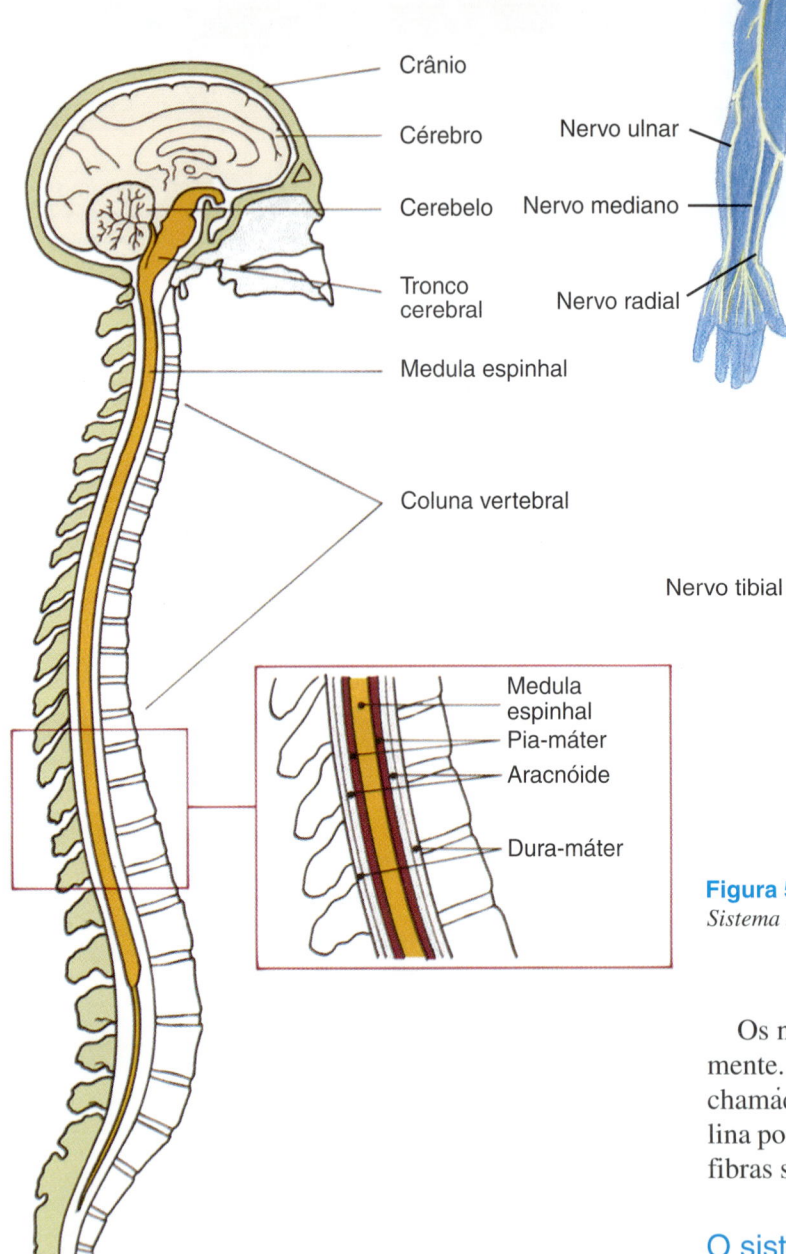

Figura 5-9
Sistema nervoso periférico.

Os nervos são facilmente danificados e curam-se lentamente. Algumas fibras nervosas têm uma camada protetora chamáda de mielina. As fibras nervosas cobertas com mielina podem conduzir impulsos mais rapidamente do que as fibras sem a cobertura protetora.

O sistema nervoso central

O sistema nervoso central é constituído de cérebro (Fig. 5-10) e medula espinhal. O encéfalo é a maior parte do cérebro, sendo o centro do pensamento e da inteligência. O encéfalo é dividido em hemisférios direito e esquerdo. O hemisfério direito controla o movimento e as atividades da

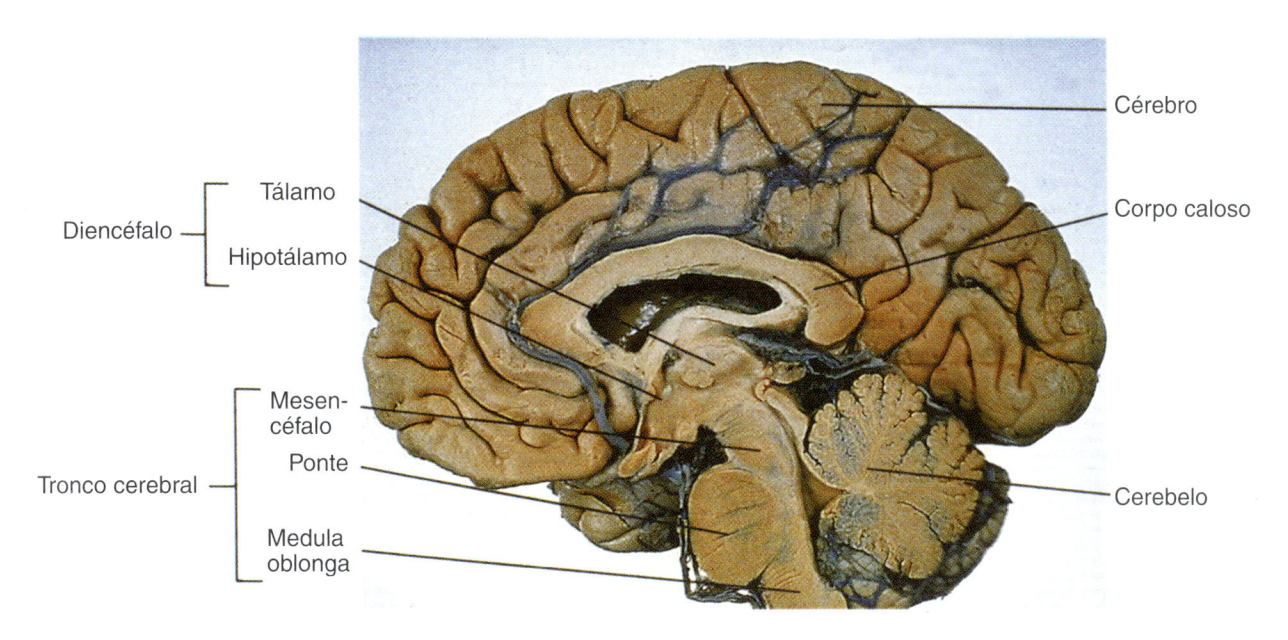

Figura 5-10
O cérebro. (De Vidic B, Suarez FR: Photographic atlas of the human body, St. Louis, 1984, Mosby-Year Book.)

parte esquerda do corpo. O hemisfério esquerdo controla o lado direito. A parte externa do encéfalo é chamada de córtex cerebral, o qual controla os argumentos, memória, consciência, fala, movimento dos músculos voluntários, visão, audição e sensação.

O cerebelo regula e coordena os movimentos corporais. Ele faz com sejam possíveis realizarem-se movimentos suaves e balanço. Uma lesão ao cerebelo resulta em movimentos aos arrancos, perda de coordenação e fraqueza muscular.

O tronco cerebral conecta o encéfalo à medula espinal. O mesencéfalo, ponte e medula oblonga estão no tronco cerebral. O mesencéfalo e a ponte transmitem mensagens entre a medula e o cérebro. No tronco cerebral controla-se a freqüência cardíaca, a respiração, o tamanho dos vasos sangüíneos, os reflexos de deglutição (engolir), tosse e vômito. O cérebro é conectado à medula espinhal na porção final da medula oblonga.

A medula espinhal mede aproximadamente 45 cm de comprimento, está dentro da coluna espinhal, e contém os caminhos que conduzem as mensagens que chegam e saem do cérebro.

O sistema nervoso periférico

O sistema nervoso periférico tem 12 pares de nervos cranianos e 31 pares de nervos espinhais. Nervos cranianos conduzem impulsos entre o cérebro e a cabeça, o pescoço, o tórax e o abdômen. Eles conduzem impulsos referentes ao olfato, visão, audição, dor, toque, temperatura, pressão e controle dos músculos voluntários e involuntários. Os nervos espinhais carregam impulsos vindos das extremidades da pele e das estruturas internas do corpo não-inervadas pelos nervos cranianos.

Os órgãos sensoriais

Os cinco sentidos são visão, audição, paladar, olfato e tato. Os órgãos da visão e audição são aqui discutidos.

Os olhos – Os ossos do crânio, pálpebras, cílios e lágrimas protegem os olhos de traumas. A estrutura do olho, que tem três camadas, será mostradas na Figura 5-11.

- A esclera, o branco dos olhos, é a camada externa.
- A coroídea é a segunda camada. Consiste de vasos sangüíneos, músculo ciliar e a íris. A íris dá a cor aos olhos. A abertura no meio da íris é a pupila, a qual se contrai (estreita) à luz brilhante e dilata-se (alarga) ao escurecer ou em lugares escuros.
- A retina é a camada interna. Ela contém fibras nervosas do nervo óptico.

A luz penetra nos olhos pela córnea, que é a parte transparente da camada externa dos olhos. Raios claros passam para a lente, a qual se estende atrás da pupila. Então a luz é refletida para a retina e conduzida ao cérebro pelo nervo óptico.

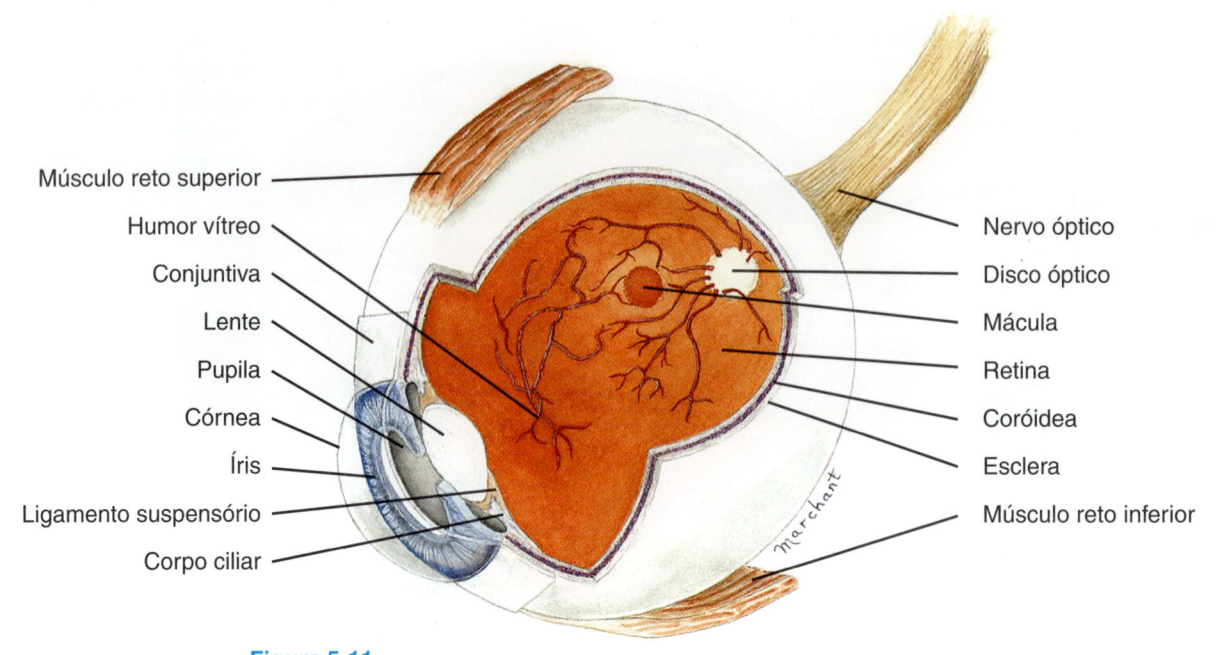

Figura 5-11
O olho.

O ouvido – A função do ouvido é escutar e dar equilíbrio (Fig. 5-12). O ouvido externo (parte externa) é a pina ou aurículo. As ondas sonoras são guiadas através do ouvido externo para dentro do canal auditivo. Glândulas no canal auditivo secretam uma substância serosa (cerúmen). O canal auditivo estende-se aproximadamente 2,5 cm até o tímpano (membrana timpânica), que separa o ouvido externo do ouvido médio.

O ouvido médio é um espaço pequeno que contém a trompa de Eustáquio e três ossos pequenos (ossículos). A trompa de Eustáquio conecta o ouvido médio e a garganta. Os ossículos amplificam o som recebido pelo tímpano e transmite-o ao ouvido interno.

O ouvido interno consiste dos canais semicirculares e da cóclea, que contém um fluído, o qual carrega as ondas sonoras recebidas do ouvido médio para o nervo auditivo. O nervo auditivo leva a mensagem ao cérebro.

Os canais semicirculares estão envolvidos com o equilíbrio. Eles sentem a posição da cabeça e as mudanças na posição enviando mensagens ao cérebro.

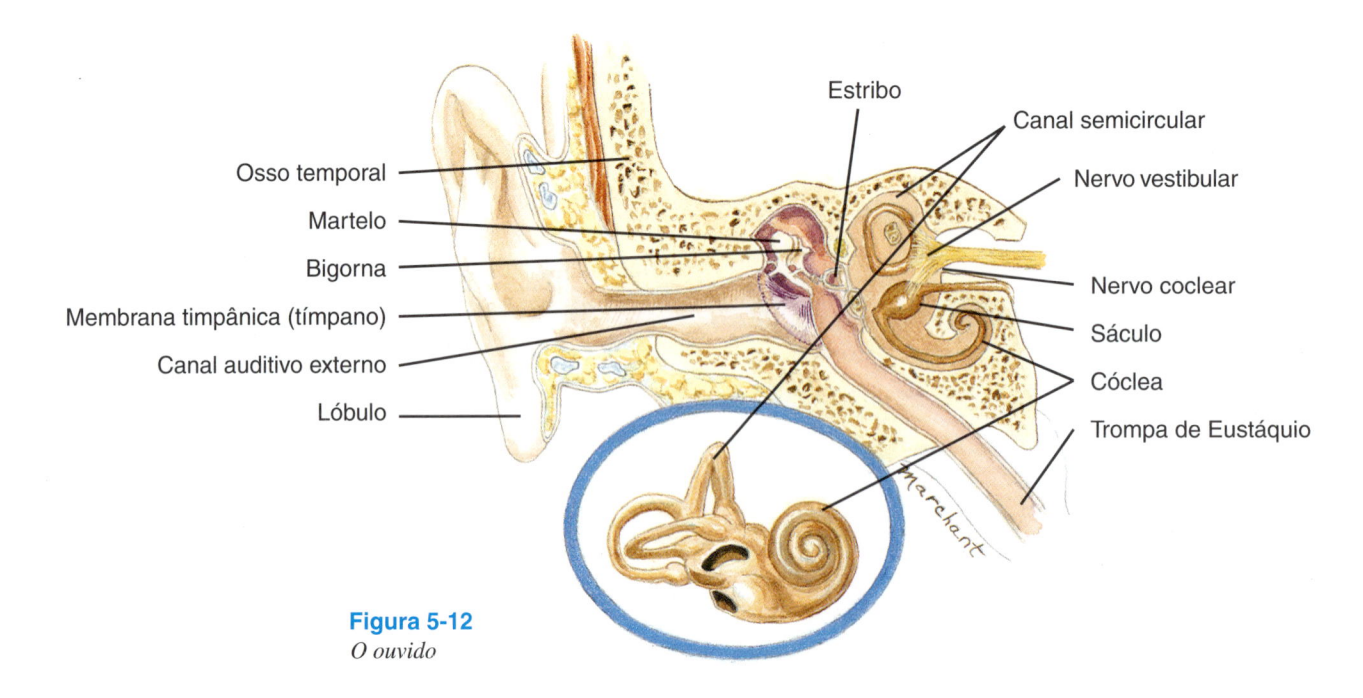

Figura 5-12
O ouvido

O SISTEMA CIRCULATÓRIO

O sistema circulatório tem muitas funções importantes. Ele é composto de sangue, coração e vasos sangüíneos. O coração bombeia sangue pelos vasos sangüíneos.

- O sangue carrega o alimento, oxigênio e outras substâncias para as células, remove resíduos celulares e auxilia, juntamente com os vasos sangüíneos, na regulação do calor.
- O sistema circulatório produz e carrega células que defendem o corpo de microrganismos.

O sangue

O sangue consiste de células sangüíneas e plasma. O plasma é, na sua maior parte, composto de água e carrega células sangüíneas para outras células do corpo. Nutrientes, hormônios, produtos químicos e resíduos também são carregados no plasma.

As células vermelhas sangüíneas são chamadas eritrócitos e conferem ao sangue sua cor vermelha devido a uma substância chamada de hemoglobina. As células vermelhas sangüíneas circulam pelos pulmões, onde a hemoglobina capta o oxigênio e transporta-o para as células. Quando o sangue é vermelho brilhante, a hemoglobina nas células vermelhas sangüíneas está preenchida com oxigênio. Como o sangue circula, o oxigênio é levado às células. As células liberam dióxido de carbono (um resíduo), o qual é capturado pela hemoglobina. Células vermelhas saturadas (preenchidas) do sangue com dióxido de carbono fazem o sangue parecer vermelho escuro.

O corpo tem aproximadamente 25 trilhões (25.000.000.000.000) de células vermelhas sangüíneas, sendo que há aproximadamente 4,5 a 5 milhões de células em um milímetro cúbico de sangue (uma pequena gota), cujo tempo de vida é de três a quatro meses. A medula óssea produz novas células vermelhas sangüíneas. Aproximadamente 1 milhão de novas células vermelhas sangüíneas são produzidas a cada segundo.

As células brancas sangüíneas (leucócitos) são as células sem cor. Eles protegem o corpo de infecções. Há 5.000 a 10.000 células brancas sangüíneas em um milímetro cúbico de sangue. Ao primeiro sinal de infecção, as células brancas sangüíneas dirigem-se para a área da infecção e multiplicam-se rapidamente. O número de células brancas sangüíneas aumenta quando há uma infecção no organismo. Essas também são produzidas pela medula óssea e vivem aproximadamente nove dias.

As plaquetas são células necessárias à coagulação sangüínea. Também são produzidos pela medula óssea. Existem aproximadamente 200.000 a 400.000 plaquetas em um milímetro cúbico de sangue. Uma plaqueta vive aproximadamente quatro dias.

O coração

O coração é um músculo. Ele bombeia sangue pelos vasos sangüíneos para os tecidos e células. O coração aloja-se na porção mediana inferior da cavidade torácica no lado esquerdo (Fig. 5-13).

O coração possui quatro câmaras (Fig. 5-14). As câmaras superiores (átrios) recebem sangue. O átrio direito re-

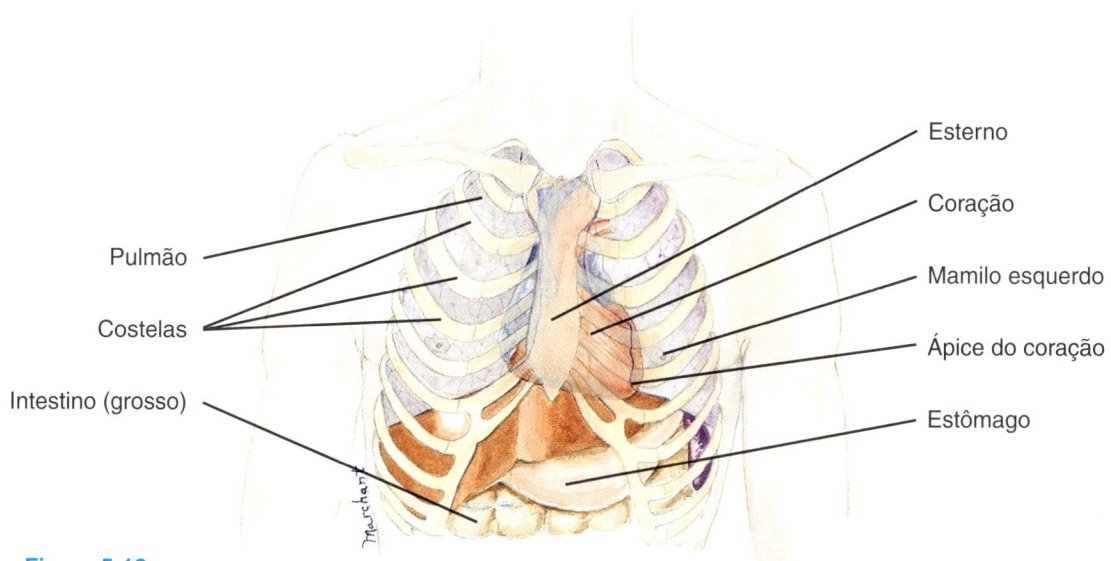

Figura 5-13
Localização do coração na cavidade torácica.

Figura 5-14
Estruturas do coração.

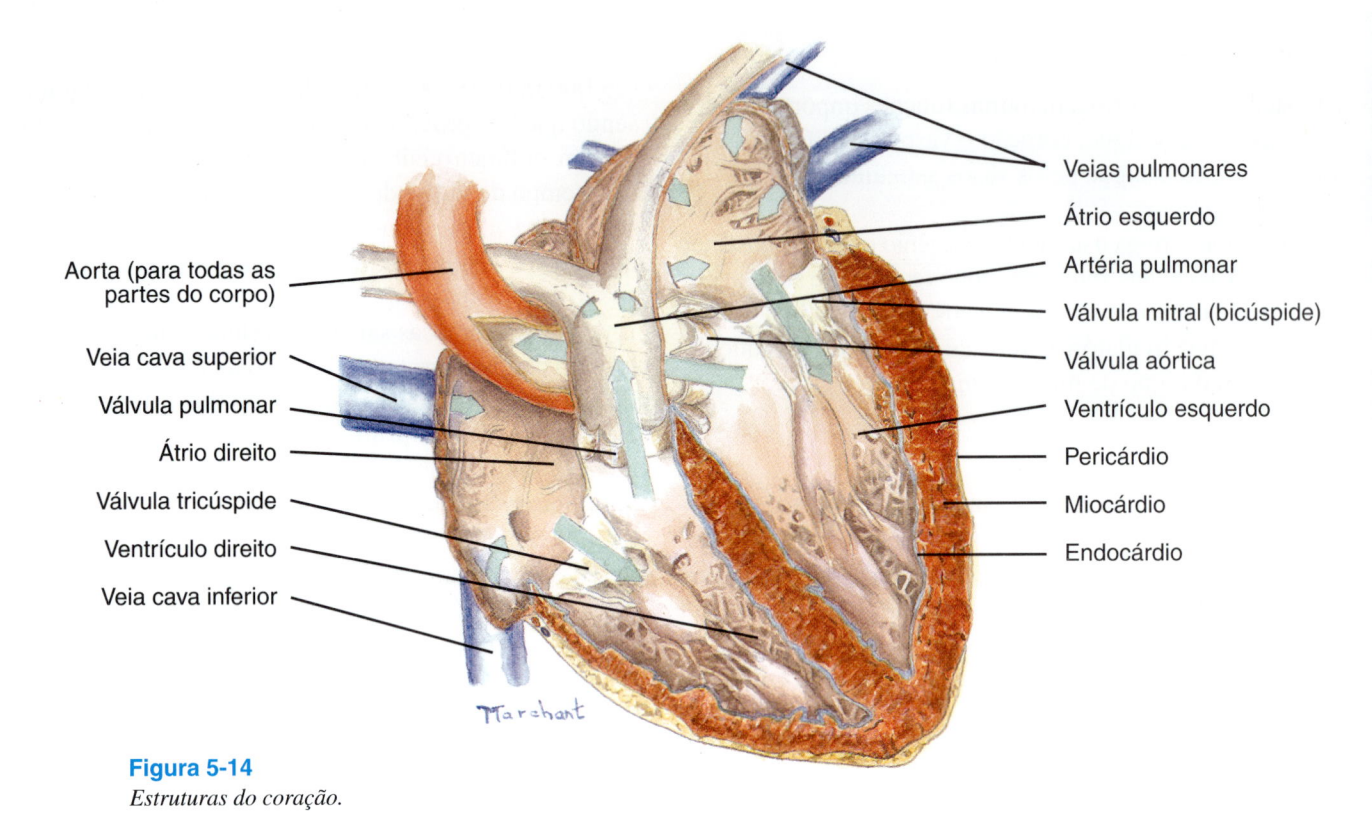

cebe sangue vindo dos tecidos do corpo, o átrio esquerdo recebe sangue rico em oxigênio vindo dos pulmões. As câmaras inferiores (ventrículos) bombeiam sangue. O ventrículo direito bombeia sangue para os pulmões para a oxigenação. O ventrículo esquerdo bombeia sangue rico em oxigênio para todas as partes do corpo.

Existem duas fases de ação do coração. Durante a diástole, a fase de descanso, as câmaras do coração se preenchem com sangue. Durante a sístole, a fase de trabalho, o coração se contrai. O sangue é bombeado aos vasos sangüíneos quando o coração se contrai.

Os vasos sangüíneos

As artérias carregam o sangue que vem do coração, sendo o sangue arterial rico em oxigênio. A aorta (a maior artéria) recebe o sangue diretamente do ventrículo esquerdo e se ramifica em outras artérias que levam sangue a todas as partes de corpo (Fig. 5-15). Estas artérias ramificam-se em partes menores dentro dos tecidos. As ramificações menores de uma artéria são as arteríolas que se conectam com vasos sangüíneos muito finos chamados capilares. Capilares são vasos muito finos. Nutrientes, oxigênio e outras substâncias passam dos capilares para dentro das células. Resíduos, incluindo dióxido de carbono, são recolhidos das células pelos capilares. Os resíduos são carregados de volta ao coração pelas veias.

Veias retornam o sangue ao coração sendo conectadas aos capilares pelas vênulas, que são veias pequenas, que começam a se ramificar para, juntas, formarem veias. As muitas ramificações de veias também se unem conforme vão se aproximando do coração para formarem duas veias principais (ver a Fig. 5-15) – a veia cava inferior e a veia cava superior, sendo que ambas esvaziam-se no átrio direito. A veia cava inferior carrega o sangue das pernas e do tronco, enquanto a veia cava superior carrega o sangue da cabeça e dos braços. O sangue venoso é vermelho escuro devido ao pouco oxigênio e a grande quantidade de dióxido de carbono.

O sangue fluí através do sistema circulatório (ver Fig. 5-14), conforme apresentado a seguir. O sangue venoso pobre em oxigênio é esvaziado dentro do átrio direito. O sangue flui pela válvula tricúspide para dentro do ventrículo direito, o qual bombeia o sangue para dentro dos pulmões para buscar oxigênio. O sangue rico em oxigênio dos pulmões entra no átrio esquerdo. O sangue do átrio esquerdo passa pela válvula mitral para dentro do ventrículo esquerdo que bombeia o sangue para a aorta, a qual se ramifica para formar outras artérias. O sangue arterial é carreado para os tecidos pelas arteríolas e para as células pelos capilares. As células e os capilares trocam oxigênio e nutrientes por dióxido de carbono e resíduos. Capilares conectam-se com as vênulas que carreiam o sangue que contém dióxido de carbono e resíduos. As vênulas formam as veias que levam o sangue de volta para o coração.

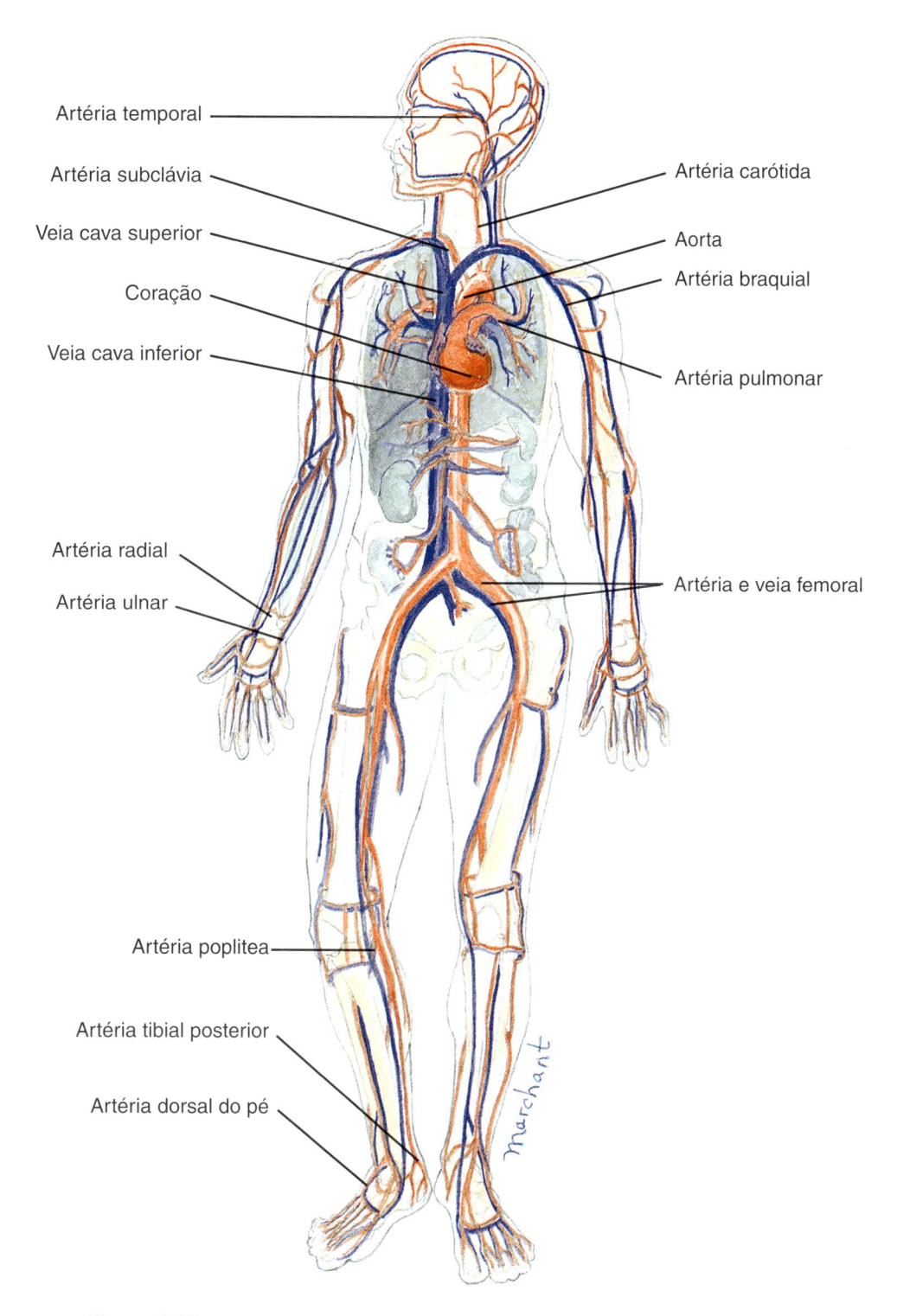

Figura 5-15
Sistema arterial e venoso.

O SISTEMA RESPIRATÓRIO

O sistema respiratório (Fig. 5-16) traz oxigênio para dentro dos pulmões e remove dióxido de carbono. A respiração é o processo de suprir oxigênio para as células e remover gás carbônico das mesmas. A respiração envolve inspiração/inalação (respirar para dentro) e expiração/exalação (respirar para fora).

O ar entra no corpo pelo nariz, passa por dentro da faringe (garganta), um tubo desenhado como um caminho para o ar e o alimento e então se dirige para a laringe (a caixa da

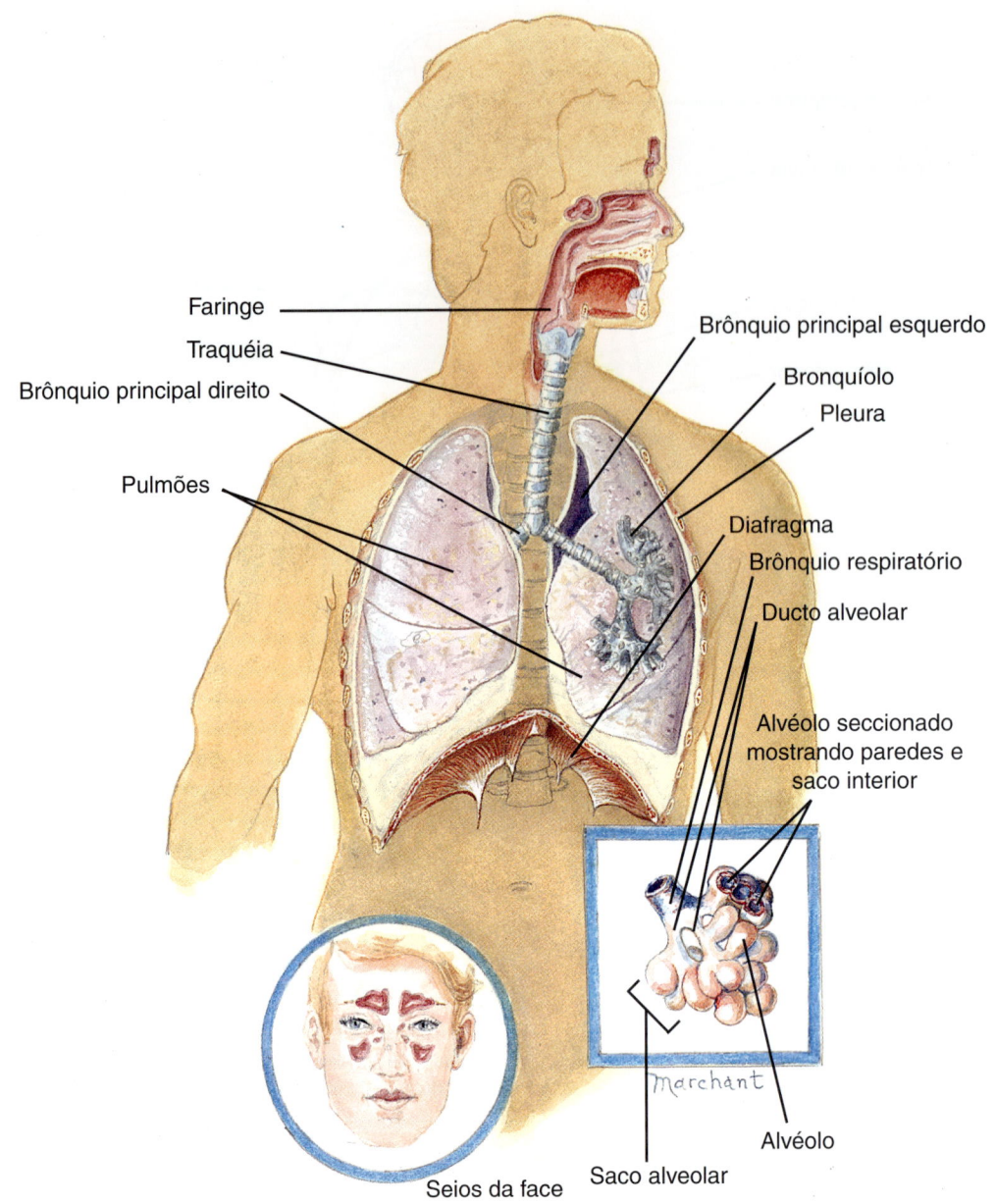

Figura 5-16
O sistema respiratório.

voz). Da laringe o ar é introduzido na traquéia. A traquéia divide-se, na sua porção inferior, em brônquio direito e esquerdo. Cada brônquio penetra em um pulmão. Lá os brônquios avançam e se dividem muitas vezes em ramificações menores (bronquíolos).

Os bronquíolos também se dividem e terminam em sacos finos de ar (alvéolo). Os alvéolos são supridos pelos capilares. Oxigênio e dióxido de carbono são trocados entre o alvéolo e os capilares. O sangue nos capilares capta o oxigênio dos alvéolos. O sangue retorna ao lado esquerdo do coração e é bombeado para o resto do corpo. O alvéolo capta o dióxido de carbono dos capilares para a exalação.

Os pulmões são separados da cavidade abdominal por um músculo chamado diafragma. O alicerce ósseo consiste de costelas, esterno e vértebras que protegem os pulmões.

O SISTEMA DIGESTÓRIO

O sistema digestório quebra o alimento física e quimicamente para que ele possa ser absorvido e utilizado pelas células, processo chamado de digestão. O sistema digestório (sistema gastrintestinal, SGI) também elimina resíduos sólidos do organismo. Ele consiste de um canal alimentar

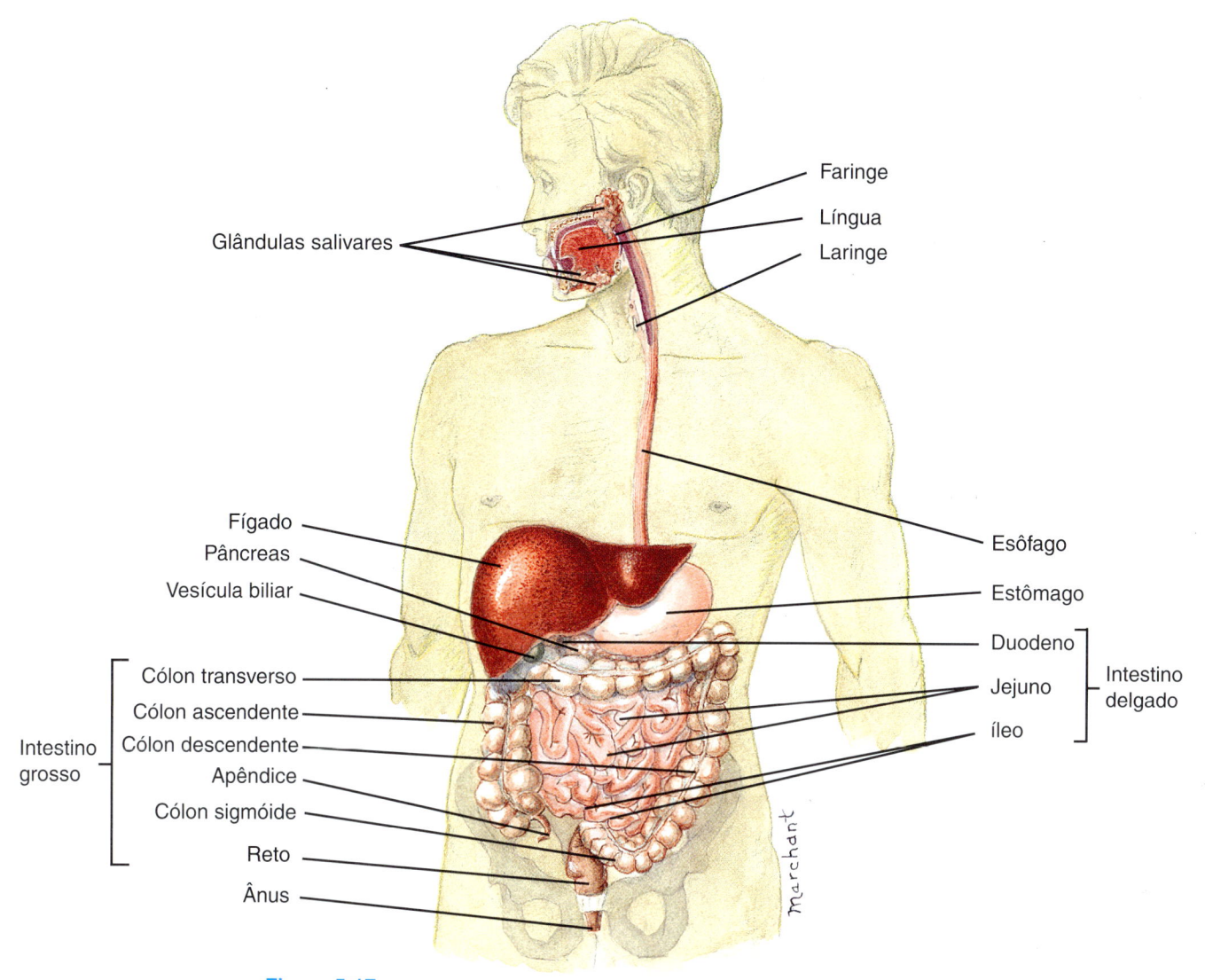

Figura 5-17
Sistema digestório.

(trato GI) e de órgãos acessórios de digestão (Fig. 5-17). O canal alimentar é um tubo longo que se estende da boca até o ânus.

A digestão começa na boca (cavidade oral). A cavidade oral recebe o alimento e prepara-o para a digestão. Os dentes cortaram, trituram e móem o alimento, transformando-o em partículas pequenas para poder engoli-lo e digeri-lo. A língua ajuda na mastigação e na deglutição.

Papilas gustativas na superfície da língua contêm terminações nervosas que permitem sentir os sabores doce, azedo, amargo e salgado. As glândulas salivares na boca secretam a saliva que umidifica o alimento na boca para facilitar a deglutição e começam a digestão. Durante a deglutição, a língua empurra o alimento para dentro da faringe.

A faringe (garganta) é um tubo muscular. A deglutição continua com a contração da faringe que empurra o alimento para o esôfago, que é um tubo muscular de aproximadamente 25 cm de comprimento que se estende da faringe ao estômago. Contrações involuntárias musculares (peristaltismo) movem o alimento para baixo retirando-o do esôfago e levando-o para o estômago.

O estômago é um saco muscular em forma de bolsa localizado na parte superior esquerda da cavidade abdominal. Os músculos do estômago movem e quebram o alimento transformando-o em partículas ainda menores. A membrana mucosa que reveste o estômago contém glândulas que secretam suco gástrico, ao qual o alimento é misturado para formar o bolo alimentar (uma substância semilíquida). Por intermédio do peristaltismo, o bolo alimentar é empurrado do estômago para o intestino delgado.

O intestino delgado tem aproximadamente 660 cm comprimento e divide-se em três partes. Na primeira parte, o duodeno, mais sucos digestivos são adicionados ao bolo alimentar, sendo um deles a bile, que é um líquido esverdeado produzido pelo fígado e armazenado na vesícula biliar. Sucos vindos do pâncreas e do intestino delgado também são adicionados ao bolo alimentar. Os sucos digestivos quebram quimicamente o alimento para que possa ser absorvido.

O peristaltismo move o bolo alimentar por meio de outras duas partes do intestino delgado: jejuno e íleo. Projeções minúsculas (vilosidades) forram o intestino delgado. Vilosidades absorvem o alimento digerido para dentro dos capilares, sendo que a maior parte da absorção alimentar ocorre no jejuno e no íleo.

Alguma parte do bolo alimentar não é digerida, e este bolo não-digerido passa do intestino delgado para o intestino grosso (cólon). O cólon absorve a maior parte da água do bolo alimentar e o material remanescente semi-sólido denomina-se fezes, as quais são constituídas de uma pequena quantidade de água, resíduos sólidos, de algum muco e de germes, sendo o resíduo da digestão. As fezes passam pelo cólon para o reto através de peristaltismo, saindo para fora do corpo através o ânus.

O SISTEMA URINÁRIO

O sistema urinário tem como função remover resíduos do sangue e manter o equilíbrio hídrico do corpo. As estruturas do sistema urinário são mostradas na Figura 5-18.

Os rins são dois órgãos com forma de feijão na parte superior do abdômen, alojados contra os músculos das costas, um de cada lado da espinha, protegidos pela extremidade inferior da caixa torácica.

Cada rim tem mais de 1 milhão de minúsculos néfrons, que são as unidades básicas de trabalho dos rins. O sangue passa através das estruturas no néfron e é filtrado. A maior parte da água e de outras substâncias são reabsorvidas pelo sangue e circulam novamente pelo corpo. Os demais fluidos e resíduos formam a urina.

Um tubo chamado ureter, medindo aproximadamente 25 a 30cm de comprimento, está fixado à pélvis renal e tem a função de carregar a urina dos rins para a bexiga, que é um saco muscular oco situado à frente, na porção mais inferior do abdômen. A urina é armazenada na bexiga até que a necessidade de urinar seja sentida. A urina passa da bexiga pela uretra. A abertura na porção inferior da uretra é o meato. A urina passa para fora do corpo pelo meato uretral.

O SISTEMA REPRODUTOR

A reprodução humana acontece quando uma célula sexual feminina e uma célula sexual masculina se unem. Os sistemas reprodutores masculino e feminino são distintos e essas diferenças entre os sistemas permitem o processo da reprodução.

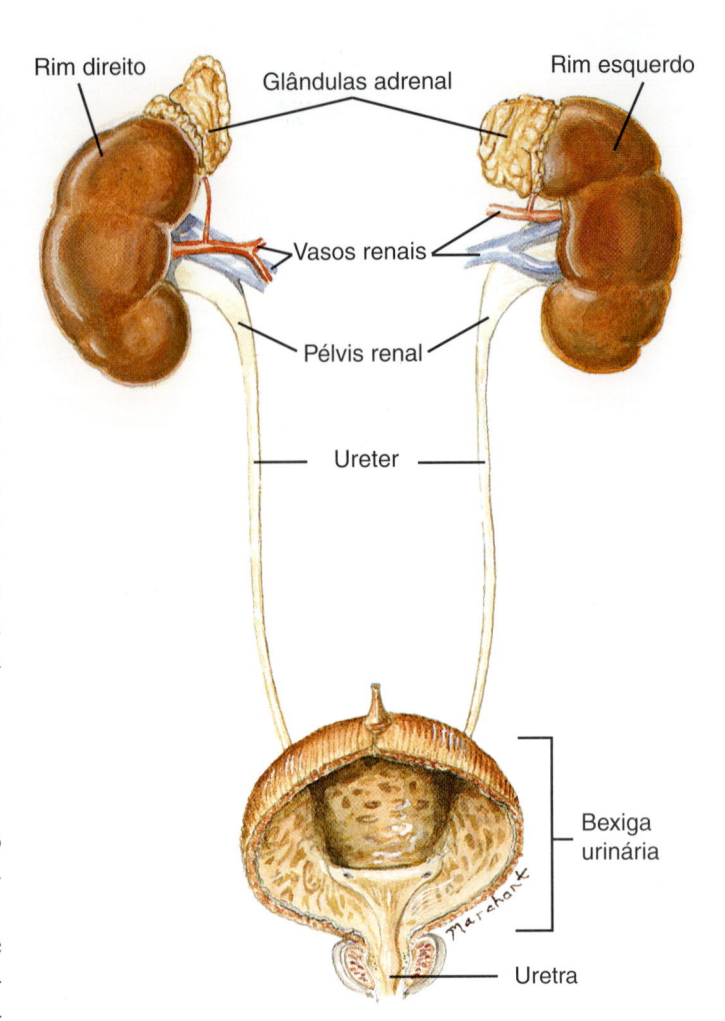

Figura 5-18
Sistema urinário.

O sistema reprodutor masculino

As estruturas do sistema reprodutor masculino são apresentadas na Fig. 5-19. Os testículos são as glândulas sexuais masculinas, chamadas gônadas, onde é produzida a célula sexual masculina (esperma). A testosterona é o hormônio masculino necessário para o funcionamento do aparelho reprodutor e para o desenvolvimento das características masculinas. Os testículos estão suspensos entre as coxas em uma bolsa denominada escroto.

O esperma sai do testículo pelo epidídimo e por ele viaja por meio de um tubo chamado canal deferente, o qual se une a uma vesícula seminal. As duas vesículas seminais armazenam o esperma e produzem o sêmen, um fluido que carrega o esperma no trato reprodutor masculino. Os ductos da vesícula seminal unem-se para formar o ducto ejaculatório que passa pela glândula próstata.

A próstata aloja-se bem abaixo da bexiga e secreta fluido no sêmen. Quando o ducto ejaculatório deixa a próstata

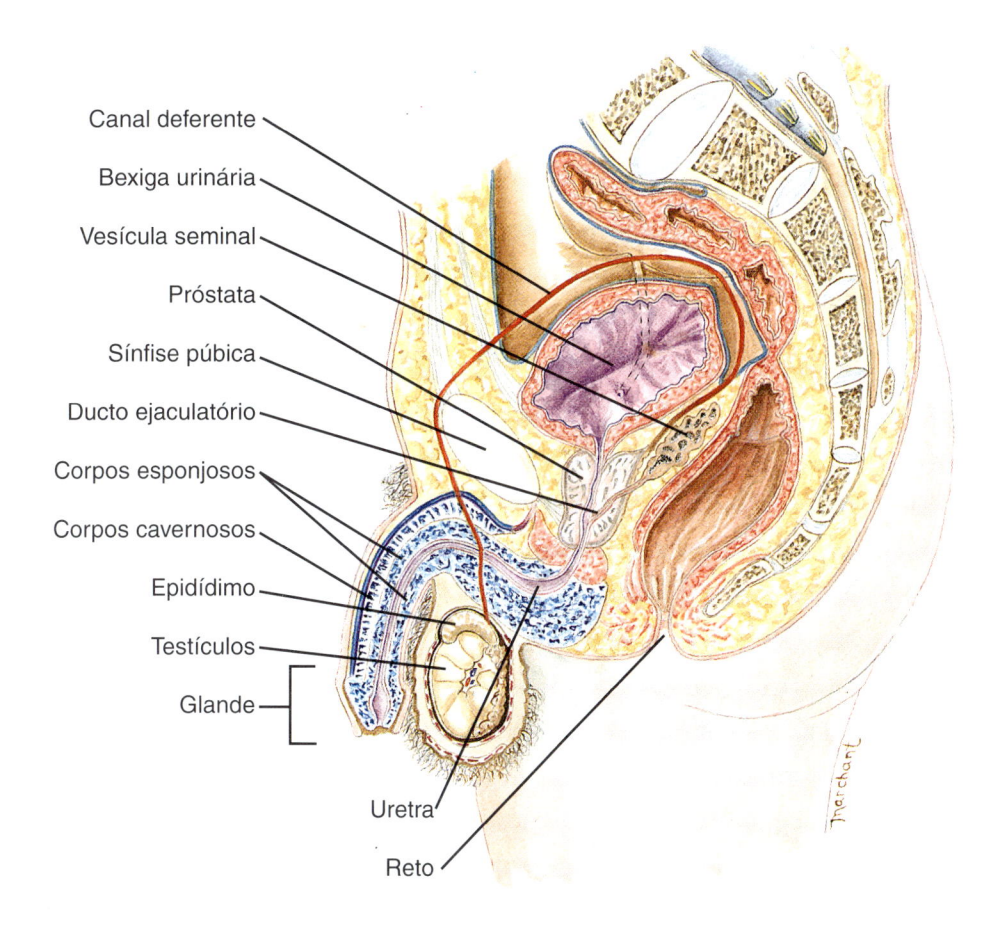

Figura 5-19
Aparelho reprodutor masculino.

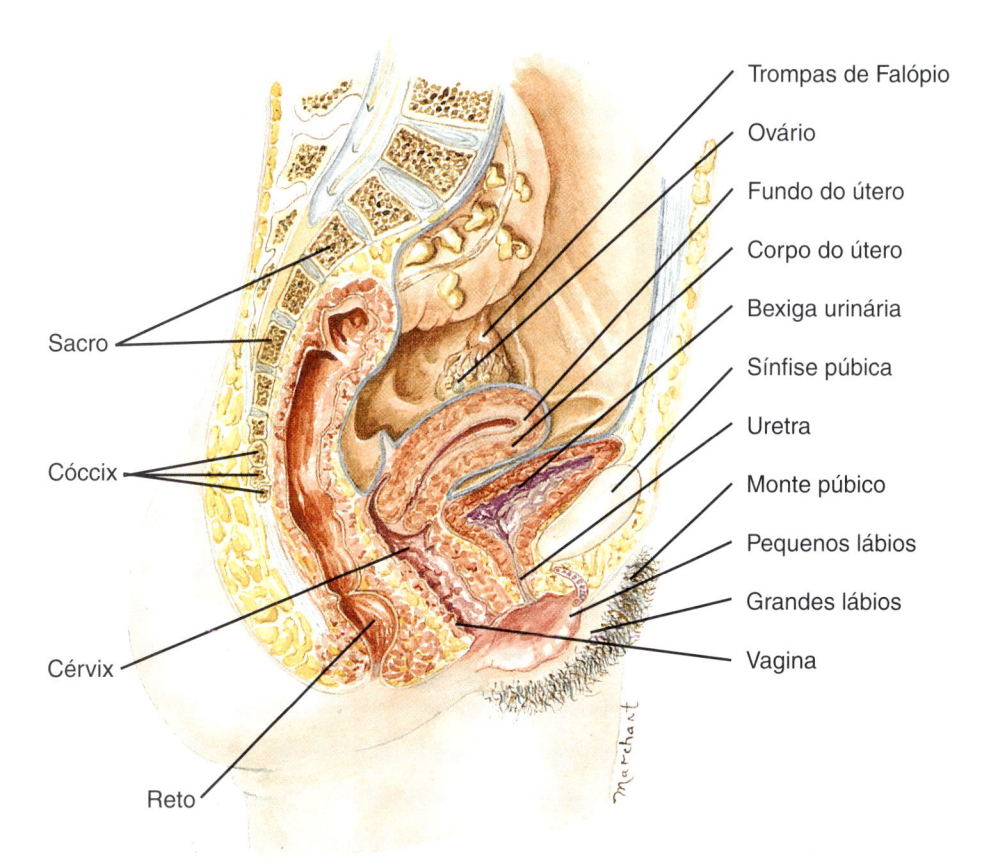

Figura 5-20
Aparelho reprodutor feminino.

liga-se à uretra, a qual também passa pela próstata. A urina e o sêmen são expelidos pela uretra, que está contida dentro do pênis.

O pênis está localizado na parte externa do corpo e possui tecidos eréteis. Quando um homem excita-se sexualmente, o sangue preenche os tecidos eréteis, fazendo com que o pênis aumente de tamanho e torne-se duro e ereto. O pênis ereto pode penetrar no trato da vagina do aparelho reprodutor feminino. O sêmen, que contém esperma, é então liberado dentro da vagina.

O sistema reprodutor feminino

O aparelho reprodutor feminino é apresentado na Figura 5-20. As gônadas femininas são chamadas ovários. Há um ovário de cada lado do útero na cavidade abdominal. Os ovários contêm óvulos (ovos), a célula sexual feminina. Um óvulo é liberado mensalmente durante os anos reprodutivos. Ovulação é a liberação de um óvulo pelo ovário. Os ovários também secretam os hormônios femininos estrógeno e progesterona. Esses hormônios são necessários para o funcionamento do aparelho reprodutor e para o desenvolvimento das características femininas.

Quando liberado do ovário, o óvulo viaja pelas trompas de Falópio. Existem duas trompas de Falópio, uma de cada lado, sendo fixadas na sua porção final ao útero. O óvulo, então, locomove-se pela trompa de Falópio até o útero, que é um órgão muscular e oco, que se aloja no centro da cavidade pélvica atrás da bexiga e na frente do reto. A parte principal do útero é o fundo do útero. A parte mais estreita é o cérvix. O tecido que recobre o útero é chamado de endométrio, rico em vasos sangüíneos. Se a célula sexual masculina e a feminina unem-se em uma célula, esta se implanta no endométrio e com o crescimento é formanda uma nova vida. O útero funciona como um local para o crescimento e passagem de nutrientes para o feto.

O cérvix do útero projeta-se para o interior da vagina (um canal muscular), que se comunica com a parte externa do corpo e posiciona-se justamente atrás da uretra. A vagina recebe o pênis durante o ato sexual e constitui-se como parte do canal de nascimento. Glândulas na parede da vagina a mantêm umidificada com secreções. Em mulheres jovens a abertura vaginal externa é parcialmente fechada por uma membrana chamada hímen, que se rompe quando a mulher tem sua primeira relação sexual. A genitália feminina externa é denominada vulva (Fig. 5.21). O monte pubiano é a parte redonda e protuberante localizada sobre um osso – a sínfise púbica, o qual é coberto com pêlos pubianos em mulheres adultas. Os grandes e os pequenos lábios são duas dobras de tecido localizado de cada lado da abertura vaginal. O clitóris é um pequeno órgão composto de tecido erétil que se torna endurecido quando sexualmente estimulado.

As glândulas mamárias (seios), secretam leite após o nascimento de um bebê. As glândulas estão localizadas na parte externa do tórax, compostas de tecido glandular e gordura (Figura 5.22). O leite é drenado pelos ductos que se abrem nos mamilos.

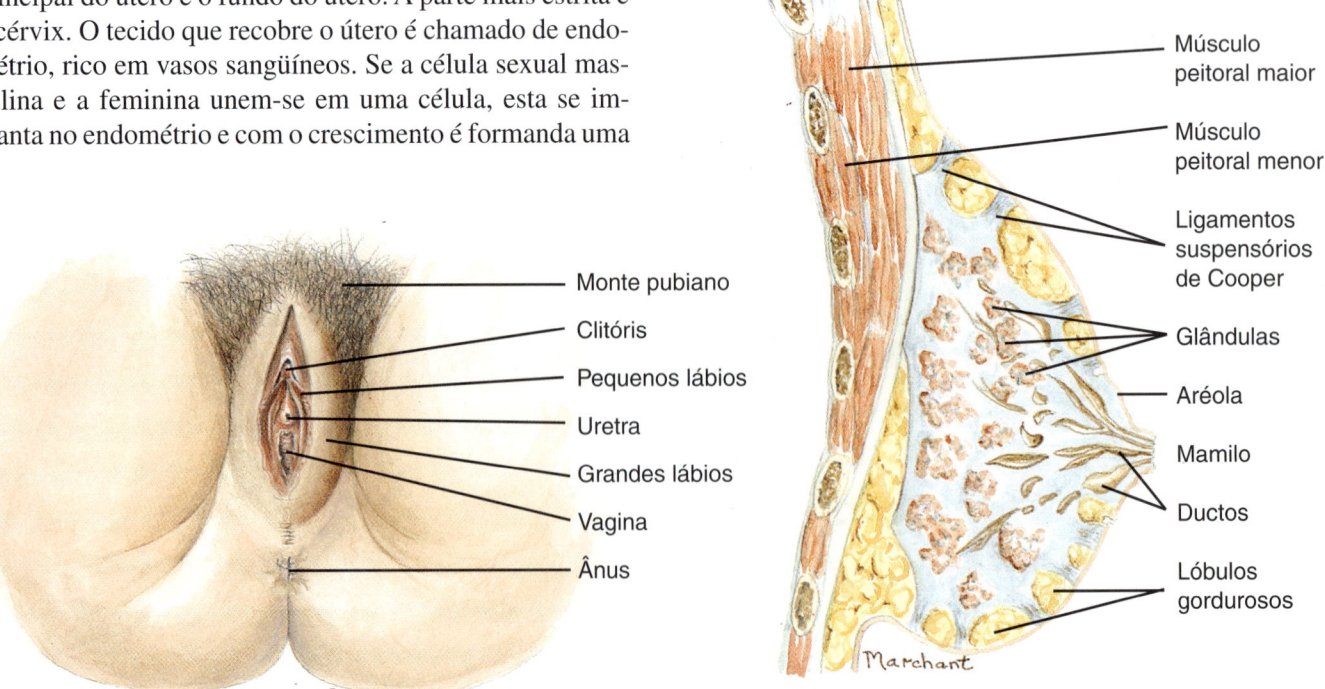

Figura 5.21
Genitália feminina externa.

Figura 5.22
O seio feminino.

Menstruação – O endométrio é rico em sangue para nutrir as células que crescem e formam o feto. Caso a gravidez não ocorra, o endométrio rompe-se e deixa o corpo pela vagina. Este processo é denominado menstruação, ou ciclo mestrual e ocorre aproximadamente a cada 28 dias.

O primeiro dia do ciclo começa com a menstruação. O sangue deixa o útero por meio da abertura vaginal, sendo que o fluxo menstrual geralmente dura de três a sete dias. A ovulação ocorre durante a próxima fase. Um óvulo maduro é liberado do ovário. A ovulação ocorre no ou em torno do décimo quarto dia do ciclo. Enquanto isso, os ovários secretam estrógeno e progesterona (os hormônios femininos) que provocam o espessamento do endométrio para prepará-lo para a gravidez. Caso a gravidez não ocorra, a quantidade de hormônios diminui. Isto causa diminuição de suprimento sangüíneo para o endométrio que se rompe e é eliminado pela da vagina e outro ciclo menstrual tem início.

Fertilização

Para ocorrer a reprodução, uma célula sexual masculina (esperma) deve se unir a uma célula sexual feminina (óvulo). Fertilização é a união do esperma com o óvulo, transformando-se em uma única célula. Um esperma tem 23 cromossomos e um óvulo também, assim quando as duas células unem-se, a célula fertilizada tem 46 cromossomos.

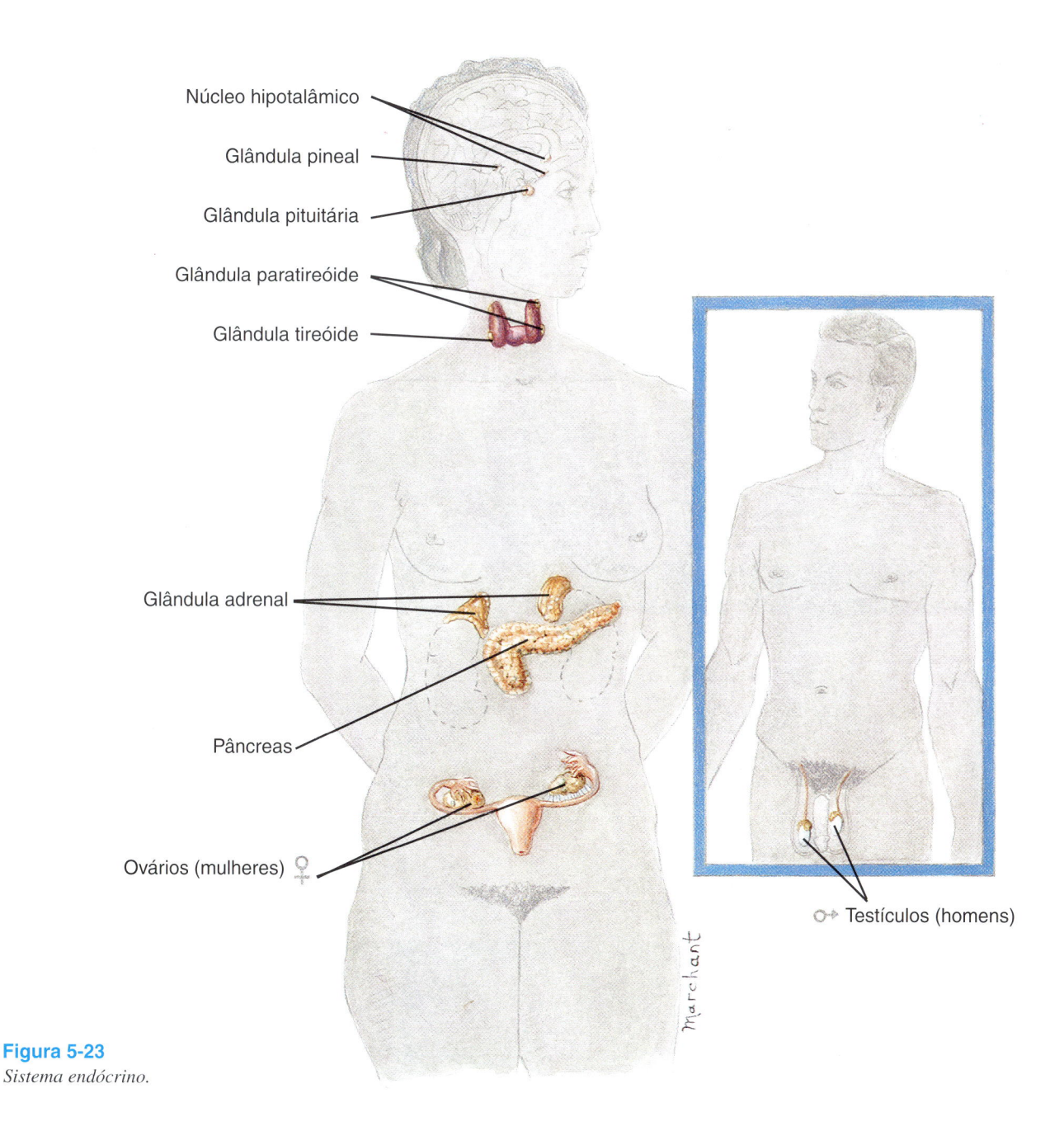

Figura 5-23
Sistema endócrino.

O SISTEMA ENDÓCRINO

O sistema endócrino é composto de glândulas endócrinas (Fig. 5-23) que secretam substâncias químicas, denominadas hormônios, na corrente sangüínea. Os hormônios regulam as atividades de outros órgãos e glândulas no corpo. A glândula pituitária é a principal do organismo. Aloja-se na base do cérebro, atrás dos olhos, dividi-se em lóbulo pituitário anterior e lóbulo pituitário posterior. O lóbulo pituitário anterior secreta importantes hormônios. O hormônio do crescimento é necessário para o crescimentos dos músculos, aos ossos e de outros órgãos. Uma quantidade adequada de hormônio do crescimento é necessária durante toda a vida para a manutenção de tamanho adequado de ossos e músculos.

O hormônio estimulador tireoideano (TSH) é secretado pelo lóbulo pituitário anterior. A glândula tireóide requer TSH para funcionar adequadamente.

O hormônio adrenocorticotrópico (ACTH) também é secretado pelo lóbulo anterior. Este hormônio estimula a glândula adrenal. O lóbulo anterior também secreta hormônios que regulam crescimento, desenvolvimento e funcionamento do sistema reprodutor masculino e feminino.

O lóbulo pituitário posterior secreta hormônio antidiurético (ADH) e ocitocina. O hormônio antidiurético previne que os rins excretem uma quantidade excessiva de água, enquanto a ocitocina provoca a contração dos músculos uterinos durante o parto.

A glândula tireóide localiza-se no pescoço, na frente da laringe, e secreta o hormônio tireoideano (tirocina), responsável pela regulação do metabolismo, que é a queima de alimentos pelas células, para produção de calor e energia.

As quatro glândulas paratireóides secretam o parato-hôrmonio, e há duas delas localizadas em cada lado da glândula tireóide. O parato-hôrmonio regula o uso de cálcio pelo organismo, o qual é necessário para o funcionamento de nervos e músculos. Quantidades insuficientes de cálcio causam tetania, um estado de severa contração e espasmo muscular que, caso não-tratada, pode provocar a morte.

Existem duas glândulas adrenais localizadas em cima de cada rim. A glândula adrenal tem duas partes: a medula adrenal e o córtex adrenal. A medula adrenal secreta epinefrina e norepinefrina. Tais hormônios estimulam o corpo a produzir energia rapidamente, durante uma emergência, quando se observa que a freqüência cardíaca, a pressão sangüínea, a potência muscular e a energia aumentam. O córtex adrenal secreta três grupos de hormônios essenciais para a vida. Os glucocorticóides regulam o metabolismo de carboidratos e também controlam a resposta orgânica ao estresse e à inflamação. Os mineralocorticóides regulam a quantidade de sal e água absorvida e eliminada pelos rins. O córtex adrenal também secreta pequenas quantidades de hormônio sexual masculino e feminino.

O pâncreas secreta insulina, a qual regula a quantidade de açúcar no sangue. A insulina é necessária para que o açúcar entre nas células.

As gônadas são as glândulas de reprodução humana. As glândulas sexuais masculinas (testículos) secretam testosterona, enquanto as sexuais femininas (ovários) secretam estrógeno e progesterona.

QUESTÕES DE REVISÃO

Circule a melhor resposta.

1. A unidade básica de estrutura do corpo é a:
   a Célula.
   b Neurônio.
   c Néfron.
   d Óvulo.

2. Qual não é função da pele?
   a Fornecer cobertura protetora para o corpo.
   b Regular a temperatura corporal.
   c Sentir frio, dor, toque e pressão.
   d Prover a forma e o alicerce para o corpo.

3. Qual parte permite a movimentação?
   a Medula óssea e periósteo.
   b Membrana sinovial.
   c Articulações.
   d Ligamentos.

4. A mais alta função cerebral ocorre:
   a Córtex cerebral.
   b Medula.
   c Mesencéfalo.
   d Nervos espinhais.

5. Além da audição, o ouvido está envolvido com:
   a Regulação dos movimentos corporais.
   b Equilíbrio.
   c Suavidade dos movimentos corporais.
   d Controle dos músculos involuntários.

QUESTÕES DE REVISÃO — CONTINUAÇÃO

6 Qual parte do coração bombeia o sangue para o corpo?
  a Átrio direito.
  b Ventrículo direito.
  c Átrio esquerdo.
  d Ventrículo esquerdo.

7 O que transporta o sangue para fora do coração?
  a Capilares.
  a Veias.
  a Vênulas.
  a Artérias.

8 Oxigênio e dióxido de carbono são trocados:
  a Nos brônquios.
  b Entre os alvéolos e capilares.
  c Entre o pulmão e a pleura.
  d Na traquéia.

9 O alimento torna-se mais fácil de engolir devido:
  a À bile.
  b Aos sucos gástricos.
  c Ao bolo alimentar.
  d À saliva.

10 A maior parte da absorção de comida ocorre:
  a No estômago.
  b No intestino delgado.
  c Cólon.
  d Intestino grosso.

11 A urina sai do corpo por meio:
  a Do ureter.
  b Da uretra.
  c Do ânus.
  d Do néfron.

12 A célula sexual masculina é:
  a O sêmen.
  b O óvulo.
  c As gônadas.
  d O esperma.

13 A glândula sexual feminina é:
  a O ovário.
  b As trompas de Falópio.
  c O útero.
  d A vagina.

14 A eliminação da parede uterina é chamada de:
  a Endométrio.
  b Ovulação.
  c Fertilização.
  d Menstruação.

15 As glândulas endócrinas secretam substâncias chamadas de:
  a Hormônios.
  b Muco.
  c Sêmen.
  d Insulina.

Respostas

1a 2d 3c 4a 5b 6d 7d 8b 9d 10b 11b 12d 13a 14d 15a

Assistência ao Idoso

6

OBJETIVOS

- Definir os termos-chave listados neste capítulo.
- Identificar as mudanças das relações sociais na velhice.
- Descrever as mudanças que ocorrem no organismo durante o envelhecimento e os cuidados relacionados.
- Explicar por que a sexualidade é importante para os idosos.
- Explicar como a equipe de enfermagem pode promover a sexualidade do idoso.
- Descrever os modos de vida dos idosos.
- Descrever os direitos dos moradores de instituições de saúde e como oferecer-lhes boa qualidade de vida.
- Descrever o abuso na velhice e o que fazer em caso de suspeita.

TERMOS-CHAVE

Geriatria – Ramo da medicina relacionado com os problemas médicos e os cuidados de pessoas idosas.

Gerontologia – Estudo do processo de envelhecimento.

Sexualidade – Aquilo que se relaciona ao sexo da pessoa; fatores físicos, psicológicos, sociais, culturais e espirituais que afetam os sentimentos e as atitudes de uma pessoa em relação ao seu sexo.

A Gerontologia estuda o processo de envelhecimento; a Geriatria trata do cuidado com os idosos. O envelhecimento é um processo natural, no qual acontecem mudanças normais nas funções e nas estruturas do organismo. Todavia, os idosos têm necessidades especiais e apresentam riscos para doenças, distúrbios crônicos e lesões.

EFEITOS PSICOLÓGICOS E SOCIAIS DO ENVELHECIMENTO

Durante o processo de envelhecimento ocorrem mudanças físicas, psicológicas e sociais. Alguns exemplos de sinais físicos do envelhecimento são os cabelos grisalhos, as rugas e a lentidão de movimentos. Exemplos de sinais sociais do envelhecimento são a aposentadoria e a morte do cônjuge, de parentes e de amigos.

Aposentadoria

Muitos indivíduos aproveitam a aposentadoria (Fig. 6-1), enquanto outras não são tão afortunadas, pois aposentam-se em decorrência de doenças ou por incapacidade.

A renda proveniente da aposentadoria é geralmente inferior à metade da renda que a pessoa recebia quando trabalhava e, via de regra, é a única fonte de recursos financeiros do idoso. Todavia, o fato da pessoa aposentar-se e envelhecer não significa que terá despesas menores, pois o aluguel ou o pagamento de hipotecas, alimentos, vestuário, gás, eletricidade, conta de água e impostos são despesas usuais. Despesas com o carro, reparos da casa, medicamentos e cuidados de saúde são outros custos adicionais.

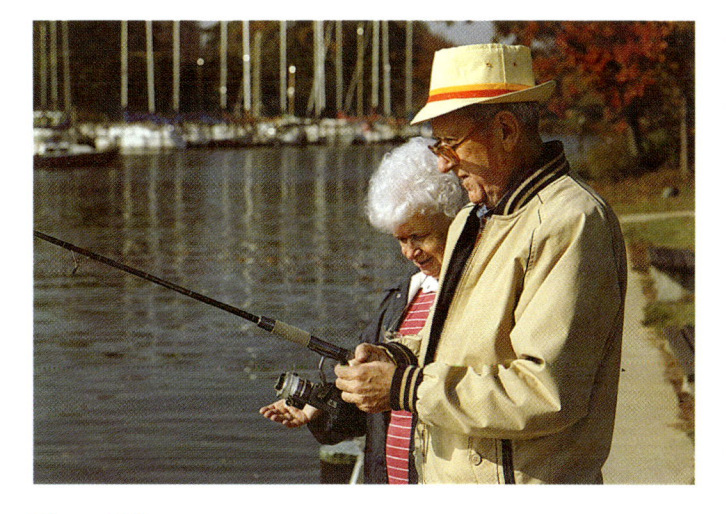

Figura 6-1
Um casal de aposentados diverte-se pescando.

Relações sociais

As relações sociais mudam durante a vida. Os filhos crescem e deixam a casa, constituindo suas próprias famílias e muitos vivendo distantes dos pais. Os amigos e parentes idosos mudam-se, morrem ou tornaram-se incapazes. Ainda assim, muitos idosos têm contato com familiares e amigos mas, muitos vivem sós.

A realização de atividades prazerosas, como freqüentar a igreja, participar de atividades da comunidade e fazer novas amizades ajudam a prevenir a solidão. Os netos são uma grande fonte de amor e diversão e as atividades familiares auxiliam a prevenir a solidão e também fazem com que a pessoa sinta-se útil e querida.

A morte do cônjugue

Uma pessoa pode tentar se preparar mentalmente para a morte de um parceiro. Todavia, a morte do cônjugue é um fato devastador, pois perde-se não apenas o marido ou a esposa, mas, sim, um amigo, amante, companheiro e confidente. A dor do cônjugue sobrevivente pode ser muito grande e resultar em sérios problemas físicos e psicológicos.

EFEITOS FÍSICOS DO ENVELHECIMENTO

Certas mudanças físicas são inerentes ao envelhecimento; muitas são graduais e passam despercebidas por um longo período. As mudanças físicas causam a lentidão dos processos orgânicos. Os níveis de energia e a eficiência do organismo diminuem e também podem ocorrer mudanças em decorrência de doenças ou lesões.

O sistema tegumentar

A pele perde sua elasticidade e sua camada de tecido gorduroso, aparecendo dobras, rugas e linhas, além de se tornar seca, devido à diminuição de glândulas sebáceas e sudoríparas.

A perda de tecido gorduroso abaixo da pele, aumenta a sensibilidade ao frio. A utilização de malhas, mantas de colo, meias e cobertores extras fornecem o calor necessário. O idoso deve ser protegido do frio intenso, sendo, por vezes, necessário utilizar aquecedores de ambiente em dias mais frios.

A pele quando se torna seca pode causar prurido (coceira) e ser facilmente lesada. Assim, somente devem ser utilizados sabonetes suaves. Freqüentemente, o uso de loções, óleos e cremes previnem o ressecamento e a coceira.

A região dos pés apresenta diminuição da circulação sangüínea e qualquer lesão pode provocar uma séria complicações infecciosas. Uma queixa freqüente de pessoas idosas são os pés frios, e o uso de meias quentes ajudam a resolver o problema, ressaltando-se que não é indicado o uso de bolsas de água quente, em função do grande risco de queimaduras.

O cabelo branco ou cinza é um sinal comum de envelhecimento. Tanto em homens quanto em mulheres o cabelo torna-se mais fino, sendo que homens apresentam grande perda de cabelos e em mulheres pode ocorrer o crescimento de pêlos faciais. O cabelo é mais seco devido à diminuição do óleo no couro cabeludo, o que pode ser melhorado com a escovação, em que estimula a circulação e a produção de óleo. A lavagem dos cabelos deve ser feita sempre que necessário para manter a limpeza e o conforto.

O sistema musculoesquelético

Com o progresso do envelhecimento, ocorre uma diminuição da força e atrofia muscular gradual (encolhimento). Os ossos tornam-se frágeis e podem quebrar-se facilmente e as articulações ficam mais rígidas e dolorosas. Tais mudanças resultam em uma perda gradual da altura, da força e diminuem a mobilidade.

A atividade física e a dieta podem auxiliar a diminuir a progressão dessas mudanças, razão pela qual idosos devem ser o mais ativos possíveis. A realização de funções cotidianas comuns como tomar banho, vestir-se e arrumar-se são formas de atividade física. O emprego de exercícios de movimentação (Capítulo 18) também são úteis. A dieta deve ser rica em proteínas, cálcio e vitaminas. Devem ser empregadas medidas para prevenção de quedas, pelo fato dos ossos fraturarem facilmente (Capítulo 7).

O sistema nervoso

Ocorrem perdas de visão, audição, paladar e olfato. Freqüentemente a sensibilidade ao toque e à dor também estão reduzidos no idoso. Assim, lesões e doenças que normalmente causam dor severa podem passar despercebidas ou causar apenas um pequeno desconforto. Por exemplo, podem não ser percebidos pelo idoso excessivo calor ou frio e pressão em áreas ósseas. Apesar disso, esse indivíduo deve ser protegido quanto a possíveis lesões e devem ser realizados cuidados eficazes com a pele e medidas para prevenção de lesões em áreas de pressão.

O fluxo sangüíneo cerebral torna-se diminuído e ocorre uma perda progressiva de células cerebrais. Tais alterações afetam tanto a personalidade quanto as funções mentais. A memória é freqüentemente menor e o esquecimento aumenta. As respostas são mais lentas e podem ocorrer confusão, tontura e fadiga. Idosos lembram-se melhor de fatos antigos do que recentes. Muitas pessoas idosas são mentalmente ativas e apresentam poucas mudanças mentais e de personalidade.

O sistema cardiovascular

O músculo cardíaco apresenta enfraquecimento. O sangue é bombeado através do corpo com menos força. Durante atividades, exercícios, excitação e doenças ocorre aumento da necessidade corporal de oxigênio e nutrientes e o coração pode ser incapaz de suprir estas necessidades.

As artérias perdem a sua elasticidade e tornam-se estreitas. Assim, menor quantidade de sangue flui através delas, provocando uma diminuição da circulação em algumas áreas do corpo.

Podem ser necessários períodos de descanso durante o dia e algumas pessoas não devem andar longas distâncias, subir muitas escadas ou carregar objetos pesados. Entretanto, uma quantidade moderada de exercícios diários estimula as funções circulatórias, respiratórias, digestivas e músculoesqueléticas. Muitos idosos praticam esportes, caminham, andam de bicicleta, dançam, jogam tênis, nadam ou realizam outras formas de exercícios.

O sistema respiratório

Os músculos respiratórios enfraquecem. O tecido pulmonar é menos elástico e mais rígido. Durante a realização de atividades pode ocorrer dificuldade respiratória (dispnéia). O indivíduo pode apresentar força insuficiente para tossir e limpar as vias aéreas superiores, propiciando o desenvolvimento de doenças respiratórias e infecções, característica que pode representar uma ameaça de vida para o idoso.

O sistema digestório

Ocorre freqüentemente dificuldade de deglutição (disfagia) devido à diminuição da quantidade de saliva. O paladar e o olfato tornam-se entorpecidos e o apetite diminui. A secreção de sucos gástricos também diminui. Como resultado, alimentos gordurosos e fritos são mais difíceis de digerir e podem causar indigestão. A perda de dentes e o uso de próteses dentárias (dentaduras) desajustadas afetam a mastigação. Alimentos com grande quantidade de proteínas como as carnes, devem ser evitadas pelo fato de serem difíceis de mastigar. A diminuição do peristaltismo provoca um esvaziamento lento do estômago e do cólon. A flatulência e a constipação são comuns devido à diminuição do peristaltismo.

Assim, alimentos secos, fritos e gordurosos devem ser evitados, a fim de reduzir problemas de deglutição e digestão. Uma boa higiene oral e bons cuidados com as próteses dentárias ajudam a manter o paladar. A pessoa por vezes não possui dentes naturais ou próteses. Nestes casos, o alimento deve ser esmagado ou oferecido na forma de purês.

Pode ser necessário evitar alimentos com grande quantidade de fibras (frutas ou vegetais com casca e semente), por serem difíceis de mastigar e irritarem o intestino, motivo pelo qual geralmente são prescritos alimentos macios. Nesta lista incluem-se cereais integrais e vegetais ou frutas cozidos.

O sistema urinário

A função dos rins diminui. Os rins atrofiam (encolhem). Pode ocorrer um acúmulo de detritos no sistema sangüíneo causando sérios problemas de saúde.

Os músculos da bexiga enfraquecem. O tamanho da bexiga diminui e retém menor quantidade de urina. Pode ocorrer urgência urinária. Alguns tem incontinência urinária (inabilidade de controlar a passagem de urina da bexiga).

O médico pode prescrever aumento da ingesta de líquidos, a fim de promover o funcionamento adequado dos rins. A maior parte dos líquidos deve ser ingerida antes das 17 ou 18 horas. Esta medida tem por finalidade reduzir a eliminação urinária durante a noite. Um programa de treinamento pode ser necessário para aqueles que apresentam incontinência urinária.

SEXUALIDADE E PESSOAS IDOSAS

A sexualidade abrange tanto o corpo quanto a personalidade. Assim, estão envolvidos as atitudes e os sentimentos da pessoa. Além de fatores físicos e psicológicos, outros de ordem social, cultural e espiritual influenciam a sexualidade. Há relação com sua sexualidade o modo como uma pessoa comporta-se, pensa, veste-se e responde aos outros.

Relações sexuais são importantes para as pessoa idosas. Eles se apaixonam, andam de mãos dadas, abraçam-se e têm relações sexuais. Idosos têm necessidade de amor, afeição e muitos relacionam-se sexualmente.

A atividade sexual usualmente diminui nos homens idosos. Mudanças físicas, dor e redução da mobilidade devido à doença e à idade podem afetar a freqüência do contato. Um ou ambos os parceiros pode estar doente, e isto pode diminuir ou mesmo acabar com a atividade sexual.

A freqüência da atividade sexual diminui para muitas mulheres. As razões são relativas à fraqueza, fadiga física e mental, dor e redução da mobilidade, o que pode ser decorrente da idade ou da doença.

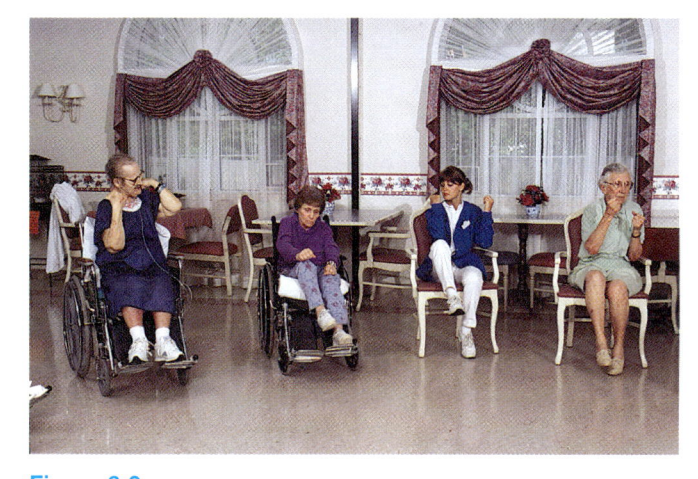

Figura 6-2
Membros de uma instituição que oferece cuidados durante o dia para adultos estão envolvidos em um programa de exercícios.

QUADRO 6-1 PROMOVENDO A SEXUALIDADE

- Deixar que a pessoa pratique rotinas de vestuário.
- Deixá-la escolher suas roupas. Podem ser utilizadas roupas de passeio se as condições da pessoa permitirem.
- Aceitar as relações sexuais das pessoas. Elas podem não compartilhar de suas atitudes, valores ou práticas sexuais. Não fazer julgamentos ou comentários a respeito das relações sexuais de outras pessoas.
- Permitir a privacidade. O profissional geralmente pode perceber quando duas pessoas querem ficar sozinhas. Se a pessoa tem um quarto particular, fechar a porta para que ela tenha privacidade. Algumas instituições têm avisos de *Não Perturbe* para serem pendurados na porta. Deixar a pessoa ou seu parceiro saberem quanto tempo dispõem para ficar a sós.
- Permitir privacidade para a masturbação. Fechar as cortinas e as portas. Bater na porta antes de entrar em qualquer quarto pode evitar situações embaraçosas para o profissional e para a pessoa que está sob seus cuidados. Algumas vezes, pessoas com demência masturbam-se em áreas públicas. Conduzir a pessoa a uma área privada ou direcione sua atenção para outra atividade.
- Permitir que casais em casas de repouso dividam o mesmo quarto. É permitido que dividam a mesma cama caso suas condições o permitirem. Uma cama de casal, *queen* ou *king-size* pode ser providenciada pela instituição ou pelo casal.
- Permitir que idosos sozinhos desenvolvam novos relacionamentos. Parceiros sexuais são perdidos através de divórcio ou morte. Um morador solteiro pode desenvolver um relacionamento com outro morador solteiro. Ao invés de tentar mantê-los separados, medidas devem ser tomadas para permitir-lhes um tempo juntos.

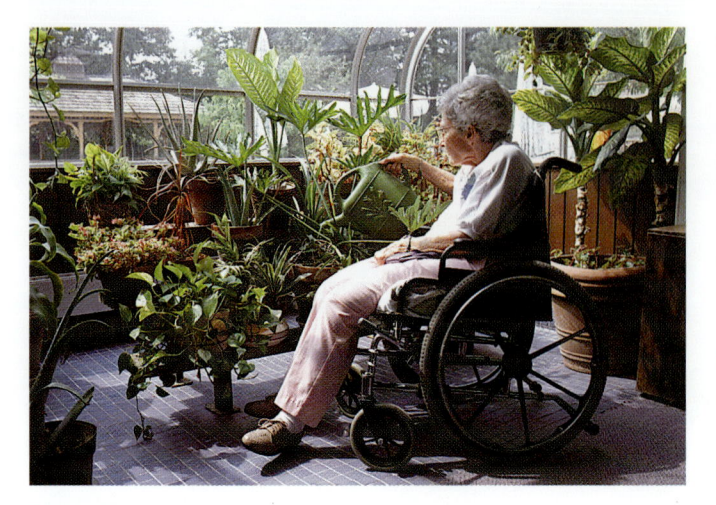

Figura 6-3
A atmosfera de uma casa de repouso é similar à da residência.

Algumas pessoas idosas não têm relações sexuais. Suas necessidades podem ser expressadas de outras formas. Outros atos expressam intimidade e proximidade como dar-se as mãos, tocar um no outro, acariciar-se e abraçar-se.

A morte e o divórcio resultam na perda do parceiro sexual. O parceiro pode também estar em um hospital ou em uma casa de repouso. Estas são situações que podem ocorrer com adultos de todas as idades.

A equipe de enfermagem tem um papel importante em permitir que moradores de instituições de saúde alcancem suas necessidades sexuais. As medidas apresentadas no Quadro 6-1 são importantes diretrizes voltadas ao atendimento da necessidade sexual de moradores de instituições de saúde. Tais medidas são realizadas em cooperação com a enfermeira que supervisiona o trabalho do auxiliar de enfermagem.

A MORADIA

Muitas pessoas idosas vivem em um ambiente familiar com o cônjugue, filhos, irmãos ou outros parentes. Há, também, os que vivem sozinhos. Enquanto muitos idosos são saudáveis, outros são doentes ou incapacitados e freqüentemente precisam de ajuda para realização de cuidados pessoais. Muitos cônjuges ou filhos preferem cuidar de um parente e, assim, a enfermagem domiciliar não é necessária. Um centro destinado ao cuidado de adultos durante o dia pode ser uma opção para cônjugues ou filhos que trabalham. Os centros oferecem refeições, supervisão e atividades para idosos (Fig. 6-2). Uma casa de repouso é uma opção quando os parentes não podem realizar os níveis de cuidados necessários.

Casa de repouso

A casa de repouso é a residência temporária ou permanente de uma pessoa. Algumas pessoas permanecem até serem capazes de retornar para sua própria casa, outros permanecem pelo resto de suas vidas. O ambiente devem ser o mais familiar possível (Fig. 6-3). A pessoa é um morador, não um paciente. Muitas casas de repouso recebem fundos do Medicare e Medicaid*.

Unidades hospitalares de cuidados prolongados – Muitos hospitais têm unidades de cuidado prolongado. Tais unidades destinam-se ao atendimento de pessoas que ainda precisam de cuidados qualificados, porém menores do que os requeridos previamente. Essas pessoas, normalmente, eram transferidas para casas de repouso e agora podem receber cuidados qualificados nas unidades de cuidado prolongado. Posteriormente, alguns irão para sua residência e outros para casas de repouso.

DIREITOS DE MORADORES DE CASAS DE REPOUSO

As casas de repouso devem promover cuidados em um ambiente que mantenha ou melhore a qualidade de vida, a saúde e a segurança de cada morador.

Os direitos dos moradores

As casas de repouso devem proteger e promover os direitos dos moradores. O morador deve ser livre para exercer seus direitos sem a interferência da instituição. Alguns moradores são incapacitados e não podem exercer seus direitos. Deste modo, representantes legais devem exercer tal função.

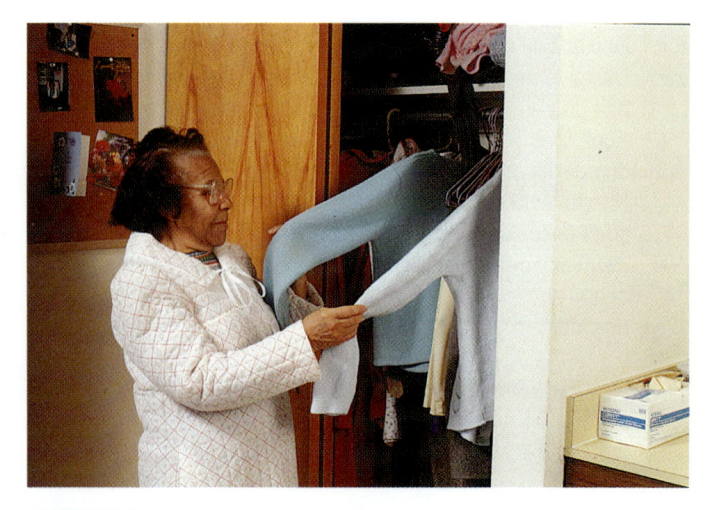

Figura 6-4
Morador escolhendo a roupa que irá usar.

---

*N. de T. Medicare e Medicaid são sistemas de previdência social norte-americanos.

Informação – O direito à informação significa acesso a todos os registros relativos ao morador. O morador ou seu representante legal deve também ter informações a respeito do médico do morador. Lembre-se: não é o auxiliar de enfermagem que transmite a informação descrita acima ao morador ou família.

Recusar o tratamento – O morador tem o direito de recusar o tratamento. Todavia, a instituição deve descobrir qual a recusa e quais suas causas. Se um morador recusa um tratamento específico, a instituição deve continuar fornecendo todos os demais serviços. O auxiliar de enfermagem deve informar a enfermeira quanto a qualquer recusa de tratamento.

Privacidade e confidencialidade – Os direitos a privacidade e confidencialidade foram discutidos nos Capítulos 2 e 4, na Lista de Direitos do Paciente.

Moradores têm o direito à privacidade pessoal. O corpo da pessoa não deve ser exposto sem necessidade. Somente as pessoas diretamente envolvidas com os cuidados, tratamentos ou exames devem estar presentes, sendo que o morador deve dar o consentimento para a presença de outras pessoas. Um morador também tem o direito de usar o banheiro com privacidade. A privacidade também deve ser mantida para as atividades de cuidado pessoal.

Os moradores têm o direito a receber visitas em particular e de se encontrar em uma área aonde não podem ser vistos nem ouvidos. Escritório, capela, salas de refeição, sala de atividades e de conferências podem ser usadas se disponíveis.

O direito a visitas em particular envolve também conversas telefônicas, bem como o recebimento e o envio de correspondência, sem interferências. As correspondências não devem ser abertas por outras pessoas sem a permissão do morador, devendo ser entregues no prazo de 24 horas da chegada da mensagem na instituição.

Escolha pessoal – Os moradores podem escolher seus próprios médicos. Também têm o direito de tomar decisões e participar do planejamento de seus cuidados e tratamento, de escolher suas atividades, horários e cuidados (Fig. 6-4). Devem ter liberdade para escolher suas visitas e companhias dentro e fora da casa de repouso.

Disputas e queixas – Os moradores tem o direito a verbalizar suas preocupações, perguntas e reclamações sobre o tratamento ou cuidado. A instituição deve tentar corrigir a situação apropriadamente. O morador não deve ser punido de forma alguma por verbalizar uma disputa ou queixa.

Cuidado e segurança de bens pessoais – Os moradores têm o direito de manter e usar itens pessoais. A propriedade de uma pessoa deve ser tratada com cuidado e respeito, pois tem valor e importância para o morador.

A instituição deve tomar medidas razoáveis para proteger os bens e pertences dos moradores. Os itens devem ser etiquetados com o nome do morador. A instituição deve investigar informes de objetos perdidos, roubados ou danificados, podendo ser necessária a ajuda da polícia em algumas situações.

O auxiliar de enfermagem não deve mexer no armário, gavetas, bolsa, ou outro espaço de um morador sem o seu conhecimento e consentimento. Outro funcionário e o morador ou representante legal devem estar presentes se ele tiver que inspecionar armários e gavetas. O funcionário serve como uma testemunha para suas atividades.

Proteção contra abuso, maus tratos e negligência – O morador tem o direito à proteção contra abuso verbal, sexual, físico ou mental. O abuso de idosos será discutido adiante.

Os moradores também têm o direito de não sofrer exclusão involuntária. Exclusão involuntária é separar o morador de outros contra a sua vontade, o que também significa manter a pessoa confinada a uma certa área ou longe de seu quarto sem o seu consentimento.

Ninguém pode abusar, negligenciar ou mal-tratar o morador. As casas de repouso devem ter normas e procedimentos para investigar suspeitas ou denúncias de casos de abuso de um morador. As casas de repouso também não podem empregar pessoas que foram condenadas por abuso, negligência ou por maltratar outra pessoa.

Liberdade de restrições – Os moradores têm o direito de não ter restritos seus movimentos corporais. Os movimentos corporais podem ser restritos pela aplicação de restrição ou pela administração de certas drogas. Algumas drogas restringem a pessoa, pois afetam o humor, o comportamento e as funções mentais. Algumas vezes os moradores são restritos para protegê-los de ferirem a si mesmos ou a outras pessoas. Uma prescrição médica é necessária para que sejam utilizadas restrições, mas elas não podem ser empregadas para a conveniência da equipe ou para disciplinar um morador.

Qualidade de vida

Casas de repouso devem promover a dignidade, a auto-estima e o bem-estar físico, psicológico e emocional dos moradores. Proteger os direitos do morador promove a boa qualidade de vida e demonstra respeito para com o indivíduo, assim como falar com o morador de uma maneira polida e cortês. Sempre que os cuidados são prestados corretamente, com honestidade e de forma consciente aumentam a qualidade de vida do morador.

Quanto as atividades – São necessários programas que atinjam os interesses e necessidades físicas, mentais e psicológicas de cada morador. As atividades devem permitir a escolha pessoal e promover bem-estar físico, intelectual, social e emocional.

Ambiente – O ambiente deve ser limpo, seguro e o mais parecido, quanto possível, com o doméstico. Ter bens pessoais aumentam a qualidade de vida, permite a escolha pessoal e promove um ambiente familiar.

ABUSO DE PESSOAS IDOSAS

O abuso de idosos tem se tornado mais evidente na sociedade moderna. A pessoa que abusa geralmente é um membro da família ou a pessoa que cuida do idoso. Existem diferentes formas de abuso.

- *Abuso físico* é bater, espancar, chutar, beliscar, chicotear ou judiar. Negligência também é um abuso físico que pode envolver a privação de cuidados ou tratamentos médicos necessários. Negligência também inclui a falha em prover alimentação, vestimenta, higiene e outras necessidades básicas. Nas casas de repouso, casos de negligência incluem deixar a pessoa deitada ou sentada em urina ou fezes, isolar o morador em seu quarto ou outro local e não atender a chamadas de campainhas.
- *Abuso verbal* é verbalizar ou escrever palavras ou declarações que falem mal, zombem, critiquem ou condenem o morador. Também consideram-se gestos indelicados como abuso verbal.
- *Exclusão involuntária* é o confinamento da pessoa a uma área específica. Pessoas idosas têm sido presas em armários, porões, sótãos e outros espaços.
- *Abuso financeiro* ocorre quando o dinheiro de uma pessoa idosa é usado por outra pessoa.
- *Abuso mental* inclui humilhar, molestar e ameaçar com castigos ou privação de necessidades, como alimentos, roupas, cuidados, uma casa ou um lugar para dormir.
- *Abuso sexual* é quando a pessoa é molestada de forma sexual ou é atacada sexualmente. A pessoa pode ser forçada a realizar atos sexuais por ter medo de castigo ou dano físico.

O abuso de pessoas idosas tem sido observado em suas próprias casas, hospitais ou casas de repouso. Freqüentemente o abuso não é reconhecido. A pessoa que sofre abuso pode mostrar somente alguns dos sinais listados no Quadro 6-2.

O auxiliar de enfermagem pode suspeitar que uma pessoa esteja sofrendo abusos. Se isto ocorrer, discuta com a enfermeira a situação e as suas observações. A enfermeira então entrará em contato com os membros certos da equipe de saúde e órgãos que investigam o abuso de idosos. O abuso de idosos deve ser sempre informado, mesmo que exista apenas uma suspeita.

Protegendo os moradores de abuso

As casas de repouso não devem empregar pessoas que tenham sido condenadas por abuso, negligência ou mau trato de pessoas em outra casa de repouso, hospitais, agências

---

QUADRO 6-2 SINAIS DE ABUSO DE IDOSOS

- As condições de moradia não são seguras, limpas ou adequadas.
- Higiene pessoal prejudicada. A pessoa não está limpa, bem como suas roupas.
- Perda de peso. Há sinais de desnutrição e ingesta inadequada de fluidos.
- Lesões freqüentes. As circunstâncias vinculadas a estas lesões são estranhas ou parecem impossíveis.
- São observadas contusões antigas e novas.
- A pessoa parece muito quieta ou depressiva.
- A pessoa parece furiosa, ansiosa ou agitada.
- A pessoa é confinada ou restrita a uma determinada área por longos períodos de tempo.
- Não podem ser alcançados com facilidade objetos de toaletes, comida, água e outros itens necessários.
- A pessoa não parece querer conversar ou responder perguntas.
- Conversas particulares não são permitidas. O provedor de cuidados está sempre presente durante uma conversa.
- A pessoa parece ansiosa em agradar o provedor de cuidados.
- A medicação não é administrada apropriadamente. A medicação não é comprada ou é administrada em dose incorreta.
- Visitas ao pronto-socorro podem ser freqüentes.
- A pessoa é atendida por vários médicos. Algumas pessoas não têm médico.

domiciliares ou outra instituição de cuidado da saúde. Antes de contratar uma pessoa, as referências são checadas e investigados antecedentes criminais.

A instituição deve tomar certas medidas se houver suspeita de abuso dentro desta.

- O incidente deve ser, imediatamente, reportado ao administrador da instituição e a outros órgãos oficiais, conforme exigido pelas leis estaduais e federais.
- Toda queixa de abuso deve ser completamente investigada.
- A instituição deve prevenir abusos adicionais enquanto a investigação estiver em andamento.
- O resultado das investigações deve ser reportado ao administrador da instituição e a outros oficiais como exigido pelas leis estaduais e federais.
- Ações corretivas devem ser tomadas se a queixa for considerada verdadeira.

QUESTÕES DE REVISÃO

Circule a melhor resposta.

1. Pessoas idosas podem experimentar solidão por quê?
   a. Os filhos podem ter se mudado para longe.
   b. Amigos e parentes podem ter se mudado ou morrido.
   c. Morte do cônjugue.
   d. Todas as anteriores.

2. Mudanças acontecem na pele. Os cuidados devem incluir todas as seguintes respostas, exceto:
   a. Fornecer cobertores extras para aquecimento.
   b. Aplicar loções.
   c. Utilizar sabonete comum.
   d. Prover bons cuidados da pele.

3. Uma pessoa idosa tem os pés frios. O auxiliar de enfermagem poderia:
   a. Fornecer meias.
   b. Aplicar uma bolsa de água quente.
   c. Mergulhar os pés em água quente.
   d. Aplicar uma compressa quente.

4. Mudanças ocorrem no sistema musculoesquelético durante o processo de envelhecimento. Qual das alternativas abaixo é falsa?
   a. Os ossos ficam frágeis e podem fraturar facilmente.
   b. Descanso no leito é necessário devido à perda da força.
   c. As articulações tornam-se duras e doloridas.
   d. Exercícios de movimento de extensão ajudam a diminuir as mudanças do sistema musculoesquelético.

5. Mudanças ocorrem no sistema nervoso. Qual é a alternativa falsa?
   a. Ocorrem perdas sensoriais.
   b. Eventos passados são mais lembrados do que eventos presentes.
   c. A sensibilidade a dor é reduzida.
   d. Confusão acontece com todo idoso.

6. Uma pessoa idosa tem mudanças cardiovasculares. Os cuidados incluem os seguintes, exceto:
   a. Períodos de descanso durante o dia.
   b. Uma quantidade diária de exercícios moderados.
   c. Atividades planejadas para evitar esforço.
   d. Caminhar longas distâncias.

7. Os idosos devem evitar comidas secas devido à:
   a. Diminuição da saliva.
   b. Perda de dentes ou próteses dentárias mal-ajustadas.
   c. Diminuição da quantidade de sucos digestivos.
   d. Diminuição do peristaltismo.

8. O médico prescreveu aumento da ingesta de líquidos para uma pessoa idosa. O auxiliar de enfermagem deve:
   a. Dar a maior parte dos líquidos antes das 18 horas.
   b. Fornecer água continuamente.
   c. Iniciar um programa de treinamento vesical.
   d. Inserir um cateter urinário intermitente.

9. O Sr. e a Sra. Green vivem na mesma casa de repouso. Qual das seguintes alternativas não irá promover necessidade de sexualidade?
   a. Permitir que tenham uma rotina normal de vestuário.
   b. Fazê-los usar as roupas do hospital.
   c. Permitir privacidade.
   d. Aceitar o relacionamento.

Questões de revisão — continuação

10 O auxiliar de enfermagem trabalha em uma casa de repouso. Ele deve:
   a Abrir a correspondência de um morador.
   b Escolher o que o morador irá vestir.
   c Prover a privacidade do morador.
   d Vasculhar os armários e gavetas do morador.

11 Qual das seguintes alternativas não é um sinal de abuso de idosos?
   a Articulações rígidas e dores nas articulações.
   b Contusões novas e antigas.
   c Higiene pessoal comprometida.
   d Lesões freqüentes.

Respostas

1 d 2 c 3 a 4 b 5 d 6 d 7 a 8 a 9 b 10 c 11 a

Segurança

7

OBJETIVOS

- Definir os termos-chave listados neste capítulo.
- Explicar por que algumas pessoas não podem se proteger.
- Identificar medidas de segurança que previnem quedas e outros acidentes.
- Explicar por que uma pessoa deve ser identificada antes de receber um cuidado.
- Descrever como identificar com precisão uma pessoa.
- Explicar a finalidade de restrição, regras de segurança e indicações do uso da restrição.
- Identificar as informações que devem ser comunicadas à enfermeira quando estiverem sendo usados métodos de restrição.
- Descrever acidentes comuns relacionados a equipamentos e como eles podem ser prevenidos.
- Identificar os acidentes e erros que devem ser comunicados.
- Descrever as medidas de segurança relativas à prevenção de incêndios e ao uso de oxigênio.
- Saber o que fazer se houver um incêndio.
- Dar exemplos de desastres naturais e causados pelo homem.
- Realizar os procedimentos descritos neste capítulo.

TERMOS-CHAVE

Desastre – Evento repentino e catastrófico no qual muitas pessoas sofrem danos e morrem, além de ocorrer destruição de propriedades.

Restritor – Qualquer item, objeto, dispositivo, artigo de vestuário, material ou substância química que restrinja a liberdade de movimentos de uma pessoa ou acesso ao seu corpo.

Sufocação – Parada da respiração que resulta em falta de oxigênio.

A segurança é uma necessidade básica. Quando estiver cuidando de pacientes e moradores, o auxiliar de enfermagem precisa praticar precauções de segurança rotineiras e as demais medidas de segurança apresentadas neste capítulo.

FATORES QUE AFETAM A SEGURANÇA PESSOAL

Certos fatores aumentam o risco do indivíduo sofrer um acidente. Algumas pessoas não podem se proteger e, assim, confiam nos outros para ter segurança.

- **Idade** – recém-nascidos são desamparados. Crianças pequenas não aprenderam o que é seguro e o que não o é. Por isso, normalmente exploram, colocam objetos na boca e sentem coisas novas. Quedas, envenenamento e sufocamento são perigos potenciais.

  Muitos idosos sofrem risco de acidentes devido às mudanças físicas causadas pela idade, como, por exemplo, movimentos mais lentos e menos firmes, o que afeta o equilíbrio. A sensibilidade ao calor e ao frio, problemas de visão e de audição também aumentam o risco de acidentes, além, de confusão, problemas de memória e desorientação são também responsáveis pelo aumento destes riscos.
- **Visão prejudicada** – Pessoas com pouca visão sofrem risco de quedas. Elas podem não ver brinquedos, tapetes ou fios elétricos no seu caminho. Alguns têm problemas para ler etiquetas em remédios ou em outros recipientes. Tomar a medicação ou a dose errada ou envenenar-se pode acontecer devido à incapacidade de ler as etiquetas.
- **Audição prejudicada** – Pessoas com a audição prejudicada podem não ouvir sinais de alerta, como os de incêndio, por exemplo, sirenes de veículos de emergência e avisos de mudanças climáticas. Alguns podem não escutar a aproximação de carros ou a buzina.
- **Olfato e tato prejudicados** – A idade e o envelhecimento podem afetar o olfato e o tato. Se o olfato é reduzido, podem ocorrer problemas na detecção de cheiros de fumaça ou gás. Queimaduras podem ocorrer se o tato estiver comprometido. Há dificuldade de sensibilidade de diferenciação entre o quente e o frio.
- **Medicações** – Medicações têm muitos efeitos colaterais. Perda de equilíbrio, redução de consciência, confusão, desorientação, sonolência e perda da coordenação são alguns exemplos.

PRÁTICAS DE SEGURANÇA

A maior parte dos acidentes pode ser prevenidas. Bom-senso e medidas de segurança simples podem prevenir danos acidentais.

Prevenindo quedas

Quedas são os acidentes domésticos mais comuns, especialmente entre os idosos. A maior parte das quedas ocorre no quarto e no banheiro. Causas comuns são piso e tapetes escorregadios, pouca iluminação, presença de muitos móveis em áreas pequenas, uso de chinelos de pêlo e banheiras e box de chuveiros escorregadios.

Quedas constituem um problema de segurança comum em instituições de saúde. Além dos fatores que afetam a habilidade da pessoa em se proteger, pacientes e moradores têm outros problemas que provocam quedas, como a fraqueza decorrente da doença, um ambiente estranho e dormir em um quarto e em uma cama estranhos aumentam o risco de quedas, além do que inúmeros medicamentos têm efeitos colaterais que podem levar a quedas.

O risco de quedas aumenta com a idade. A maior parte das quedas ocorre em pessoas com idade entre 65 e 85 anos. Pessoas que tiveram quedas anteriores correm o risco de cair novamente. A necessidade de urinar é a maior causa das quedas, como, por exemplo, a Sra. Ford que não pode esperar por ajuda para ir ao banheiro, levanta-se sozinha e cai.

Medidas de segurança para prevenir quedas devem ser praticadas (Quadro 7-1). Grades laterais e corrimões são dispositivos de segurança usados para prevenir quedas.

Grades laterais – Grades laterais em camas de hospitais podem ser elevadas e abaixadas. Quando elevadas, as grades laterais evitam que a pessoa caia da cama (Fig. 7-3).

As grades laterais são necessárias para pessoas inconscientes, sedadas por medicação, confusas ou desorientadas. Nestes casos, devem ser mantidas elevadas por todo o tempo, exceto quando se estiver realizando cuidados de enfermagem à beira do leito. A enfermeira irá informá-lo quais os pacientes que requerem grades laterais, que impedem a pessoa saia da cama, restringindo seus movimentos. Por isso, não são usadas sem o consentimento da pessoa ou de seu representante legal.

Neste livro, os procedimentos incluem o uso de grades laterais. Trata-se de um procedimento empregado para ajudá-lo a lembrar-se da importância e de como usá-las corretamente. Algumas pessoas não requerem o uso de grades laterais na cama ou não dão consentimento para o seu uso. O auxiliar de enfermagem pode então omitir os passos de

Quadro 7-1 Medidas de segurança para prevenção de quedas

Medidas gerais

- Boa iluminação nos quartos, corredores e banheiros.
- Interruptores de luz ao alcance e fáceis de achar, inclusive luz no banheiro.
- Luzes noturnas nos quartos, corredores e banheiros.
- Corrimão em ambos os lados de escada e banheiros.
- Barras para segurar em chuveiros, banheiras e próximo ao vaso sanitário.
- Carpete e tapetes fixos ao chão evitam deslocamentos e escorregões.
- Forros de chão devem ser monocromáticos, desenhos arrojados podem causar tontura em idosos.
- Superfície do chão não deve ser reflexiva nem escorregadia.
- Cera antiderrapante em taco, ladrilhos ou chãos de linóleo.
- Pisos organizados e degraus que estejam livre de brinquedos, fios elétricos e outros itens que podem causar tropeços; o piso do banheiro também deve ser organizado.
- Pisos livre de buracos e excesso de mobília.
- Fios elétricos e extensões mantidos fora da circulação.
- Disposição do mobiliário que permita livre movimentação.
- Evitar mudar a posição do mobiliário.
- Cadeiras com apoio de braço que auxiliam a pessoa a sentar-se e levantar.
- Telefone e abajur ao lado da cama.
- Superfícies ou tapetes de banheiro antiderrapantes devem ser utilizados em banheiras e box.
- Sapatos e chinelos antiderrapantes.
- Roupas com o caimento apropriado que não fiquem frouxas ou arrastando no chão.

Medidas adicionais para pessoas com risco de queda

- As chamadas de campainhas devem ser respondidas prontamente, a pessoa pode precisar de assistência imediata ou não pode esperar por ajuda.
- A campainha de chamada deve estar sempre ao alcance da pessoa, que deve ser instruída sobre como usá-la e encorajada a utilizá-la todas as vezes que for necessário (ver Capítulo 10).
- É solicitado que a pessoa chame por assistência quando necessitou de ajuda para levantar-se da cama ou de uma cadeira ou quando estiver caminhando.
- Checagens freqüentes são feitas em pessoas com pouco julgamento ou memória.
- A pessoa deve ficar em um quarto próximo ao posto de enfermagem.
- É solicitado para a família e para os amigos que façam visitas durante horários nos quais os membros da equipe estejam provavelmente mais ocupados e durante a noite e trocas de turno noturnos.
- É providenciada companhia; são feitos arranjos para que pessoas que cuidam, companheiros ou voluntários estejam com a pessoa.
- São utilizados aparelhos de aviso eletrônicos como um alarme sensível ao peso nas camas e cadeiras (Fig. 7-1).
- Explicações são freqüentemente reforçadas a respeito de aparelhos e tratamentos médicos.
- Travesseiros, almofada acolchoada ou assentos mantêm a pessoa posicionada corretamente (Capítulo 9).
- A cama deve ter uma altura próxima ao chão; pode ser necessário pôr o colchão no chão.
- A cama deve estar na posição horizontal mais baixa, exceto quando estiver realizando cuidados de enfermagem à beira do leito; a distância entre o chão e a cama é reduzida no caso de a pessoa ter predisposição para cair ou sair da cama.
- As grades laterais são mantidas elevadas (se prescrito, ou a pessoa ou família der consentimento) quando a cama é erguida.
- Passadeiras antiderrapantes devem ser colocadas no chão próximo à cama e no banheiro.
- Comadre e urinol são oferecidos ou a pessoa é auxiliada a ir ao banheiro em intervalos regulares de tempo.
- Técnicas de distração são utilizadas: televisão, rádio e música suave.
- Uma bebida quente, luzes suaves ou uma massagem nas costas devem ser realizadas para acalmar uma pessoa agitada.
- Barreiras previnem que a pessoa fique vagando (Fig. 7-2).
- A pessoa deve usar sapatos ou chinelos antiderrapantes ao invés de chinelos macios (pantufas).
- Muletas, bengalas e andadores têm pontas não-deslizantes, as quais impedem o deslizar ou o escorregar no chão
- Os freios das cadeiras de rodas devem funcionar perfeitamente.
- As rodas das camas, as cadeiras de rodas e as macas são travadas quando se estiver transferindo uma pessoa.
- Deve ser redobrada a atenção quando se estiver virando esquinas ou entrando em intercessões de corredores e em portas, pois uma pessoa que vem na direção oposta pode se ferir.
- Uma checagem de segurança é feita no quarto após a saída de visitas, pois elas podem ter abaixado as grades laterais, removido a campainha de chamada, movido um andador para longe do alcance ou trazido um objeto que possa apresentar perigo à pessoa.

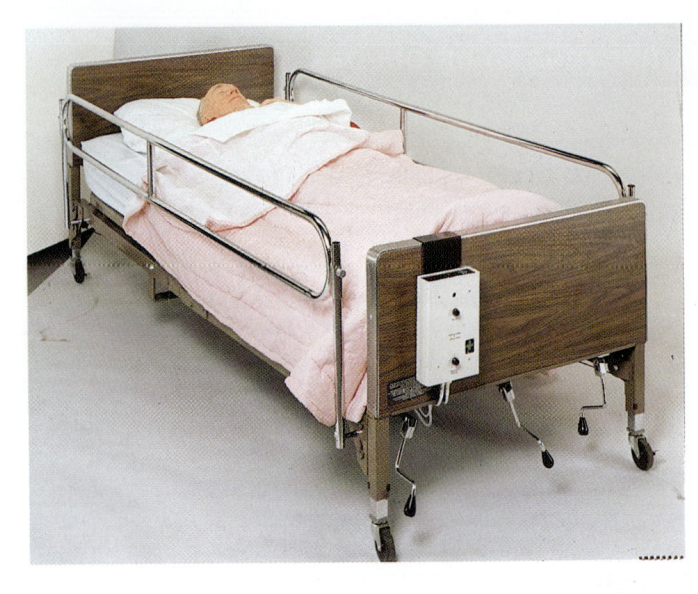

Figura 7-1
Alarme sensível ao peso.

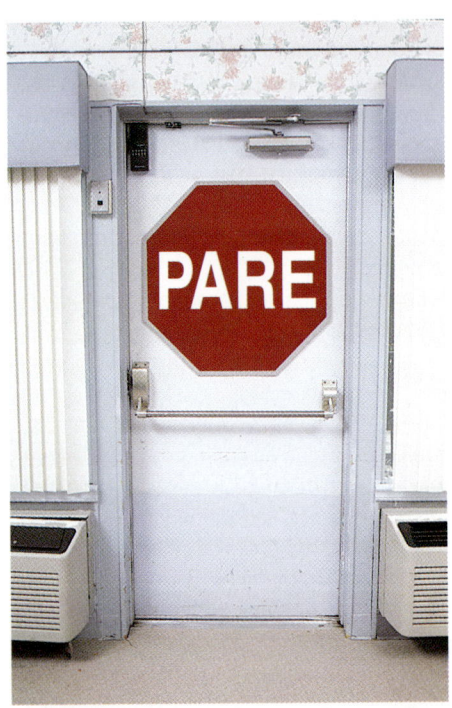

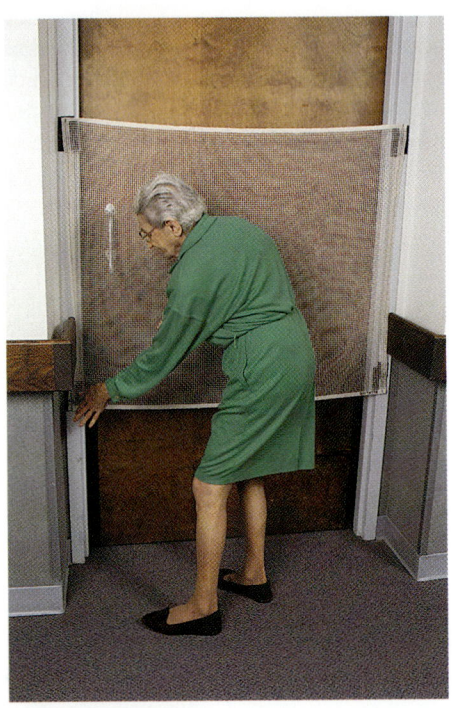

Figura 7-2
Barreiras que previnem que a pessoa fique divagando.

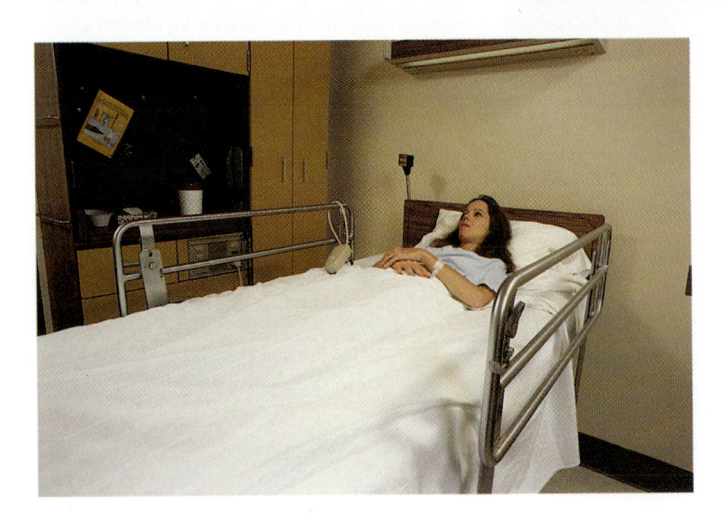

Figura 7-3
Uma cama de hospital com as grades laterais travadas na posição elevada.

abaixar e erguer as grades laterais no princípio e no fim do procedimento.

Todavia, sempre que a cama for elevada para a realização de um cuidado ou procedimento, as grades laterais devem ser elevadas para prevenir quedas. O direito a recusar o uso dessas grades aplica-se somente quando a cama estiver na sua posição mais baixa. O profissional deve estar atento em explicar à pessoa o motivo do uso das grades laterais.

Corrimão e barras para segurar – Os corrimões encontram-se em corredores, escadas e banheiros. Eles fornecem um suporte para a pessoa que está fraca ou instável para caminhar, além de proverem um suporte para que o paciente sente-se ou levante do vaso sanitário. As barras para segurar encontram-se ao correr de banheiras para serem usados quando a pessoa entra e sai delas.

Prevenindo queimaduras

Queimaduras são responsáveis por muitas mortes. Causas comuns de queimaduras incluem fumar na cama, derramar líquidos quentes, crianças brincando com fósforos, grelhas de churrasqueiras, lareiras e fornos. Medidas de segurança para evitar queimaduras incluem:

- Manter fósforos fora do alcance das crianças.
- Ensinar às crianças os perigos e a segurança necessária com fogo.
- Virar para dentro cabos de panelas no fogão, assim não se encontram na posição em que as pessoas permanecem ou passam.
- Supervisionar o fumo de adultos que não podem se proteger.
- Não permitir fumar na cama.
- Evite usar aquecedores de chão sem proteção.
- Medir a temperatura da água do banho (Capítulo 12).
- Supervisionar as pessoas que estão comendo na cama e os idosos que sofrem o risco de derramar a comida.
- Usar compressas quentes corretamente (Capítulo 20).
- Usar aparelhos eletrônicos corretamente.

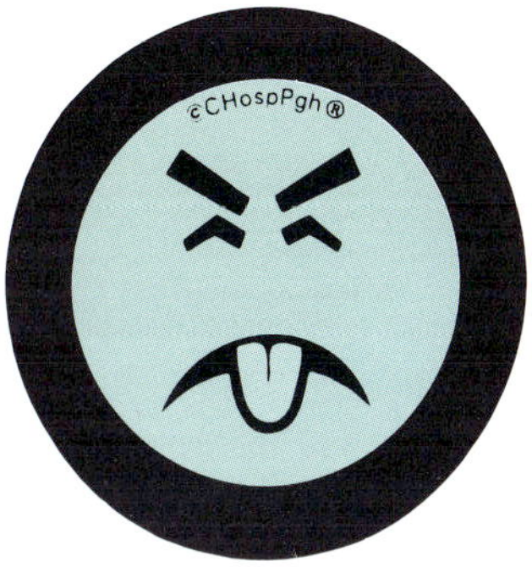

Figura 7-4
O Sr. Yuk, adesivo de alerta que é colocado em produtos venenosos. (Cortesia do Centro de Envenenamento de Pittsburg, Children's Hospital, Pittsburgh, Pa.)

Prevenindo envenenamento

O envenenamento pode ocorrer por falta de cuidado, visão enfraquecida ao ler etiquetas ou por ingerir excesso de medicação. Alguns envenenamentos são uma tentativa de suicídio. Medidas que previnem o envenenamento incluem:

- Manter tampas à prova de crianças em todos os recipientes de remédios e produtos em casa.
- Etiquetar todos os recipientes de remédios e produtos de limpeza de forma clara.
- Armazenar remédios e materiais venenosos em gabinetes trancados.
- Armazenar remédios e materiais venenosos em seu recipiente original e não em recipientes de comida.
- Ter certeza de que há uma boa iluminação para a leitura de etiquetas.
- Colocar adesivos de alerta para venenos ("Sr. Yuk") em produtos de limpeza e substâncias tóxicas (Fig. 7-4).
- Nunca chamar remédios de doces.
- Ler as etiquetas e seguir as instruções de produtos domiciliares e de outras substâncias tóxicas.
- Mantenha os números dos telefones de emergência próximos ao telefone: Centro de Controle de Envenenamento, Polícia, Ambulância, Hospital e médico.

Prevenindo sufocamento

Sufocamento é a parada da respiração que resulta em falta de oxigênio. A morte ocorre se a pessoa não voltar a respirar. Causas comuns de sufocação incluem engasgar, afogamento, inalação de gás ou fumaça, estrangulamento e choques elétricos. O envenenamento com monóxido de carbono também resulta em falta de oxigênio. A pessoa respira um ar saturado de monóxido de carbono em vez de oxigênio. Sistemas de ventilação defeituosos em carros, fornos e chaminés estragadas são causas comuns de envenenamento com monóxido de carbono. Medidas de segurança para prevenir a sufocamento são:

- Pegar pequenos pedaços de comida e mastigá-los lenta e completamente.
- Assegurar-se de que as próteses dentárias tenham um ajuste perfeito.
- Verificar os sistemas de ventilação do carro regularmente.
- Investigar odores de gás por pessoa competente para reparos.
- Inspecionar fornos e chaminés quando pessoas de um mesmo local apresentarem sinais ou sintomas de envenenamento por monóxido de carbono: dor de cabeça, confusão, dificuldade em respirar, tontura, sonolência ou pele vermelho-rosada.

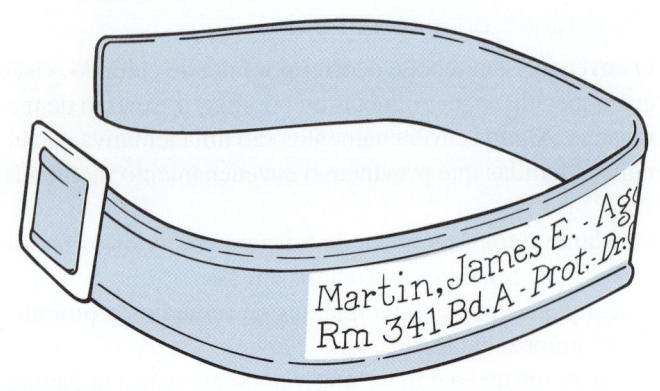

Figura 7-5
Bracelete de identificação de um paciente.

- Abrir portas e janelas caso sejam sentidos odores de gás ou sinais e sintomas de envenenamento por monóxido de carbono.
- Descansar por pelo menos 1 hora depois de comer e antes de realizar atividades extenuantes ou natação.
- Assegurar-se de que todos os cabos elétricos e aparelhos estão em bom estado.
- Disponha os sacos plásticos (incluindo aqueles da lavanderia) adequadamente.

Identificando a pessoa

Pacientes e moradores têm tratamentos e terapias diferentes. O cuidado apropriado deve ser dado à pessoa certa, de outra maneira a vida de uma pessoa e sua saúde podem ser ameaçadas.

Pacientes hospitalizados e alguns moradores em casas de repouso recebem braceletes de identificação (ID) quando admitidos na instituição (Fig. 7-5). As informações no bracelete incluem o nome da pessoa, o número do quarto e do leito, idade, sexo (feminino, masculino), religião, médico, nome da instituição e alergias.

O bracelete de identificação é usado para identificar a pessoa antes de ser ministrado qualquer tratamento. Algumas instituições têm cartões para cada tipo de tratamento prescrito pelo médico. Para identificar uma pessoa, as informações de identificação no cartão de tratamento são comparadas com as constantes no bracelete de identificação (Fig. 7-6).

Também sempre chame a pessoa pelo nome quando estiver verificando o bracelete de identificação. Esta atitude é uma cortesia que deve ser realizada quando se toca em alguém. Todavia, chamar a pessoa pelo nome não é uma forma confiável de identificação. Pessoas confusas, desorientadas, sonolentas, com problema de audição ou distraídas podem responder por qualquer nome.

Aplicando restrição (dispositivos de proteção)

Um restritor é qualquer item, objeto, aparato, peça do vestuário, material ou agente químico que restrinja a liberdade de movimentos da pessoa ou o acesso ao seu corpo. Restrições podem causar sérias lesões ou até a morte. Portanto, algumas instituições e organizações de saúde emitem pareceres sobre o uso de restrição. Segundo alguns pareceres, os moradores têm o direito de não serem restritos (ver Capítulo 6). Não podem ser usadas restrições físicas ou químicas para disciplinar uma pessoa ou por conveniência para a equipe. A restrição é permitida somente "para assegurar a segurança física de um morador ou de outros moradores".

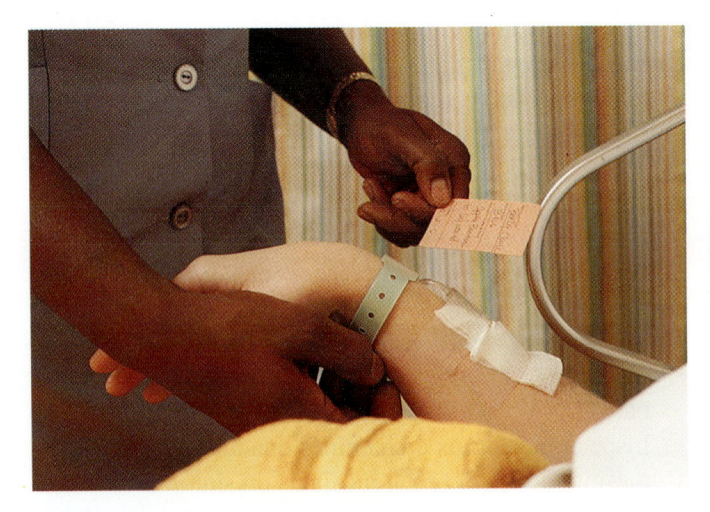

Figura 7-6
A auxiliar de enfermagem compara o bracelete de identificação do paciente com um cartão de tratamento para uma identificação exata do paciente.

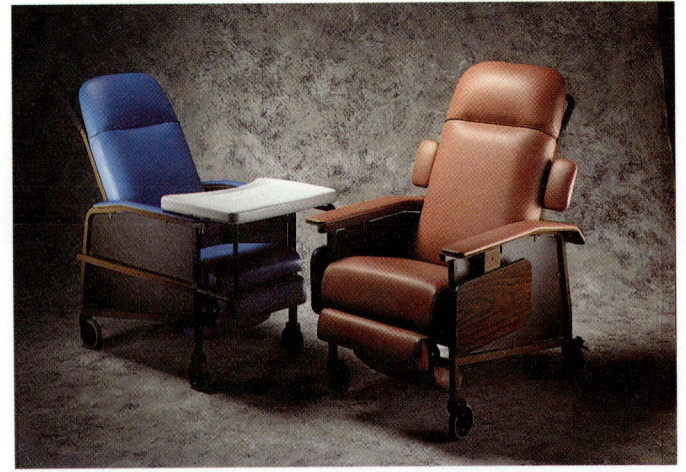

Figura 7-7
Uma cadeira Geri com bandeja é considerada um restritor. (Cortesia da Invacare Corporation, Elyria, Ohio.)

Porém outras alternativas devem ser testadas antes de se usar um restritor.

Um restritor confina a pessoa a uma cama ou cadeira ou previne movimentos de uma parte do corpo. Restrições podem ser aplicadas ao peito, cintura, pulsos, mãos ou pernas. Certas peças de mobília ou barreiras também impedem a liberdade de movimento. Cadeiras com bandejas fixas são um exemplo (Fig. 7-7). Posicionar qualquer cadeira muito próxima a uma parede de forma que a pessoa não possa mover-se é uma outra forma de restrição. Grades laterais também são consideradas métodos de restrição, além de lençóis que ficam extremamente apertados na cama e que restringem os movimentos.

São definidas como restrições químicas as drogas usadas para disciplinar uma pessoa ou para conveniência da equipe. As drogas são consideradas restrição quando afetam as funções físicas e mentais de um indivíduo e não são necessárias para o tratamento médico da mesma.

Podem ocorrer lesões se a pessoa tentar se libertar dos restritores. Cortes, contusões e fraturas são lesões que comumente ocorrem, podendo ocorrer, também, danos devido ao uso do restritor errado, aplicado de maneira incorreta ou mantido por um período muito longo de tempo. O risco mais sério decorrente do uso de restrição é o de morte por estrangulamento. Ser restrito também afeta a dignidade de uma pessoa e a sua auto-estima. Depressão, raiva e agitação são comuns, assim como embaraço, humilhação e desconfiança.

Entretanto, o uso de restrição não é proibido. Podem ser utilizadas somente depois que todas as outras alternativas tiverem sido tentadas. O Quadro 7-2 lista alternativas ao uso de restrição que deve ser incluída no plano de tratamento da pessoa. Se um restritor tiver de ser utilizado, deve ser procurado o método mais leve possível.

Lembre-se do seguinte a respeito do uso de restrição.

- Restrições são utilizadas para proteger uma pessoa e não por conveniência para a equipe. Um restritor é usado somente quando for a melhor precaução de segurança para a pessoa.
- O uso de restrição requer uma prescrição médica por escrito. O médico deve declarar o motivo de uso dos restritores, o tipo a ser utilizado e por quanto tempo deve permanecer em uso.
- Deve-se procurar utilizar o método que promova a menor restrição possível. Algumas restrições não impedem totalmente a liberdade de movimento.
- Uma restrição deve ser utilizada somente após forem tentados outros métodos para controlar ou proteger a pessoa. Um restritor diminui a dignidade e a qualidade de vida de um indivíduo.
- O uso de restrição desnecessária é similar ao falso aprisionamento (ver Capítulo 2). Se for solicitado ao profissional para que instale um restritor, ele deve entender claramente a necessidade.
- O uso de restrição requer um termo de consentimento informado. Ambos, ou pessoa ou representante legal, devem dar seu consentimento.
- O restritor deve ser empregado de acordo com o manual de instruções do fabricante. Falhas no seguimento destas instruções podem comprometer a segurança da pessoa.
- As necessidades básicas da pessoa sob restrição, devem ser identificadas pela equipe de enfermagem. O restritor deve ser instalado de forma justa e firme e não demasia-

QUADRO 7-2 ALTERNATIVAS PARA RESTRIÇÕES

- Atividades de distração como televisão, vídeo, música, jogos, livros, fitas de relaxamento.
- Ajudar no posicionamento confortável de travesseiros.
- Ajudar a satisfazer as necessidades de alimentação, ingestão de líquidos e eliminação.
- Permitir visitas da família, amigos e voluntários.
- Fazer arranjos para promover companhia ou providenciar pessoas que permaneçam junto a pessoa restrita.
- Passar algum tempo com a pessoa.
- Conversar com a pessoa.
- Permitir que a pessoa passeie por uma área segura.
- Programar exercícios.
- Passar algum tempo ao ar livre.
- Permitir trabalhos ou tarefas que a pessoa queira e possa realizar.
- Instalar aparelhos de aviso eletrônicos nas camas e portas.
- Medidas para prevenir quedas (ver Quadro 7-1).
- Cadeiras que reclinam.
- Observação freqüente.
- Mudar a pessoa para perto do posto de enfermagem.
- Fornecer explicações freqüentes a respeito dos equipamentos ou aparelhos médicos necessários.
- Orientar pessoas confusas quanto à identificação de outras pessoas, horário ou local.
- Boa iluminação.
- Tarefas realizadas por toda a equipe de forma consistente.
- Promover um sono ininterrupto.

damente apertado. Um restritor apertado pode interferir na circulação e na respiração. A pessoa deve sentir-se confortável. Deve ser possível o movimento da parte restrita até uma extensão que forneça segurança. A pessoa deve ser observada pelo menos a cada 15 minutos. As necessidades de alimentação, ingestão de líquidos e eliminação devem ser continuamente satisfeitas.

- Uma pessoa pode se tornar mais confusa ou agitada após ser restrita. Confusa ou alerta, a pessoa torna-se mais atenta aos movimentos restritos do corpo e pode tentar se livrar do restritor, lutar ou puxá-lo. Muitas pessoas restritas imploram a qualquer pessoa que passa para libertá-las ou ajudá-las a se soltar. Este comportamento é freqüentemente visto como um sinal de confusão. Pessoas confusas podem se tornar ainda mais confusas devido ao fato de não entenderem o que está acontecendo. Assim, qualquer pessoa restrita precisa de explicações freqüentes, além de confiar no tratamento. Permanecer um período com a pessoa, freqüentemente tem um efeito calmante.
- A qualidade de vida da pessoa deve ser protegida. Além de satisfazer as necessidades básicas, você também deve tentar satisfazer as necessidades psicossociais desse indivíduo, como promover visitas, explicar a finalidade do restritor e promover atividades de distração.

Regras de segurança – Os restritores podem ser perigosos. A pessoa deve ser observada com freqüência. Complicações devidas à restrição devem ser prevenidas, como comprometimento da respiração e da circulação. As medidas de segurança no Quadro 7-3 devem ser praticadas quando o profissional estiver cuidando de uma pessoa com restrição.

QUADRO 7-3 MEDIDAS DE SEGURANÇA PARA O USO DE RESTRIÇÃO

- Usar o tipo de restritor especificado pela enfermeira e pelo plano de tratamento. A enfermeira selecionará o tipo menos restritivo.
- Nunca instalar um restritor a menos que tenha sido instruído corretamente a respeito de seu uso. Demonstrar como deve ser instalado à enfermeira antes de utilizá-lo em qualquer pessoa.
- Usar o tamanho adequado. A enfermeira irá selecionar o tamanho correto.
- Somente utilizar restritores comercializados que contenham instruções do fabricante. Ler as etiquetas de aviso do fabricante.
- Seguir as instruções do fabricante para instalação. Existem muitos tipos de restritores. Alguns são mais seguros para serem usados em camas, cadeiras ou cadeiras de rodas. Outros somente podem ser utilizados com determinados equipamentos.
- Não usar lençóis, toalhas, fita, corda, tiras, bandagens ou outros itens para restringir uma pessoa.
- Usar restritores intactos. Não devem haver rasgos, pontas esfiapadas, voltas ou tiras faltando, ou ainda outros danos.
- Não utilizar um restritor para posicionar uma pessoa no vaso sanitário.
- Seguir os procedimentos e normas da instituição quando estiver instalando um restritor.
- Posicionar a pessoa em correto alinhamento corporal antes de instalar um restritor (ver Capítulo 9).
- Colocar acolchoados em áreas de pele e ossos que possam ser danificadas pelo restritor. O acolchoado protege o local de lesões ou pressão.
- Instalar o restritor com firmeza o suficiente para proteger a pessoa. Ele deve estar firme, porém deve permitir algum movimento da parte restrita. Ter certeza de que a pessoa pode respirar facilmente se um restritor for instalado no peito. O auxiliar de enfermagem deve ser capaz de escorregar sua mão estendida entre o restritor e o corpo da pessoa (Fig. 7-8).
- Um colete restritor deve ser cruzado na parte da frente (Fig. 7-9). Não utilize restritores cruzados na parte das costas a menos que sejam instruções do fabricante. Os coletes que cruzam nas costas podem causar morte por estrangulamento.
- Amarrar os restritores de acordo com a norma da instituição. A norma deve seguir as instruções dos fabricantes. Os nós devem ser facilmente desfeitos em uma emergência. Geralmente são utilizados nós de soltura rápida (Fig. 7-10). Alguns restritores têm fivelas de soltura rápida.
- Colocar as faixas fora do alcance da pessoa.
- Fixar o restritor em uma parte da lateral ou às molas da cama (ver Fig. 7-10). Nunca fixar o restritor nas grades laterais. Os restritores não devem ser fixos as grades laterais, pois a pessoa pode sofrer danos quando as grades laterais são elevadas ou abaixadas. A pessoa pode também alcançar e soltar os nós ou fivelas. Para cadeiras as tiras devem ser fixadas na própria cadeira ou na lateral da mesma (Fig. 7-11).
- Certificar-se de que a grade lateral está completamente levantada quando estiver utilizando um colete ou um cinto restritor. As grades laterais devem ser acolchoadas (Fig. 7-12). A pessoa pode acidentalmente cair da cama e

QUADRO 7-3 MEDIDAS DE SEGURANÇA PARA O USO DE RESTRIÇÃO — CONTINUAÇÃO

estrangular-se com o restritor se as grades laterais não estiverem elevadas. Caso as grades laterais sejam elevadas em metade ou três quartos de seu comprimento, a pessoa pode ficar presa entre as grades (Fig. 7-13).
- Posicionar o paciente em uma cadeira de modo que as costas fiquem alinhadas com o espaldar da cadeira. Caso seja utilizado um cinto restritor, deverá ser aplicado formando um ângulo de 45° com os quadris (Fig. 7-14).
- Não utilizar almofada nas costas quando a pessoa estiver sendo restrita em uma cadeira. Se a almofada sair do lugar, haverá uma folga nas faixas e pode ocorrer estrangulamento caso a pessoa tente escorregar, para cima ou para baixo, pela folga extra (Fig. 7-15).
- Verificar a circulação da pessoa a cada 15 minutos se um restritor de pulso ou pernas for utilizado. O auxiliar de enfermagem deve sentir a pulsação na área logo abaixo do restritor. Os dedos das mãos e dos pés devem estar mornos e rosados.
- Notificar a enfermeira imediatamente se:
  * O profissional não puder sentir o pulso.
  * Os dedos dos pés ou das mãos estiverem frios, pálidos ou com coloração azulada.
  * A pessoa queixar-se de dor, dormência ou formigamento na parte restrita.
  * A pele apresentar-se vermelha ou danificada.
- Verificar a pessoa a cada 15 minutos para ter certeza que está segura e confortável. Também verifique a posição do restritor especialmente na frente e a trás.
- Manter a tesoura no bolso. Em uma emergência, cortar as amarras é mais rápido do que tentar desfazer os nós. Nunca deixar tesouras ao lado da cama ou em local onde o paciente ou morador possa alcançá-la.
- Remover o restritor e reposicionar a pessoa a cada 2 horas. São realizados nesta hora cuidados com a pele e exercícios motores.
- Certificar-se de que as necessidades básicas da pessoa estão satisfeitas. A pessoa deve receber alimentos e fluidos. Oferecer um copo de água freqüentemente para prevenir desidratação. Ajudar a pessoa a ir ao toalete ou oferecer um urinol a cada duas horas.
- Ter certeza que a luz de emergência está ao alcance da pessoa.
- Fazer registros das observações feitas e o cuidado prestado toda vez que o restritor for solto.

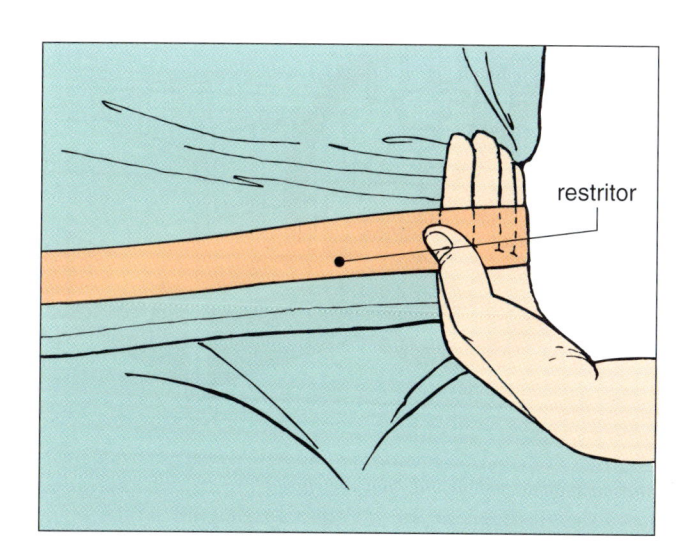

Figura 7-8
Uma mão aberta deve ser capaz de deslizar entre o restritor e o corpo da pessoa.

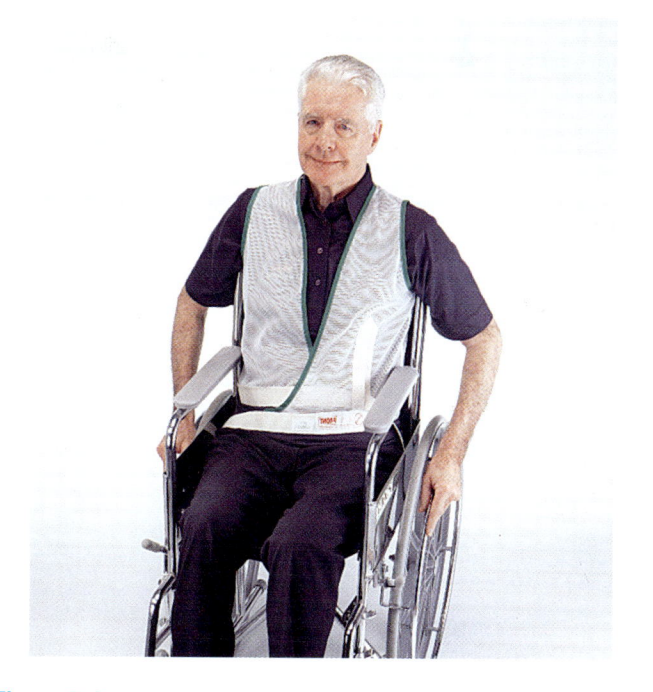

Figura 7-9
Colete restritor cruzado na frente. (Cortesia da Companhia J.T. Posey, Arcadia, Calif.)

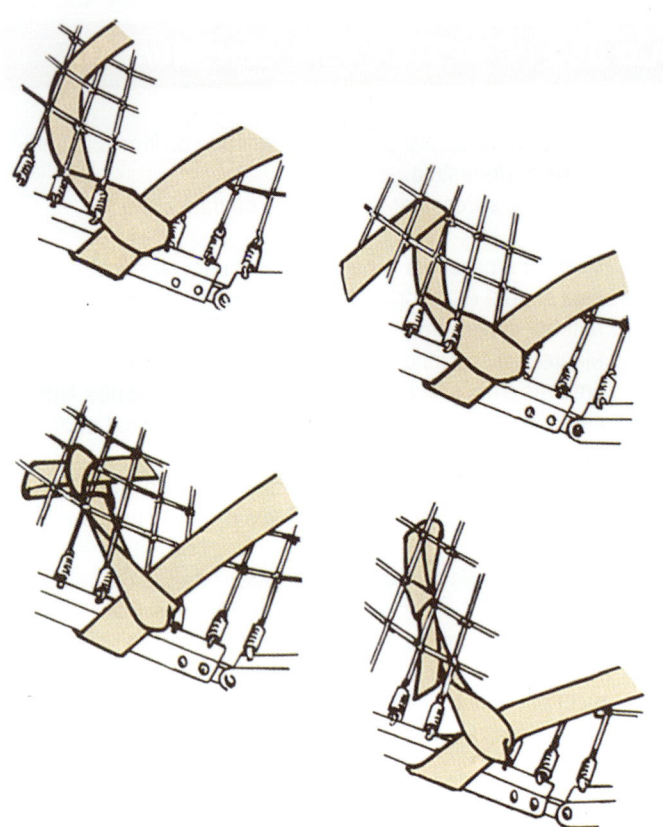

Figura 7-10
O Posey amarra de soltura rápida. (Cortesia da Companhia J.T. Posey, Arcadia, Calif.)

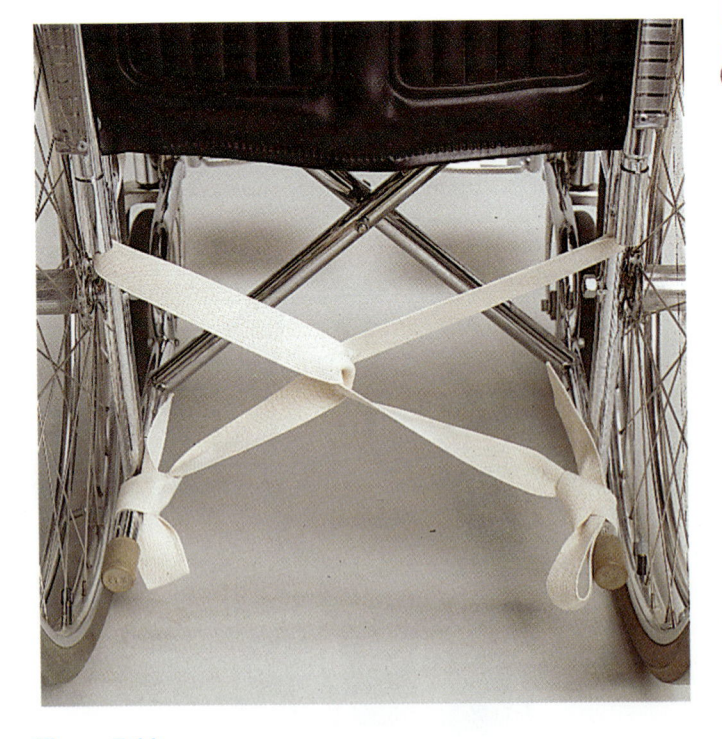

Figura 7-11
As tiras de um restritor são fixas à lateral de uma cadeira de rodas usando uma amarra de soltura rápida. (Cortesia da Companhia J.T. Posey, Arcadia, Calif.)

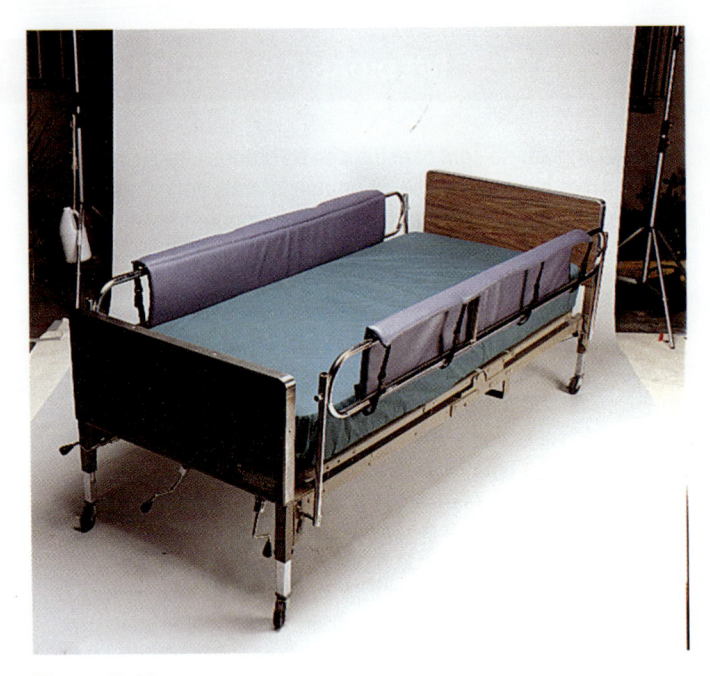

Figura 7-12
Grades laterais acolchoadas. (Cortesia da Companhia J.T. Posey, Arcadia, Calif.)

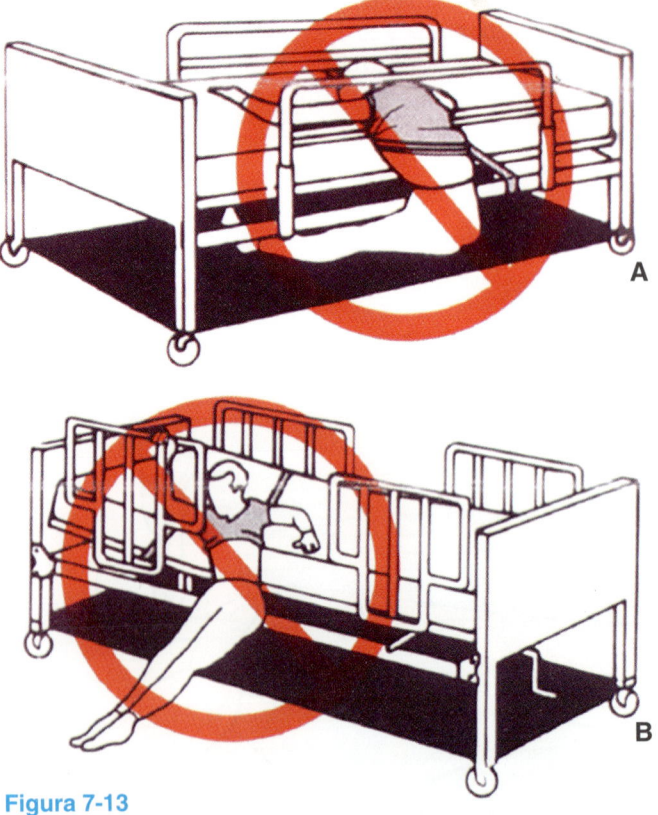

Figura 7-13
A, As grades laterais devem estar na sua posição mais elevada quando o profissional estiver usando um restritor. Caso seja necessário, usar uma cobertura de grade lateral, especialmente nas grades laterais divididas, a fim de prevenir que o corpo da pessoa escorregue para baixo, ao redor, por meio ou entre as grades laterais. B, Grades laterais elevadas pela metade são perigosas para pessoas com restrição. (Cortesia da Companhia J.T. Posey, Arcadia, Calif.)

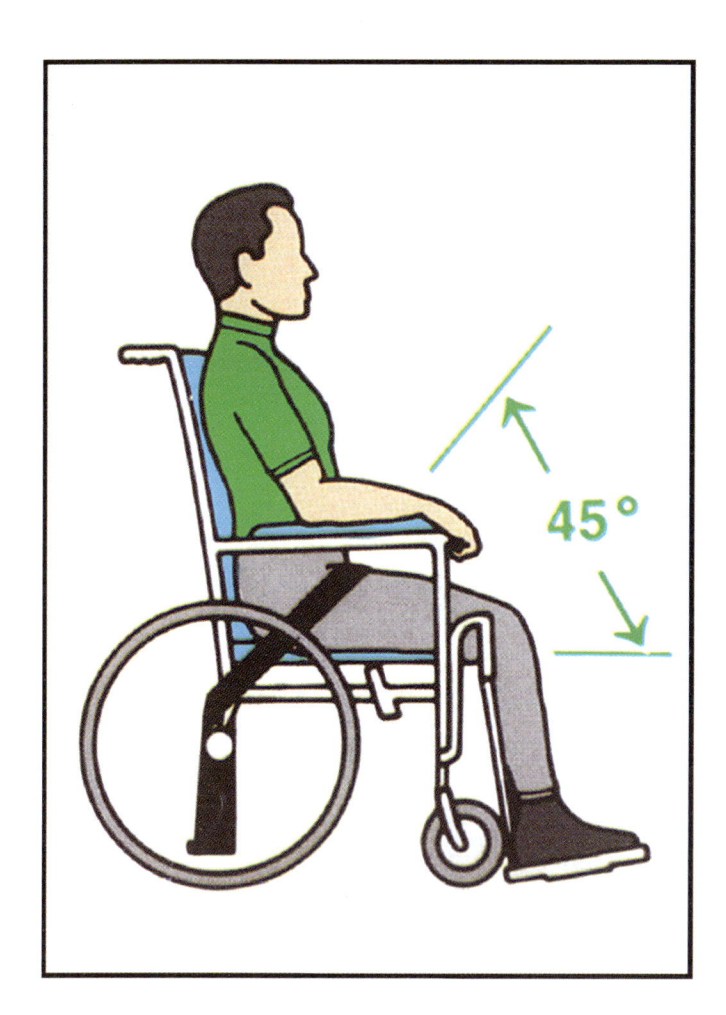

Figura 7-14
O cinto de segurança está instalado em um ângulo de 45° com os quadris da pessoa. (Cortesia da Companhia J.T. Posey, Arcadia, Calif.)

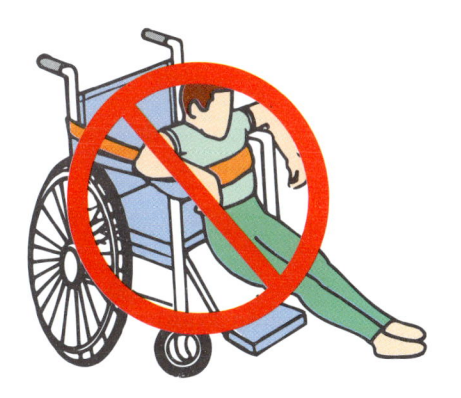

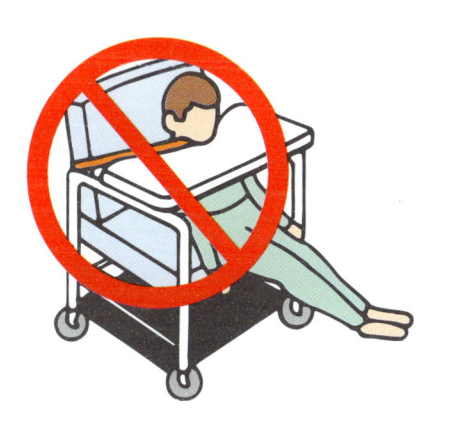

Tiras que previnem que a pessoa escorregue devem sempre ser colocadas sobre as coxas – não ao redor da cintura ou do peito. As tiras devem estar a um ângulo de 45° e fixas abaixo do assento da cadeira, não atrás das costas da cadeira. Elas devem ser firmes, mas confortáveis e não devem prender a respiração. Se um cinto ou colete estiver muito frouxo, ou for aplicado ao redor da cintura, o paciente pode escorregar parcialmente para fora do assento – resultando em possível sufocamento e morte.

Mesas de refeição (com ou sem um cinto ou colete) podem ser um perigo potencial; o paciente pode escorregar parcialmente por baixo da mesa e ficar preso. Isto pode ocasionar sufocamento ou morte. Tenha certeza de que os quadris do paciente estão posicionados no encosto da cadeira – para isto talvez seja necessário o uso de um dispositivo antiderrapante (Posey Grip®), uma almofada arredondada ou um dispositivo restritivo, caso o paciente demonstrar qualquer tendência em escorregar para frente.

Figura 7-15
Pode ocorrer estrangulamento se a pessoa escorregar para frente e para baixo, ou para baixo através do espaço frouxo de um restritor. (Cortesia da Companhia J.T. Posey, Arcadia, Calif.)

Reportando e registrando – Certas informações a respeito da restrição devem constar no registro médico da pessoa. Pode ser solicitado para que o auxiliar de enfermagem instale um restritor ou ele pode ser designado para cuidar de uma pessoa que esteja restrita. O seguinte deve ser reportado à enfermeira:

- O tipo de restritor instalado.
- O horário da instalação.
- O horário da remoção.
- O tipo de cuidado realizado quando da remoção do restritor.
- A cor e as condições da pele da pessoa.

APLICANDO UM RESTRITOR DE PULSO

PRÉ-PROCEDIMENTO

1. Pegar o restritor de pulso.
2. Lavar as mãos.
3. Identificar a pessoa. Verificar o bracelete de identificação e chamar a pessoa pelo nome.
4. Explicar-lhe o procedimento.
5. Providenciar privacidade.

PROCEDIMENTO

6. Certificar-se de que a pessoa está confortável e com bom alinhamento corporal (Capítulo 9).
7. Aplicar o restritor seguindo as informações do fabricante. Colocar a parte macia voltada para a pele.
8. Certificar-se de que o restritor está firme, porém não apertado. O auxiliar de enfermagem deve ser capaz de escorregar dois dedos abaixo do restritor (Fig. 7-16).
9. Amarrar as pontas as partes móveis da lateral da cama ou as molas da cama. Use um nó padronizado pela instituição.
10. Repitir os passos 7, 8 e 9 para o outro pulso.

PÓS-PROCEDIMENTO

11. Posicionar a campainha de chamada ao alcance da pessoa.
12. Remover os acessórios utilizados para promover privacidade.
13. Lavar suas mãos.
14. Verificar a pessoa e o restritor a cada 15 minutos, no mínimo. Verificar o pulso, o coloração e a temperatura do braço ou tornozelo restrito. Reportar as observações à enfermeira.
15. Fazer o seguinte a cada 2 horas, no mínimo:

- Remover o restritor.
- Reposicionar a pessoa.
- Auxiliar na satisfação das necessidades de alimentação, ingestão de líquidos e eliminação.
- Realizar cuidados com a pele.
- Realizar exercícios de extensão do local restrito.
- Reinstalar o restritor.

16. Reportar as observações à enfermeira. Incluindo os cuidados realizados durante a remoção do restritor.

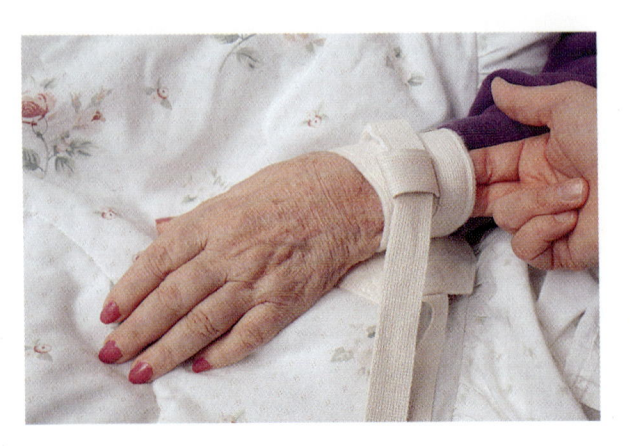

Figura 7-16
Dois dedos devem ser capazes de entrar entre o restritor e o pulso. Reparar que a parte macia do restritor está voltada para a pele.

- Presença de pulso na extremidade restrita.
- Queixas de dor, dormência ou formigando na área restrita.

Restritor de pulso – O restritor de pulso também é chamado restritor de mão. Eles limitam o movimento dos braços.

Colete restritor – Coletes de restrição são instalados sobre o peito. A pessoa não pode sair da cama ou da cadeira. A veste é aplicada de tal forma que permita cruzamento pela frente (ver Fig. 7-9). Caso cruze nas costas, haverá apenas uma pequena abertura no pescoço na parte da frente. Se a pessoa escorregar para baixo na cama ou na cadeira, pode ocorrer estrangulamento pela pequena abertura do pescoço, deste modo os coletes de restrição devem sempre cruzar na frente. O restritor é instalado geralmente sobre roupa do hospital, pijamas ou outras roupas.

O procedimento de colocação de um colete restritor está incluído neste livro. Todavia, o uso deste colete pode causar grande risco à vida da pessoa, pois pode provocar morte por estrangulamento. Se a pessoa ficar presa no restritor, este pode se tornar tão apertado que o peito da pessoa não poderá se expandir e inalar o ar. A pessoa rapidamente sufoca e morre. A correta aplicação de um colete restritor é difícil, portanto, o auxiliar de enfermagem é aconselhado a somente auxiliar a enfermeira na sua aplicação. É melhor

AUXILIANDO NA APLICAÇÃO DE UM COLETE RESTRITOR

PRÉ-PROCEDIMENTO

1. Providenciar o seguinte:
   - Coletar restritor (a enfermeira informará o tamanho).
   - Acolchoados para as grades laterais.
2. Lavar as mãos.
3. Identificar a pessoa. Verificar o bracelete de identificação e chamar a pessoa pelo nome.
4. Deixar que a enfermeira explique o procedimento ao paciente.
5. Providenciar privacidade.

PROCEDIMENTO

6. Colocar os acolchoados nas grades laterais se a pessoa estiver na cama.
7. Auxiliar a pessoa a sentar-se (caso ele ou ela esteja deitado).
8. Instalar o restritor com sua mão livre. Lembrar-se de seguir as instruções do fabricante. O colete cruza na frente.
9. Certificar-se de que não existem rugas na parte da frente ou de trás do restritor.
10. Ajudar a pessoa a deitar-se, caso ela esteja na cama.
11. Tracionar as amarras pelas aberturas.
12. Certificar-se de que a pessoa está confortável e com adequado alinhamento corporal (Capítulo 9).
13. Fixar as tiras a uma parte lateral ou as molas da cama, ou ainda em uma cadeira ou cadeira de rodas, caso estejam sendo utilizadas. Usar um nó recomendado pela instituição.
14. Certificar-se de que se pode escorregar uma mão aberta por baixo do restritor (ver Fig. 7-8). Ajustar as tiras como necessário. O restritor deve estar firme, porém não-apertado.

PÓS-PROCEDIMENTO

15. Colocar a luz de chamada ao alcance da pessoa.
16. Elevar as grades laterais.
17. Remover os acessórios utilizados para promover privacidade.
18. Lavar as mãos.
19. Verificar a pessoa e o restritor, a cada 15 minutos, no mínimo.
20. A cada 2 horas, no mínimo, fazer o seguinte:
    - Remover o restritor.
    - Reposicionar a pessoa.
    - Auxiliar na satisfação das necessidades básicas de alimentação, ingestão de líquidos e eliminação.
    - Promover cuidados com a pele.
    - Realizar exercícios de movimento de extensão.
    - Reinstalar o restritor.
21. Reportar as observações à enfermeira, incluindo os cuidados prestados durante a remoção do restritor.

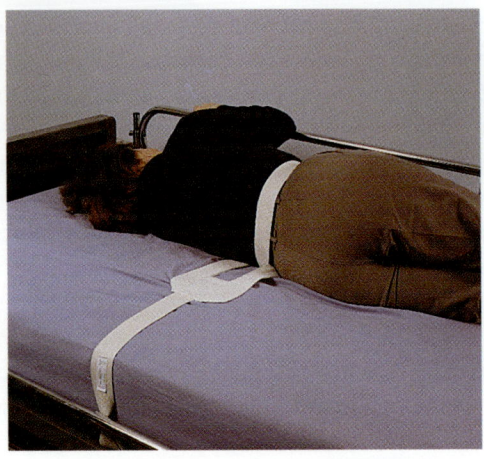

que a enfermeira assuma a completa responsabilidade pela aplicação de um colete restritor.

Cinto restritor – O cinto restritor (Fig. 7-17) é aplicado ao redor da cintura e fixo à cama ou cadeira. O cinto é aplicado sobre roupas, vestimenta de hospital ou pijamas.

Figura 7-17
Cinto restritor – Roll belt. (Cortesia da Companhia J.T. Posey, Arcadia, Calif.)

APLICANDO UM CINTO RESTRITOR

PRÉ-PROCEDIMENTO

1. Obter um cinto restritor. A enfermeira informará o tamanho.
2. Conseguir auxílio, se necessário.
3. Lavar as mãos.
4. Identificar a pessoa. Verificar o bracelete de identificação e chamar a pessoa pelo nome.
5. Explicar o procedimento à pessoa.
6. Providenciar privacidade.

PROCEDIMENTO

7. Auxiliar o paciente a ficar em uma posição sentada (se ele estiver deitado).
8. Aplicar o restritor com sua mão livre. Seguir as instruções do fabricante.
9. Certificar-se de que não há rugas na frente ou atrás do restritor.
10. Tracionar as amarras pelas aberturas do cinto.
11. Ajudar a pessoa a deitar-se, caso ela estiver em uma cama.
12. Certificar-se de que a pessoa está confortável e com um bom alinhamento corporal (Capítulo 9).
13. Fixar as tiras a uma parte lateral da cama, as molas da cama, ou a uma cadeira ou cadeira de rodas, caso estejam sendo utilizadas. Usar um nó recomendado pela instituição.

PÓS-PROCEDIMENTO

14. Colocar a luz de chamada ao alcance do paciente.
15. Remover os acessórios utilizados para promover privacidade.
16. Lavar as mãos.
17. Verificar a pessoa e o restritor, a cada 15 minutos, no mínimo.
18. Fazer o seguinte a cada 2 horas:
    - Remover o restritor.
    - Reposicionar a pessoa.
    - Auxiliar na satisfação das necessidades básicas de alimentação, ingestão de líquidos e eliminação.
    - Providenciar cuidados com a pele.
    - Realizar exercícios de movimento de extensão.
    - Reaplicar o restritor.
19. Reportar as observações à enfermeira, incluindo os cuidados prestados durante a remoção do restritor.

Acidentes com equipamentos

Utensílios de vidro ou de plástico devem ser verificados para identificarem-se rachaduras, pontas cortantes e ásperas ou cantos quebrados. Todos estes defeitos podem causar cortes, furos ou arranhões. Não utilizar equipamento danificado. Levar o item danificado à enfermeira, mostrar o defeito e descartar o item conforme for instruído. Seguir o padrão para patógenos veiculados pelo sangue quando descartar tais itens (Capítulo 8).

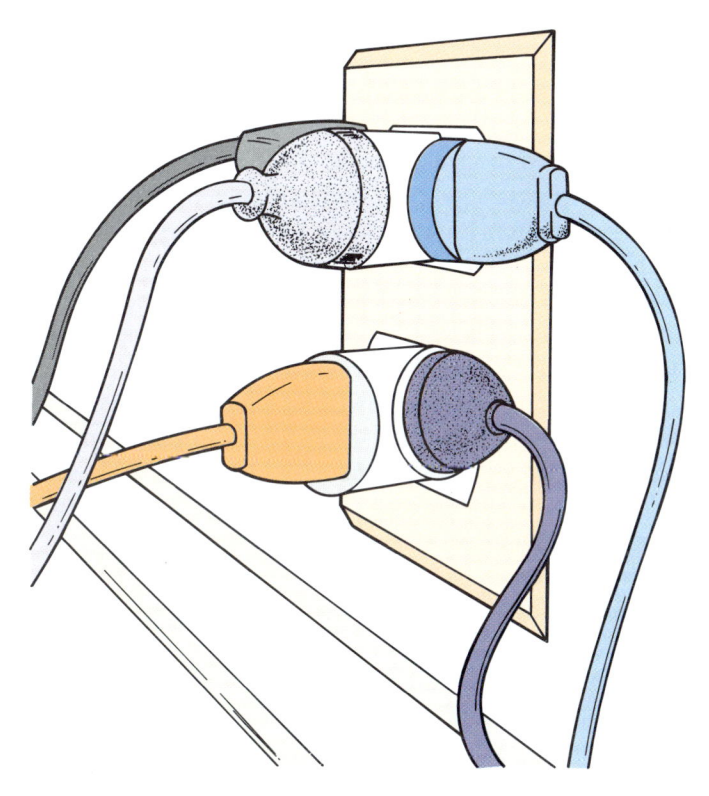

Figura 7-18
Uma tomada elétrica sobrecarregada.

Equipamentos elétricos devem funcionar apropriadamente e estar em bom estado. Fios elétricos descascados ou tomadas elétricas sobrecarregadas (Fig. 7-18) podem causar choques elétricos, morte ou incêndios.

Reportando acidentes e erros

Acidentes e erros devem ser comunicados imediatamente ao supervisor, incluindo acidentes envolvendo a pessoa, um visitante ou um membro da equipe. O auxiliar de enfermagem deve reportar erros de cuidados, que incluem realizar um tratamento errado, ministrar um tratamento à pessoa errada, ou esquecer-se de prestar um tratamento. Identificação de itens quebrados que pertencem à pessoa, como próteses ou óculos, devem ser informados. A perda de dinheiro ou roupas também deve ser reportada.

A instituição solicita uma informação de incidente por escrito. O informe deve ser completado o mais rápido possível após o incidente ou erro. Os membros da equipe de saúde revisão os informes de acidentes para encontrar um padrão de acidentes ou erros. Por exemplo, quedas ocorrem em um mesmo turno e em uma mesma unidade? O informe de perdas ou desaparecimentos de itens de pacientes ou moradores ocorrem no mesmo turno ou na mesma unidade?

SEGURANÇA EM INCÊNDIOS

Equipamentos e fiação elétrica defeituosos, circuitos elétricos sobrecarregados e fumo são as maiores causas de incêndio. Incêndios constituem um perigo constante e toda a equipe de saúde é responsável pela prevenção de incêndios e por agir rápido e com responsabilidade no caso de um evento dessa natureza.

Incêndio e uso de oxigênio

Uma faísca ou chama, um material combustível e o oxigênio são suficientes para se começar um incêndio. O ar tem uma certa quantidade de oxigênio, todavia, deve ser destacado que são prescritos rotineiramente suplementos de oxigênio para algumas pessoas e, assim, precauções especiais de segurança são praticadas onde oxigênio está sendo administrado e armazenado.

- Avisos de *Não Fumar* devem ser colocados na porta do quarto da pessoa e próximo à sua cama.
- Pacientes, moradores e visitantes são lembrados polidamente para não fumar no quarto da pessoa.
- Materiais de fumo (cigarros, charutos e cachimbos), fósforos e isqueiros são removidos do quarto da pessoa.
- Equipamentos elétricos devem ser desligados antes de serem tirados da tomada. Faíscas ocorrem quando equipamentos elétricos são retirados da tomada enquanto estiverem ligados.
- Cobertores elétricos e tecidos sintéticos que causam eletricidade estática são removidos do quarto da pessoa. A pessoa deve usar uma vestimenta ou um pijama de algodão. Trabalhadores da equipe de saúde devem utilizar uniformes de algodão.

- Equipamentos elétricos são removidos do quarto da pessoa. Isto inclui barbeadores elétricos, bolsas de aquecimento e rádios.
- Materiais que facilmente se incendeiam são removidos do quarto da pessoa, incluindo óleo, graxa, álcool e removedor de esmalte de unhas.

Prevenção de incêndio

Medidas de prevenção de incêndios foram descritas em relação à queimaduras, acidentes relacionados com equipamentos e o uso de oxigênio. Estas e outras medidas de segurança contra incêndios estão sumarizadas no Quadro 7-4.

O que fazer se ocorrer um incêndio

O auxiliar de enfermagem deve conhecer a localização dos alarmes de incêndio extintores de incêndios e saídas de emergência. Treinamentos contra incêndios são feitos em todas as instituições para a prática de procedimentos de emergência em casos de incêndios. As seguintes medidas são usualmente realizadas pela equipe de saúde quando há um incêndio:

- Acionar o alarme de incêndio mais próximo.
- Notificar a operadora de telefone sobre a exata localização do incêndio. Ligar para o Corpo de Bombeiros.
- Remover pacientes e moradores que estiverem nas áreas próximas ao incêndio para um local seguro.
- Desligar qualquer equipamento de oxigenioterapia ou elétrico que estiver sendo usado na área do incêndio.
- Fechar todas as portas e janelas.
- Usar um extintor de incêndio quando o incêndio for pequeno e não tiver se expandido para uma área maior.
- Retirar equipamentos das saídas normais e de emergência.
- Não utilizar elevadores nos casos de incêndio.

O auxiliar de enfermagem deve ser capaz de utilizar um extintor de incêndio. Há diferentes tipos de extintores para diferentes tipos de incêndios: fogo por óleo e graxa, fogo por descargas elétricas e fogo em papel e madeira.

DESASTRES

Desastre é um evento catastrófico repentino. Muitas pessoas são prejudicadas e mortas, e propriedades são destruídas. Os desastres podem ser naturais: tornados, furacões, nevascas, terremotos, erupções vulcânicas e enchentes. Desastres provocados pelo homem incluem acidentes de carro, ônibus, trem e aviões; incêndios, acidentes com usinas nucleares, motins, explosões e guerras.

A comunidade local, o departamento de polícia, o corpo de bombeiros, os hospitais e as casas de repouso têm planos para o caso de ocorrerem desastres. Os planos para desastres incluem procedimentos que permitem atender o grande número de pessoas que serão trazidas para tratamento na instituição. Algumas pessoas são designadas para os departamentos de emergências. Pessoas que não estão de serviço podem ser chamadas para o trabalho.

Um desastre pode danificar a instituição. Portanto, os planos para desastres incluem normas e procedimentos para se evacuar a instituição.

As instituições também têm planos para o caso de ameaças de bombas. O profissional deve conhecer as normas e procedimentos da sua instituição para o caso de ameaça de bomba.

QUADRO 7-4 MEDIDAS DE PREVENÇÃO DE INCÊNDIOS

- Seguir as medidas de precaução dirigidas ao uso de oxigênio.
- Fumar somente em áreas onde é permitido.
- Ter certeza de que todas as cinzas, cigarros e charutos estão apagados antes de esvaziar cinzeiros.
- Providenciar cinzeiros para as pessoas que tem permissão para fumar.
- Esvaziar os cinzeiros dentro de um recipiente de metal parcialmente cheio com água ou areia. Não esvaziar cinzeiros dentro de recipientes plásticos ou cestos de lixo revestidos com sacos de papel ou de plástico.
- Supervisionar o fumo de pessoas que não podem se proteger, incluindo pessoas que são confusas, desorientadas ou sedadas.
- Seguir as medidas de segurança quando estiver usando equipamentos elétricos.
- Supervisionar as crianças que estão brincando e manter fósforos fora de seu alcance.

UTILIZANDO UM EXTINTOR DE INCÊNDIO

PROCEDIMENTO

1 Puxar o alarme de incêndio.
2 Pegar o extintor de incêndio mais próximo.
3 Pegar o extintor sem virá-lo de lado.
4 Levar o extintor até o fogo.
5 Remover o pino de segurança (Fig. 7-19, A).
6 Empurrar para baixo a parte de cima do gatilho manual (Fig. 7-19, B)
7 Direcionar a mangueira para a base do fogo (Fig. 7-19, C)

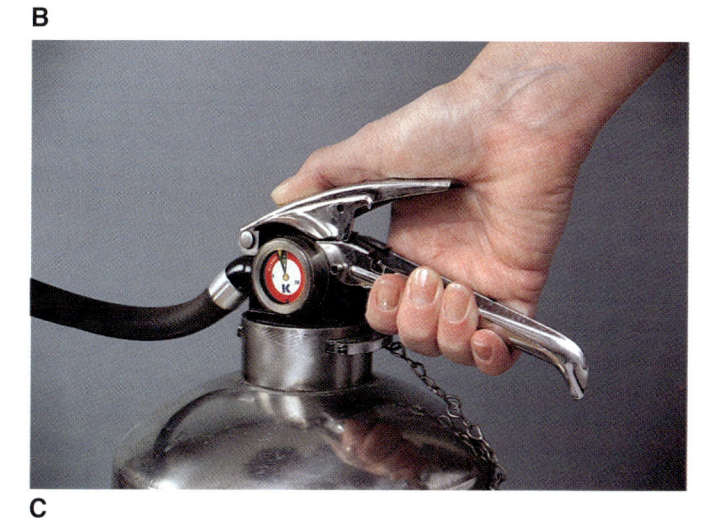

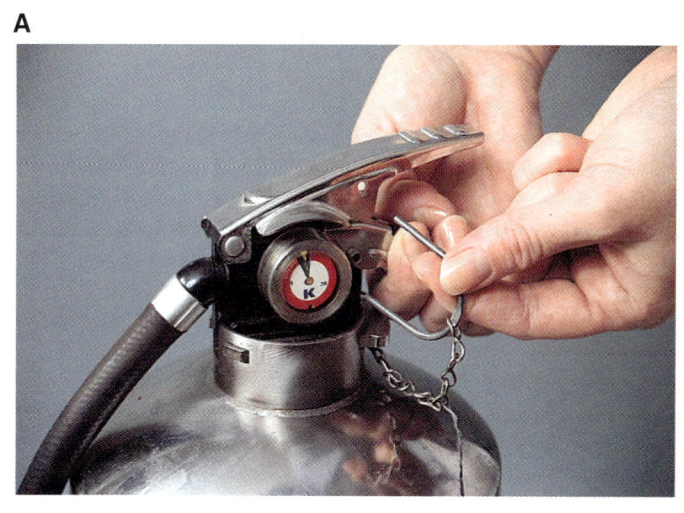

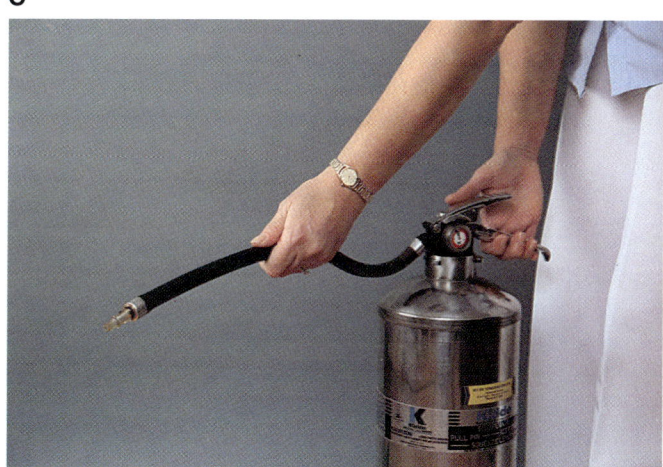

Figura 7-19
A, O pino de segurança de um extintor de incêndio é removido. B, A parte de cima do gatilho é empurrada para baixo. C, A mangueira é direcionada para a base do fogo.

QUESTÕES DE REVISÃO

Circule a melhor resposta,

1 Qual dos fatores abaixo não representa um risco para acidentes?
   a Visão prejudicada.
   b Audição prejudicada.
   c Problemas de memória.
   d Pessoa orientada quanto à hora e ao local.

2 Medidas de segurança são necessárias para que a Sra. Ford não caia. Qual das afirmações não é segura?
   a Piso encerado, não brilhante.
   b Revestimentos de piso de uma só cor.
   c Grades de segurança e barras de sustentação nos quartos.
   d Sapatos antiderrapantes.

3 Quedas são mais prováveis de ocorrer:
   a Durante o dia.
   b Durante a noite.
   c Quando estão sendo efetuados cuidados à beira do leito.
   d Quando membros da família ou acompanhantes estão presentes.

Questões de revisão — continuação

4 Queimaduras podem ser causados por:
  a Fumo, especialmente se a pessoa estiver fumando na cama.
  b Respingos de comida quente.
  c Água do banho muito quente.
  d Todas as anteriores.

5 A melhor forma de identificar uma pessoa é:
  a Usar o bracelete de identificação.
  b Chamar a pessoa pelo nome.
  c Deixar que a pessoa diga o seu nome.
  d Conhecer o número do quarto e da cama da pessoa.

6 Estas declarações são sobre restrição. Qual delas é falsa?
  a Grades laterais são tipos de restrição.
  b Consentimento é necessário para o uso de grades laterais.
  c Pessoas restritas podem satisfazer suas próprias necessidades de alimentação, ingestão de líquidos e eliminação.
  d Restrição desnecessária é considerada um falso aprisionamento.

7 Um restritor de pulso foi aplicado. Qual das sentenças é falsa?
  a O restritor deve estar apertado.
  b O auxiliar de enfemagem deve ser capaz de sentir a pulsação em cada pulso.
  c O restritor deve ser removido, a cada 2 horas, para o reposicionamento da pessoa e para realização de cuidados.
  d Uma prescrição médica é necessária.

8 O auxiliar de enfermagem foi instruído para instalar um restritor. Qual das ações não é segura?
  a As tiras devem ser amarradas as grades laterais.
  b São seguidas as instruções do fabricante.
  c A pessoa deve ser posicionada com um bom alinhamento corporal.
  d O restritor deve ser aplicado de forma que permita algum movimento da parte restrita.

9 Um colete restritor é recomendado. Qual é falsa?
  a O colete deve ser cruzado nas costas.
  b Você deve ser capaz de deslizar uma mão aberta sob o restritor.
  c O restritor deve ser amarrado de acordo com a norma da instituição.
  d As grades laterais devem estar acolchoadas.

10 A Sra. Ford tem um cinto restritor. Com que freqüência o auxiliar de enfermagem deve checá-la e verificar a posição do restritor?
  a A cada 15 minutos.
  b A cada 30 minutos.
  c A cada hora.
  d A cada 2 horas.

11 O auxiliar de enfermagem deu à Sra. Ford um tratamento errado. Qual das sentenças é verdadeira?
  a O erro deve ser comunicado à enfermeira no final do turno.
  b Alguma ação deve ser providenciada no caso de a Sra. Ford apresentar lesões.
  c O auxiliar de enfermagem será culpado de negligência.
  d Um informe de incidente deve ser preenchido.

12 Soa o alarme de incêndio. O seguinte deve ser feito exceto:
  a Desligar o oxigênio.
  b Usar os elevadores.
  c Fechar as portas e janelas.
  d Remover pacientes e moradores para um local seguro.

Respostas

1 d 2 a 3 b 4 d 5 a 6 c 7 a 8 a 9 a 10 a 11 d 12 b

Prevenindo Infecções

8

OBJETIVOS

- Definir os termos-chave listados neste capítulo.
- Identificar os aspectos necessários para a sobrevivência de microrganismos.
- Listar os sinais e sintomas de uma infecção.
- Explicar a cadeia da infecção.
- Descrever práticas de assepsia médica e métodos comuns de desinfecção e esterilização.
- Explicar como devem ser mantidos equipamentos e suprimentos.
- Explicar a finalidade das precauções de isolamento e seus efeitos nas condições do paciente.
- Descrever os tipos de precauções de isolamento e as regras gerais para sua manutenção.
- Explicar o padrão de patógenos veiculados pelo sangue.
- Realizar os procedimentos deste capítulo.

Termos-chave

Assepsia – Estar livre de microrganismos causadores de doenças.

Assepsia médica – Práticas utilizadas para remover ou destruir patógenos e para prevenir sua transmissão de uma pessoa ou local para outra pessoa ou local; técnicas de limpeza.

Contaminação – Ato ou processo de tornar inferior, impuro, inadequado ou insalubre, por associação, contato ou mistura ou introdução de um elemento prejudicial ou indesejável.

Desinfecção – Processo pelo qual os patógenos são destruídos.

Doença contagiosa – Doença transmissível.

Doença transmissível – Doença causada por um patógeno que se expande facilmente; uma doença contagiosa.

Equipamento de proteção pessoal – Vestimenta especializada ou equipamento (luvas, aventais, máscaras, óculos, escudo facial) usados para proteção contra exposições; roupa protetora.

Estéril – Ausência de todos os microrganismos.

Esterilização – Processo pelo qual são destruídos todos os microrganismos.

Imunidade – Proteção contra uma doença específica.

Infecção – Doença resultante da invasão e do crescimento de um microrganismo no organismo.

Lixo biologicamente perigoso – Itens contaminados com sangue, fluidos corporais ou substâncias orgânicas que podem ser perigosas para outras pessoas.

Micróbio – Microrganismo.

Microrganismo – Pequeno (micro) ser vivo, planta ou animal (organismo) que não pode ser visto sem o auxílio de um microscópio; micróbio.

Não-patogênico – Microrganismo que usualmente não causa uma infecção.

Patógeno – Microrganismo que é agressivo e capaz de causar infecção.

Portador – Ser humano ou animal que está contaminado com um microrganismo, mas não tem sinais ou sintomas de uma infecção.

A infecção é um dos maiores perigos para a segurança e a saúde, pois algumas infecções causam a morte, particularmente em crianças e idosos. O auxiliar de enfermagem deve proteger pacientes, moradores e a si mesmo de infecções.

MICRORGANISMOS

Um microrganismo (micróbio) é um pequeno (micro) ser vivo, planta ou animal (organismo) que somente pode ser visto através de um microscópio. Os microrganismos estão em todos os lugares, como na comida, na boca, no nariz, no trato respiratório, no estômago, no intestino e na pele. Vivem na terra, na água, em animais, roupas e móveis. Patogênicos são micróbios que causam infecções e são nocivos, ao passo que não-patogênicos são microrganismos que usualmente não causam infecções.

Necessidades dos microrganismos

Microrganismos necessitam de um reservatório ou hospedeiro, o qual é um ambiente onde o microrganismo vive e cresce, podendo ser uma pessoa, uma planta, um animal, o solo, a comida, a água ou outros materiais. O micróbio precisa de água e nutrição provenientes do reservatório. Muitos micróbios precisam de oxigênio para viver, além de proliferarem-se melhor em ambientes escuros e aquecidos. Muitos micróbios crescem melhor à temperatura corporal e são destruídos pelo calor e pela luz.

INFECÇÃO

Uma infecção é uma doença resultante da invasão e crescimento de micróbios em um organismo. Uma pessoa com uma infecção tem alguns ou todos dos seguintes sinais e sintomas: febre, dor, sensibilidade, hiperemia (vermelhidão), edema (inchaço) e saída de drenagem da área infectada, podendo estar presentes também fadiga, náusea, vomito e diarréia.

A cadeia da infecção

Primeiramente, deve haver uma fonte, que é um patógeno possível de causar uma doença. O patógeno deve ter um reservatório onde possa crescer e se multiplicar. Humanos

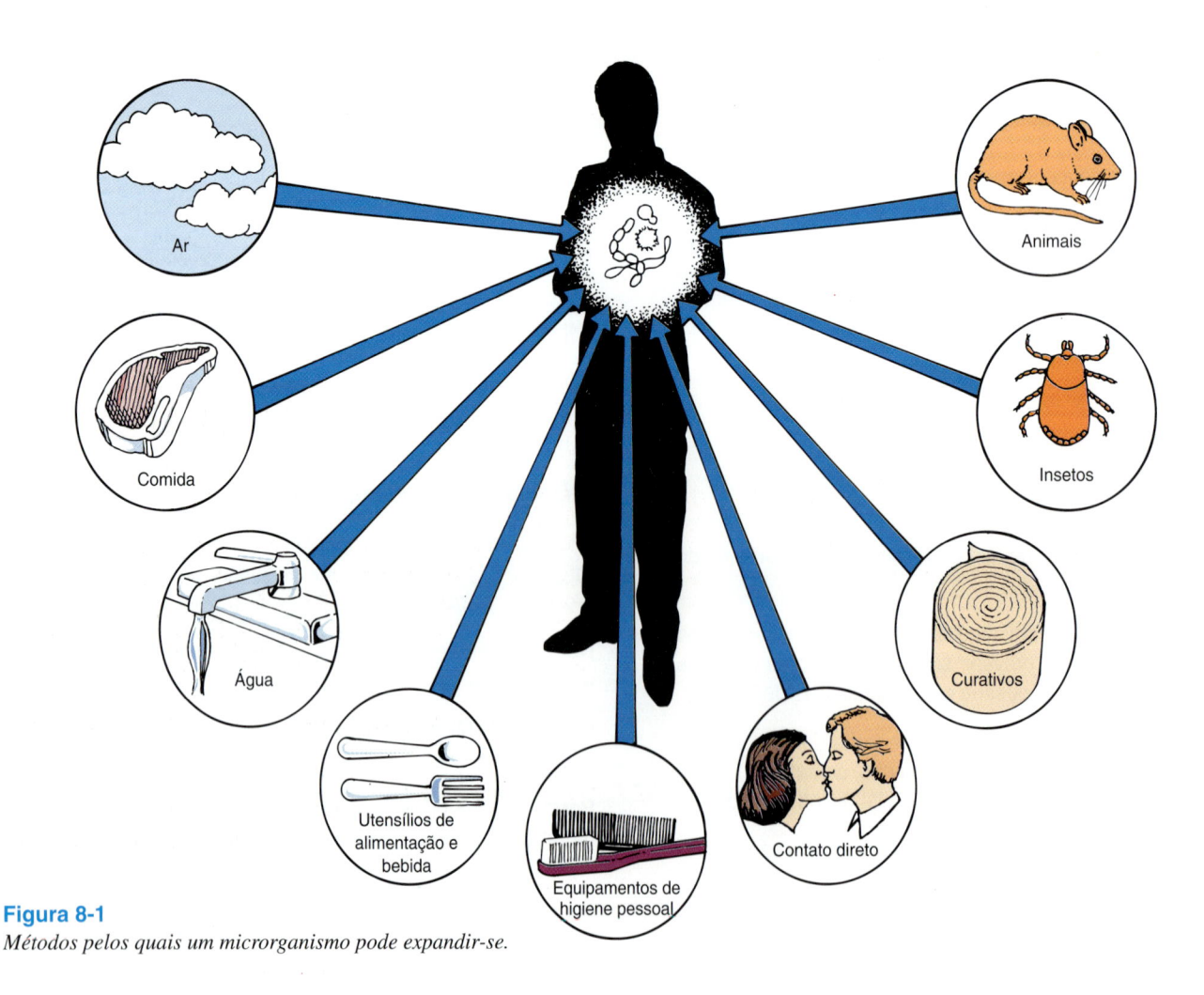

Figura 8-1
Métodos pelos quais um microrganismo pode expandir-se.

e animais estão entre os reservatórios de alguns micróbios, sendo que, caso não apresentarem sinais ou sintomas de infecção, são considerados portadores. Os portadores podem transmitir o patógeno para outros, mas para isto o patógeno deve ser capaz de deixar a fonte. Em outras palavras, ele precisa de uma porta de saída. E as saídas do corpo humano são a respiratória, a gastrintestinal, a urinária e o trato reprodutivo, além de rupturas na pele e no sangue.

Após deixar o hospedeiro, o patógeno deve ser transmitido a outro hospedeiro para que uma infecção se desenvolva (Fig. 8-1). O patógeno deve ingressar, então, no corpo através de uma porta de entrada, que são iguais às de saída. O patógeno deve encontrar um hospedeiro suscetível (uma pessoa com risco para infecção) para crescer e se multiplicar.

ASSEPSIA

Assepsia significa estar livre de microrganismos causadores de doenças. Assepsia médica (técnica de limpeza) são as práticas usadas para remover ou destruir patógenos e para prevenir sua expansão de uma pessoa para outra ou de um local para outro. Para tanto, o número de patógenos deve ser reduzido. Desinfecção é o processo pelo qual patógenos são destruídos. Estéril significa a ausência de todos os microrganismos, tanto patogênicos como não-patogênicos, enquanto esterilização é o processo pelo qual todos os microrganismos são destruídos, tanto os patogênicos como não-patogênicos.

Contaminação é o processo de tornar-se sujo ou contaminado. Na assepsia médica, considera-se que um objeto ou área são limpos quando estão livres de patógenos. Um objeto ou área são contaminados, caso haja presença de patógenos. Um objeto ou área estéril são contaminados quando microrganismos patogênicos ou não-patogênicos estão presentes.

Práticas comuns de assepsia

Práticas assépticas quebram a cadeia da infecção. Alguns meios comuns de prevenir a expansão de microrganismos são:

- Lavar as mãos após micção, evacuação ou troca de absorventes íntimos. Também lavar as mãos após assoar o nariz, escovar e pentear seus cabelos ou após outras atividades de cuidados pessoais.
- Lavar as mãos após entrar em contato com qualquer fluido ou substância corporal. Substâncias e fluidos corporais incluem sangue, saliva, vômito, urina, fezes, secreções vaginais, muco, sêmen, drenagem de feridas, pus e secreções respiratórias.
- Lavar as mãos antes e depois de lidar, preparar ou comer alimentos.
- Lavar as frutas e vegetais crus antes de comê-los ou de servi-los.
- Providenciar toalhas de banho e de rosto, escovas de dentes, copos e outros itens de cuidados pessoais individuais para cada membro da família.
- Usar lenços para cobrir seu nariz e boca quando estiver tossindo, espirrando ou assoando o nariz.
- Tomar banho, lavar os cabelos e escovar os dentes regularmente.
- Lavar os utensílios de cozinha e de alimentação com água e sabão após o uso.

O Quadro 8-1 lista outras medidas de assepsia que são requeridas em instituições de assistência à saúde.

QUADRO 8-1 MEDIDAS ASSÉPTICAS

- Segurar equipamentos e roupas de cama longe do uniforme ou de roupas íntimas (Fig. 8-2).
- Prevenir a expansão de poeira. Não sacudir roupas de cama ou outros equipamentos. Usar um pano úmido para limpar os móveis.
- Limpar da área mais limpa para a mais suja. Isto previne a contaminação de uma área limpa.
- Limpar na direção oposta ao seu corpo.
- Usar a descarga do banheiro para eliminar fezes e urinas.
- Despejar líquidos contaminados diretamente dentro da pia ou vaso sanitário. Evitar respingar em outras áreas. Então enxaguar a pia ou usar a descarga do vaso sanitário.
- Evitar sentar-se na cama do paciente. O profissional poderá adquirir microrganismos e transferi-los para a próxima superfície onde irá se sentar.
- Certificar-se de que todas as pessoas têm seus próprios itens de higiene pessoal.
- Não pegar o equipamento do quarto de uma pessoa para usá-lo com outra, mesmo que o item não tenha sido utilizado.
- Usar sacos a prova de vazamentos para tecidos, roupas de cama ou outros materiais contaminados.
- Manter mesas, superfícies de balcão, bandejas de cadeiras de roda e outras superfícies limpas e secas.
- Promover as necessidades de higiene da pessoa (Capítulo 12). Áreas do corpo contaminadas com fezes, urina, sangue, pus e outros fluidos corporais, secreções ou excreções precisam ser lavadas com sabão e água.
- Usar os equipamentos de proteção pessoal conforme necessidade.

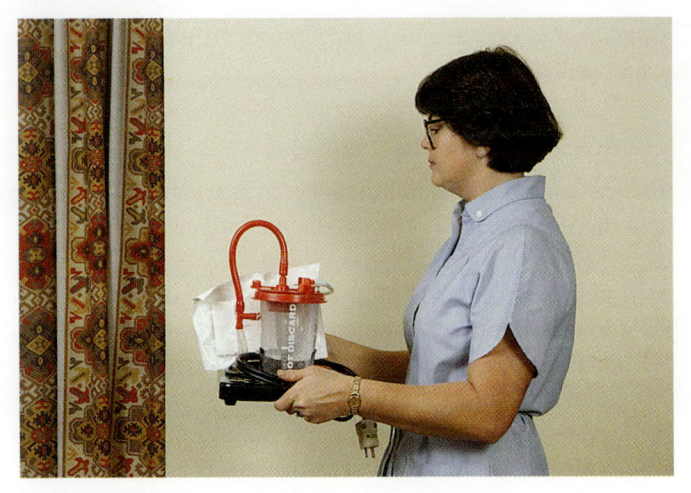

Figura 8-2
Equipamento deve ser mantido longe do uniforme.

Lavagem das mãos

Lavar as mãos com água e sabão é o método mais fácil e mais importante para prevenir a expansão da infecção. As mãos são facilmente contaminadas. Micróbios nas mãos podem se expandir para outras pessoas ou objetos se a lavagem apropriada das mãos não for praticada. O profissional deve lavar suas mãos antes e depois da execução de um procedimento. As regras para a lavagem das mãos estão no Quadro 8-2.

QUADRO 8-2 REGRAS PARA A LAVAGEM DAS MÃOS

- Lavar suas mãos sob água morna corrente.
- Torneiras operadas manualmente são contaminadas. Girar a torneira com papel toalha para abrir e fechar (Fig. 8-3).
- As mãos e antebraços são mantidos mais baixos que os cotovelos durante o procedimento. De outra forma, a água suja corre das mãos para os cotovelos, contaminando essas áreas.
- Prestar atenção em áreas freqüentemente esquecidas quando se lavam as mãos: polegares, juntas dos dedos, laterais das mãos, dedos mínimos e abaixo das unhas. Limpar abaixo das unhas com uma lixa de unha ou com um bastão de madeira.
- Verificar a norma da instituição sobre quanto tempo deve durar a lavagem das mãos. No mínimo são preconizados de 10 a 15 segundos. Uma lavagem de mãos mais prolongada é necessária se as mãos estiverem visivelmente sujas com sangue, fluidos corporais, secreções ou excreções. O julgamento do profissional é importante.
- Usar loção não oleosa depois da lavagem das mãos para prevenir rachaduras e ressecamento da pele.

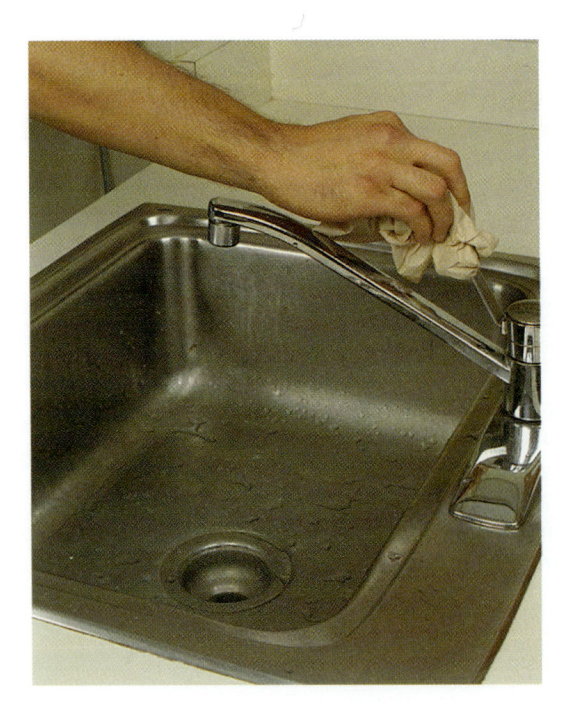

Figura 8-3
Uma toalha de papel é usada para fechar a torneira.

LAVANDO AS MÃOS

PROCEDIMENTO

1. Verificar se há sabão, toalha de papel, bastão de madeira ou lixa de unha e um cesto de lixo. Pegar os itens que faltarem.
2. Puxar seu relógio para cima cerca de 10 a 12,5 cm. Também levantar as mangas do uniforme.
3. Ficar afastado da pia de forma que suas roupas não toquem a mesma. O sabão e a torneira devem estar em local de fácil alcance (Fig. 8-4).
4. Abrir a torneira usando uma toalha de papel.
5. Ajustar a água até que ela esteja morna e confortável.
6. Jogar a toalha de papel usada no cesto do lixo.
7. Molhar seus pulsos e mãos completamente sob a água corrente. Manter as mãos mais baixas que os cotovelos durante o procedimento (Fig. 8-4).
8. Aplicar aproximadamente uma colher de chá de sabão nas mãos.
9. Esfregar as mãos juntas e entrelaçar os dedos para formar uma boa espuma.
10. Lavar cada mão e pulso completamente e limpar bem entre os dedos. Limpar bem abaixo das unhas esfregando as pontas de seus dedos contra a palma da mão (Fig. 8-5).
11. Continuar lavando se as mãos estiverem visivelmente sujas com sangue, fluidos corporais, secreções ou excreções.
12. Usar uma lixa de unha ou um bastão de madeira para limpar abaixo das unhas. Este passo é necessário para a primeira lavagem das mãos feita no dia e se suas mãos estiverem altamente contaminadas.
13. Enxaguar pulsos e mãos muito bem. A água deve fluir dos braços para as mãos.
14. Repitir os passos 8 até 13, se necessário.
15. Secar seus pulsos e mãos com toalha de papel com leves batidas.
16. Descartar a toalha de papel.
17. Desligar a torneira com uma toalha de papel limpa para evitar contaminação das suas mãos. Usar uma toalha de papel limpa para cada torneira.
18. Jogar as toalhas de papel dentro do cesto do lixo.

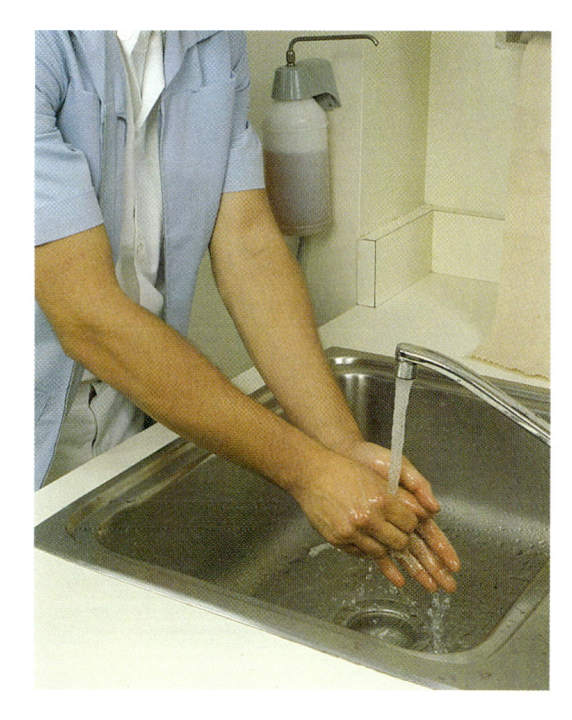

Figura 8-4
O auxiliar de enfermagem posiciona-se de tal forma que seu uniforme não toca a pia. Ele pode alcançar o sabão e a água. As mãos estão mais baixas do que os cotovelos.

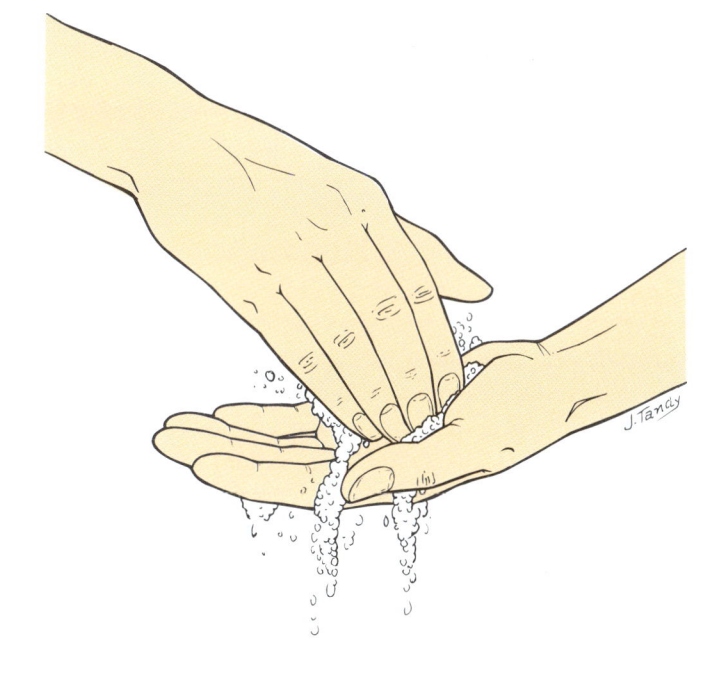

Figura 8-5
As pontas dos dedos são esfregadas contra a palma da mão para limpar abaixo das unhas.

Cuidados com suprimentos e equipamentos

Itens descartáveis são utilizados uma vez e então jogados fora. Todavia, alguns itens descartáveis são utilizados muitas vezes pela mesma pessoa. Exemplos incluem urinol descartável, bacias de higiene, jarros de água e copos. O equipamento reutilizável é desinfetado ou esterilizado antes de ser usado em qualquer pessoa. Antes de ser desinfetado ou esterilizado, o equipamento deve ser limpo.

Limpeza – A limpeza remove dejetos, reduz o número de microrganismos e remove material orgânico (fluidos ou substâncias corporais). Seguir estas recomendações quando estiver limpando equipamentos.

- Usar equipamento de proteção pessoal (luvas, máscara, gorro e proteção para os olhos) quando estiver limpando material contaminado com sangue, fluidos corporais, secreções ou excreções.
- Enxaguar o material em água fria primeiro para remover o material orgânico.
- Usar sabão e água quente para lavar o material. Esfregar completamente e usar uma escova, se necessário.
- Enxaguar o material em água morna. Então secá-lo.
- Desinfetar ou esterilizar o material.
- Desinfetar o equipamento e a pia utilizados durante o processo de limpeza.
- Descartar o equipamento de proteção pessoal.

Desinfecção – Desinfecção é um processo pelo qual os patógenos são destruídos.

Um método simples de desinfecção é o uso de água fervente. Itens pequenos são desinfetados pela colocação dos mesmos em água fervente por no mínimo 15 minutos. Desinfetantes químicos são usados para limpar instrumentos e equipamentos. Eles são utilizados para limpar itens não-descartáveis, como termômetros de vidro, urinol de metal, manguitos de pressão arterial e estetoscópios. Também são utilizados em cômodas, cadeiras, superfícies de mesas, cadeiras de rodas, macas e mobília do quarto.

Os desinfetantes podem queimar e irritar a pele. Luvas à prova de água (luvas de borracha) devem ser utilizadas, a fim de prevenir a irritação da pele. Não usar luvas descartáveis quando estiver manipulando desinfetantes.

Esterilização – A esterilização destrói todos os microrganismos patógenos e não-patógenos. Temperaturas muito elevadas podem ser empregadas. Lembre-se que os micróbios são destruídos pelo calor.

Uma autoclave (Fig. 8-6) é um esterilizador por calor pressurizado. Ela é usada para esterilizar objetos de metal como instrumentos cirúrgicos, bacias e urinol. Vidros e lençóis cirúrgicos também são esterilizados em autoclaves. Itens plásticos e de borracha não são colocados em autoclave porque se danificam em altas temperaturas.

PRECAUÇÕES DE ISOLAMENTO

Precauções de isolamento previnem a expansão de uma doença transmissível. Doenças comunicáveis (doenças contagiosas) são causadas por patógenos que se transmitem facilmente. São doenças comunicáveis comuns: sarampo, caxumba, catapora, sífilis, gonorréia, hepatite e síndrome da imunodeficiência adquirida (AIDS). O paciente pode ter uma infecção respiratória, de ferida, de pele, gastrintestinal ou sangüínea que é altamente contagiosa. Os patógenos que causam tais infecções devem ser mantidos em uma área, medida esta que protege da infecção a equipe de saúde, os visitantes e outros pacientes ou moradores.

Em janeiro de 1996, o Centro de Controle e Prevenção de Doenças (CDC)* divulgou novas recomendações para precauções de isolamento, as quais enfatizam a importância de todos os fluidos corporais, secreções e excreções na transmissão de patógenos. Duas formas de precaução são praticadas: precauções-padrão e precauções baseadas na transmissão. As novas recomendações substituem as anteriores citações do CDC para precauções universais e precauções de isolamento.

Limpo *versus* sujo

Precauções de isolamento baseiam-se em critérios de discriminação daquilo que é limpo ou sujo. Áreas ou objetos limpos são aqueles que não estão contaminados. Áreas não-

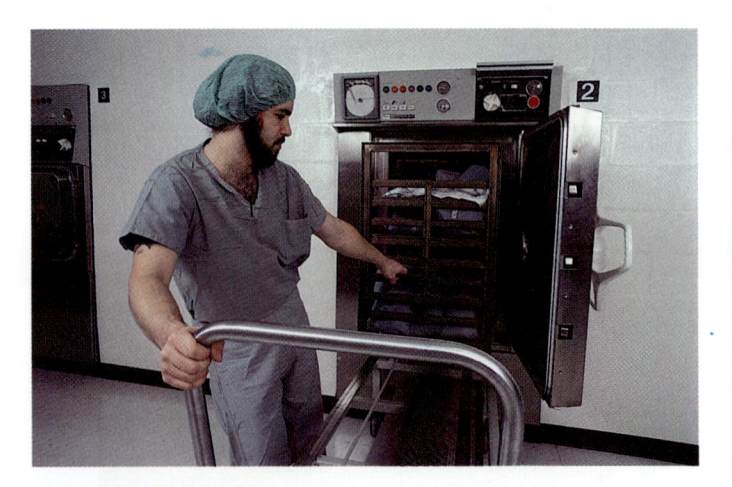

Figura 8-6
Uma autoclave.

---

*N. de T. CDC - Órgão dos Estados Unidos da América que pesquisa e normatiza aspectos relacionados ao controle de infecções.

contaminadas estão sem patógenos. Áreas sujas ou objetos são considerados contaminados quando uma área ou um objeto limpo entram em contato com uma área ou objeto sujo, passando assim o objeto limpo a ser considerado sujo. O conceito de limpo e sujo também depende do modo como o patógeno se expande.

Precauções-padrão

Precauções-padrão são tomadas para redução do risco de expansão do patógeno de infecções conhecidas e desconhecidas. Eles previnem a expansão de infecção vindas:

- Do sangue.
- De todos os fluidos, secreções e excreções corporais (exceto suor), mesmo que o sangue não seja visível.
- Pele não-íntegra (pele que tem lesões abertas).
- Membranas mucosas.

As precauções-padrão são usadas durante o cuidado de qualquer pessoa. Tais precauções estão listadas no Quadro 8-3.

QUADRO 8-3 PRECAUÇÕES-PADRÃO

LAVAGEM DAS MÃOS
- Lavar as mãos após tocar em sangue, fluidos corporais, secreções excreções e itens contaminados. As mãos devem ser lavadas mesmo que o profissional esteja usando luvas.
- Lavar as mãos imediatamente após a remoção das luvas e entre o contato com pacientes ou moradores. Também lavar as mãos sempre que for recomendado, a fim de evitar a transferência de micróbios para outras pessoas ou ambientes.
- Lavar as mãos entre tarefas e procedimentos com a mesma pessoa. Isto previne a contaminação cruzada de diferentes áreas do corpo.
- Usar sabão comum para a lavagem rotineira das mãos. (Outros agentes podem ser necessários em certas situações. A enfermeira dirá o que deve ser usado.)

LUVAS
- Usar luvas quando estiver tocando o corpo, fluidos corporais, secreções, excreções e itens contaminados.
- Colocar luvas limpas no momento em que for tocar membranas mucosas e pele não-intacta.
- Trocar as luvas entre tarefas e procedimentos com a mesma pessoa, depois de entrar em contato com material que pode estar altamente contaminado.
- Remover as luvas apropriadamente após seu uso. Remova as luvas antes de tocar itens e superfícies não-contaminados e antes de se dirigir para outra pessoa.
- Lavar as mãos imediatamente após a remoção das luvas, pois isto previne a transferência de microrganismos para outras pessoas ou ambientes.

MÁSCARAS, PROTETOR OCULAR E ESCUDOS FACIAIS
- Usar máscaras, proteção para os olhos e escudos faciais durante procedimentos e atividades de cuidado que podem causar respingos ou jatos de sangue, fluidos corporais, secreções e excreções (Fig. 8-7).

AVENTAIS
- Usar aventais durante procedimentos e atividades de cuidado que podem causar respingos ou jatos de sangue, fluidos corporais, secreções e excreções, pois o avental protege a pele e previne a contaminação das roupas.
- Remover o avental contaminado assim que possível.
- Lavar as mãos após a remoção do avental para prevenir a transferência de microrganismos para outras pessoas ou ambientes.

MATERIAIS DE CUIDADO DO PACIENTE
- Manipular materiais usados para cuidados com os pacientes com atenção. Os materiais podem estar contaminados com sangue, fluidos corporais, secreções e excreções. Prevenir a exposição da pele e da membrana mucosa e a contaminação das roupas, bem como a transferência de microrganismos para outras pessoas ou ambientes.
- Não utilizar materiais reutilizáveis para o cuidado de diferentes pessoas até que o item tenha sido limpo, desinfetado ou esterilizado.
- Descartar materiais descartáveis (uso único) apropriadamente.

CONTROLE DO AMBIENTE
- Seguir a norma da instituição quanto aos cuidados, limpeza e desinfecção de rotina de superfícies, o que inclui superfícies ambientais, grades laterais, equipamentos utilizados à beira do leito e outras superfícies freqüentemente manipuladas.

ROUPAS DE CAMA
- Seguir a norma da instituição sobre a forma como manipular, transportar e processar roupas de cama contaminadas com sangue, fluidos corporais, secreções e excreções. Prevenir a exposição da pele e da membrana mucosa e a contaminação das roupas. Também prevenir a transferência de microrganismos para outras pessoas ou ambientes.

QUADRO 8-3 PRECAUÇÕES-PADRÃO – CONTINUAÇÃO

SAÚDE OCUPACIONAL E PATÓGENOS VEICULADOS PELO SANGUE
- Prevenir lesões quando estiver usando agulhas, bisturis e outras instrumentos ou aparatos cortantes.
- Prevenir lesões quando estiver segurando instrumentos afiados depois de procedimentos e quando estiver limpando instrumentos já utilizados.
- Prevenir lesões quando estiver descartando agulhas usadas.
- Nunca reencapar agulhas usadas. Não as manipular usando ambas as mãos ou usando qualquer técnica que envolva direcionar a agulha apontada para qualquer parte do corpo. Usar técnica com uma mão para encaixar a capa protetora ou um aparelho mecânico que segure a agulha.
- Não remover agulhas usadas de seringas descartáveis com as mãos.
- Não curvar, quebrar ou manipular com as mãos agulhas usadas.
- Colocar agulhas, seringas, lâminas de bisturis e outros itens cortantes usados e descartáveis em recipientes resistentes a punções.
- Colocar seringas e agulhas reutilizáveis em um recipiente resistente a punções para transporte até a área de reprocessamento.
- Usar equipamentos de reanimação respiratória quando for necessária a respiração boca a boca (Capítulo 28).

AMBIENTE DO PACIENTE
- Um quarto privativo é utilizado se a pessoa: contaminar o ambiente; não auxiliar ou não poder auxiliar na manutenção da higiene ou controle ambiente.
- Seguir as instruções da enfermeira se um quarto privativo não estiver disponível.

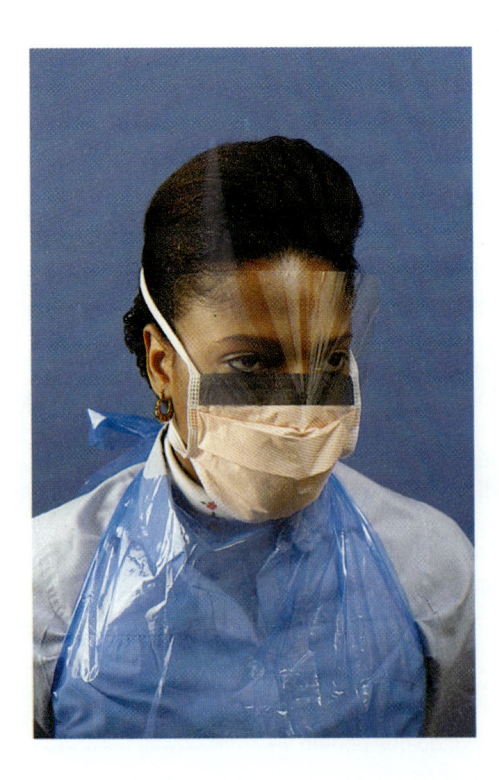

Figura 8-7
Um escudo facial protege os olhos e as membranas mucosas da boca.

Precauções baseadas na transmissão

Algumas pessoas têm infecções que requerem precauções adicionais as precauções-padrão. As precauções adicionais dependem de como o patógeno expande-se. A Tabela 8-1 descreve as precauções baseadas na transmissão.

As regras no Quadro 8-4 têm por finalidade a realização de cuidados seguros quando são empregadas precauções de isolamento. As normas da instituição podem ser diferentes das contidas neste texto.

TABELA 8-1 PRECAUÇÕES BASEADAS NA TRANSMISSÃO

Tipo: Precauções para transmissão por via aérea.
Finalidade: Para infecções, com suspeito ou conhecido envolvimento de microrganismos que são transmitidos por via aérea e gotículas–sarampo, catapora, tuberculose.

Práticas:
- Devem ser seguidas precauções-padrão.
- É preferido um quarto privado.
- Manter a pessoa no quarto com a porta fechada.
- Usar proteção respiratória (máscara para tuberculose) quando entrar no quarto de uma pessoa com tuberculose, conhecida ou suspeita.
- Não entrar no quarto de uma pessoa com sarampo ou catapora, suspeita ou conhecida, se o profissional for suscetível a essas doenças.
- Usar proteção respiratória (máscara) se tiver de entrar no quarto de uma pessoa com doenças como sarampo ou catapora, em casos de suspeita ou quando já diagnosticado, se for suscetível a essas doenças (a proteção respiratória não é indicada para pessoas que são imunes ao sarampo ou à catapora).
- Limitar o transporte e a movimentação da pessoa fora do quarto. A pessoa deve usar uma máscara se o transporte ou a movimentação para fora do quarto for necessário.

Tipo: Precauções para transmissão via gotículas.
Finalidade: Para infecções com suspeito ou conhecido envolvimento de microrganismos que são transmitidos por gotículas geradas pela tosse, espirro, fala ou procedimentos – meningite, pneumonia, epiglotite, difteria, coqueluche, gripe, caxumba, rubéola, faringite estreptocócica ou escarlatina.

Práticas:
- Devem ser seguidas precauções-padrão.
- É preferido um quarto privado.
- Usar uma máscara quando estiver trabalhando a um metro da pessoa contaminada. (Usar uma máscara ao entrar no quarto, se for exigido, conforme a norma da instituição.)
- Limitar o transporte e a movimentação da pessoa para fora do quarto. A pessoa deve usar uma máscara se é necessário o transporte ou movimento para fora do quarto.

Tipo: Precauções para transmissão por contato.
Finalidade: Para infecções com suspeito ou conhecido envolvimento de microrganismos que podem ser transmitidos por contato direto com a pessoa (contato manual, pele a pele que ocorre durante uma atividade de cuidado) ou contato indireto (tocando superfícies ou itens de cuidado do paciente no quarto) – infecções gastrintestinais, respiratórias de pele ou de feridas.

Práticas:
- Devem ser seguidas precauções-padrão.
- É preferido um quarto privado.
- Ao entrar no quarto da pessoa, usar luvas.
- Trocar as luvas após contato com material contaminado que pode conter altas concentrações de microrganismos.
- Remover as luvas antes de deixar o quarto.
- Lavar as mãos imediatamente com um agente recomendado pela enfermeira.
- Cuidar para que as mãos não toquem superfícies ou itens potencialmente contaminados após a remoção das luvas e da lavagem das mãos.
- Usar um avental ao entrar no quarto caso vá contatar diretamente com o paciente, superfícies do ambiente ou itens no quarto.
- Usar um avental ao entrar no quarto se a pessoa estiver incontinente, tiver diarréia, uma ileostomia, uma colostomia ou drenagem de feridas não contidas por um curativo.
- Remover o avental antes de deixar o quarto da pessoa. Tomar cuidado para que suas roupas não toquem superfícies ou itens potencialmente infectados no quarto.
- Limitar a movimentação ou a transferência do paciente para fora do quarto. Manter as precauções se a pessoa for removida ou transferida de quarto.

QUADRO 8-4 REGRAS PARA PRECAUÇÕES DE ISOLAMENTO

- Providenciar todo o equipamento necessário antes de entrar no quarto.
- O piso é contaminado. Assim, qualquer objeto do piso ou que caia no chão ficará contaminado.
- A poeira do chão é contaminada. Para sua limpeza, deve ser utilizado um esfregão molhado com uma solução desinfetante.
- Correntes de ar devem ser prevenidas, pois carregam patógenos.
- Devem ser utilizadas toalhas de papel para carregar itens contaminados.
- Itens removidos do quarto são ensacados em fortes sacos à prova de vazamentos.
- Um duplo ensacamento deve ser feito se a parte externa de um saco está ou pode ser contaminada (veja Fig. 8.11).
- Seguir a norma da instituição para remoção e transporte de equipamentos e dispositivos descartáveis e reutilizáveis.
- Pratos reutilizáveis, talheres e bandejas são devolvidos ao departamento ou serviço de nutrição, enquanto os descartáveis são descartados em um recipiente apropriado de lixo no quarto.
- Não tocar nos cabelos, nariz, boca, olhos ou outras partes do corpo quando estiver cuidando de uma pessoa em isolamento.
- Caso as mãos se contaminem, elas não devem tocar nenhuma área ou objeto limpo.
- Lavar as mãos se elas forem contaminadas.
- Colocar itens limpos ou objetos sobre toalhas de papel.
- Não sacudir a roupa de cama.
- Usar toalhas de papel para abrir e fechar as torneiras.
- Relatar à enfermeira se estiver com cortes, áreas de pele aberta, garganta inflamada, vômito ou diarréia.

Procedimentos especiais

As precauções de isolamento podem requerer o uso de luvas, um avental, uma máscara ou escudo facial. Um duplo ensacamento pode ser necessário quando estiver removendo lençóis, lixo e equipamentos da área.

Luvas – Luvas descartáveis fornecem uma barreira entre a pessoa e o profissional. Pequenas quebras na pele das mãos e dos dedos são comuns e constituem-se em uma porta de entrada para micróbios. As luvas protegem o profissional de patógenos veiculados pelo sangue, fluidos corporais, secreções e excreções. A pessoa também é protegida de patógenos que podem estar nas mãos do profissional.

As luvas são usadas sempre que o contato com sangue, fluidos corporais, secreções ou excreções é provável. O contato pode ser direto ou estabelecer-se pelos equipamentos ou superfícies contaminadas. O profissional deve usar luvas sempre que houver a possibilidade de contato com sangue, fluidos corporais, secreções, excreções, membranas mucosas ou pele não-intacta.

Lembre-se do seguinte sobre o uso de luvas:

- Um par novo é necessário para cada pessoa.
- Luvas rasgadas, puncionadas ou cortadas são imediatamente removidas e descartadas. Lavar as mãos e colocar um novo par.
- As luvas devem ser usadas uma vez e descartadas.
- Luvas limpas devem ser colocadas somente na hora em que for tocar membranas mucosas ou pele não-intacta.
- Luvas novas são necessárias assim que as luvas se tornarem contaminadas com sangue, fluidos corporais, secreções ou excreções. Mais de um par de luvas pode ser necessário para um mesmo procedimento.
- As luvas devem cobrir os pulsos. Se um avental estiver sendo utilizado, as luvas devem cobrir os punhos (Fig. 8-8).

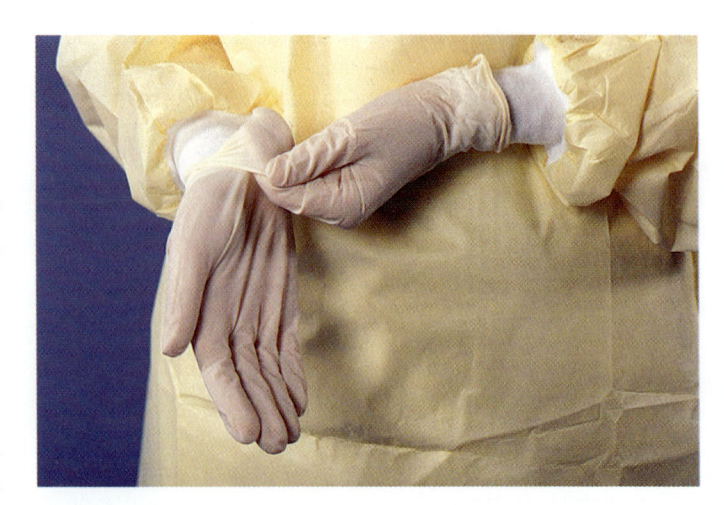

Figura 8-8
As luvas cobrem os punhos da vestimenta.

REMOVENDO AS LUVAS

PROCEDIMENTO

1 Quando ambas as mãos ainda estiverem enluvadas, certificar-se de que as luvas toquem somente nas luvas, ou seja, não devem tocar na pele.
2 Remover uma luva agarrando-a bem abaixo do punho (Fig. 8-9, A).
3 Puxar a luva para baixo sobre a mão, de modo que a parte interna fique por fora (Fig. 8-9, B).
4 Segurar a luva removida com a mão enluvada.
5 Colocar dois dedos da mão sem luva dentro da parte interna da outra luva (Fig. 8-9, C).
6 Puxar a luva para baixo (parte interna para fora) sobre a mão e sobre a outra luva (Fig. 8-9, D).
7 Descartar as luvas em um recipiente apropriado.
8 Lavar as mãos.

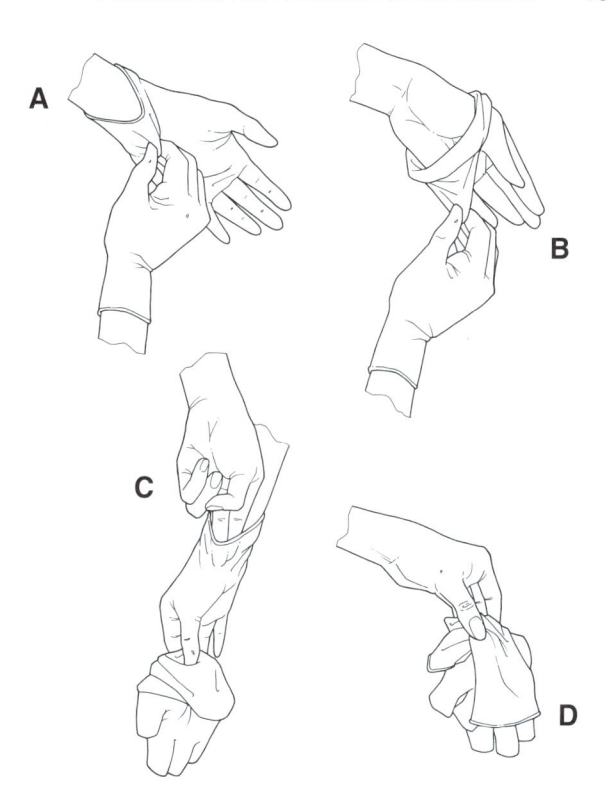

Figura 8-9
*Remoção de luvas. **A**, A luva é segurada abaixo da manga. **B**, A luva é puxada para baixo sobre a mão. A parte interna fica para fora. **C**, Os dedos da mão sem luva são inseridos dentro da outra luva. **D**, A luva é puxada para baixo sobre a mão e sobre a outra luva.*

- Quando as luvas são removidas, a parte interna ficará para o lado de fora. A parte interna das luvas é considerada limpa.
- Lavar as mãos após a remoção das luvas.

Avental – O avental mantém a roupa do profissional livre dos patógenos dos paciente infectados, assim como, o protege daqueles que podem estar nas roupas de qualquer pessoa que freqüenta o quarto do paciente. Eles também previnem a contaminação da roupa quando se está executando um cuidado. Os aventais nunca devem ser usados fora do quarto do paciente.

O avental deve cobrir completamente a roupa. As mangas devem ser longas com os punhos bem justos, com a parte de trás, onde deve ser amarrado na altura do pescoço e na cintura. A parte interna e a parte do pescoço da vestimenta são limpos. A parte externa e os cordões da cintura são contaminados.

Os aventais devem ser usados para proteger os braços e punhos de contaminação ou contato com sangue ou fluidos corporais, pois o profissional pode estar exposto a respingos ou jatos destes. O avental deve ser usado uma única vez e, quando molhado, deve ser substituído por outro seco, pois já estará contaminado.

Usando uma máscara facial – A máscara facial previne a expansão de microrganismos advindos do trato respiratório. Se uma máscara tornar-se molhada ou úmida, deverá ser substituída por outra seca, pois já estará contaminada.

A máscara deve ficar firme sobre o nariz e a boca. As mãos devem ser lavadas antes de colocá-la e quando tiver de ser removida, primeiramente retirar as luvas. Somente as tiras devem ser tocadas durante a remoção. A frente da máscara é considerada contaminada.

Proteção para os olhos – Óculos de proteção ou escudo facial (veja Fig. 8-7) protegem os olhos, nariz e boca de respingos ou jatos de sangue, de fluidos corporais, secreções ou excreções. Eles devem ser usados com máscara facial. Tal proteção pode ser necessária quando se estiver realizando cuidados, limpando instrumentos ou eliminando líquidos contaminados.

Embalando artigos – Itens contaminados devem ser embalados (ensacados) antes de removidos do quarto da pessoa em sacos plásticos reforçados e à prova de vazamentos.

O lixo é usualmente colocado em um recipiente para lixo biologicamente perigoso (Fig. 8-12), referindo-se a itens

Vestindo um avental

Procedimento

1. Remover o relógio e todas as jóias.
2. Enrolar para cima as mangas compridas de seu uniforme.
3. Lavar as mãos.
4. Colocar uma máscara, se necessário.
5. Pegar um avental limpo. Segurá-lo de frente, de forma que se desdobre, sem sacudi-lo.
6. Por as mãos e braços pelas mangas do avental (Fig. 8-10, A).
7. Verificar se o avental cobre completamente a parte da frente do uniforme. O avental deve ser confortável no pescoço.
8. Amarrar as tiras atrás do pescoço (Fig. 8-10, B).
9. Dar a volta na parte de trás do uniforme. Ele deve ser completamente coberto. O avental deve estar confortável (Fig. 8-10, C), sem ficar muito frouxo.
10. Amarrar as tiras da cintura nas costas.
11. Calçar as luvas.
12. Realizar o procedimento.
13. Remover e descartar as luvas.
14. Remover o avental conforme especificado a seguir:
    a. Desamarrar as tiras da cintura.
    b. Lavar as mãos.
    c. Desamarrar as tiras do pescoço. Não tocar a parte de fora do avental.
    d. Puxar o avental para baixo dos ombros.
    e. Virar o avental com o lado de dentro para fora conforme for sendo removido. Segurar o avental pela bainha interna dos ombros e trazê-lo em direção às mãos juntas (Fig. 8-10, D).
15. Enrolar o avental mantendo-o longe e com a parte interna para fora.
16. Descartar o avental no recipiente apropriado.
17. Lavar as mãos.
18. Remover a máscara fácil e descartá-la.
19. Lavar as mãos.
20. Abrir a porta com uma toalha de papel e depois descartá-la em um cesto de lixo antes de sair deste.

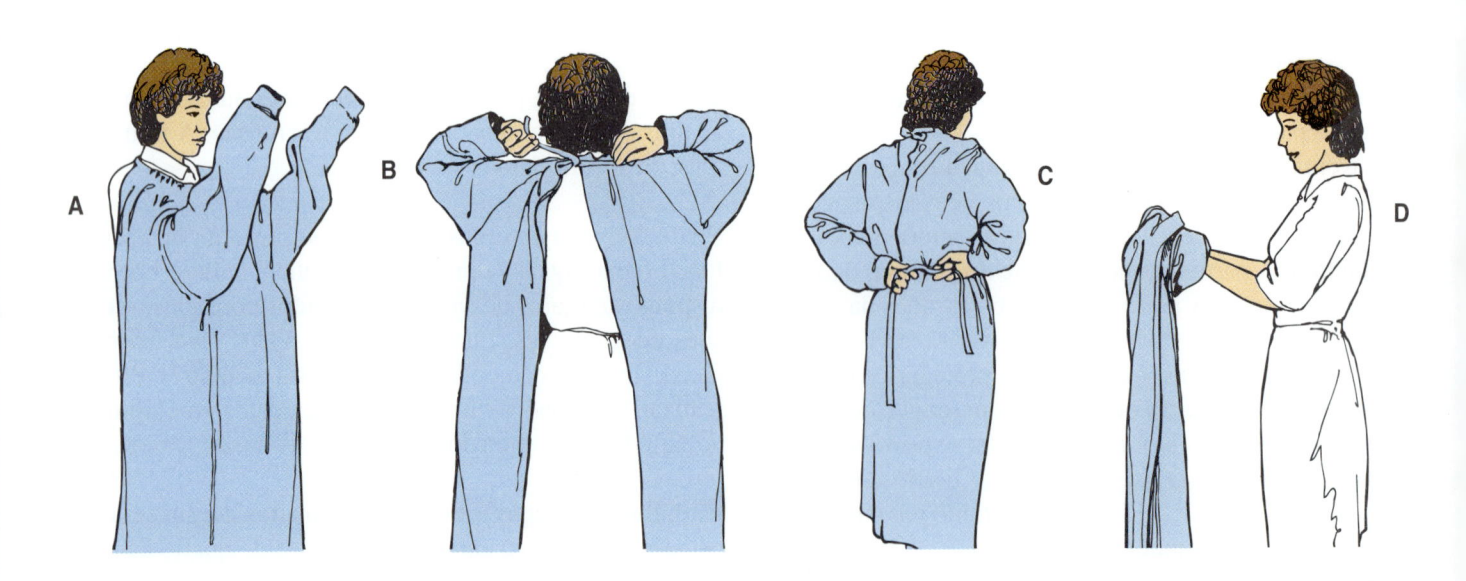

Figura 8-10
*Técnica para vestir avental. **A**, Os braços e as mãos são colocados pelas mangas. **B**, As tiras são amarradas atrás do pescoço. **C**, O avental é cruzado nas costas de forma que todo o uniforme fique coberto. **D**, O avental é virado do avesso enquanto é removido.*

que são contaminados com o sangue da pessoa, fluidos corporais, secreções ou excreções que podem ser perigosas para outras pessoas. A roupa de cama deve ser embalada e manuseada de acordo com a norma da instituição.

Um saco simples é geralmente adequado. Duplo ensacamento envolve a colocação de itens contaminados em dois sacos. Para este procedimento são necessários dois profissionais. Um deve estar dentro do quarto e o outro na porta do lado

USANDO UMA MÁSCARA FACIAL

PROCEDIMENTO

1 Lavar as mãos.
2 Pegar a máscara pelas tiras superiores. Não tocar a parte que irá cobrir a face.
3 Posicionar a máscara sobre o nariz. O nariz e a boca devem ser cobertos (Fig. 8-11, A).
4 Posicionar as tiras superiores sobre as orelhas. Amarrá-las na parte de trás na direção do alto da cabeça (Fig. 8-11, B).
5 Amarrar as tiras inferiores na parte de trás na direção do pescoço (Fig. 8-11, C). Certificar-se que a parte inferior da máscara fique abaixo do queixo.
6 Apertar a banda de metal ao redor do nariz se estiver usando óculos. A parte superior da máscara deve estar firme sobre o nariz e abaixo do canto inferior dos óculos.
7 Lavar as mãos.
8 Realizar o procedimento. Evitar tossir, espirrar e falar desnecessariamente enquanto estiver usando a máscara.
9 Trocar de máscara se ela se tornar úmida ou contaminada.
10 Remover a máscara conforme indicado a seguir:
   a Remover as luvas.
   b Desamarrar as tiras inferiores.
   c Desamarrar as tiras superiores.
   d Segurar as tiras superiores e remover a máscara.
   e Trazer as tiras juntas. A parte interna da máscara deve se dobrar unida. Evitar tocar a parte interna da máscara.
11 Descartar a máscara em um recipiente apropriado.
12 Lavar as mãos.

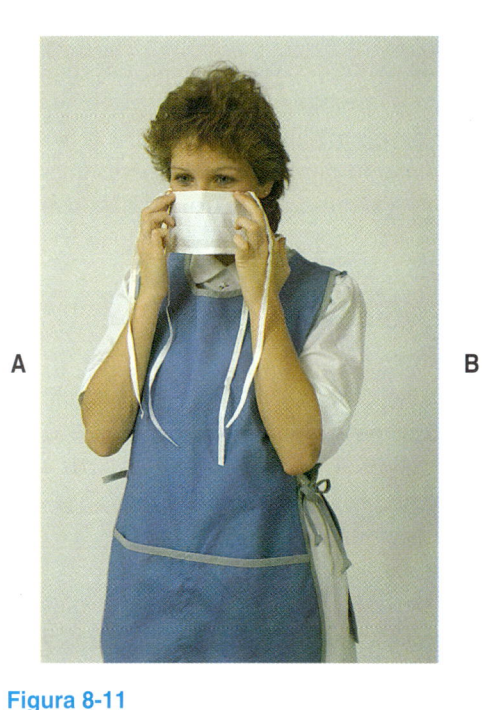

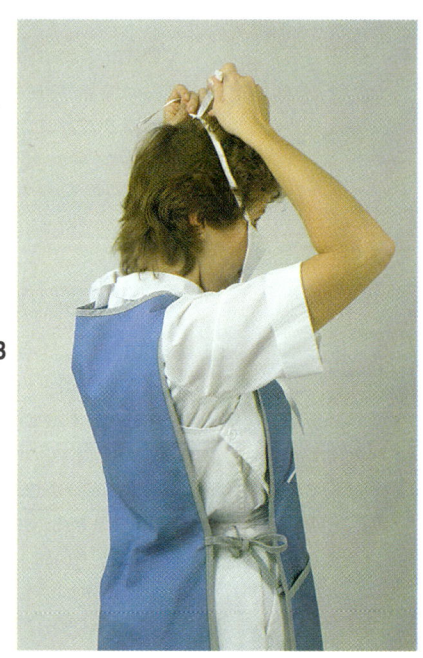

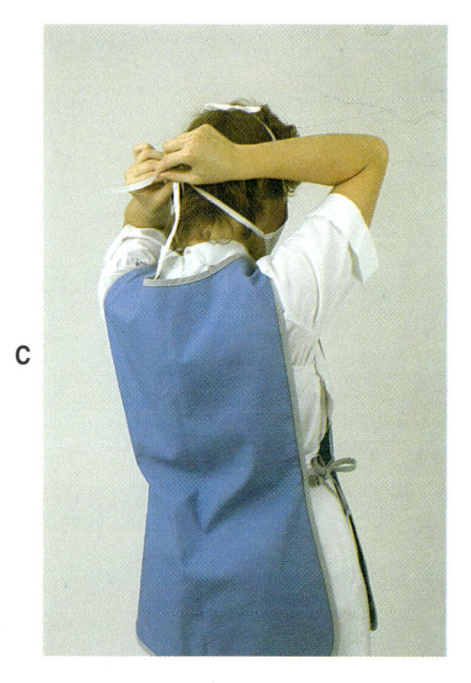

Figura 8-11
A, A máscara é posicionada para que a boca e o nariz sejam cobertos. B, As tiras superiores são amarradas atrás da cabeça. C, As tiras inferiores são amarradas na direção do pescoço.

de fora do quarto. O profissional que se encontra no quarto coloca os itens contaminados dentro de um saco. O saco é então selado com segurança. O profissional fora do quarto segura um saco aberto e "limpo". Dobrar a borda do saco limpo de forma que as mãos sejam envolvidas por ele para proegê-las de contaminação (Fig. 8-13). O profissional de dentro do quarto fica parado na porta e coloca o saco contaminado dentro de um saco limpo.

PADRÃO DE PATÓGENOS VEICULADOS PELO SANGUE

O padrão de patógenos veiculados pelo sangue protege os profissionais de exposição ao vírus da AIDS (HIV) e ao vírus da hepatite B (HBV).

O HIV e o HBV são patógenos veiculados pelo sangue. Eles saem do corpo pelo sangue e são transmitidos para outras pessoas pelo sangue ou materiais potencialmente infectados. Tais materiais são contaminados com sangue ou com um fluido corporal que pode conter sangue. Materiais potencialmente infectados incluem agulhas, lençóis sujos, curativos e outros equipamentos, além de itens utilizados no cuidado da pessoa. Todo sangue humano e outros materiais potencialmente contaminados são manipulados como se fossem contaminados por HIV e HBV.

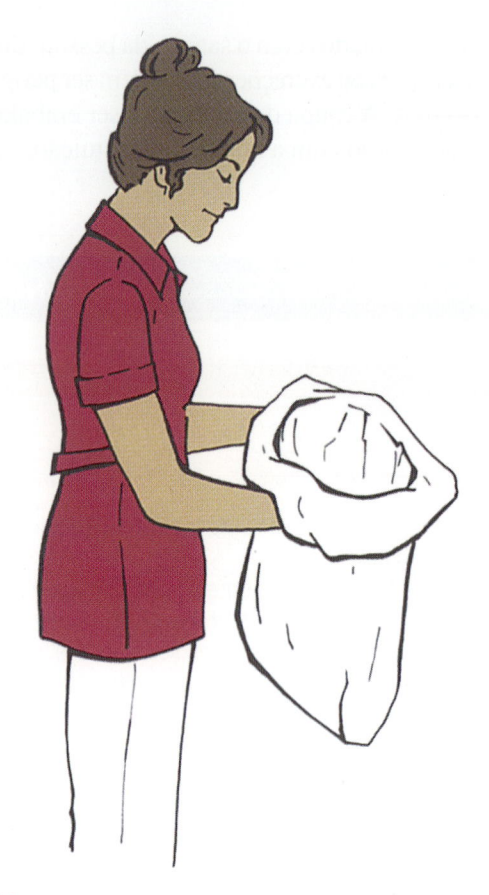

Figura 8-13
Borda feita na borda do saco limpo.

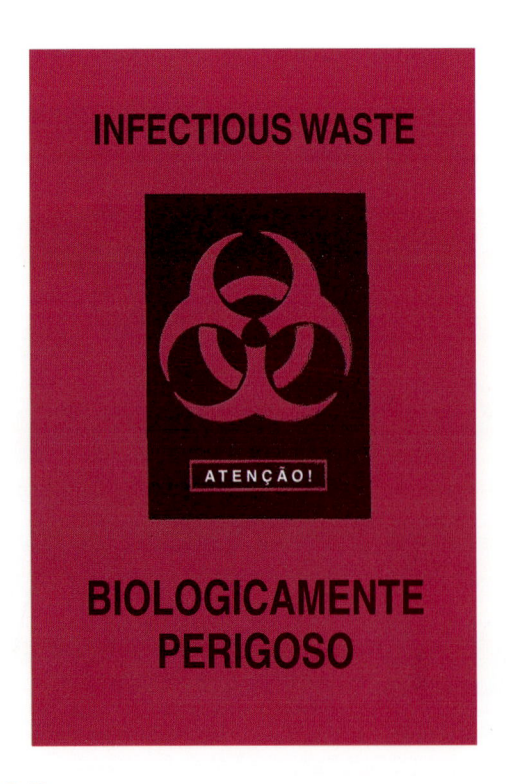

Figura 8-12
Recipiente para lixo com o símbolo de biologicamente perigoso.

Treinamento dos empregados

A equipe com risco de exposição deve receber informação gratuita e treinamento. O treinamento é de responsabilidade do empregador e deve ser feito na admissão e repetido anualmente. O treinamento também é necessário quando há novos procedimentos ou troca dos mesmos e de tarefas que envolvem exposição com patógenos do sangue.

Vacinação da hepatite B

A hepatite B é uma doença inflamatória do fígado. Ela é causada pelo vírus da hepatite B (HBV), que é usualmente transmitido pelo sangue e por contato sexual. A vacina da hepatite B é administrada com a finalidade de produzir uma imunidade contra o vírus HBV. Ter imunidade significa que a pessoa está protegida contra uma doença específica e não a contrairá ou será afetada por ela.

Os empregadores devem fornecer a vacinação da hepatite B para seus funcionários, sendo responsável pelo custo da vacinação. O profissional pode se recusar a receber a vacina, devendo, então, assinar uma declaração. Ele pode requerer e obter a vacina em uma data posterior.

Métodos de controle

Os métodos de controle incluem práticas de controle de trabalho, planejamento e equipamento de proteção pessoal.

Planejamento e práticas de controle de trabalho – O planejamento reduz a exposição do profissional na área de trabalho. Recipientes especiais para itens cortantes contaminados (agulhas, vidros quebrados), removedor de amostras e isolamento de áreas de perigo são estratégias importantes. Os recipientes devem ser resistentes a punções e à prova de vazamentos. Eles são coloridos em código vermelho ou etiquetados com o símbolo de "biologicamente perigoso" (veja Fig. 8-12).

Práticas de controle de trabalho também reduzem o risco de exposição. Todos os procedimentos envolvendo sangue ou outros materiais potencialmente infectados são feitos de forma que haja poucos respingos, jatos ou evitando que se espalhem muito. Procedimentos com respingos devem ser evitados. A seguir são apresentadas algumas práticas de controle do trabalho:

- Não comer, beber, fumar, aplicar cosméticos, pomadas nos lábios ou manusear lentes de contato em áreas de exposição ocupacional.
- Não armazenar comida ou bebida em refrigeradores ou outras áreas onde sangue ou materiais potencialmente infectados são mantidos.
- Lavar as mãos quando forem removidas as luvas e assim que possível após contato da pele com sangue ou outros materiais potencialmente infectados.
- Nunca colocar a tampa de volta, curvar ou remover agulhas diretamente com as mãos. Quando estiver retampando, curvando ou removendo agulhas contaminadas devido a um procedimento, usar um meio mecânico (fórceps) para fazê-lo.
- Nunca cortar ou quebrar uma agulha contaminada.
- Descartar agulha contaminada ou instrumentos afiados em um recipiente que deve ser fechado, resistente a punções e à prova de vazamentos. O recipiente deve ter uma cor código vermelha ou ser etiquetado com o símbolo de "biologicamente perigoso". O recipiente deve ficar de pé e não pode ser preenchido além de sua capacidade.

Equipamento de proteção pessoal – Tais equipamentos incluem luvas, óculos de proteção escudo facial, máscara, paletó de laboratório, avental, protetor de sapatos e capas cirúrgicas. Sangue e outros materiais potencialmente infectados não devem passar pelo equipamento para as roupas, pele, olhos, boca ou membranas mucosas.

O equipamento de proteção, pessoal deve ser gratuito para o empregado. Também preconizam-se as seguintes precauções no manuseio seguro e para o uso de equipamento de proteção pessoal:

- Remover o equipamento de proteção antes de deixar a área de trabalho e depois que o paramento contaminou-se.
- Colocar o equipamento de proteção usado em áreas ou recipientes designados quando forem armazenados, lavados, descontaminados ou descartados.
- Usar luvas sempre que for esperado o contato com sangue ou outros materiais potencialmente contaminados. As luvas também são utilizadas quando estiver manuseando ou tocando itens ou superfícies contaminados. As luvas devem ser substituídas quando estiverem usadas, puncionadas ou contaminadas.
- Nunca lavar ou descontaminar luvas descartáveis para reutilização.
- Descartar as luvas que estão sendo usadas se elas mostrarem sinais de rachaduras, descamação, rasgos, furos ou deterioração.

Equipamento – O equipamento contaminado deve ser limpo e desinfectado ou esterelizado. Superfícies de trabalho contaminadas devem ser desinfectadas com um desinfetante especial:

- Logo ao término dos procedimentos.
- Imediatamente, quando há sinais óbvios de contaminação.
- Após qualquer respingo de sangue ou outros materiais potencialmente contaminados.
- Ao final do turno de trabalho quando as superfícies tornaram-se contaminadas desde a última limpeza.

Uma escova e uma pá de lixo são usadas para limpar vidros quebrados, também podem ser utilizadas pinças. O profissional nunca deve pegar vidros quebrados com a própria mão, nem mesmo se estiver usando luvas. Vidros quebrados são descartados dentro de um recipiente resistente a punções.

Roupa suja – Os seguintes procedimentos são recomendados ao se manusear roupa suja:

- Manipular a roupa contaminada o mínimo possível.
- Usar luvas e equipamento de proteção pessoal apropriado quando estiver manipulando roupas contaminadas.
- Embrulhar a roupa contaminada onde estiver sendo utilizada.
- Marcar os sacos de lavanderia ou os recipientes com o símbolo de "biologicamente perigoso", caso a roupa suja seja enviada para uma área externa.

- Colocar a roupa suja contaminada e molhada em recipientes à prova de vazamentos antes de transportá-los. O recipiente deve ter um código ou ser etiquetado com o símbolo de "biologicamente perigoso".

Exposições acidentais

Uma exposição acidental é o contato com sangue ou outros materiais potencialmente contaminados com os olhos, boca, outras membranas mucosas, pele não-intacta ou contato parenteral. Define-se como parenteral perfuração da membrana mucosa ou da barreira da pele. As perfurações podem ocorrer por picadas de agulha, mordidas humanas, cortes e abrasões.

Os incidentes de exposição devem ser reportados imediatamente. Avaliação médica e acompanhamento devem ser gratuitos para o funcionário, incluindo os exames de laboratório necessários. O sangue do profissional deve ser analisado para HIV e HBV, porém ele pode se recusar a fazer tal teste. Se isto ocorrer, a amostra de sangue é mantida por 90 dias, assim o teste pode ser realizado caso o funcionário mude de opinião.

O funcionário também deve ser informado sobre qualquer condição médica resultante da exposição acidental que possa necessitar de um tratamento no futuro. Ele deve receber um parecer escrito da avaliação médica em um prazo de 15 dias após a avaliação estar concluída.

A fonte individual de sangue deve ser testada para HIV e HBV. A fonte individual é a pessoa da qual o sangue ou os fluidos corporais foram a fonte da exposição acidental. O resultado dos testes deve estar disponível para o funcionário exposto. As leis estaduais variam a respeito da liberação de tais informações. O empregador deve informar o funcionário de saúde sobre qualquer lei que afete a identificação da fonte e os resultados do teste.

QUESTÕES DE REVISÃO

Circule com V se a afirmação for verdadeira e com F se for falsa.

1 V F As mãos e o antebraço devem ser mantidos elevados durante o procedimento de lavagem das mãos.

2 V F O profissional deve limpar embaixo das unhas quando estiver lavando as mãos.

3 V F Toalhas de papel são usadas para abrir e fechar torneiras durante o procedimento de lavagem das mãos.

4 V F Itens descartáveis ajudam a reduzir a expansão da infecção.

5 V F Itens não-usados no quarto da pessoa podem ser usados no quarto de outra pessoa.

Circule a melhor resposta.

6 Estas frases são sobre microrganismos e infecção. Qual é falsa?
 a Uma infecção é o resultado da invasão e do crescimento de microrganismos no corpo.
 b A fonte de uma infecção é um patógeno.
 c Um micróbio deve entrar no corpo de um hospedeiro suscetível para uma infecção se desenvolver.
 d Um item é estéril se microrganismos não patogênicos estão presentes.

7 Os microrganismos crescem melhor em um ambiente que é:
 a Quente e escuro.
 b Quente e claro.
 c Frio e escuro.
 d Frio e claro.

8 A pessoa com uma infecção pode ter:
 a Febre, náusea, vômito erupções e/ou irritação da pele.
 b Dor ou sensibilidade, vermelhidão e/ou inchaço.
 c Fadiga, perda de apetite e/ou secreções.
 d Todas as anteriores.

9 Micróbios entram e saem do corpo através do:
 a Trato respiratório e/ou quebras na pele.
 b Sistema gastrointestinal e/ou sangue.
 c Sistema reprodutor e/ou sistema urinário.
 d Todas as anteriores.

10 Para praticar controle de infecção, o profissional deve fazer o seguinte, exceto:
 a Usar um pano úmido para retirar o pó da mobília.
 b Sentar-se na cama da pessoa.
 c Fazer a limpeza na direção contrária ao seu corpo ou uniforme.
 d Limpar da área mais limpa para a mais suja.

11 Quando estiver limpando equipamentos, o profissional deve:
 a Enxaguar o item em água fria antes de limpá-lo.
 b Lavar o item com sabão e água quente.
 c Usar uma escova, se necessário.
 d Todas as anteriores.

Questões de revisão — continuação

12 Precauções de isolamento:
 a Previnem infecções.
 b Destroem patógenos.
 c Previnem a expansão de doenças comunicáveis.
 d Destroem microrganismos patogênicos e não-patogênicos.

13 Uma área limpa:
 a Foi enxaguada com água.
 b É contaminada com patógenos.
 c É livre de patógenos.
 d Não tem sujeira óbvia.

14 Precauções-padrão:
 a São usadas para todas as pessoas.
 b Previne a expansão de patógenos pelo ar.
 c Requer avental, máscara e luvas.
 d Todas as anteriores.

15 As luvas são usadas quando houver cuidados com:
 a Sangue.
 b Fluidos corporais.
 c Secreções e excreções.
 d Todas as anteriores.

16 Qual parte do avental é limpa?
 a A frente.
 b As tiras da cintura.
 c As mangas.
 d O pescoço.

17 A máscara facial:
 a Pode ser reutilizada.
 b É considerada limpa na parte interna.
 c Está contaminada quando se torna úmida.
 d Deve servir frouxamente sobre o nariz e boca para que a pessoa possa respirar.

18 Práticas de controle do trabalho reduzem o risco de exposição aos patógenos veiculados pelo sangue. Qual é falsa?
 a As mãos devem ser lavadas quando as luvas são removidas.
 b Objetos pontiagudos são descartados dentro de recipientes com o símbolo de "biologicamente perigoso".
 c Comida e sangue podem ser armazenados no mesmo lugar.
 d O profissional não pode comer ou beber em áreas de exposição ocupacional.

19 O uso apropriado do equipamento de proteção pessoal envolve o seguinte, exceto.
 a Lavar as luvas descartáveis para reutilização.
 b Remover o equipamento de proteção antes de deixar a área de trabalho.
 c Descartar luvas que apresentem rachaduras ou rasgos.
 d Usar luvas quando estiver tocando itens ou superfícies contaminadas.

20 Quando superfícies de trabalho contaminadas são limpas?
 a Após o fim do procedimento.
 b Imediatamente quando há contaminação óbvia.
 c Após respingos de sangue ou outros materiais potencialmente infectados.
 d Todas as anteriores.

Respostas

1 Falso
2 Verdadeiro
3 Verdadeiro
4 Verdadeiro
5 Falso
6 d
7 a
8 d
9 d
10 b
11 d
12 c
13 c
14 a
15 d
16 d
17 c
18 c
19 a
20 d

Mecânica Corporal

9

OBJETIVOS

- Definir os termos-chave listados neste capítulo.
- Explicar a finalidade e as regras na manutenção de um boa mecânica corporal.
- Identificar medidas de segurança e conforto para levantar, virar ou movimentar pessoas na cama.
- Explicar a finalidade de um cinto de segurança.
- Explicar por que um alinhamento corporal adequado e mudanças no posicionamento são importantes.
- Identificar as medidas de conforto e segurança para posicionar uma pessoa na cama.
- Colocar a pessoa em posições básicas na cama e em uma cadeira.
- Realizar os procedimentos descritos neste capítulo.

TERMOS-CHAVE

Base de suporte – Área onde um objeto se apóia.

Cinto de segurança – Cinto de segurança utilizado durante a movimentação do paciente; cinto de transferência.

Decúbito lateral – Posição na qual o paciente está deitado sobre um dos lados do corpo.

Escoriações – Ocorrem quando a pele se atrita contra uma superfície e os músculos deslizam na direção em que o corpo é movimentado.

Fricção – Esfregar uma superfície contra outra.

Mecânicas corporais – Utilização do corpo de uma forma eficiente e de maneira cautelosa.

Movimento em bloco – Virar a pessoa como uma unidade alinhada com um movimento único.

Posição supina – Posição na qual o paciente está deitado sobre as costas.

Posição dorsal recumbente – Posição na qual o paciente está deitado de costas; também denominada posição supina.

Posição Fowler – Posição semi-sentada, a cabeceira da cama é elevada em um ângulo de 45 a 60°.

Posição lateral – Posição na qual o paciente encontra-se deitado de lado.

Posição Sims – Posição na qual a pessoa encontra-se deitada de lado e a perna superior permanece flexionada para que não fique sobre a perna inferior e o braço inferior é colocado para trás.

Postura – Maneira pela qual as partes do corpo são alinhadas umas com as outras; alinhamento corporal.

O profissional irá com certa freqüência mover pacientes e moradores, motivo pelo qual deverá atuar de forma a não colocar a si e aos outros em risco de acidentes.

Mecânica corporal significa utilizar o corpo com cautela e eficiência, trabalho que envolve boa postura, equilíbrio e a utilização dos músculos maiores e mais fortes. O profissional deve se preocupar com o mecânica corporal da pessoa e de seu próprio corpo, pois uma mecânica corporal correta reduz o risco de lesões.

Postura (alinhamento corporal) é a maneira pela qual as partes do corpo são alinhadas umas com as outras. Um alinhamento corporal adequado (postura) permite que o corpo mova-se e funcione com mais força e eficiência. É necessário manter um alinhamento adequado quando se está de pé, sentado ou deitado.

Base de suporte é a área na qual um objeto repousa. É necessária uma boa base de suporte para manter o equilíbrio (Fig. 9-1).

Os músculos fortes das coxas e dos quadris são utilizados para se levantar e para se mover. O profissional deverá dobrar os joelhos ou agachar-se quando for levantar um objeto pesado (Fig. 9-2). Não se dobrar pela cintura quando estiver levantando um peso, pois quando dobra-se pela cintura, coloca-se a força nos músculos pequenos das costas. Segurar também os objetos próximos do corpo e como base de suporte os músculos do braço e ombros (Fig. 9-3). Ao segurar um objeto longe do corpo, coloca-se a força nos músculos pequenos do antebraço.

O profissional deve utilizar a mecânica corporal adequada em todas as atividades. As regras do Quadro 9-1 ajudarão a adequar de maneira eficiente mecânica corporal quando se estiver segurando, levantando ou movendo pacientes ou objetos pesados.

MUDANÇA DE DECÚBITO E ERGUIMENTO DE PACIENTES NO LEITO

Alguns pacientes e moradores precisam de ajuda para se mover ou virar-se na cama. Ao seguir as regras da mecânica corporal, é mantido um alinhamento corporal adequado

---

QUADRO 9-1 REGRAS PARA MANTER MECÂNICAS CORPORAIS ADEQUADAS

- Verificar se há uma ampla base de suporte e se o corpo está em alinhamento adequado.
- Utilizar os músculos maiores e mais fortes de seus ombros, braços, coxas e quadris.
- Manter objetos junto ao corpo quando levantá-los, movê-los ou carregá-los.
- Evitar estender-se ou dobrar-se desnecessariamente. Se possível, manter a cintura no mesmo nível da altura da cama e da mesa, quando estiver realizando cuidados. Ajustar a cama e a mesa à altura apropriada (Capítulo 11).
- Ficar de frente para a área na qual se está trabalhando, pois isto previne movimentos desnecessários de rotação do corpo.
- Empurrar, deslizar ou puxar objetos pesados sempre que possível em vez de levantá-los.
- Manter uma base de suporte ampla quando estiver puxando ou empurrando objetos.
- Movimentar a parte anterior da perna para a frente quando estiver empurrando um objeto. Movimentar a parte posterior da perna para trás quando estiver puxando um objeto (Fig. 9-4).
- Usar ambos os braços para levantar, carregar ou mover objetos pesados.
- Girar todo o corpo quando estiver mudando a direção do movimento. O profissional precisa mover seus pés na mesma direção que for girar/virar.
- Trabalhar com movimentos calmos e suaves. Evite movimentos repentinos e bruscos.
- Solicitar auxílio de um outro membro da equipe quando o paciente (que se estiver cuidando) não puder ajudar quando for preciso mudar seu decúbito.
- Solicitar auxílio de um outro membro da equipe para mover objetos ou pessoas pesadas.
- Dobrar os quadris e os joelhos para levantar objetos pesados do chão (ver Fig. 9-2). Endireitar as costas quando o objeto chegar ao nível das coxas. Os músculos da perna e das coxas irão trabalhar para elevar o objeto do chão e ao nível da cintura.
- Nunca levantar objetos a uma altura superior ao peito (acima dos ombros). Usar uma escada de armar se precisar alcançar algum objeto que esteja acima do nível do peito.
- Usar a técnica de suporte corporal (Fig. 9-5) para auxiliar no uso de uma mecânica corporal adequada.

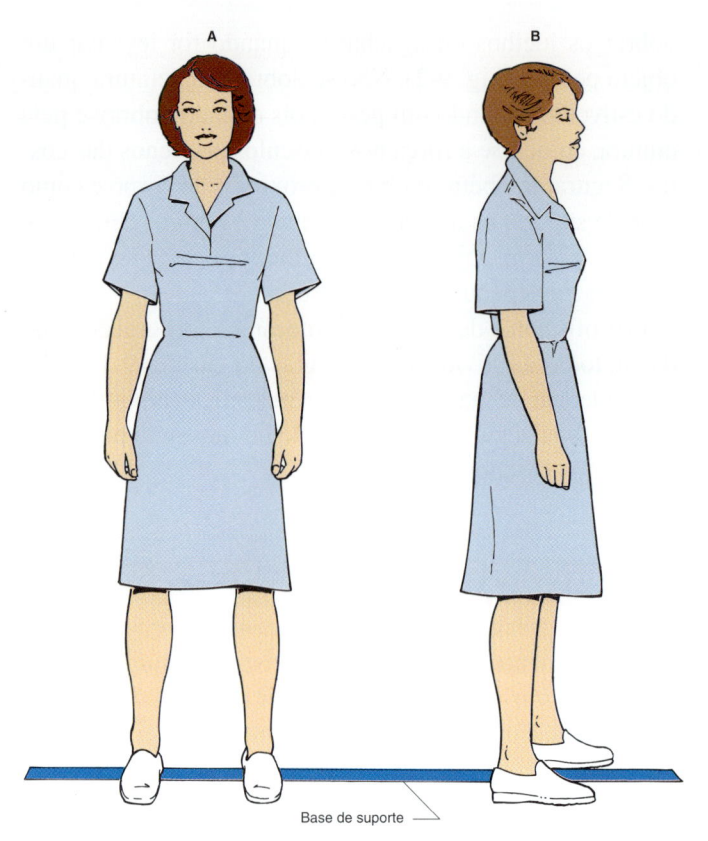

Figura 9-1
A, Visão anterior de um adulto com um alinhamento corporal adequado com os pés afastados e uma base de suporte mais ampla. *B,* Visão lateral de um adulto com alinhamento corporal e postura adequados.

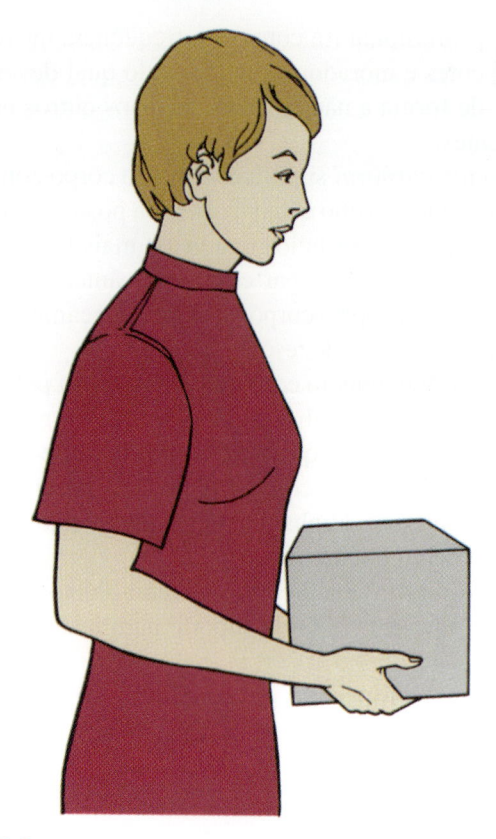

Figura 9-3
A caixa deve ser carregada próxima ao corpo e a base de suporte.

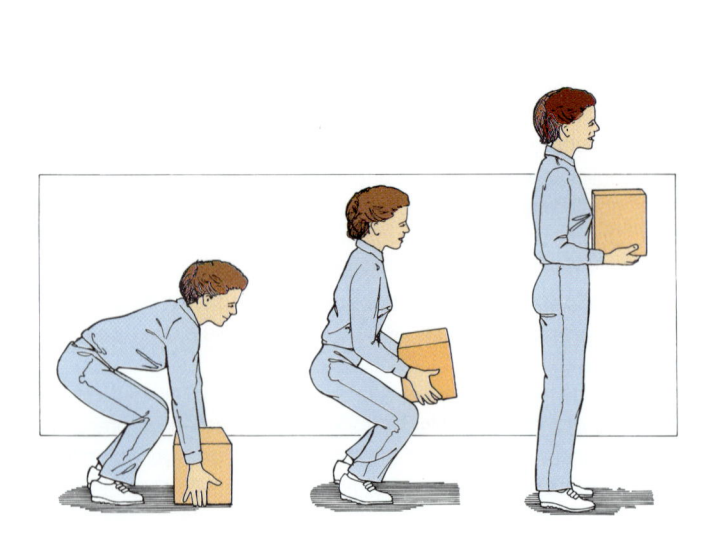

Figura 9-2
Pegar uma caixa utilizando um mecânica corporal adequada.

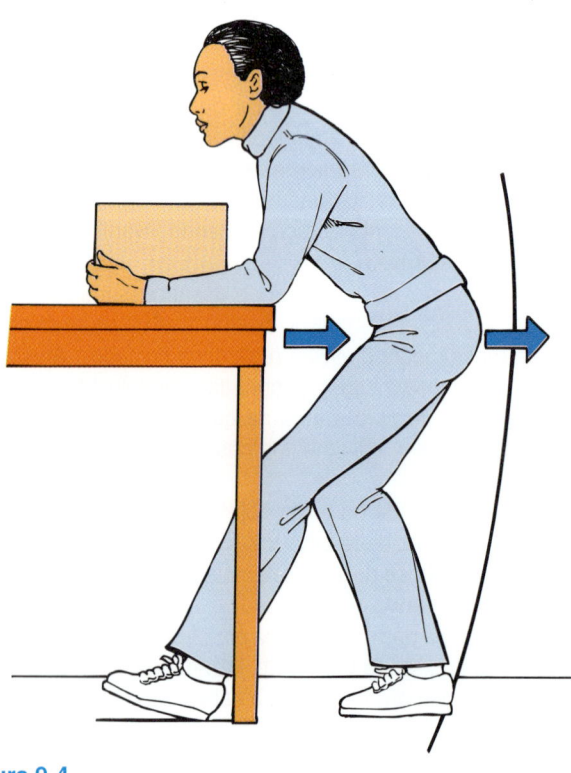

Figura 9-4
Movimentando a parte posterior da perna para trás quando se puxa um objeto.

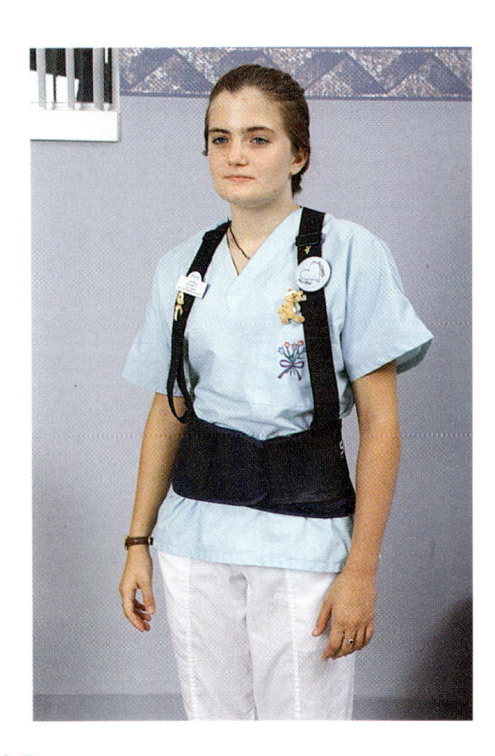

Figura 9-5
A auxiliar de enfermagem está utilizando um suporte que promove a utilização de uma mecânica corporal adequada.

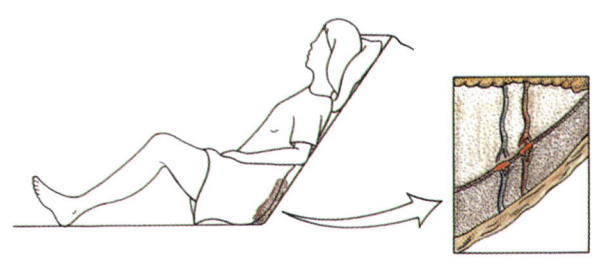

Figura 9-6
Quando a cabeceira da cama é colocada em posição elevada, a pele, nas nádegas, não é deslocada. Entretanto, as estruturas movem-se anteriormente quando a pessoa escorrega para baixo, na cama. A pele é prensada entre o colchão e os ossos do quadril.

e, assim, o paciente é posicionado com um alinhamento corporal, correto após qualquer movimentação.

A pele deve ser sempre protegida. Fricção e escoriações danificam a pele. Assim, ambos podem causar infecção e compressão incomoda e dolorosa (Capítulo 12). A fricção decorre do atrito de uma superfície contra a outra. Quando a pessoa é movimentada na cama, a pele é friccionada contra os lençóis. As escoriações ocorrem quando a pele adere a uma superfície enquanto os músculos deslizam na direção em que o corpo é movimentado (Fig. 9-6). As escoriações ocorrem quando a pessoa desliza ou movimenta-se na cama. A fricção e as escoriações podem ser reduzidas pela realização correta da mudança de decúbito.

Um lençol de algodão (Capítulo 11) pode ser utilizado para auxiliar a levantar (adequados para movimentar ou puxar a pessoa) e mover uma pessoa na cama, reduzindo o risco de fricção.

Outras medidas utilizadas para o conforto e a segurança na movimentação de uma pessoa na cama incluem o seguinte:

- Perguntar à enfermeira sobre limites ou restrições de decúbito ou movimentação do paciente.
- Decidir como a pessoa será movida e quanto auxílio será necessário.
- Solicitar ajuda de membros da equipe de saúde antes de começar o procedimento.
- Cobrir e colocar uma cortina para proteger o direito de privacidade da pessoa.
- Proteger os tubos ou recipientes de drenagem conectados à pessoa.

Erguendo o paciente no leito

Freqüentemente pacientes e moradores deslizam na cama em direção ao meio e ao pé da cama. Eles precisam ser movimentados para cima na cama para manter um alinha-

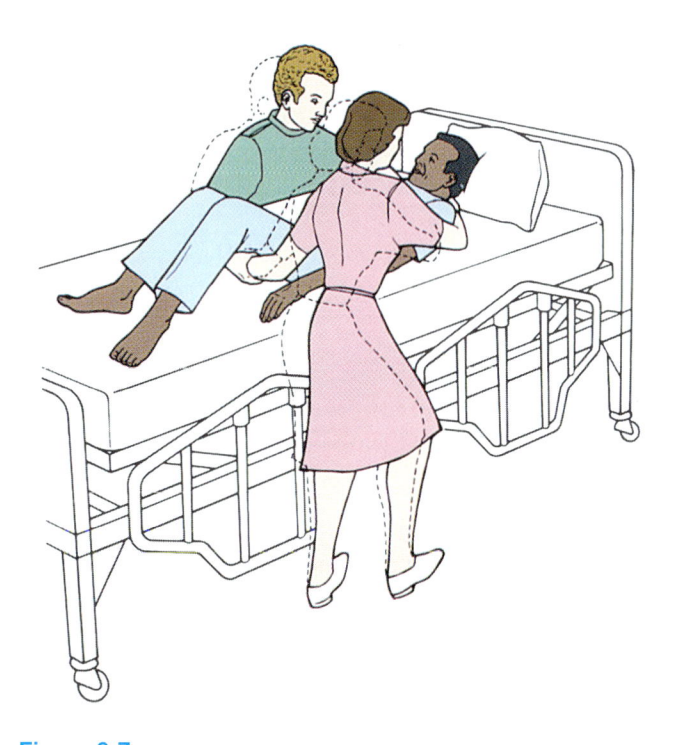

Figura 9-7
Movimentação de uma pessoa para cima na cama enquanto os auxiliares de enfermagem movem seu peso da perna posterior para a anterior.

Erguendo o paciente no leito com auxílio

Pré-procedimento

1. Solicitar ajuda a um membro da equipe.
2. Lavar as mãos.
3. Identificar a pessoa. Verificar o bracelete de identificação e chamá-la pelo nome.
4. Explicar o procedimento que será realizado.
5. Providenciar privacidade.
6. Travar as rodas da cama.
7. Elevar a cama até um nível que possibilite uma mecânica corporal adequada.

Procedimento

8. Abaixar a cabeceira da cama até um nível apropriado para a pessoa. A cama deve estar o mais reta possível.
9. Colocar o travesseiro contra a cabeceira da cama, caso o paciente possa ficar sem ele, a fim de prevenir que o mesmo bata a cabeça na cabeceira da cama quando estiver sendo erguida.
10. Ficar de pé de um lado da cama e solicitar ao assistente que permaneça do outro lado.
11. Abaixar as grades laterais.
12. Ficar de pé sobre uma ampla base de suporte. Colocar o pé virado na mesma direção cabeceira da cama, ficando de frente para esta direção.
13. Dobre os quadris e joelhos.
14. Colocar um braço embaixo dos ombros da pessoa e outro braço embaixo das nádegas. O auxiliar deve fazer o mesmo. Prender os braços nos antebraços do auxiliar.
15. A pessoa deve flexionar ambos os joelhos.
16. Explicar ao paciente que irá ser removido após uma contagem até 3. A pessoa deve empurrar os pés contra a cama, se for capaz.
17. Mover a pessoa para a cabeceira da cama na contagem até 3. Mudar o peso da perna de trás para a perna da frente (Fig. 9-7).
18. Se necessário, repetir os passos de 12 até 17.

Pós-procedimento

19. Colocar o travesseiro embaixo da cabeça e dos ombros da pessoa. Arrumar os lençóis. Certificar-se de que o paciente está confortável e com um alinhamento corporal adequado.
20. Colocar a campainha ao alcance da pessoa.
21. Elevar ou abaixar as grades laterais da cama, conforme instrução da enfermeira.
22. Elevar a cabeceira da cama até um nível adequado para a pessoa.
23. Abaixar a cama até a posição mais baixa.
24. Abrir a cortina.
25. Lavar as mãos.

---

mento corporal e conforto adequados. Geralmente, o profissional consegue mover crianças e adultos leves para cima sem ajuda, mas deve procurar sempre por ajuda a fim de proteger-se a si e ao paciente de lesões.

Erguendo o paciente no leito com o uso de um lençol

Com o auxílio de um membro da equipe, o auxiliar de enfermagem pode movimentar a pessoa para cima na cama com um lençol. Desse modo, a fricção e as possíveis escoriações são prevenidas e o paciente é erguido mais facilmente. Um lençol plano dobrado ao meio ou um lençol confeccionado para esta finalidade podem ser utilizados para tal procedimento. O lençol é colocado sob a pessoa embaixo dos seus ombros até os joelhos. Esses lençóis são utilizados no cuidado de moradores idosos e para pessoas inconscientes, paralisadas, recuperando-se de uma cirurgia na coluna ou com lesões na medula espinhal.

Movimentando o paciente para a lateral do leito

As pessoas são movimentadas para a lateral da cama, a fim de serem reposicionadas no leito e para a realização de alguns procedimentos, como, por exemplo, o banho de leito. Ela é movimentada para a lateral do leito, antes de ser virada. Por outro lado, os pacientes geralmente preferem permanecer em decúbito lateral na região mais lateral do que central da cama.

A pessoa que se encontra em posição supina é movimentada em etapas, sendo que tal procedimento pode ser por vezes realizado apenas por um profissional. Quando um lençol é utilizado para virar o paciente, são necessários dois auxiliares de enfermagem para realizar o procedimento. O lençol deve ser utilizado em pacientes com lesões da medula espinhal, aquelas que se recuperam de cirurgias de colunas, os muito idosos e pessoas com artrite.

Mudança de decúbito

Mudanças de decúbito são realizadas para prevenir complicações devido à longa permanência ao leito e durante a

ERGUENDO O PACIENTE NO LEITO USANDO UM LENÇOL

PRÉ-PROCEDIMENTO

1. Solicitar ajuda a um membro da equipe.
2. Lavar as mãos.
3. Identificar a pessoa. Verificar o bracelete de identificação e a chamá-la pelo nome.
4. Explicar o procedimento que será realizado.
5. Providenciar privacidade.
6. Travar as rodas da cama.
7. Elevar a cama até um nível que mantenha uma adequada mecânica corporal.

PROCEDIMENTO

8. Abaixar a cabeceira da cama até um nível adequado para a pessoa. A cama deve estar o mais reta possível.
9. Colocar o travesseiro contra a cabeceira da cama se o paciente puder permanecer sem o mesmo.
10. Ficar de pé de um lado da cama e solicitar ao assistente que fique do outro lado.
11. Abaixar as grades laterais
12. Ficar de pé sobre uma ampla base de suporte. Colocar o pé voltado para a cabeceira da cama. Ficar de frente para essa direção.
13. Colocar o lençol sob o paciente enrolando suas pontas
14. Segurar firmemente o lençol enrolado nos ombros e nádegas da pessoa.
15. Dobrar os joelhos e quadris.
16. Erguer o paciente no leito na contagem até 3 (Fig. 9-8). Mudar o peso da perna posterior para a perna da frente.
17. Retirar o lençol.

PÓS-PROCEDIMENTO

18. Colocar um travesseiro sob a cabeça e os ombros do paciente. Arrumar os lençóis. Certificar-se de que a pessoa está confortável e com um alinhamento corporal adequado.
19. Colocar a campainha ao alcance da pessoa.
20. Elevar ou abaixar as grades laterais, conforme orientação da enfermeira.
21. Elevar a cabeceira da cama até um nível adequado.
22. Descer a cama até a posição mais baixa.
23. Abrir a cortina.
24. Lavar as mãos.

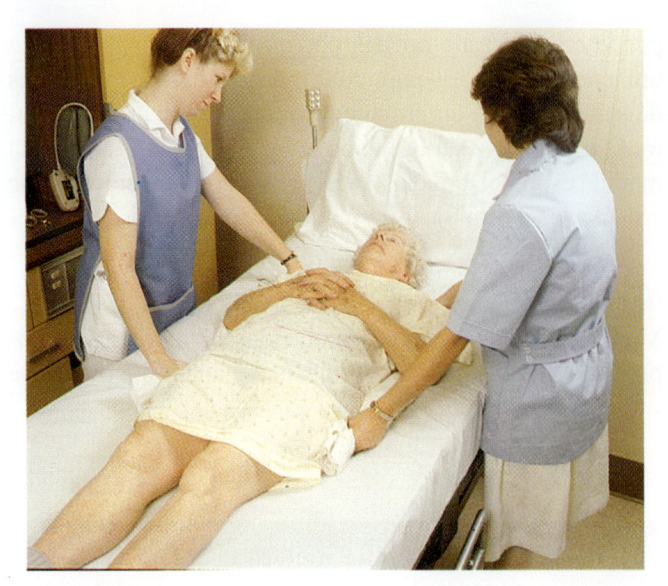

Figura 9-8
Duas auxiliares de enfermagem erguem uma pessoa na cama com um lençol. O lençol é colocado sob a pessoa e segurado próximo aos seus ombros e nádegas.

realização de cuidados. As pessoas podem ser movimentadas em sua direção ou em direção oposta. A direção escolhida depende das condições da pessoa e da situação. A movimentação em bloco é utilizada freqüentemente para o cuidado de moradores ou idosos.

Movimento em bloco

A realização da mudança de decúbito em bloco tem a finalidade de virar o paciente como uma unidade alinhada e com um único movimento, mantendo a coluna reta. Pessoas com lesões da medula espinhal ou aqueles que estão se recuperando de uma cirurgia na coluna devem mantê-la reta durante todo o tempo. Girar em um único movimento mantém as costas em alinhamento reto enquanto o paciente é mobilizado. Esse método é freqüentemente utilizado para o cuidado de moradores de instituições de longa permanência.

São necessárias duas a três pessoas. Algumas vezes é usado um lençol para realização do movimento em bloco.

MOVIMENTANDO O PACIENTE PARA A LATERAL DA CAMA

PRÉ-PROCEDIMENTO

1. Solicitar ajuda a um membro da equipe.
2. Lavar as mãos.
3. Identificar a pessoa. Verificar o bracelete de identificação e chamá-la pelo nome.
4. Explicar sobre o procedimento que será realizado.
5. Providenciar privacidade.
6. Travar as rodas da cama.
7. Elevar a cama a um nível adequado para manter uma mecânica corporal correta.

PROCEDIMENTO

8. Abaixar a cabeceira da cama até um nível adequado para a pessoa. A cama deve estar o mais reta possível.
9. Ficar de pé do lado da cama para o qual a pessoa será movida.
10. Verificar se a grade lateral mais distante está elevada. A grade lateral mais próxima ao profissional deve ser abaixada.
11. Ficar de pé com os pés afastados aproximadamente 30 cm e um à frente do outro. Flexionar os joelhos.
12. Cruzar os braços da pessoa sobre o peito.
13. *Método 1.* Movimentando o paciente em etapas:
    a. Colocar o braço embaixo do pescoço e ombros do paciente. Segurar o ombro que estiver mais afastado.
    b. Colocar o outro braço sob o meio das costas do paciente.
    c. Mover a parte superior do corpo da pessoa na direção em que se estiver. Mudar o peso para a perna de trás (Fig. 9-9, A).
    d. Colocar um braço embaixo da cintura e outro embaixo das coxas.

MOVIMENTANDO O PACIENTE PARA A LATERAL DA CAMA — CONTINUAÇÃO

PROCEDIMENTO — CONTINUAÇÃO

- e Mover a parte inferior da pessoa na direção em que se estiver (Fig. 9-9, B).
- f Repetir o procedimento para as pernas e pés (Fig. 9-9, C). Os braços devem estar embaixo das coxas e da barriga da perna do paciente.

Método 2. Movimentando com um lençol:
- a Enrolar a lateral do lençol e colocar sob o paciente (veja Fig. 9-8).
- b Segurar a parte enrolada do lençol próximo aos ombros e nádegas da pessoa.
- c Puxar na contagem até 3, movimentando a pessoa na direção onde se estiver. A pessoa que for auxiliar o profissional deve empurrar o paciente na direção deste, enquanto mantém o braço reto.
- d Retirar o lençol.

PÓS-PROCEDIMENTO

14 Verificar se a pessoa está confortável, com um alinhamento corporal adequado e na posição recomendada pela enfermeira. Reposicionar o travesseiro embaixo da cabeça e dos ombros da pessoa.
15 Colocar a campainha ao alcance da pessoa.
16 Elevar ou abaixar as grades laterais conforme orientação da enfermeira.
17 Colocar a cama até sua posição mais baixa.
18 Abrir a cortina.
19 Lavar as mãos.

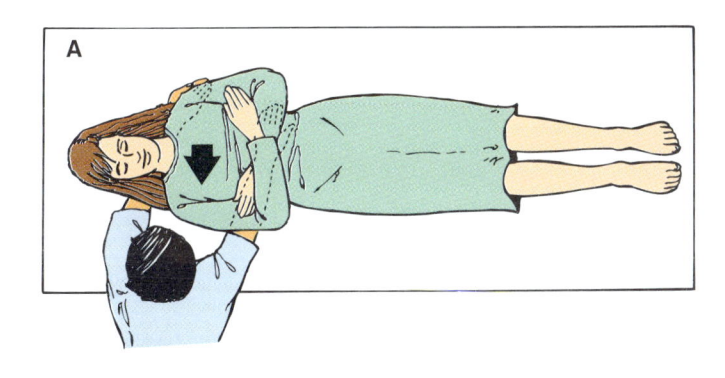

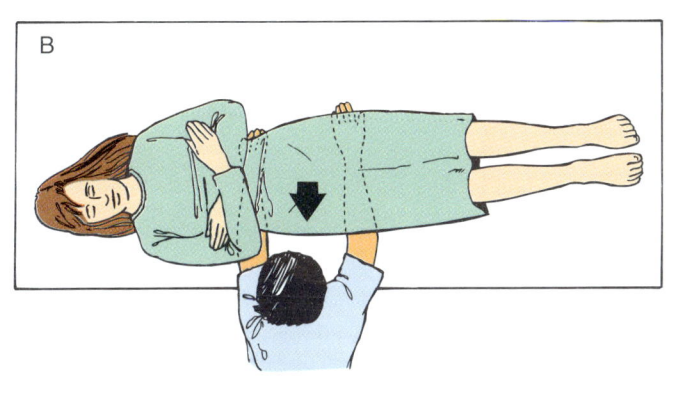

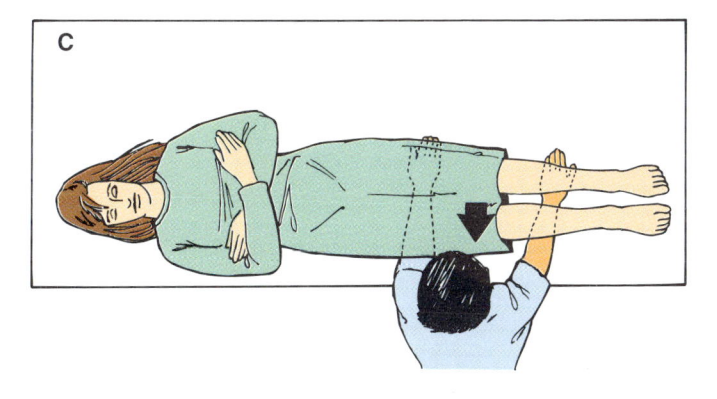

Figura 9-9
A, A pessoa é movimentada para o lado da cama. A parte superior é movida primeiro enquanto a auxiliar de enfermagem mantém seu braço embaixo do pescoço e ombros da pessoa e o outro sob o meio das costas. *B*, A auxiliar de enfermagem mantém um braço embaixo da cintura e outro embaixo das coxas para mover a parte inferior do corpo para a lateral da cama. *C*, Os pés e as pernas da pessoa são movidos para o lado da cama. A auxiliar de enfermagem mantém um braço embaixo das coxas e outro embaixo da barriga da perna.

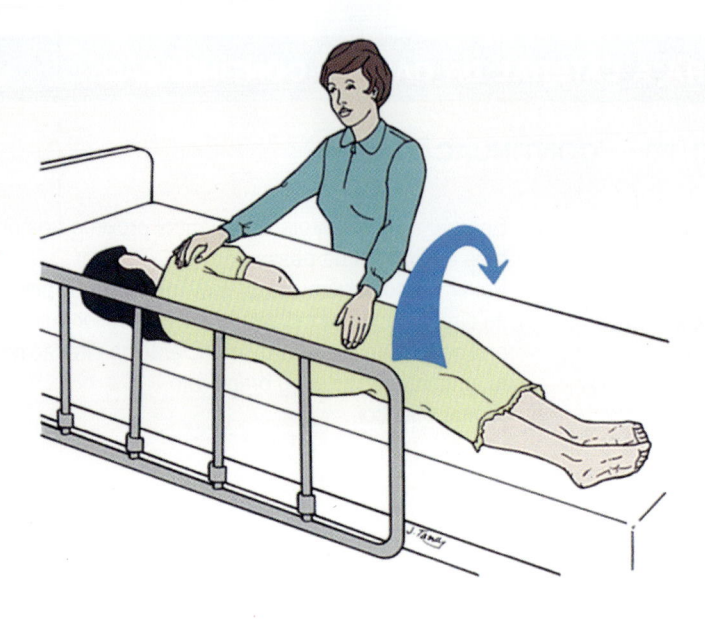

Figura 9-10
A pessoa é movida em direção à auxiliar de enfermagem. Os braços e pernas estão cruzados e a auxiliar de enfermagem mantém uma mão no ombro e a outra no quadril.

VIRANDO O PACIENTE NA DIREÇÃO DO PROFISSIONAL

PRÉ-PROCEDIMENTO

1. Lavar as mãos.
2. Identificar a pessoa. Verificar o bracelete de identificação e chamá-la pelo nome.
3. Explicar sobre o procedimento que será realizado.
4. Providenciar privacidade.
5. Travar as rodas da cama.
6. Elevar a cama até um nível adequado para a mecânica corporal.

PROCEDIMENTO

7. Abaixar a cabeceira da cama até um nível adequado. A cama deve estar o mais reta possível.
8. Ficar de pé do lado oposto da cama para o qual a pessoa será virada. Certificar-se de que a grade lateral mais distante está elevada.
9. Abaixar a grade lateral mais próxima ao profissional.
10. Mover a pessoa para a direção onde se estiver.
11. Cruzar os braços da pessoa sobre o peito, bem como a perna mais próxima ao profissional sobre a perna mais distante do mesmo.
12. Elevar a grade lateral.
13. Ir para o outro lado da cama. Abaixar a grade lateral.
14. Ficar de pé sobre uma boa base de suporte. Flexionar os joelhos.
15. Colocar uma mão no ombro e o outra no quadril do paciente.
16. Virar suavemente a pessoa para a direção onde se estiver (Fig. 9-10).

PÓS-PROCEDIMENTO

17. Verificar se a pessoa está confortável e com um alinhamento corporal adequado. Usar o travesseiro para oferecer um suporte.
18. Colocar a campainha ao alcance do paciente.
19. Elevar ou abaixar as grades laterais conforme instrução da enfermeira.
20. Colocar a cama até sua posição mais baixa.
21. Abrir a cortina.
22. Lavar as mãos.

VIRANDO O PACIENTE NA DIREÇÃO OPOSTA AO PROFISSIONAL

PRÉ-PROCEDIMENTO

1 Seguir as orientações de 1 até 11, conforme procedimento anterior (veja p. 120).

PROCEDIMENTO

2 Ficar de pé sobre uma base de suporte ampla. Flexionar seus joelhos.
3 Colocar uma mão no ombro da pessoa e a outra na região do quadril.
4 Empurrar a pessoa gentilmente em direção ao outro lado da cama (Fig. 9-11). Mudar o peso da perna de trás para perna da frente.

PÓS-PROCEDIMENTO

5 Verificar se a pessoa está confortável e com um alinhamento corporal adequado. Usar o travesseiro para apoiar a pessoa (p. 135).
6 Elevar ou abaixar as grades laterais conforme instrução da enfermeira.
7 Colocar a campainha ao alcance da pessoa.
8 Colocar a cama até sua posição mais baixa.
9 Abrir a cortina.
10 Lavar as mãos.

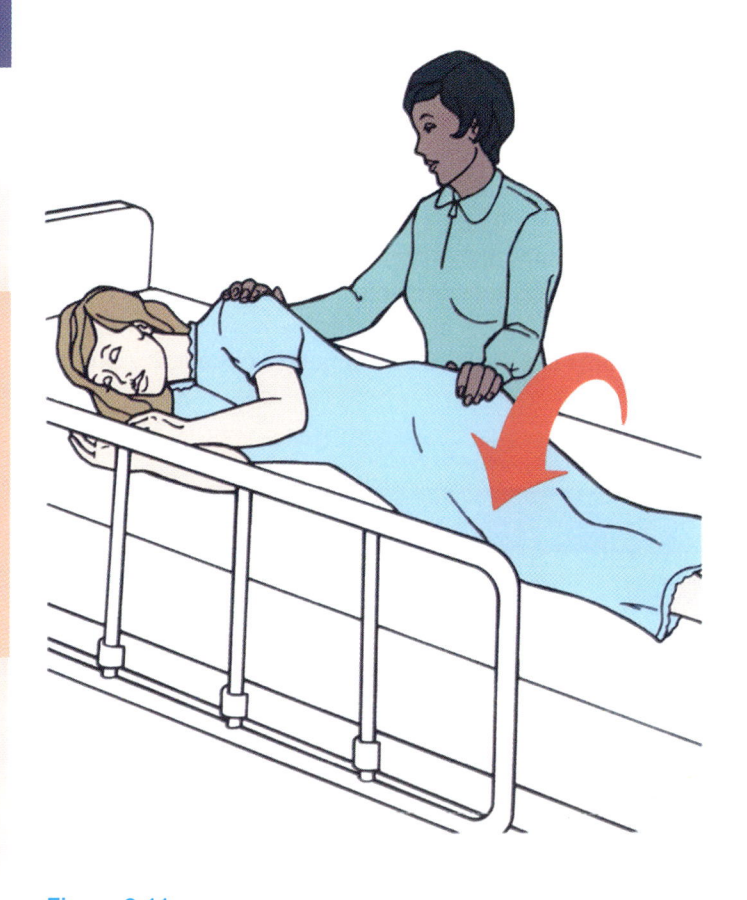

Figura 9-11
A pessoa é virada para uma direção oposta à da auxiliar de enfermagem. As pernas e os braços estão cruzados e a auxiliar de enfermagem tem uma mão no ombro e a outra na região do quadril do paciente.

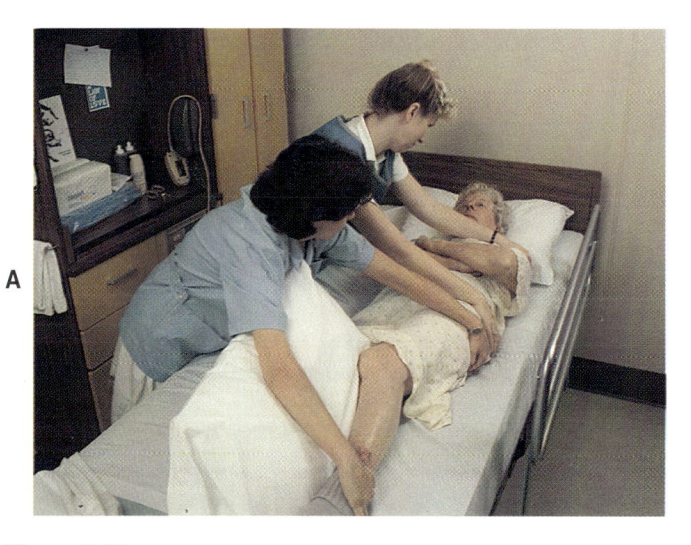

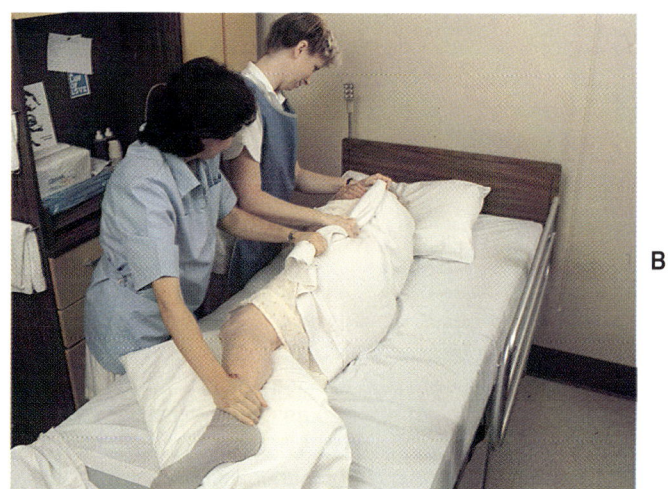

Figura 9-12
*Movimento em bloco. **A**, Colocação de um travesseiro entre as pernas da pessoa, com os braços cruzados sobre o peito. A pessoa está no lado mais distante da cama. **B**, Um lençol é utilizado para virar a pessoa.*

SENTANDO NA LATERAL DA CAMA

As pessoas são auxiliadas a sentarem-se na lateral da cama por muitas razões, uma delas refere-se ao retorno gradativo da atividade de movimentação corporal. Os pacientes evoluem do repouso no leito para a posição sentada na lateral da cama e após sentada em uma cadeira. A deambulação vem a seguir. Pacientes cirúrgicos sentam-se na lateral do leito algum tempo após a cirurgia. Enquanto estão com suas pernas pendentes fora da cama, os pacientes tossem, respiram profundamente e movem suas pernas para trás e para frente e em círculos a fim de estimular a circulação. Outras razões para tal procedimento incluem o preparo do doente para caminhar ou para transferi-lo para uma cadeira ou cadeira de rodas.

Podem ser necessárias duas auxiliares para realizar este procedimento. A pessoa deve ser amparada se existirem problemas quanto ao seu equilíbrio ou coordenação.

MOVIMENTAÇÃO PARA TRANSFERÊNCIA DO PACIENTE

As pessoas são freqüentemente movimentadas da cama para cadeiras, cadeiras de rodas ou macas. Alguns precisam de

MOVIMENTANDO EM BLOCO

PRÉ-PROCEDIMENTO

1. Solicitar ajuda a um membro da equipe.
2. Lavar as mãos.
3. Identificar a pessoa. Verificar o bracelete de identificação e chamá-la pelo nome.
4. Explicar o procedimento à pessoa.
5. Providenciar privacidade.
6. Travar as rodas da cama.
7. Elevar a cama para o nível mais adequado à mecânica corporal.

PROCEDIMENTO

8. Certificar-se de que a cama está reta.
9. Certificar-se de que a grade lateral está levantada do lado para o qual a pessoa vai ser virada.
10. Ficar de pé do outro lado. Abaixar a grade lateral.
11. Movimentar a pessoa como uma unidade para o lado da cama próximo ao local em que se estiver. Usar um lençol, se necessário.
12. Colocar os braços da pessoa cruzados no peito. Colocar um travesseiro entre os joelhos (Fig. 9-12, A).
13. Elevar a grade lateral. Ir para o outro lado e abaixar a grade lateral.
14. Posicionar-se próximo aos ombros e ao peito da pessoa. O ajudante deve permanecer próximo ao quadril e às coxas.
15. Ficar de pé sobre uma boa base de suporte. Um pé deve estar na frente do outro.
16. Solicitar que a pessoa mantenha o corpo rígido.
17. Girar a pessoa para a direção em que se estiver, como na Figura 9-12, A, ou usar um lençol, como na Figura 9-12, B. Certificar-se de que a pessoa é mobilizada com um único movimento.

PÓS-PROCEDIMENTO

18. Verificar se o paciente está confortável e com um alinhamento corporal adequado. Usar travesseiros.
    a. Um travesseiro para apoiar as costas.
    b. Um travesseiro embaixo da cabeça e pescoço, caso permitido.
    c. Um travesseiro ou um cobertor dobrado entre as pernas.
    d. Um pequeno travesseiro sob o braço e a mão.
19. Colocar a campainha ao alcance da pessoa.
20. Elevar ou abaixar as grades laterais como foi instruído pela enfermeira.
21. Colocar a cama até sua posição mais baixa.
22. Abrir a cortina.
23. Lavar as mãos.

pouca ajuda na transferência, mas, algumas vezes, são necessárias duas ou três pessoas. As regras do mecânica corporal e as medidas de segurança e conforto descritas para erguer e movimentar pessoas também são utilizadas em relação a transferência.

Um cinto de segurança é utilizado quando se transfere pessoas incapacitadas. O cinto é colocado ao redor da cintura da pessoa. O profissional deve segurar o cinto para dar apoio à pessoa durante a transferência. Ele é classificado como "de segurança" quando utilizado para auxiliar a pessoa a caminhar. Instituições que prestam cuidados prolongados preconizam que os membros da equipe usem esses cintos quando estiverem transferindo ou caminhando com um morador. Muitos hospitais também os utilizam.

Transferindo a pessoa para uma cadeira ou cadeira de rodas

Quando estiver transferindo uma pessoa para uma cadeira ou cadeira de rodas, a segurança é um item importante, pois as quedas devem ser prevenidas. A pessoa deve usar sapatos com solados antiderrapantes para prevenir que es-

AUXILIANDO O PACIENTE A SENTAR-SE NA LATERAL DA CAMA

PRÉ-PROCEDIMENTO

1. Explicar sobre o procedimento que será realizado.
2. Providenciar:
   - Robe, chinelos ou sapatos com solado antiderrapante.
   - Toalha de papel ou lençol.
3. Lavar as mãos.
4. Identificar a pessoa. Verificar o bracelete de identificação e chamá-la pelo nome.
5. Escolher qual lado da cama será utilizado.
6. Mover a mobília a fim de obter espaço para a movimentação.
7. Providenciar privacidade.
8. Posicionar a pessoa em decúbito lateral voltada para onde se estiver.
9. Travar as rodas da cama.
10. Elevar a cama para o nível mais adequado à mecânica corporal.

PROCEDIMENTO

11. Preparar a pessoa para sair da cama:
    a. Soltar e dobrar o lençol de cima até os pés da cama.
    b. Colocar uma toalha de papel ou lençol embaixo dos pés da pessoa para proteger o lençol sob os chinelos ou sapatos.
    c. Calçar chinelos ou sapatos na pessoa.
12. Se a cama for operada manualmente, elevar a grade lateral. Se a cama for elétrica, manter-se próximo à região da cintura da pessoa, prevenindo as quedas da cama.
13. Elevar a cabeceira da cama para que a pessoa permaneça na posição sentada.
14. Abaixar a grade lateral.
15. Ficar de pé na direção dos quadris da pessoa. Virar-se de tal forma a permaner de frente para o canto mais afastado do pé da cama.
16. Colocar um braço por baixo do pescoço e ombros da pessoa. Segurar o ombro que estiver mais distante. Colocar a outra mão embaixo das coxas próximo aos joelhos (Fig. 9-13).
17. Girar em direção ao pé da cama enquanto puxar os pés e pernas da pessoa sobre a cama. Isto possibilita que o tronco permaneça ereto ao mesmo tempo em que as pernas estão sendo puxadas sobre o colchão (Fig. 9-14).
18. Solicitar que a pessoa apóie ambos os pulsos sobre o colchão empurrando-os para baixo, o que dará apoio para o posicionamento.
19. Não deixar a pessoa sozinha. Se necessário, providenciar um suporte.
20. Perguntar como a pessoa se sente. Verificar o pulso e a respiração. Se for necessário, ajudá-la a deitar-se.
21. Ajudar a pessoa a vestir um robe.
22. Abaixar a cama até posição mais inferior se a pessoa for sair da cama.
23. Inverter o procedimento para retornar a pessoa à cama.
24. Abaixar a cabeceira da cama após a pessoa ter retornado à cama. Ajudá-la a mover-se até o centro da cama.
25. Remover os sapatos/chinelos e o papel/lençol usados para proteger o lençol.

AUXILIANDO O PACIENTE A SENTAR-SE NA LATERAL DA CAMA — CONTINUAÇÃO

PÓS-PROCEDIMENTO

26. Verificar se a pessoa está confortável e com um alinhamento corporal adequado. Cobrir a pessoa.
27. Colocar a campainha ao alcance da pessoa.
28. Colocar a cama até a posição mais baixa.
29. Guardar o robe e os chinelos/sapatos no lugar apropriado.
30. Recolocar a mobília na localização inicial.
31. Abrir a cortina.
32. Lavar as mãos.
33. Relatar à enfermeira:
    - Como foi tolerada a atividade.
    - Quanto tempo a pessoa ficou sentada.
    - Médias de pulso e respiração e qualquer dificuldade respiratória.
    - O tipo de assistência necessária.
    - Outras observações ou queixas (palidez, cianose, tontura e assim por diante).

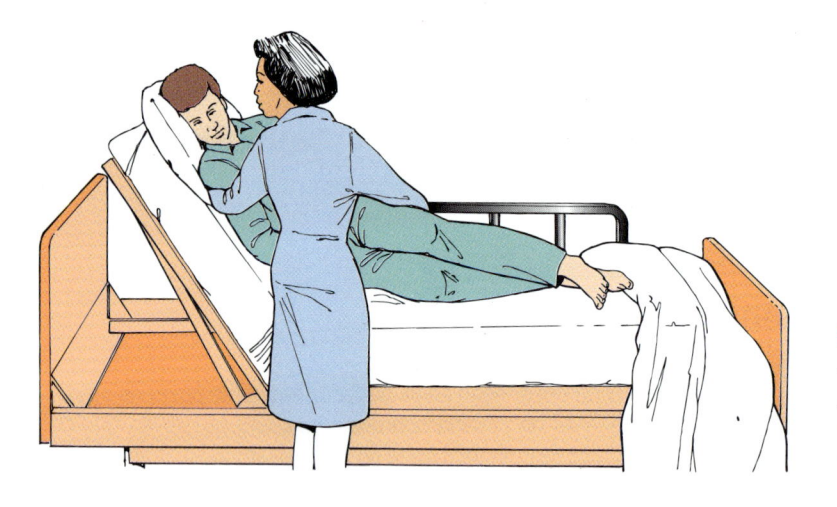

Figura 9-13
A auxiliar de enfermagem mantém um braço embaixo do pescoço e dos ombros da pessoa e está segurando o ombro que está mais distante. Sua outra mão está embaixo das coxas e próxima aos joelhos.

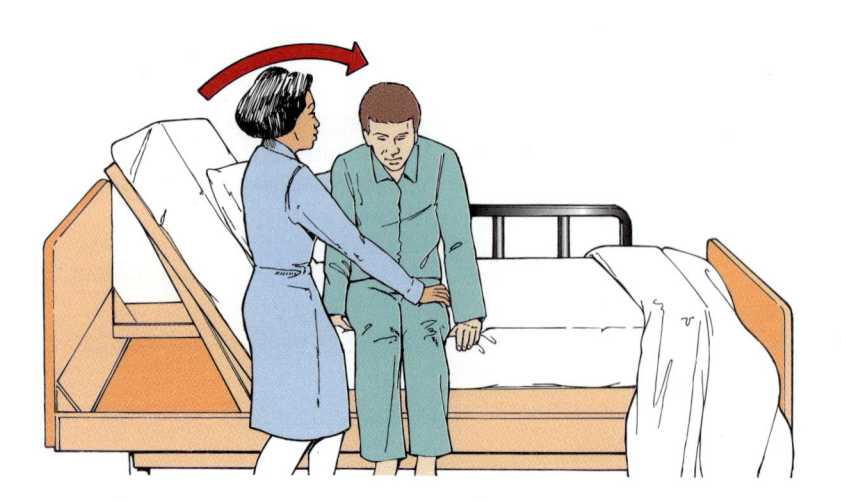

Figura 9-14
A auxiliar de enfermagem vira-se na direção dos pés da cama enquanto puxa os pés e pernas da pessoa para cima da cama. Conforme as pernas passam sobre o colchão, o tronco é mantido ereto.

UTILIZANDO UM CINTO DE SEGURANÇA

PROCEDIMENTO

1. Lavar as mãos.
2. Identificar a pessoa. Verificar o bracelete de identificação e chamá-la pelo nome.
3. Explicar sobre o procedimento que será realizado.
4. Providenciar privacidade.
5. Auxiliar a pessoa a ficar em posição sentada.
6. Colocar o cinto sobre a roupa e ao redor da cintura da pessoa. Não colocar o cinto sobre a pele nua.
7. Apertar o cinto para que fique firme. Ele não deve causar desconforto ou impedir a respiração.
8. Certificar-se de que os seios, em mulheres, não fiquem presos ou comprimidos sob o cinto.
9. Colocar a fivela centralizada na parte da frente ou de trás para o melhor conforto da pessoa (Fig. 9-15).

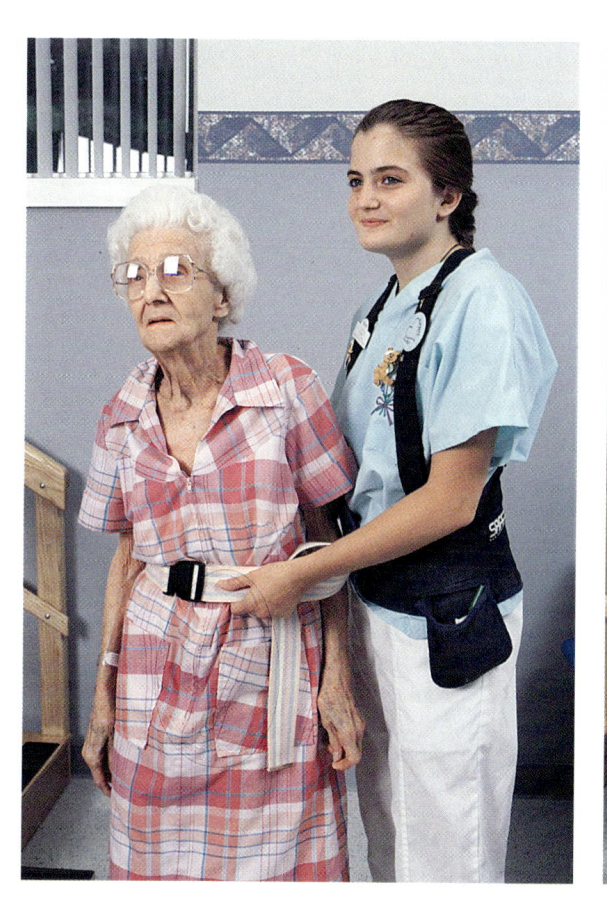

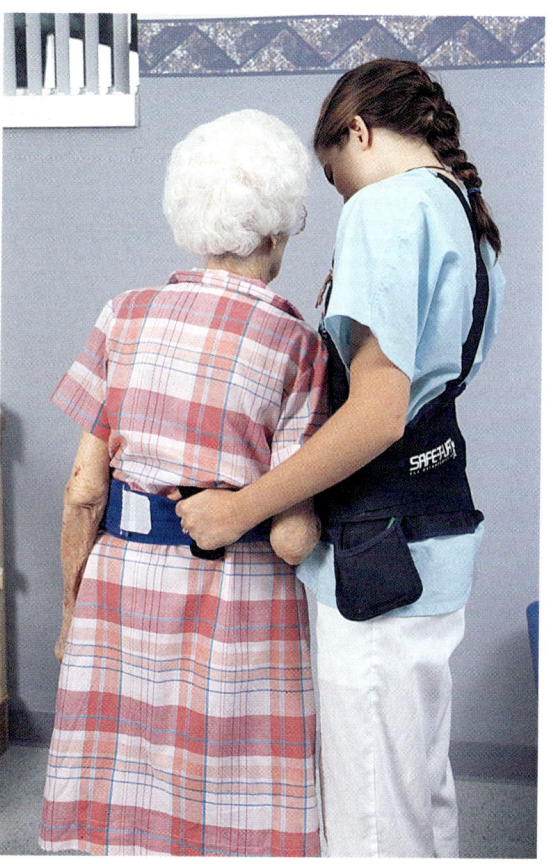

Figura 9-15
*Cinto de segurança. **A**, O cinto é posicionado com a fivela fechada no centro à frente. **B**, A fivela do cinto é posicionada nas costas.*

corregue no chão. A cadeira ou cadeira de rodas deve suportar o peso da pessoa. O número de pessoas para auxiliar durante a realização deste procedimento depende da capacidade física, condições e tamanho da pessoa que será transferida.

A pessoa é auxiliada a sair da cama pelo seu lado mais forte. Se o lado esquerdo for fraco, retirar a pessoa da cama pelo lado direito. Quando a pessoa estiver sendo transferida, o lado mais forte do profissional deve movimentar-se primeiro e puxar o mais fraco junto. Transferir pelo lado mais fraco é desajeitado e inseguro.

Levantadores mecânicos

TRANSFERINDO O PACIENTE PARA UMA CADEIRA OU CADEIRA DE RODAS

PRÉ-PROCEDIMENTO

1 Explicar sobre o procedimento que será realizado.
2 Providenciar:
   - Cadeira de rodas ou cadeira com braços.
   - Um ou dois cobertores.
   - Robe e sapatos.
   - Toalha de papel ou lençol.
   - Cinto de segurança, se necessário.
   - Travesseiro.
3 Lavar as mãos.
4 Identificar a pessoa. Verificar o bracelete de identificação e chamá-la pelo nome.
5 Providenciar privacidade.
6 Decidir qual lado da cama será utilizado. Mover a mobília para obter espaço para movimentar-se.

PROCEDIMENTO

7 Colocar a cadeira na mesma direção da cama para que o encosto esteja no mesmo nível da cabeceira.
8 Colocar um cobertor dobrado no assento. Travar a cadeira de rodas e elevar o descanso de pé.
9 Certificar-se de que a cama esteja na posição mais baixa e de que sua rodas estejam travadas.
10 Soltar e dobrar os lençóis de cima na direção dos pés da cama.
11 Colocar o papel toalha ou lençol embaixo dos pés da pessoa. Calçar os sapatos.
12 Ajudar a pessoa a sentar-se na lateral da cama. Certificar-se de que os pés da pessoa estejam tocando o chão.
13 Ajudar a pessoa a vestir o robe.
14 Aplicar o cinto de transferência, se este for ser utilizado.
15 Ajudar a pessoa a ficar de pé. Usar o seguinte método se estiver usando um cinto de segurança:
   a Ficar de pé em frente à pessoa
   b Solicitar para que apoie seus pulsos na cama, próximo às coxas.
   c Certificar-se de que os pés do paciente estejam apoiados no chão.
   d Colocar a pessoa inclinada para a frente.
   c Segurar o cinto de segurança dos dois lados.
   d Apoiar os seus joelhos contra os joelhos da pessoa e bloquear os pés dela com os seus (Fig. 9-17).
   e Solicitar à pessoa que pressione os pulsos para baixo na cama e fique de pé na contagem até 3. Puxar a pessoa para que fique em pé enquanto se estiver endireitando seus joelhos (Fig. 9-18).
16 Usar o seguinte método se não for utilizar o cinto de segurança:
   a Ficar de pé em frente à pessoa.
   b Solicitar para que apoie seus pulsos na cama, próximo às coxas.
   c Certificar-se de que os pés estejam apoiados no chão.
   d Colocar as mãos embaixo dos braços da pessoa. Elas devem estar ao redor do ombro da pessoa (Fig. 9-19).
   e Colocar a pessoa inclinada para a frente.
   f Apoiar os joelhos contra os joelhos da pessoa e bloquear os pés dela com os seus.
   g Solicitar para que pressione os pulsos para baixo na cama e fique de pé na contagem até 3. Puxar a pessoa para que fique em pé, enquanto estiver endireitando seus joelhos.
17 Oferecer um apoio para a pessoa manter-se de pé. Segurar o cinto de segurança ou colocar as mãos ao redor dos ombros da pessoa. Continuar a bloquear com os pés e joelhos do paciente. Esta técnica ajuda a prevenir quedas.
18 Girar a pessoa para que ela possa agarrar o braço mais distante da cadeira. As pernas irão tocar o canto da cadeira como na Figura 9-20.
19 Continuar a girar a pessoa até que o outro braço da cadeira seja seguro.
20 Abaixar a pessoa até a cadeira enquanto estiver dobrando seus joelhos e quadris (Fig. 9-21). A pessoa auxilia inclinando-se para frente e dobrando seus cotovelos e joelhos.

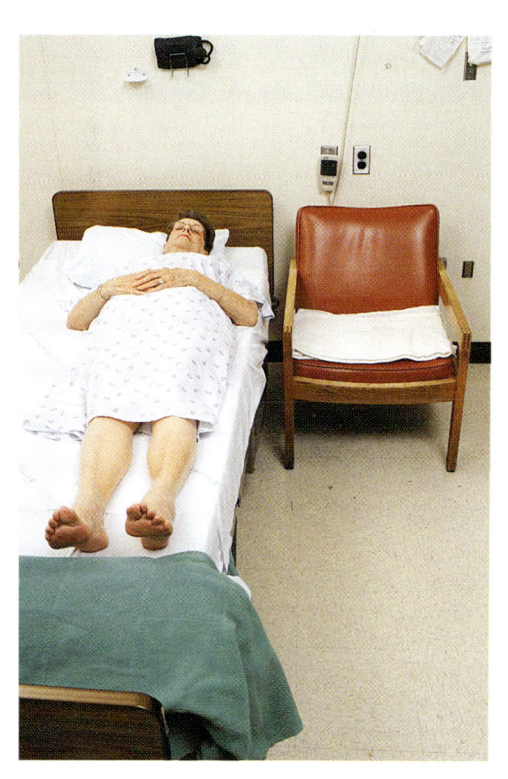

Figura 9-16
A cadeira é posicionada próxima e no mesmo nível da cabeceira da cama.

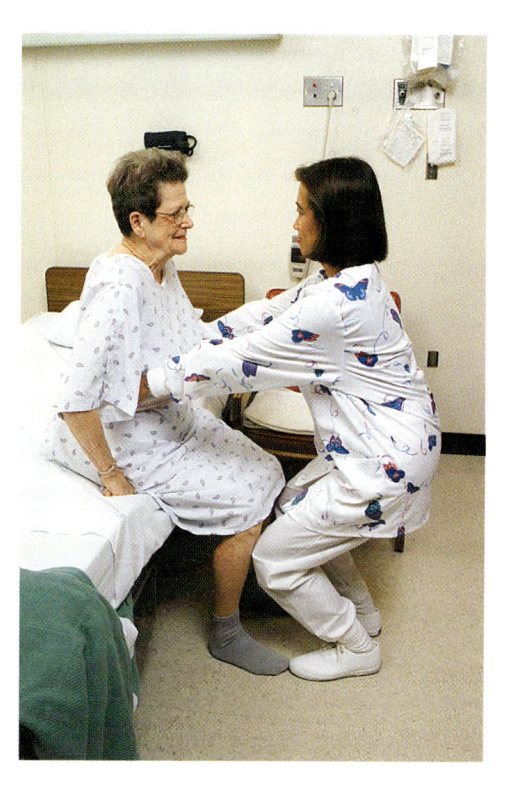

Figura 9-17
Prevenir a pessoa de quedas ou escorregões, bloqueando com os próprios joelhos e pés os pés e joelhos da pessoa.

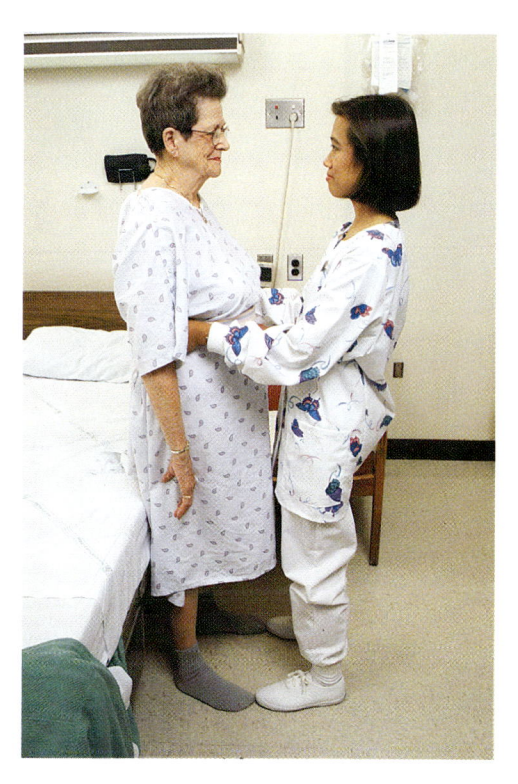

Figura 9-18
A pessoa é puxada para cima até ficar de pé e segura pelo cinto de segurança e pelo bloqueio dos pés e joelhos.

Transferindo o paciente para uma cadeira ou cadeira de rodas — continuação

Procedimento

21. Certificar-se de que as nádegas estão na parte de trás do assento. Posicionar a pessoa com um alinhamento adequado.
22. Posicionar os pés da pessoa no descanso de pés da cadeira de rodas.
23. Cobrir os pés e o colo com um cobertor. O cobertor não deve estar perto do chão ou das rodas da cadeira.
24. Remover o cinto de segurança, se o mesmo foi utilizado.
25. Posicionar a cadeira conforme a preferência da pessoa.

Pós-procedimento

26. Certificar-se de que a campainha e outros objetos necessários estão ao alcance da pessoa.
27. Abrir a cortina.
28. Lavar as mãos.
29. Relatar o seguinte à enfermeira:
    - A média da pulsação, se ocorreu verificação.
    - Como a pessoa tolerou a atividade.
    - Queixas de tontura, dor, desconforto, dificuldade de respirar, fraqueza e fadiga.
    - O tipo de assistência necessária para transferir a pessoa.
30. Refazer o procedimento para retornar a pessoa à cama.

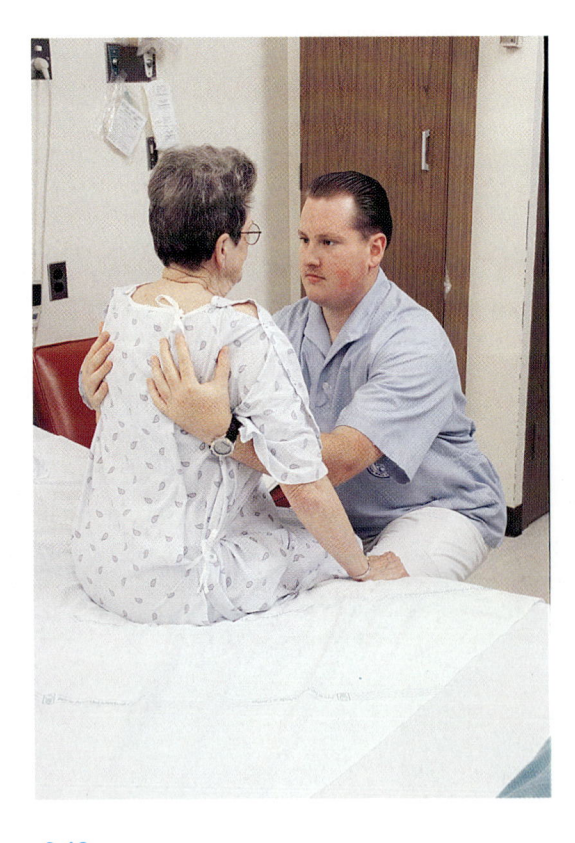

Figura 9-19
Uma pessoa sendo preparada para ficar de pé. As mãos são colocadas embaixo dos braços da pessoa e ao redor dos ombros.

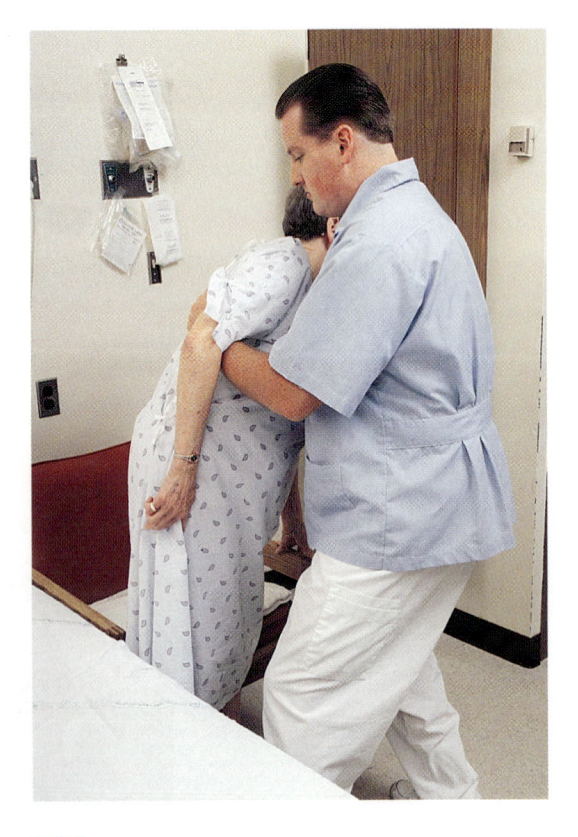

Figura 9-20
A pessoa é segurada enquanto agarra o braço da cadeira mais distante. As pernas estão contra a cadeira.

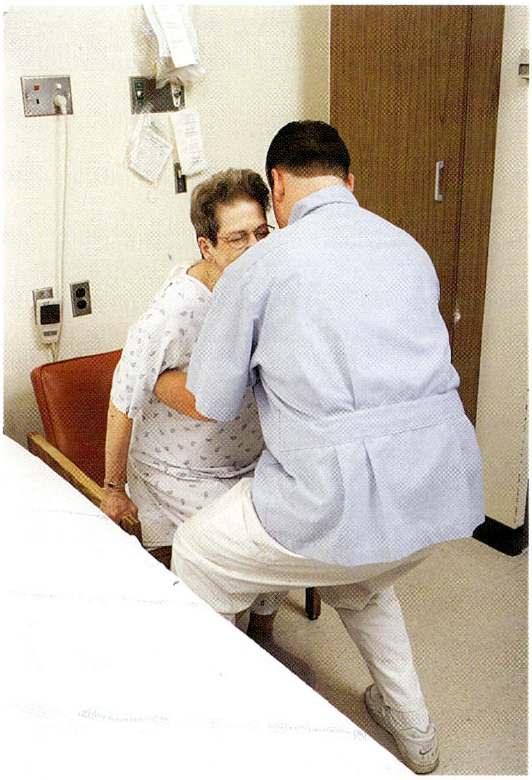

Figura 9-21
A pessoa segura os descansos de braço, inclina-se para frente e dobra os cotovelos e joelhos enquanto está sendo colocada na cadeira.

TRANSFERINDO O PACIENTE PARA UMA CADEIRA DE RODAS (DOIS AUXILIARES)

PRÉ-PROCEDIMENTO

1 Solicitar ajuda a um membro da equipe.
2 Explicar sobre o procedimento que será realizado.
3 Providenciar:
   - Cadeira de rodas com braços removíveis.
   - Cobertores.
   - Sapatos.
   - Almofada, se utilizada.
4 Lavar as mãos.
5 Identificar a pessoa. Verificar o bracelete de identificação e chamá-la pelo nome.
6 Providenciar privacidade.
7 Decidir qual lado da cama será usado. Mover a mobília para obter espaço.

PROCEDIMENTO

8 Soltar e dobrar os lençóis de cima na direção dos pés da cama.
9 Auxiliar a pessoa a aproximar-se do lado da cama próximo do lugar em que se estiver. Ajudá-la a ficar sentada, elevando a cabeceira da cama.
10 Colocar a cadeira de rodas na lateral da cama na altura dos quadris da pessoa.
11 Remover o braço da cadeira próximo a cama. Colocar uma almofada ou um lençol de banho dobrado no assento da cadeira.

TRANSFERINDO O PACIENTE PARA UMA CADEIRA DE RODAS (DOIS AUXILIARES) – CONTINUAÇÃO

12. Travar a cadeira de rodas e as rodas da cama.
13. Ficar de pé atrás da cadeira de rodas. Colocar os braços embaixo dos braços da pessoa e segurar seu antebraço.
14. Solicitar ao seu assistente que segure as coxas e a perna da pessoa (Fig. 9-22).
15. Trazer a pessoa na direção da cadeira na contagem de 3. Abaixar a pessoa até a cadeira, como na Figura 9-23.
16. Certificar-se de que as nádegas da pessoa estão encostadas na parte posterior do assento. Colocar a pessoa em um alinhamento corporal adequado.
17. Recolocar o braço da cadeira na posição correta.
18. Colocar os sapatos na pessoa. Posicionar os pés no descanso de pés da cadeira de rodas.
19. Cobrir as pernas e o colo do paciente com um cobertor. O cobertor não deve estar perto do chão ou das rodas da cadeira.
20. Posicionar a cadeira conforme a preferência da pessoa.
21. Certificar-se de que a campainha e outros objetos necessários estão ao alcance da pessoa.

Pós-procedimento

22. Abrir a cortina.
23. Lavar as mãos.
24. Relatar o seguinte à enfermeira:
    - A média da pulsação, se a mesma foi obtida.
    - Queixas de tontura, dor, desconforto, dificuldade de respirar, fraqueza e fadiga.
    - Como a pessoa tolerou a atividade.
25. Refazer o procedimento para retornar a pessoa à cama.

Os levantadores mecânicos são usados para erguer pessoas incapacitadas. A pessoa pode ser transferida para uma cadeira, maca, banheira, cadeira de banho, vaso sanitário, hidromassagem ou carro. Antes de usar um levantador, certificar-se de que o mesmo esteja funcionando. O profissional precisa comparar o peso da pessoa com o limite de peso do equipamento. Não usar o levantador se o peso da pessoa ultrapassar a capacidade do mesmo.

São necessárias no mínimo duas pessoas. As instruções do fabricante devem ser seguidas para se realizar uma transferência segura. O seguinte procedimento é usado como um guia.

POSICIONAMENTO DO PACIENTE

A pessoa deve estar o tempo todo posicionada apropriadamente. Conforto e bem-estar são promovidos com mudanças regulares de decúbito e alinhamento adequado. A respiração é facilitada e a circulação, melhorada. O posicionamento adequado também ajuda a prevenir muitas complicações, incluindo áreas doloridas devido à pressão (Capítulo 12) e às contrações (Capítulo 18). Algumas pessoas devem ser reposicionadas a cada hora ou a cada duas horas.

Certas posições ou restrições de posicionamento podem ser recomendadas pelo médico. As seguintes rotinas o ajudarão o profissional a mudar o decúbito de pacientes e moradores com segurança:

- Perguntar à enfermeira sobre a necessidade de mudanças de decúbito.
- Saber com que freqüência movimentar a pessoa e para qual posição.
- Usar mecânicas corporais adequadas.
- Solicitar auxílio de um membro da equipe, se indicado.
- Explicar sobre o procedimento para a pessoa.
- Ser gentil quando estiver movimentando uma pessoa.
- Providenciar privacidade.
- Colocar a campainha ao alcance da pessoa após o reposicionamento.
- Usar travesseiros, conforme indicado, para suporte e alinhamento.

Na posição de Fowler a cabeceira da cama é elevada até um ângulo de 45 a 60°. Um alinhamento adequado requer a manutenção da coluna reta, apoiando a cabeça com um travesseiro pequeno e apoiando os braços com travesseiros. (Fig. 9-26).

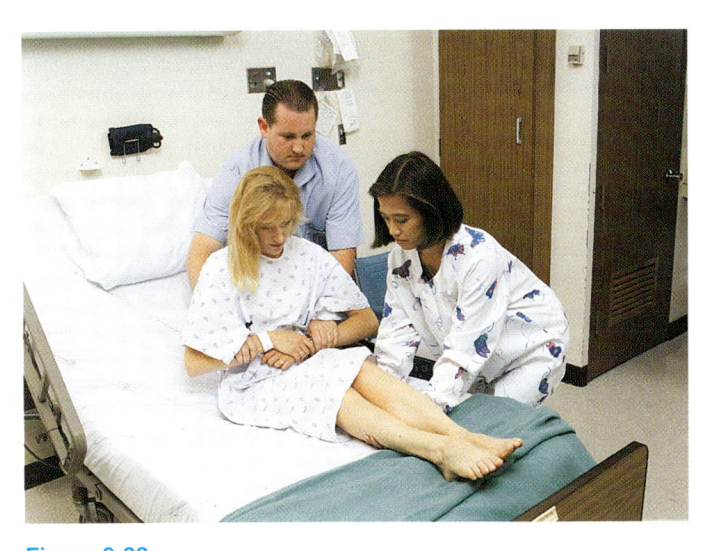

Figura 9-22
Segurar os antebraços do paciente, colocando os braços sob os braços do mesmo. As coxas e a barriga da perna são seguras para suportar a extremidade inferior durante a transferência.

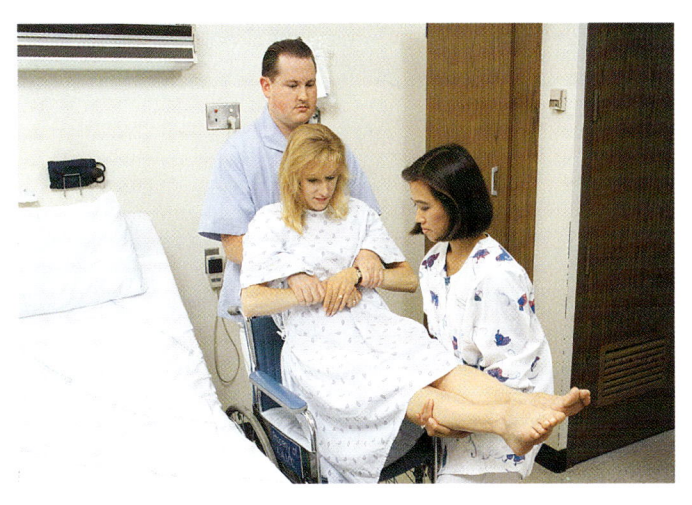

Figura 9-23
A pessoa é sustentada enquanto está sendo abaixada até a cadeira de rodas.

UTILIZANDO O SUSPENSOR MECÂNICO

PRÉ-PROCEDIMENTO

1. Solicitar ajuda a um membro da equipe.
2. Explicar sobre o procedimento que será realizado.
3. Providenciar:
   - Suspensor mecânico.
   - Cadeira com braço ou cadeira de rodas.
   - Cobertores.
   - Chinelos.
4. Lavar as mãos.
5. Identificar a pessoa. Verificar o bracelete de identificação e chamá-la pelo nome.
6. Providenciar privacidade.

PROCEDIMENTO

7. Centralizar a tipóia embaixo da pessoa (Fig. 9-24). Girar a pessoa de um lado para outro como se estivesse arrumando uma cama ocupada para posicionar a tipóia (Capítulo 11). Posicionar a tipóia de acordo com as instruções do fabricante.
8. Colocar a cadeira na cabeceira da cama. Ela deve estar no mesmo nível da cabeceira e afastada da cama. Colocar um cobertor dobrado na cadeira.
9. Travar as rodas da cama e abaixá-la até a posição mais baixa.
10. Erguer o suspensor para que ele possa ser posicionado sobre a pessoa.
11. Posicionar o suspensor sobre a pessoa (Fig. 9-25, A).
12. Travar as rodas do suspensor na posição.
13. Fixar a tipóia à barra de conexão (Fig. 9-25, B)
14. Elevar a cabeceira da cama para uma posição sentada.
15. Cruzar os braços da pessoa sobre o peito. Deixar a pessoa segurar na correia ou corrente, mas não na barra de conexão.
16. Posicionar o suspensor até uma altura que seja suficiente para que a pessoa e a tipóia fiquem fora da cama (Fig. 9-25, C).
17. Solicitar ao auxiliar que apóie os pés e pernas da pessoa enquanto estiver movendo o suspensor e a pessoa para fora da cama (Fig. 9-25, D).
18. Posicionar o suspensor de tal forma que as costas da pessoa estejam em direção à cadeira.

Utilizando o suspensor mecânico

Procedimento

19. Abaixar a pessoa até a cadeira. (Seguir as instruções do fabricante para abaixar o suspensor.) Guiar a pessoa até a cadeira como na Figura 9-25, E.
20. Abaixar o suspensor até que a tipóia possa ser retirada do gancho. Deixar a tipóia sob a pessoa, a menos que contra-indicado.
21. Colocar os chinelos na pessoa. Posicionar os pés no apoio de pés, se estiver usando uma cadeira de rodas.
22. Cubrir as pernas e o colo da pessoa com um cobertor. O cobertor não deve estar perto do chão ou das rodas da cadeira.
23. Posicionar a cadeira conforme a preferência da pessoa.
24. Certifique-se de que a campainha e outros objetos necessários estão ao alcance da pessoa.

Pós-procedimento

25. Lavar as mãos.
26. Relatar o seguinte à enfermeira:
    - A média da pulsação, se a mesma foi obtida.
    - Queixas de tontura, dor, desconforto, dificuldade de respirar, fraqueza e fadiga.
    - Como a pessoa tolerou a atividade.
27. Refazer o procedimento para retornar a pessoa à cama.

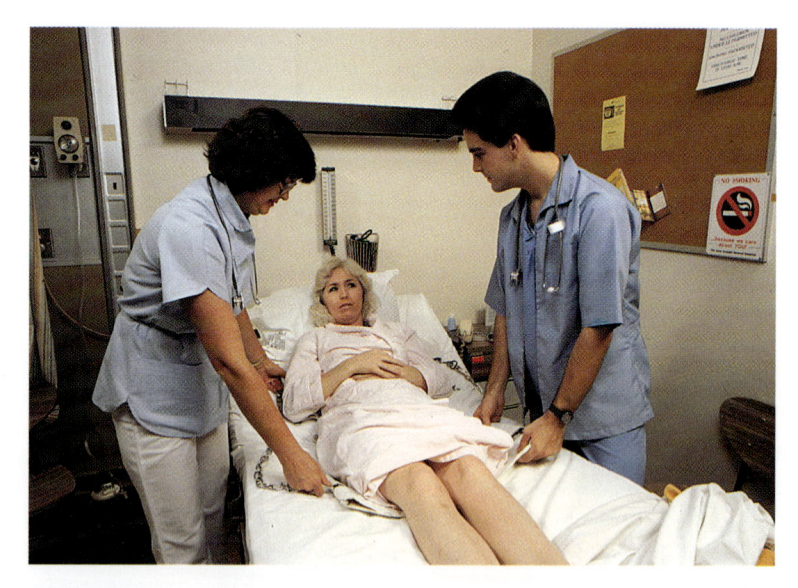

Figura 9-24
A tipóia de um suspensor mecânico é colocada embaixo da pessoa. O limite inferior da tipóia está atrás do joelho da pessoa.

A posição supina (dorsal) é a posição na qual o paciente permanece deitado de costas. Para um alinhamento adequado a cama deve estar reta, a cabeça e os ombros são apoiados por travesseiros e os braços e as mãos estão ao lado da pessoa. As mãos podem ser apoiadas em travesseiros pequenos com as palmas para baixo (Fig. 9-27). Um pequeno travesseiro pode ser colocado sob os tornozelos.

A pessoa em uma posição prona, permanece deitada sobre seu abdômen com a cabeça virada para um lado. Um alinhamento adequado envolve a colocação de um peque-

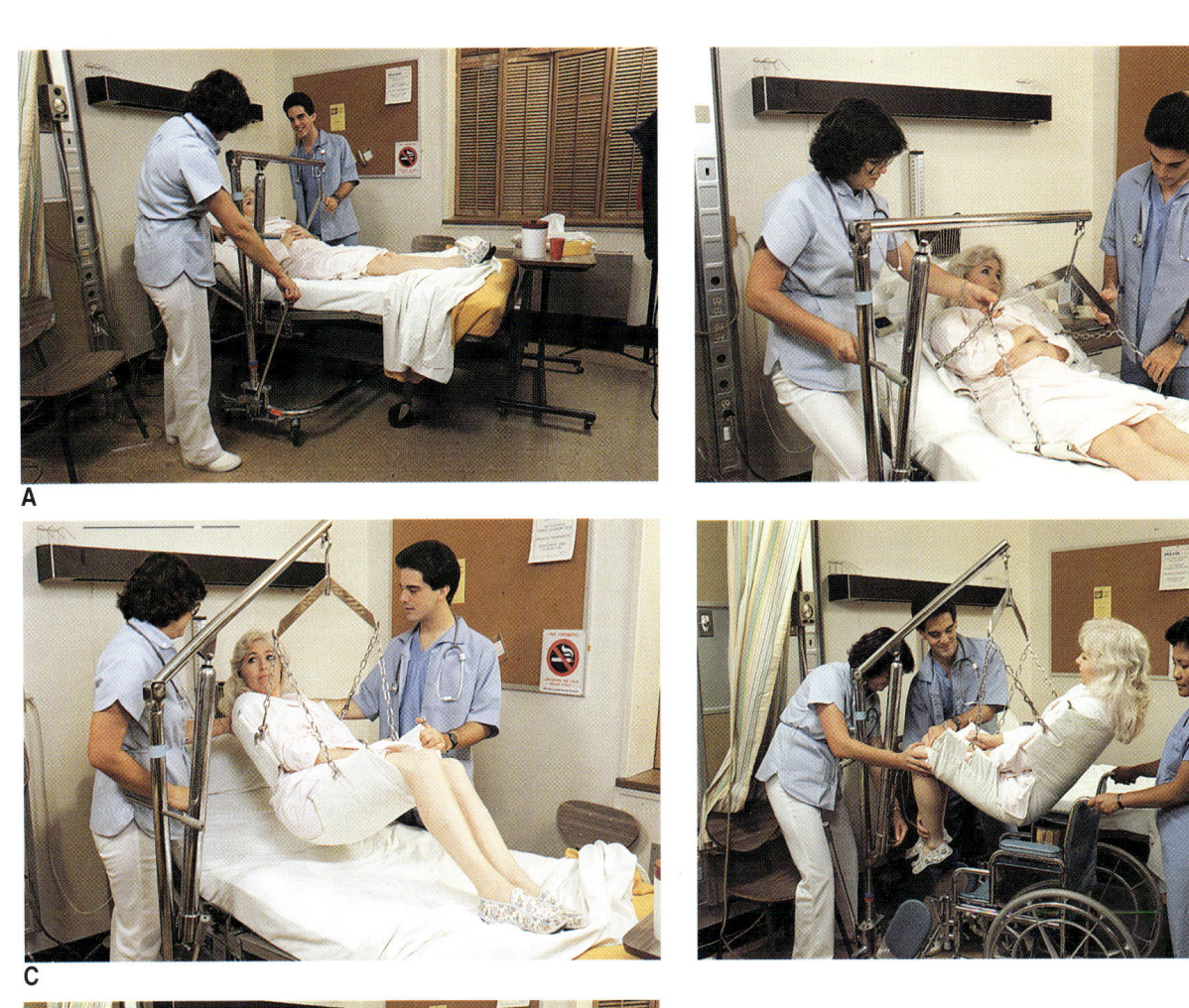

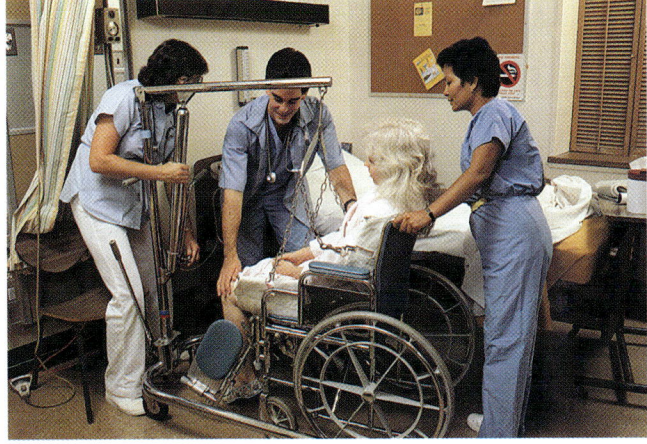

Figura 9-25
A, O suspensor é posicionado sobre a pessoa e as hastes são afastadas para prover uma ampla base de suporte. B, A tipóia é fixada a barra de conexão. C, O suspensor é elevado até que a tipóia e a pessoa estejam fora da cama. D, As pernas da pessoa são apoiadas enquanto ela e o suspensor são movidos para fora da cama. E, A pessoa é guiada até a cadeira.

no travesseiro embaixo da cabeça, outro embaixo do abdômen e um sobre a porção inferior das pernas (Fig. 9-28). Os braços são flexionados nos cotovelos com as mãos próximas à cabeça.

Uma pessoa em posição lateral (deitada de lado) deita-se sobre um lado ou outro do corpo (Fig. 9-29). Um travesseiro é colocado embaixo da cabeça e do pescoço. A perna e coxa são apoiadas com um travesseiro. Um pequeno travesseiro sob a mão e o braço e um travesseiro é posicionado contra as costas da pessoa.

A posição de Sims é uma posição lateral (decúbito lateral). A perna superior deve estar bem flexionada para que

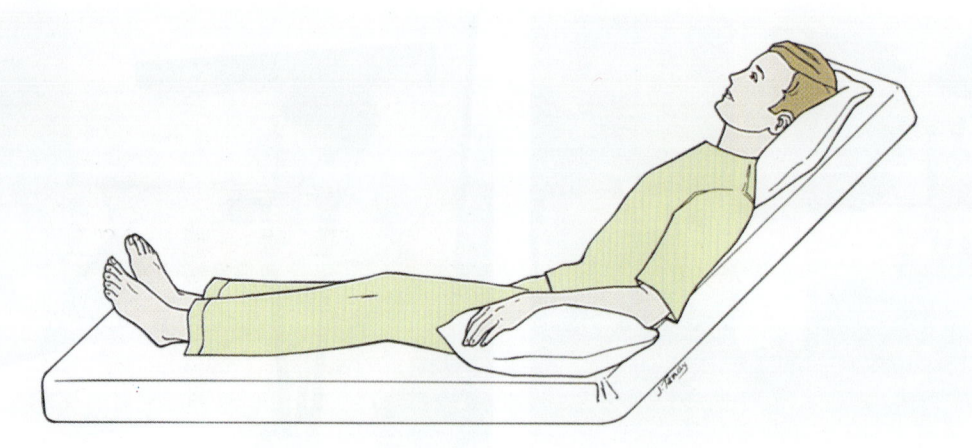

Figura 9-26
Posição de Fowler. Travesseiros são usados para manter o alinhamento.

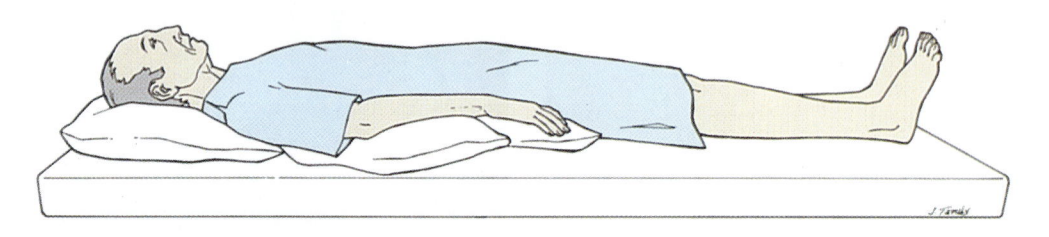

Figura 9-27
Pessoa em posição supina.

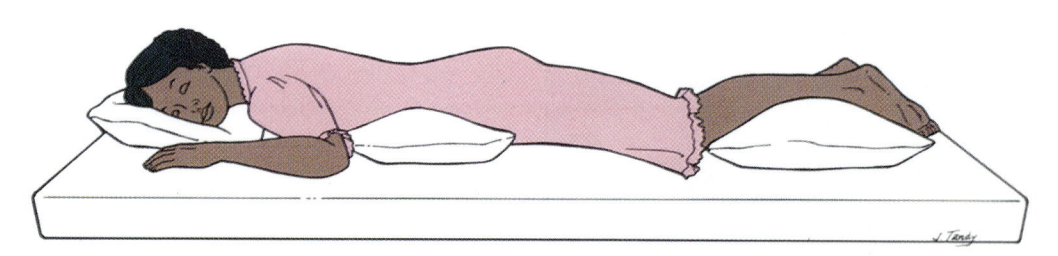

Figura 9-28
Pessoa em posição prona.

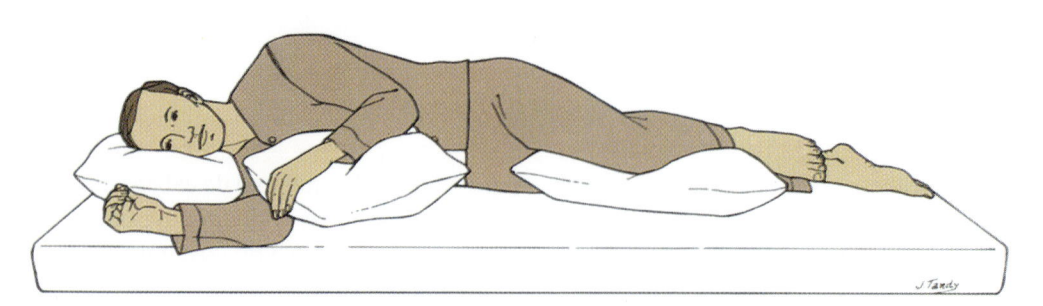

Figura 9-29
Pessoa em posição lateral com travesseiros usados para suporte.

não fique apoiada na perna inferior e o braço inferior é colocado para trás da pessoa (Fig. 9-30). Um alinhamento adequado envolve a colocação de um travesseiro sob a cabeça e o pescoço, outro apoiando a perna superior e um terceiro apoiando o braço e mão superior da pessoa.

A pessoa que está sentada em uma cadeira deve ser capaz de manter o tronco e a cabeça eretos. As costas e as nádegas da pessoa devem estar contra o encosto da cadeira. Os pés devem estar planos ao chão ou no descanso de pés da cadeira de rodas. A parte posterior do joelho e perna devem estar ligeiramente afastados do canto do assento (Fig. 9-31). A enfermeira pode pedir ao auxiliar de enfermagem que coloque um pequeno travesseiro entre a porção inferior das costas e o encosto da cadeira. (O profissional deverá lembrar-se de que, ao utilizar restritores, não deve ser utilizado travesseiro.)

Os apoios corporais ajudam a manter um alinhamento adequado. Almofadas especiais e coxins auxiliam a manter o alinhamento na posição sentada (Fig. 9-32). Alguns apoios posturais limitam os movimentos do corpo (Fig. 9-33). Sendo assim, as regras e medidas de segurança devem ser consideradas em caso de uso de restritores (ver Capítulo 7).

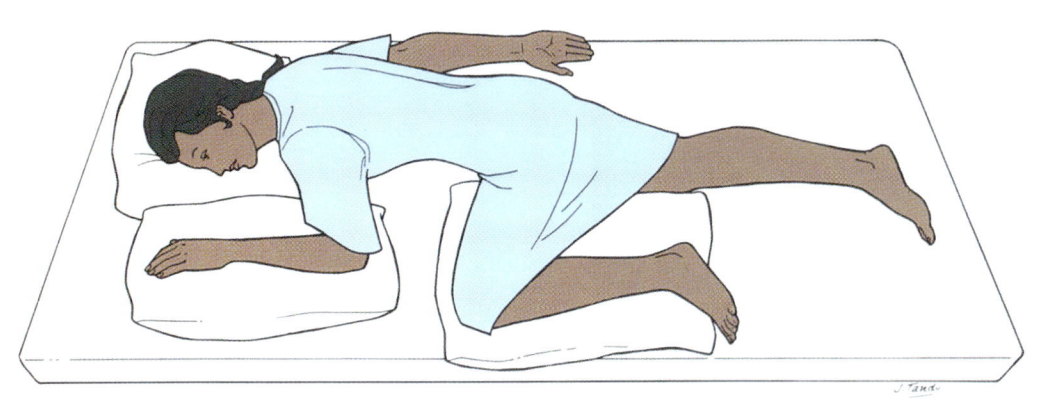

Figura 9-30
Pessoa apoiada em travesseiros na posição de Sims.

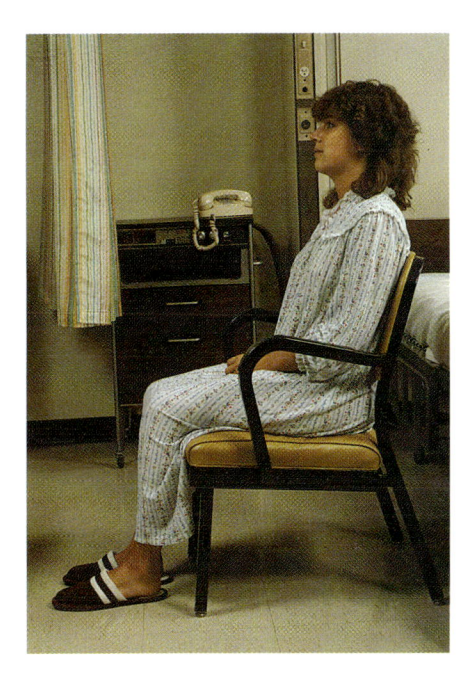

Figura 9-31
Pessoa posicionada em uma cadeira. Os pés permanecem planos ao chão, a perna não toca a cadeira e as costas estão retas e contra o encosto da cadeira.

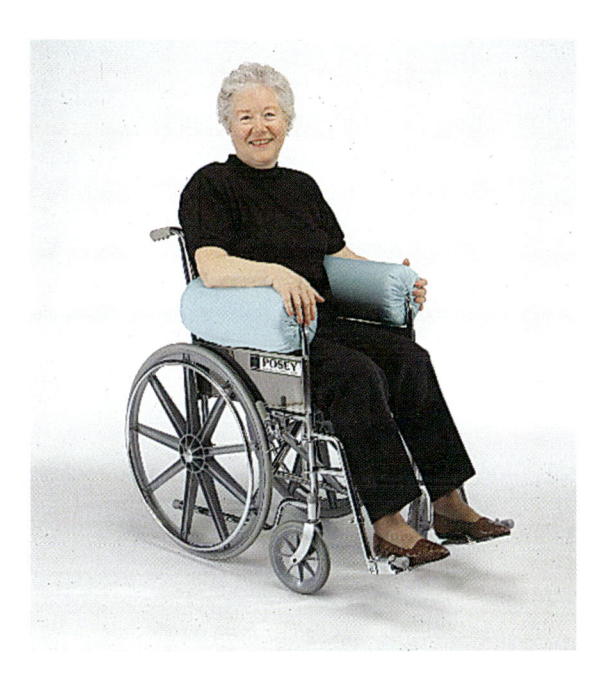

Figura 9-32
Estabilizador lateral. (Cortesia da Companhia J.T. Posey, Arcadia, CA.)

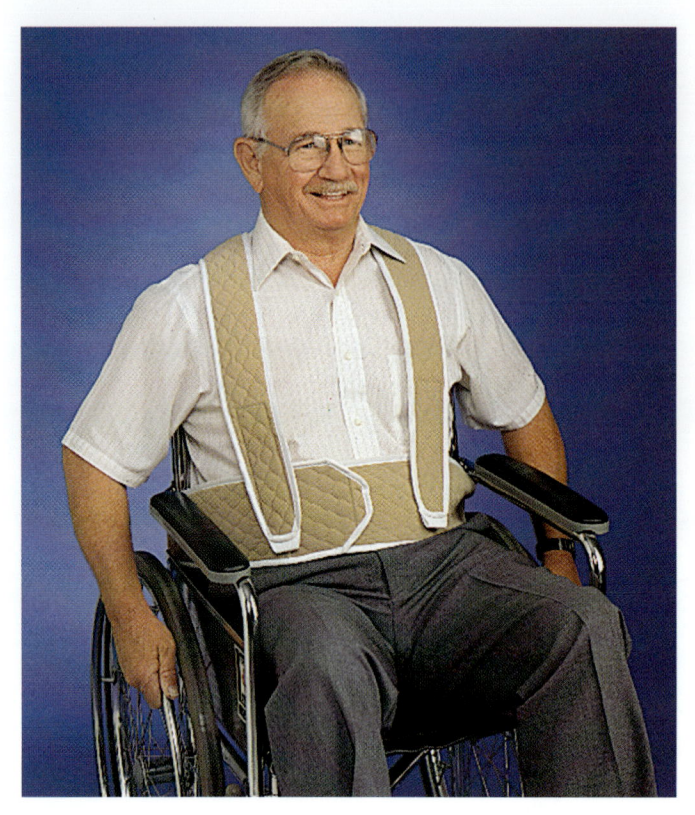

Figura 9-33
Suporte do tronco. (Cortesia da Companhia J.T. Posey, Arcadia, CA.)

QUESTÕES DE REVISÃO

Circule V se a frase for verdadeira e F se for falsa.

1. **V F** Mecânicas corporais são a forma como os segmentos do corpo são alinhados uns com os outros.
2. **V F** Uma boa mecânica corporal ajuda a proteger o profissional e seus pacientes ou moradores de lesões.
3. **V F** Base de suporte é a área na qual um objeto repousa.
4. **V F** Objetos são mantidos afastados do corpo quando são levantados, movidos ou carregados.
5. **V F** Ficar de frente para a área em que o profissional está trabalhando previne giros desnecessários.
6. **V F** Empurrar, deslizar ou puxar objetos pesados é melhor do que carregá-los.
7. **V F** Perguntar à enfermeira sobre limitações ou restrições no posicionamento ou movimentação de uma pessoa.
8. **V F** O direito a privacidade deve ser respeitado quando se está movimentando, erguendo ou transferindo uma pessoa.
9. **V F** Um lençol de apoio deveria ser estendido dos ombros até a área acima dos joelhos.
10. **V F** Uma pessoa é movida para o lado da cama antes de ser virada para a posição lateral.
11. **V F** Movimento em bloco é rolar a pessoa em segmentos.
12. **V F** Pessoas com lesões da medula espinhal devem ser movimentadas em bloco.
13. **V F** Um cinto de segurança é parte de um levantador mecânico.
14. **V F** O profissional está para transferir a Sra. Lund da cama para uma cadeira. Ele deve mover-se em direção ao lado mais fraco do corpo dela.
15. **V F** O reposicionamento previne deformidades e pressão nas partes do corpo.

QUESTÕES DE REVISÃO — CONTINUAÇÃO

16 V F A cabeceira da cama é elevada em um ângulo de 45 a 60° para a posição de supina.
17 V F A posição de Sims é uma posição lateral (deitada de lado).
18 V F Escorregar a pessoa reduz a fricção e as escoriações.
19 V F As mecânicas corporais envolvem o uso dos menores músculos do corpo.
20 V F O Sr. Smith está sendo transferido da cama para uma cadeira. Ele deve usar sapatos que não escorregam.

Respostas

1 Falso
2 Verdadeiro
3 Verdadeiro
4 Falso
5 Verdadeiro
6 Verdadeiro
7 Verdadeiro
8 Verdadeiro
9 Verdadeiro
10 Verdadeiro
11 Falso
12 Verdadeiro
13 Falso
14 Falso
15 Verdadeiro
16 Falso
17 Verdadeiro
18 Falso
19 Falso
20 Verdadeiro

O Quarto

10

OBJETIVOS

- Definir os termos-chave listados neste capítulo.
- Descrever como controlar o ambiente da pessoa para promover o conforto.
- Conhecer as posições básicas da cama.
- Descrever o uso da mobília e dos equipamentos encontrados no quarto do paciente ou do morador.
- Descrever como um banheiro é equipado.
- Explicar como manter o quarto do paciente.

TERMOS-CHAVE

Posição semi-Fowler – Cabeceira da cama é elevada em um ângulo de 45° e a porção dos joelhos é elevada em 15°; ou a cabeceira da cama é elevada em um ângulo de 30°.

Posição de Trendelenburg reversa – Cabeceira da cama é elevada e os pés da cama são abaixados.

Posição de Trendelenburg – Cabeceira da cama é abaixada e os pés da cama são elevados.

Este capítulo descreve a mobília e o equipamento do quarto da pessoa/morador (Fig. 10-1), apresentando as condições que interferem no conforto.

CONFORTO

A idade, a doença e a atividade interferem no conforto, assim como fatores externos – temperatura, ventilação, barulhos, odores e iluminação. Tais fatores podem ser controlados para atender as necessidades da pessoa.

Temperatura e ventilação

A média de temperatura de 20 a 25° é confortável para a maioria das pessoas. Crianças, idosos e pessoas doentes geralmente precisam de temperaturas-ambiente mais elevadas para ter conforto. A OBRA requer que casas de repouso mantenham uma média de temperatura entre 25 e 26°C.

O sistema de ventilação favorece a entrada de ar fresco e a movimentação do ar do quarto. Podem ocorrer correntes de ar quando o mesmo se movimenta. Crianças, idosos e pessoas doentes são sensíveis às correntes de ar. Eles precisam estar bem protegidos com cobertores. Quando possível, deve-se remover pacientes e moradores das áreas de corrente.

Odores

Feridas drenando, vômito e excretas intestinais têm um cheiro desagradável que podem constranger a pessoa. Os odores corporais, hálito e odores de fumo também podem ofender a pessoa, aos visitantes e a equipe. Tais rotinas auxiliam a eliminar os odores:

- Limpar prontamente comadres e bacias para vômito.
- Trocar os lençóis sujos de imediato.
- Limpar as pessoas com incontinência urinária constantemente.
- Realizar uma adequada higiene pessoal no paciente.

Barulho

Os sons provocados pelos cuidados de saúde são perturbadores. Equipamentos que ressoam, o barulho de pratos e bandejas, televisões e rádios com volume alto podem ser incômodos, assim como falar alto e rir nos corredores e no posto de enfermagem, campainhas de telefone e interfones que soam também podem ser irritantes, além de barulhos de equipamentos que necessitam de lubrificação ou reparo.

Os membros da equipe de saúde devem controlar sua voz e manipular os equipamentos cuidadosamente. Manter o equipamento funcionando apropriadamente e atender de imediato ao telefone e aos interfones também diminuem o barulho.

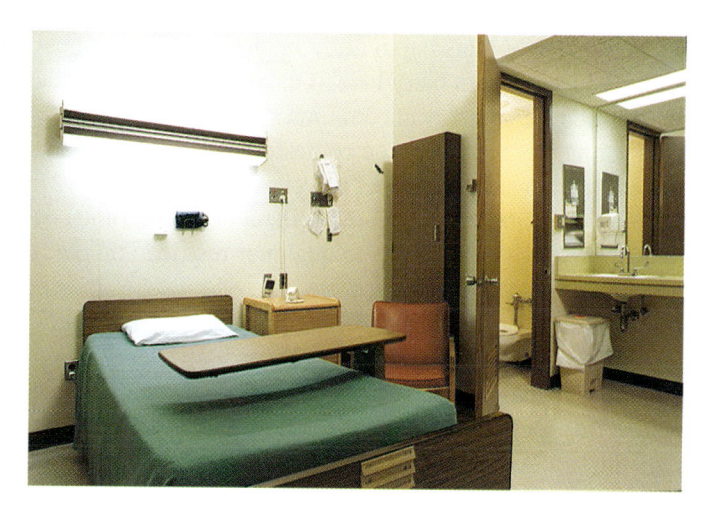

Figura 10-1
Mobília e equipamento em um quarto típico de paciente/morador.

Iluminação

É necessária uma boa iluminação para segurança e conforto. Brilhos, sombras e iluminação opaca podem causar quedas, dor de cabeça e forçar os olhos. As pessoas usualmente relaxam e descansam melhor na presença de luz fraca. Entretanto um quarto claro é mais alegre.

A luz deve ser ajustada para atender as necessidades de mudanças da pessoa. As cortinas ou persianas são fechadas para controlar a iluminação natural. A luz sobre a cama é ajustada para fornecer luz suave, média ou brilhante. Os controles da luz devem estar ao alcance da pessoa.

MOBÍLIA E EQUIPAMENTO DO QUARTO

Os quartos são mobiliados e equipados para atenderem as necessidades básicas da pessoa. Isto inclui um sistema de campainha para as necessidades de segurança. A privacidade também é considerada.

Recomenda-se que os quartos destinados para cuidados de longa duração sejam arrumados de forma a assemelharem-se ao máximo possível com o ambiente de casa. Os moradores podem trazer alguma mobília e objetos pessoais de casa, pois isto promove a dignidade e a estima.

A cama

A cama é elevada horizontalmente para fornecer cuidados, a fim de evitar que o profissional se dobre ao tentar alcançar algo. O nível mais baixo horizontal permite que a pessoa saia da cama com facilidade. A cabeceira da cama pode ser mantida reta ou elevada em uma variedade de graus.

As camas elétricas tem seu controle no painel lateral, na grade lateral, ou em um painel nos pés da cama (Fig. 10-2). A pessoa é ensinada sobre como utilizar com segurança os controles e deve ficar ciente de qualquer restrição de posicionamento.

Camas manuseadas manualmente possuem manivelas nos pés da cama (Fig. 10-3). A manivela esquerda eleva a ou abaixa a cabeceira da cama. A manivela da direita ajusta a porção dos joelhos. A manivela central eleva ou abaixa a cama inteira. As manivelas são puxadas para cima para serem usadas e mantidas para baixo durante o resto do tempo. As manivelas na posição superior são perigosas e podem provocar acidentes, pois qualquer pessoa que passa pode chocar-se com elas.

Quanto às posições das camas, existem quatro tipos básicos:

- Posição de Fowler, (descrito no Capítulo 9) – É uma posição semi-sentada. A cabeceira da cama é elevada em um ângulo de 45 a 60° (Fig. 10-4).
- Posição de semi-Fowler – A cabeceira da cama é elevada a um ângulo de 45° e a porção do joelho é elevada em 15° (Fig. 10-5). Esta posição é confortável. Entretanto,

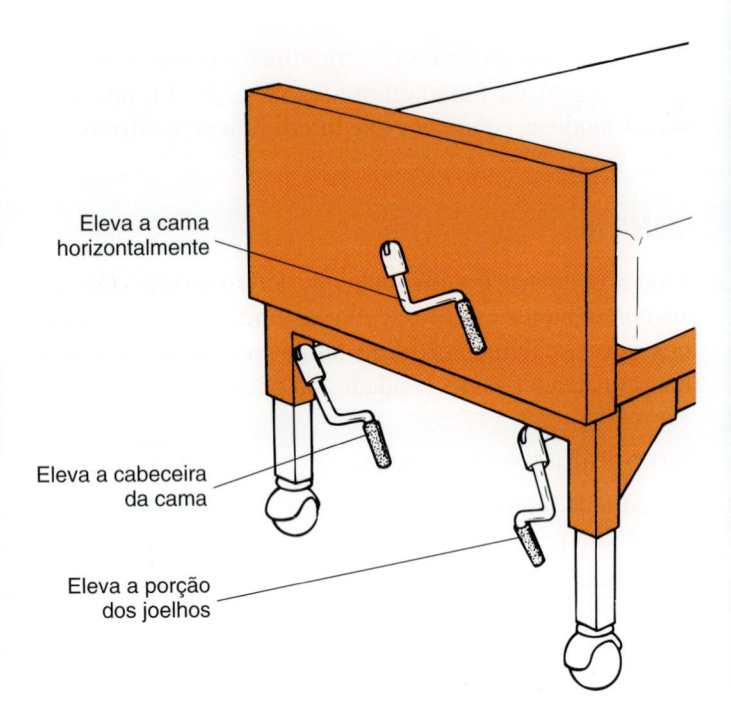

Figura 10-3
Cama de hospital manuseada manualmente.

elevar a porção do joelho pode interferir na circulação. Verificar com a enfermeira antes de posicionar uma pessoa na posição semi-Fowler. Muitas instituições definem esta posição quando a cabeceira da cama é elevada em um ângulo de 30° e a porção dos joelhos não é elevada.

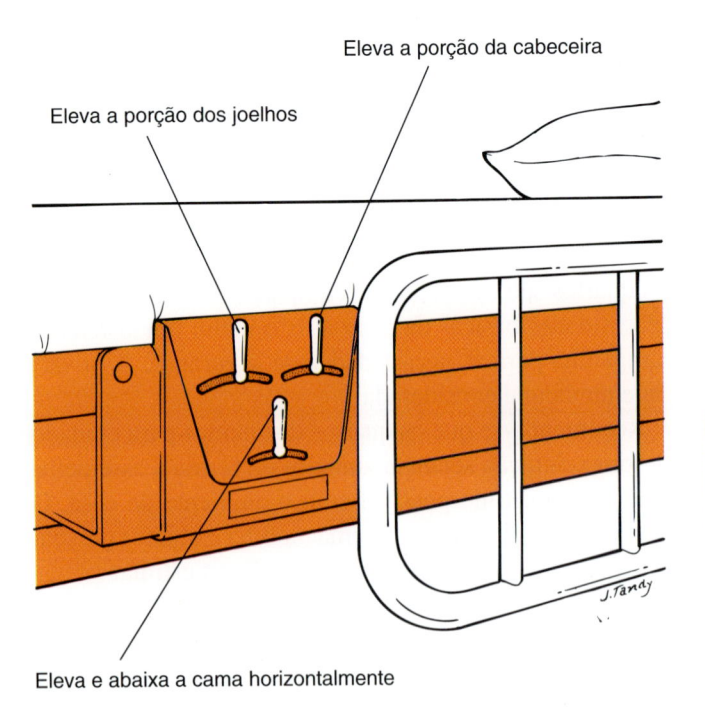

Figura 10-2
Controles de cama elétrica.

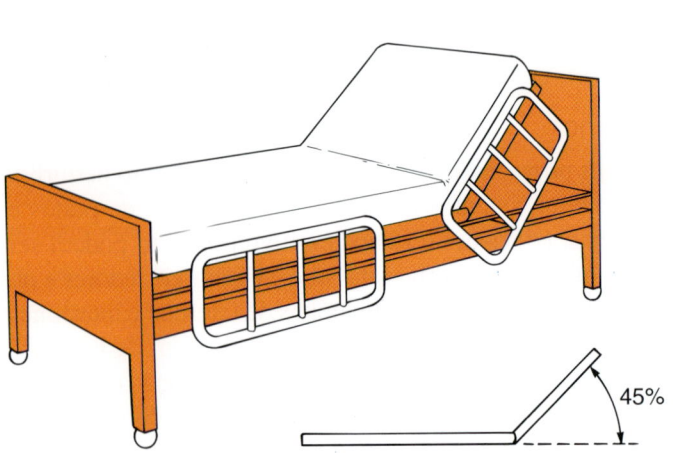

Figura 10-4
Posição de Fowler.

Somente objetos limpos e estéreis podem ser colocados sobre a mesa. Ela deve ser limpa após o uso.

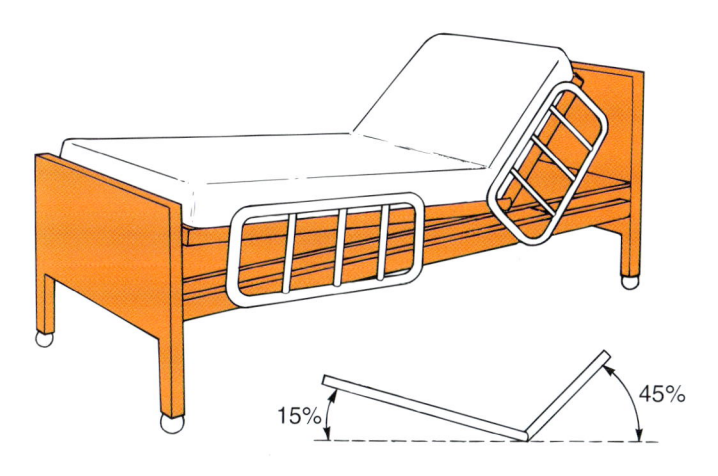

Figura 10-5
Posição semi-Fowler.

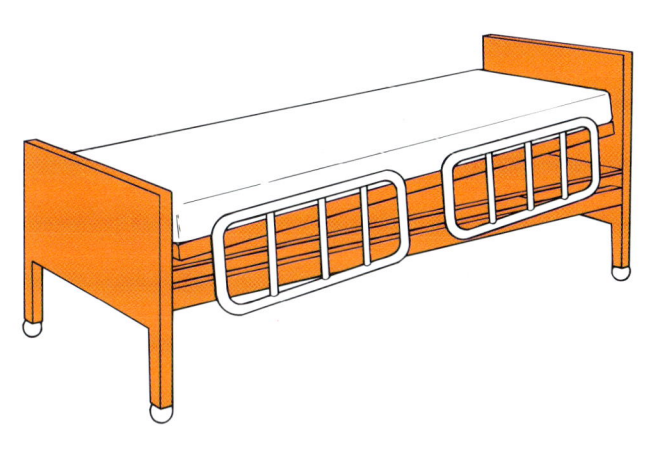

Figura 10-7
Posição de Trendelenburg reserva.

- Posição de Trendelenburg – A cabeceira da cama é abaixada e os pés, elevados (Fig. 10-6). Requer um orientação médica. Coxins são colocados sob as pernas, aos pés da cama ou a moldura da cama é inclinada.
- Posição de Trendelenburg reversa – A cabeceira da cama é elevada enquanto os pés são abaixados (Fig. 10-7). Coxins são colocados sob as pernas na cabeceira da cama ou a moldura é inclinada. Requer ordem médica.

Armário ao lado da cama

Os armário ao lado da cama deve apresentar duas ou três gavetas ou uma gaveta superior e um gabinete inferior com uma prateleira (Fig. 10-8). A gaveta superior é usada para guardar dinheiro, óculos, livros e outros objetos pessoais. A primeira prateleira (segunda gaveta) é usada para a bacia de higiene, podendo também guardar objetos de cuidado pessoal, incluindo sabão, talco, toalha, pano de limpeza, cobertor e uma vestimenta limpa. Uma cuba-rim (formato de rim) guarda objetos de higiene oral. Isto é armazenado na prateleira superior ou na gaveta superior. A comadre e sem protetor, urinol e papel higiênico estão na prateleira inferior (ou terceira gaveta).

A parte superior do armário é freqüentemente utilizada para lenços e telefone. Ela também pode ser usada para o rádio, flores, presentes, cartas e outros objetos importantes para a pessoa.

Cadeiras

O quarto do paciente/morador usualmente tem uma ou duas cadeiras. Moradores de instituições de cuidados prolongados podem trazer suas próprias cadeiras de casa (Fig. 10-9).

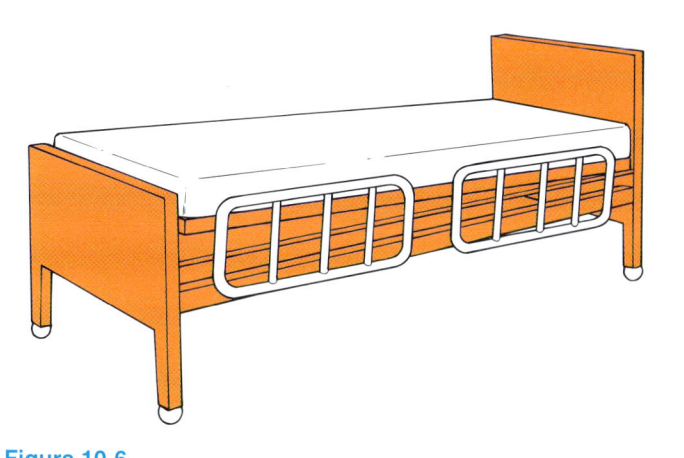

Figura 10-6
Posição de Trendelenburg.

Mesa-auxiliar

Mesa-auxiliar (Fig. 10-1) é posicionada sobre a cama escorregando-se sua base por baixo da mesma, sendo que a altura pode ser ajustada. A mesa-auxiliar é usada para comer, escrever, ler e outras atividades. A equipe de enfermagem por vezes utiliza este utensílio como área de trabalho.

Cortinas para privacidade

A cortina deve ser puxada ao redor da cama para fornecer privacidade para a pessoa (Fig. 10-10). A cortina é sempre puxada enquanto se está realizando cuidados, a fim de proteger o paciente. Porém, ela não bloqueia sons nem previne que as conversas sejam ouvidas.

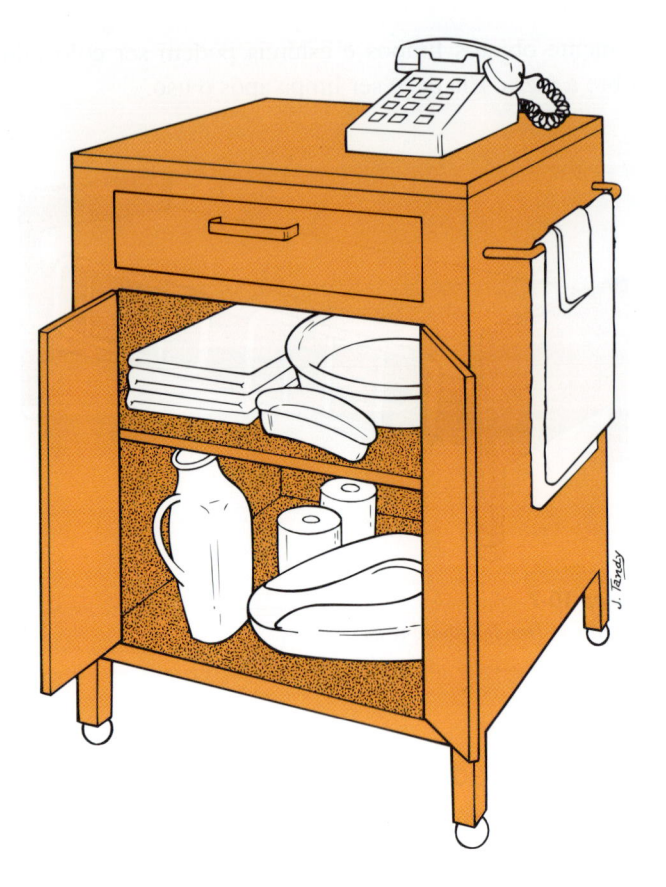

Figura 10-8
Armário ao lado da cama deve ser usado para guardar equipamentos de cuidado pessoal.

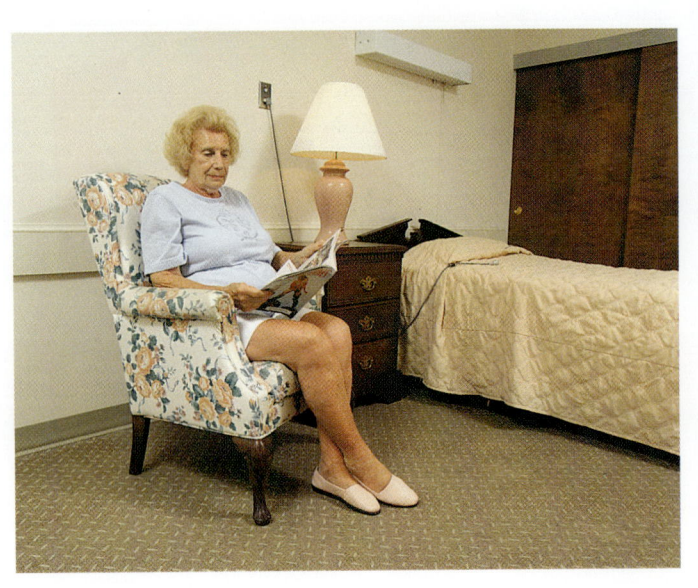

Figura 10-9
Cadeira de um morador que veio da sua casa.

Sistema de campainha

A campainha ao lado da cama é conectada a uma luz acima da porta do quarto e o posto de enfermagem, colocada no final de um longo fio (Fig. 10-11), fixada à cama ou à cadeira para que esteja sempre ao alcance da pessoa e no seu campo de visão. A pessoa pressiona o botão da campainha quando necessita de ajuda. A campainha é desligada ao lado da cama por um membro da equipe.

Deve-se orientar a pessoa sobre como usar o sistema de campainha quando ela é admitida na instituição. Algumas pessoas não podem usar o sistema de campainha e, portanto, devem ser freqüentemente verificadas.

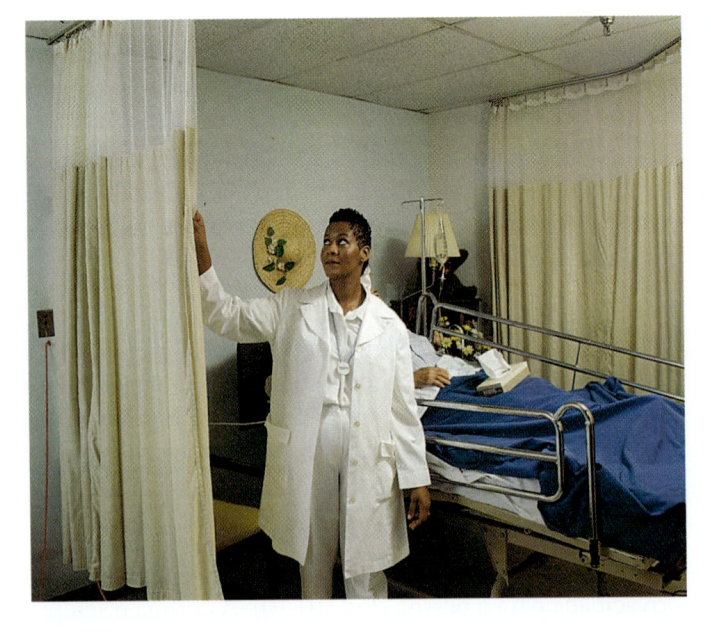

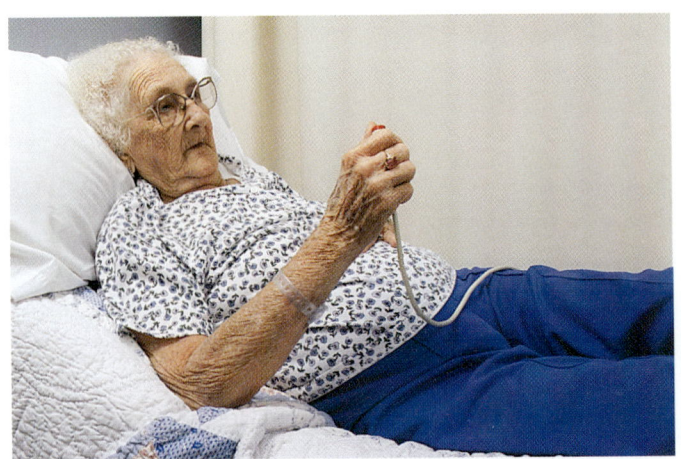

Figura 10-10
As cortinas de privacidade são puxadas ao redor da cama da pessoa enquanto um cuidado está sendo administrado.

Figura 10-11
A pessoa pressiona o botão do sinal de luz quando necessita de assistência.

O banheiro

Muitas instituições têm um banheiro em cada quarto. Algumas têm um banheiro entre dois quartos. Um vaso sanitário, pia, sistema de campainha e um espelho são equipamentos-padrão. Outros dispõem de uma banheira ou chuveiro. Há barras de mão no toalete para a segurança da pessoa. Algumas instituições têm vasos sanitários mais altos, fazendo com que a transferência de e para a cadeira de rodas seja facilitada e de grande ajuda para pessoas com problemas das articulações.

Cabides para toalhas, papel higiênico, sabão, suportes para toalha de papel, cesta de lixo e o sistema de campainha fazem parte do banheiro. Eles são colocados em locais de fácil acesso para a pessoa.

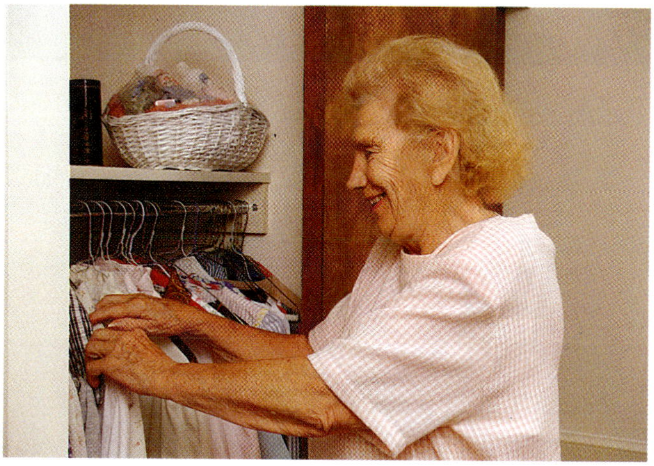

Armário e espaço de gavetas

Armários e espaços de gavetas devem ser providenciados. Recomenda-se que cada morador da instituição de repouso tenha um espaço com armário. O armário deve ter prateleiras e cabide para as roupas. O morador deve ter livre acesso ao armário e aos objetos que nele se encontram (Fig. 10-12).

Outros equipamentos

Uma televisão, um rádio e um relógio são frequentemente incluídos para o conforto e o lazer. Quartos de hospital têm telefones, assim como algumas instituições de cuidados prolongados. Os moradores podem trazer sua mobília favorita e outros objetos de casa.

Equipamentos de medida de pressão sangüínea estão freqüentemente encaixados na parede. Existem também espaços nas paredes para oxigênio e aspirador. Um suporte para infusão intravenosa é usado para pendurar um frasco de infusão intravenosa ou um frasco de dieta. Algumas camas de hospital têm um suporte intravenoso acoplado à sua moldura, caso contrário, é trazido para o quarto quando necessário.

Regras gerais

O quarto da pessoa é mantido limpo, arrumado e seguro. Isto é responsabilidade de todas as pessoas envolvidas no cuidado do paciente/morador. As regras no Quadro 10-1 devem ser seguidas para a manutenção do quarto da pessoa.

Figura 10-12
A moradora deve ter acesso a itens do seu armário.

QUADRO 10-1 ROTINAS PARA A MANUTENÇÃO DO QUARTO DO PACIENTE/MORADOR

- Colocar a campainha durante todo o tempo ao alcance da pessoa.
- Certificar-se de que a pessoa pode alcançar a mesa auxiliar e o armário ao lado da cama.
- Dispor os objetos pessoais de acordo com a preferência da pessoa. Eles devem ser de fácil alcance.
- Certificar-se de que a pessoa pode alcançar o telefone, a televisão e os controles da luz.
- Providenciar lenços e papel higiênico suficientes.
- Ajustar a iluminação, a temperatura e a ventilação para o conforto da pessoa.
- Manipular os equipamentos com cuidado para evitar barulhos.
- Limpar os equipamentos após o uso. Isto inclui objetos de cuidado pessoais como lâminas de barbear, pentes, escovas e escova de dentes.
- Explicar as causas de barulhos estranhos para a pessoa.
- Usar desodorizador de ambiente, se necessário.
- Esvaziar os cestos de lixo sempre que necessário.
- Respeitar os pertences da pessoa. Um item pode não ser importante ou valioso para o profissional, porém pode ser muito significante para a pessoa. Mesmo um pedacinho de papel pode ter grande significado para a pessoa.
- Não jogar fora nenhum item que pertença a pessoa.
- Não mover a mobília ou os pertences da pessoa. Pessoas com visão prejudicada guardam na memória ou usam o tato para localizar objetos.
- Marcar os pertences da pessoa com o nome e número do quarto.

Questões de revisão

Assinale a melhor resposta.

1. Qual é a média de temperatura adequada para a maioria das pessoas?
   a 20 a 25°
   b 26 a 28°
   c 28 a 30°
   d 30 a 33°

2. O Sr. Lance é protegido de correntes de ar por:
   a Usar roupas suficientes.
   b Cobrir-se com cobertores adequados.
   c Mover-se para fora da área de correnteza.
   d Todas as anteriores.

3. Qual das afirmativas não controlam os barulhos?
   a Usar equipamentos plásticos.
   b Manipular os pratos com cuidado.
   c Conversar em um tom de voz suave.
   d Conversar com outros no corredor.

4. Das frases sobre iluminação, qual é verdadeira?
   a Luz suave e fraca é normalmente relaxante e confortável.
   b Brilhos e sombras são assustadores.
   c A iluminação é controlada somente pelos membros da equipe.
   d Um quarto muito brilhante pode causar quedas e dor de cabeça.

5. Qual das seguintes é a posição de Fowler?
   a A cabeceira da cama é elevada em 45°.
   b A cabeceira da cama é elevada em 45° e a porção dos joelhos é elevada em 15°.
   c A cabeceira da cama é abaixada é os pés da cama são erguidos.
   d A cabeceira da cama é erguida e os pés da cama são abaixados.

6. A mesa-auxiliar não é usada para:
   a Comer.
   b Superfície de trabalho.
   c Guardar o urinol.
   d Guardar artigos de barbear.

7. As cortinas de privacidade:
   a Previnem que conversas sejam escutadas.
   b Protegem a pessoa de ser vista enquanto um cuidado é administrado.
   c Bloqueia os sons.
   d Todas as anteriores.

8. O sistema de campainha.
   a É usado para sinalizar quando ajuda é necessária.
   b Permite que a pessoa faça telefonemas dentro da instituição.
   c Permite que a pessoa faça telefonemas para fora da instituição.
   d É um método de comunicação entre os membros da equipe de saúde.

9. A campainha deve sempre estar:
   a Ao alcance da pessoa.
   b Ao alcance de visão da pessoa.
   c Ao alcance da pessoa enquanto ela se encontra no banheiro.
   d Todas as anteriores.

Respostas

1 b   2 d   3 d   4 a   5 a   6 c   7 b   8 a   9 d

Preparo do Leito   11

OBJETIVOS

- Definir os termos-chave listados neste capítulo.
- Descrever a diferença entre camas abertas, fechadas, ocupadas e cirúrgicas.
- Explicar a finalidade dos forros plástico e de algodão.
- Manipular as roupas de cama de acordo com as normas de assepsia médica.
- Realizar os procedimentos deste capítulo.

TERMOS-CHAVE

Dobra em envelope da ponta do lençol – Modo de dobrar os lençóis embaixo do colchão para mantê-los retos e lisos.

Forro de plástico – Cobertura de lençol feita de plástico colocada entre o lençol de baixo e o forro de algodão para manter o colchão e o lençol de baixo limpos e secos.

Forro – Pequeno lençol colocado sobre o meio da cama com o objetivo de ajudar a manter o colchão e o lençol de baixo limpos e secos, podendo ser utilizado com a finalidade de virar e mover a pessoa na cama; este forro é de algodão.

Uma cama limpa e arrumada favorece o conforto. Em hospitais, os lençóis são trocados diariamente. Em instituições de saúde, a troca completa de lençóis geralmente é feita no momento do banho diário do paciente. As camas são usualmente feitas pela manhã antes da chegada das visitas. O Quadro 11-1 lista as regras para fazer a cama.

As técnicas de montagem de leito são as seguintes:

- Uma cama é dita fechada quando não está sendo usada. Os lençóis de cima não estão dobrados para trás (Fig. 11-2).
- Uma cama é dita aberta quando está sendo usada. Os lençóis de cima estão dobrados para trás, assim a pessoa pode deitar-se. Uma cama fechada torna-se uma cama aberta quando os lençóis de cima são dobrados para trás (Fig. 11-3).

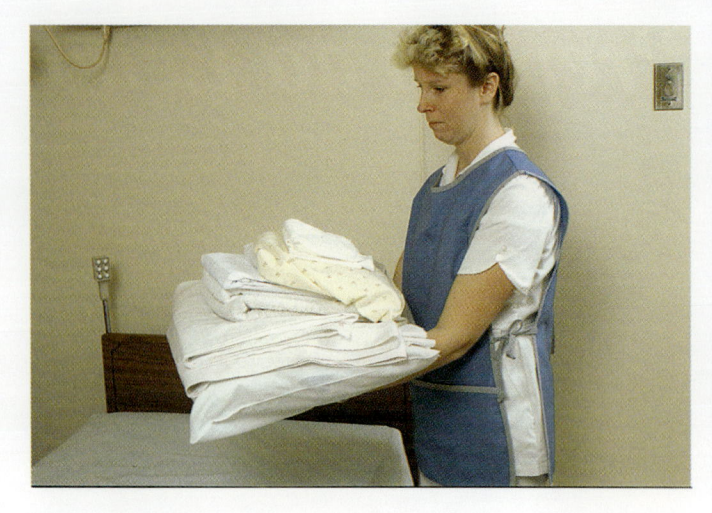

Figura 11-1
A roupa de cama deve ser mantida longe do corpo e do uniforme.

- Uma cama é dita ocupada quando a pessoa está deitada nela (Fig. 11-4).
- Uma cama cirúrgica é preparada para que a pessoa possa ser transferida da maca para a cama. Ela pode ser denominada de cama pós-operatória, cama de recuperação ou cama anestésica (Fig. 11-5).

QUADRO 11-1 REGRAS PARA FAZER A CAMA

- Usar mecânicas corporais adequadas todo o tempo.
- Seguir as regras da assepsia médica, precauções-padrão e o padrão de patógenos veiculados pelo do sangue.
- Lavar as mãos antes de manipular lençóis limpos e após manipular os sujos.
- Levar roupa de cama suficiente para o quarto do paciente.
- Nunca sacudir os lençóis, pois espalham-se microrganismos.
- Outros lençóis que se encontram no quarto da pessoa são considerados contaminados. Não os usar para outros pacientes ou moradores. Colocá-los com a roupa suja.
- Segurar a roupa de cama afastada de seu uniforme. Nunca deixar lençóis sujos ou limpos tocarem no uniforme (Fig. 11-1).
- Nunca colocar lençóis sujos no chão ou sobre lençóis limpos. Seguir as normas da instituição sobre lençóis sujos.
- O lençol sobre o qual a pessoa se deita (lençol de baixo) deve ser firmemente preso sem rugas.
- Um forro de algodão deve cobrir completamente o forro de lençol plástico. Um forro plástico nunca deve tocar o corpo da pessoa.
- Arrumar e apertar lençóis frouxos, cobertores e colchas sempre que necessário, inclusive na hora em que a pessoa deitar-se.
- Fazer o máximo possível de um lado da cama antes de ir para o outro lado. Isto economiza tempo e energia.
- Trocar os lençóis sempre que eles estiverem molhados, contaminados ou úmidos.

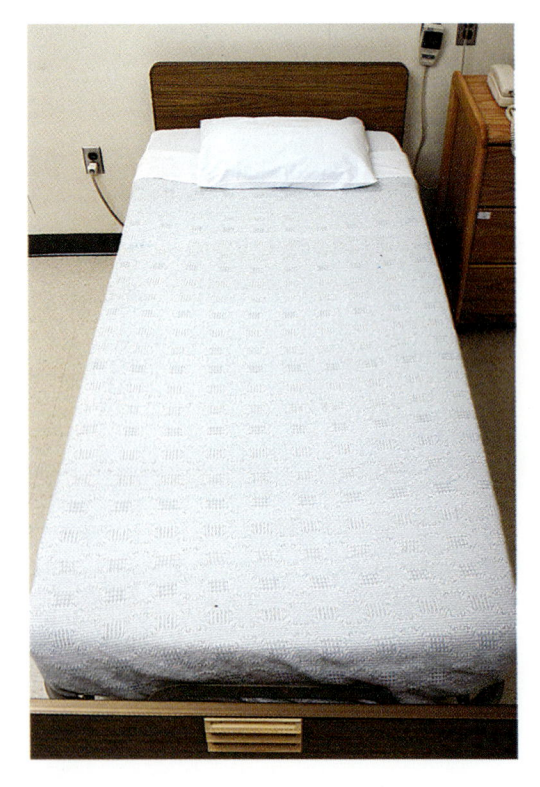

Figura 11-2
Cama fechada.

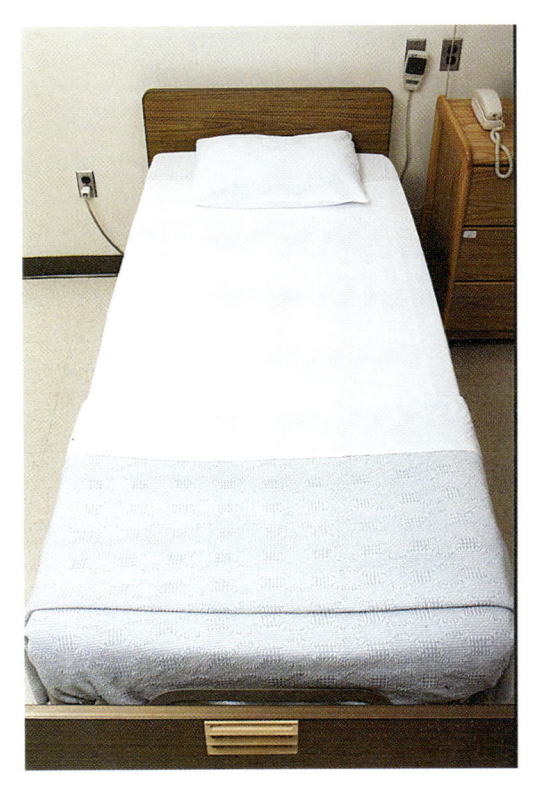

Figura 11-3
Cama aberta. Os lençóis de cima são dobrados para os pés da cama.

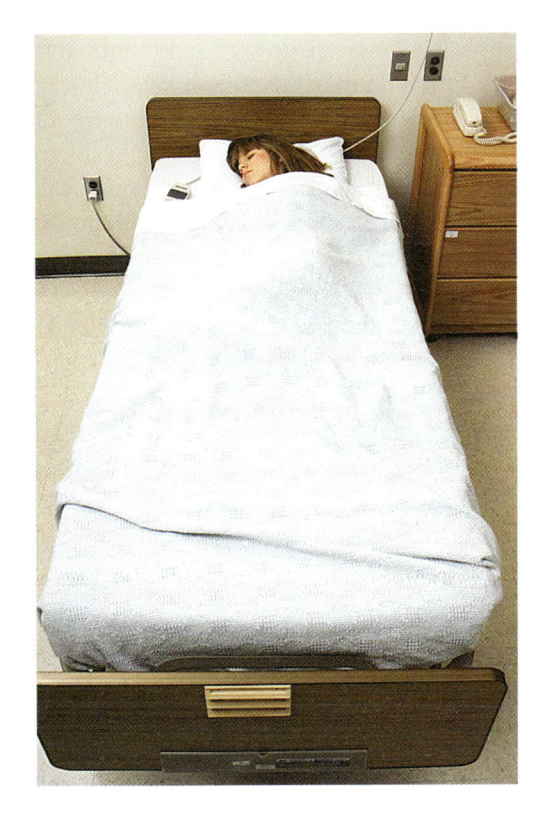

Figura 11-4
Cama ocupada.

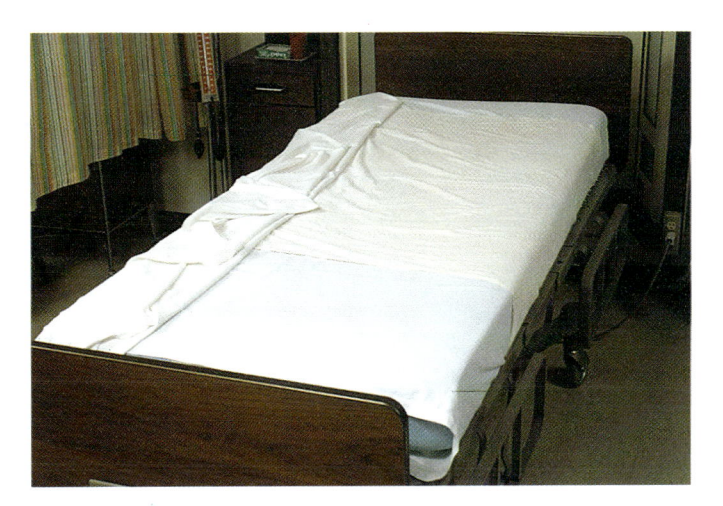

Figura 11-5
Cama cirúrgica.

ROUPAS DE CAMA E BANHO

Roupas de cama e banho limpos são colocadas na ordem de uso.

- Protetor de colchão.
- Lençol de baixo (um lençol plano ou de contorno).
- Forro de plástico.
- Forro de algodão.
- Lençol de cima (lençol plano).
- Cobertor.
- Colcha.
- Fronha(s).
- Toalha de banho(s).
- Toalha de mão.
- Pano de limpeza.
- Vestimenta do hospital.
- Toalha para banho de leito.

Se o item a ser usado primeiro estiver no fundo da pilha (um cobertor, por exemplo), deve-se usar uma das mãos para apoiar as roupas e a outra para pegá-las. Para isto, basta que o profissional coloque o braço sobre o cobertor e vire a pilha sobre este braço. Após este processo, o braço que segurava anteriormente a roupa estará livre e o item disponível (Fig. 11-6).

Enrolar a roupa suja para longe para removê-la da cama. O lado que permanecia em contato com a pessoa fica para dentro do rolo. O lado que não tocou o corpo da pessoa fica do lado de fora (Fig. 11-7).

Algumas roupas são reutilizadas em uma cama aberta. O protetor de colchão, o forro de plástico, cobertor e colcha são reutilizados para a mesma pessoa. Eles são reutili-

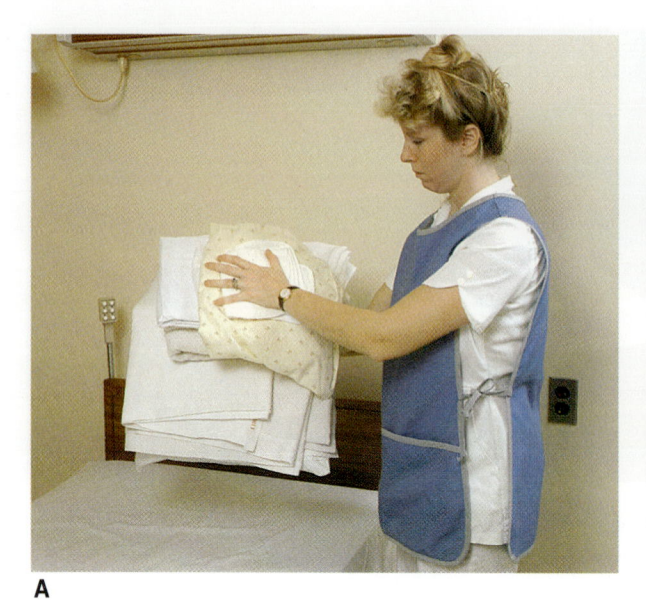

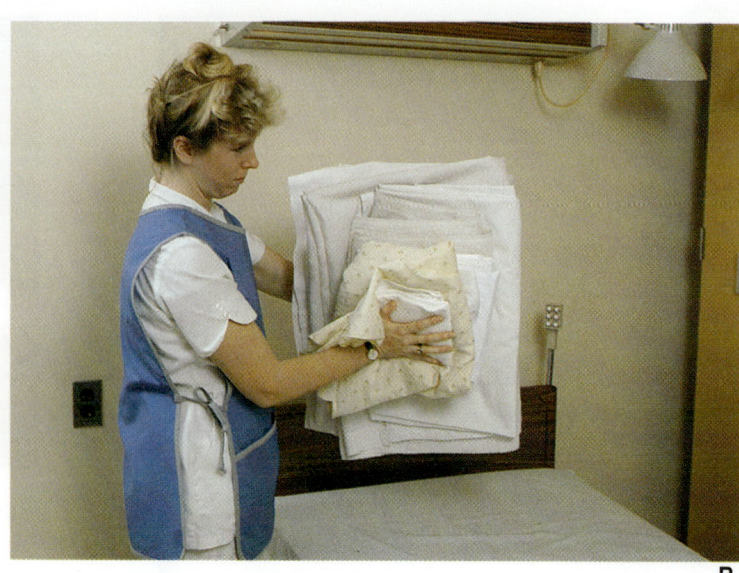

Figura 11-6
A, O braço é colocado sobre o topo da pilha de roupas. B, A pilha de lençóis é virada sobre o outro braço.

zados se não estiverem sujos, molhados ou muito enrugados. Algumas vezes o lençol de cima é reutilizado como lençol debaixo. Uma cama fechada é feita com toda a roupa limpa. Verificar a norma da instituição sobre a troca de roupa de cama. O profisisonal deve lembrar-se de que lençóis que estiverem molhados, úmidos ou contaminados devem ser trocados imediatamente.

Uma cama pode ter um forro de plástico e de algodão. Um forro é um pequeno lençol colocado sobre a porção do meio do lençol debaixo, para manter o colchão e o lençol de baixo limpos e secos. Um forro de plástico protege o colchão e o lençol de baixo de se tornar úmido ou contaminado. Ele é colocado entre o lençol de baixo e o protetor de colchão de algodão. O forro de algodão protege a pessoa de entrar em contato com o plástico, além de absorver a umidade. Embora o lençol de baixo e o colchão estejam protegidos, podem ocorrer desconforto e escoriações de pele, devido a retenção de calor e a dificuldade em manter o forro justo e sem rugas.

Um forro de algodão pode ser usado sem o forro plástico. Alguns forros de plástico podem fazer com que a pessoa transpire muito, aumentando o desconforto. O forro de algodão ajuda a reduzir a retenção de calor e absorve a umidade. Forros de algodão são freqüentemente usadas como lençol de apoio ou lençol de virar (ver Capítulo 9). Quando usado para este propósito, eles não são colocados para dentro nas laterais.

O procedimento de fazer a cama a seguir inclui a colocação de forro de plástico e algodão. Assim, o profissional aprenderá a utilizá-los. Consultar a enfermeira a respeito de seu uso. De igual forma, conheça a norma do empregador a respeito do uso de forros de plástico e de algodão.

CAMA FECHADA

A cama fechada é feita depois que a pessoa recebeu alta, para que o leito fique pronto para outra pessoa. A cama é feita depois que a moldura da cama e o colchão forem limpos e desinfetados. É feita uma troca completa de roupa.

Camas fechadas são feitas em instituições de saúde para moradores que estarão fora da cama durante o dia. Assim, a moldura da cama e o colchão não são limpos e não é feita uma troca completa de roupa.

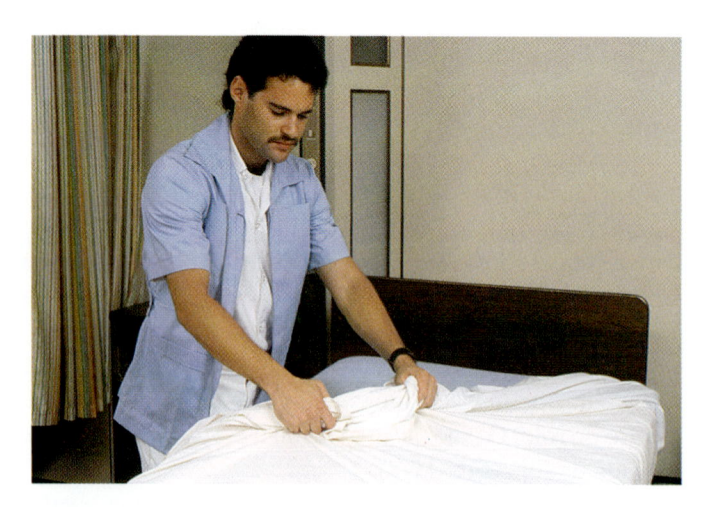

Figura 11-7
Enrolar a roupa de cama para longe enquanto estiver removendo-a da cama.

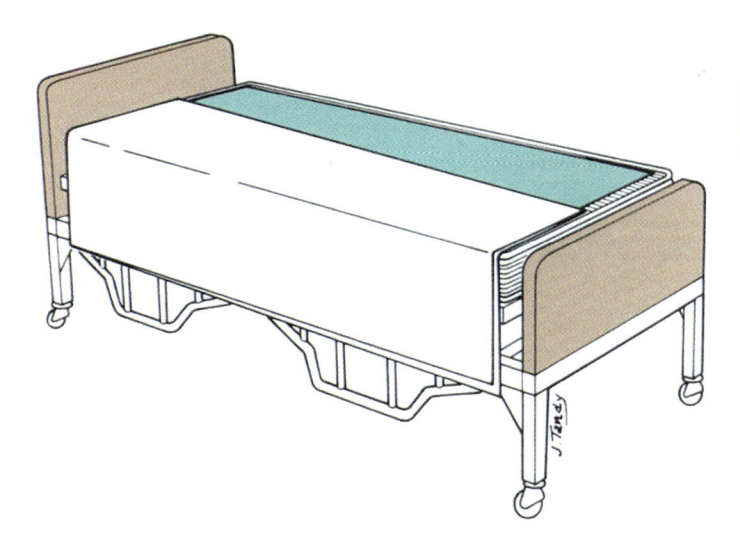

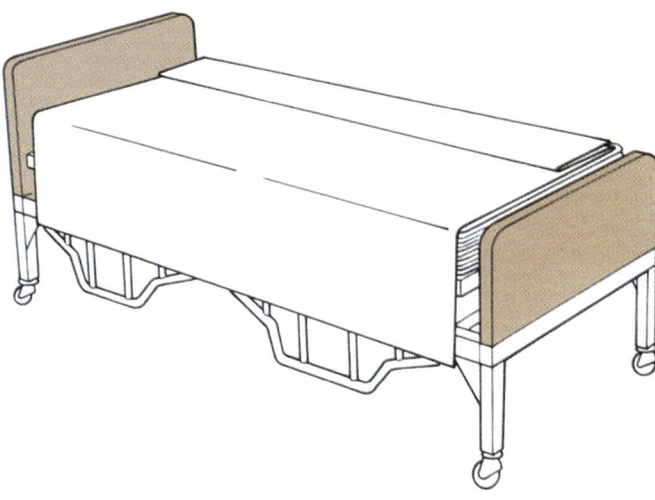

Figura 11-8
O lençol de baixo está na cama com o centro do vinco no meio. O canto inferior do lençol está no mesmo nível com o fim do colchão.

Figura 11-9
O lençol de baixo é desdobrado para o outro lado da cama.

PREPANDO UMA CAMA FECHADA

PRÉ-PROCEDIMENTO

1 Lavar as mãos.
2 Providenciar roupas limpas.
3 Colocar as roupas em uma superfície limpa.
4 Elevar a cama para manter uma mecânica corporal adequada.

PROCEDIMENTO

5 Mover o colchão para a cabeceira da cama.
6 Colocar o protetor de colchão. Ele deve estar no mesmo nível com o topo do colchão.
7 Colocar o lençol de baixo sobre o protetor de colchão (Fig. 11-8).
   a Desdobrar o lençol na direção do comprimento.
   b Colocar o vinco do centro no meio da cama.
   c Posicionar o canto inferior no mesmo nível com o fim do colchão.
   d Colocar o lado com a bainha maior no topo e a bainha menor na parte inferior da cama.
   e Os pontos da bainha devem ficar virados para baixo.
8 Pegar o lençol pela lateral para abri-lo. Desdobrar em direção ao outro lado da cama (Fig. 11-9).
9 Ir para a cabeceira da cama. Dobrar o topo do lençol para baixo do colchão. Levantar um pouco o colchão, certificando-se de que o lençol está liso e justo.
10 Fazer uma dobra tipo envelope (Fig. 11-10).
11 Colocar o forro de plástico na cama aproximadamente a 35 cm do topo do colchão.
12 Abrir o forro de plástico e desdobrá-lo em direção ao outro lado da cama.
13 Colocar um forro de algodão sobre o plástico. Ele deve cobrir inteiramente o forro de plástico (Fig. 11-11).

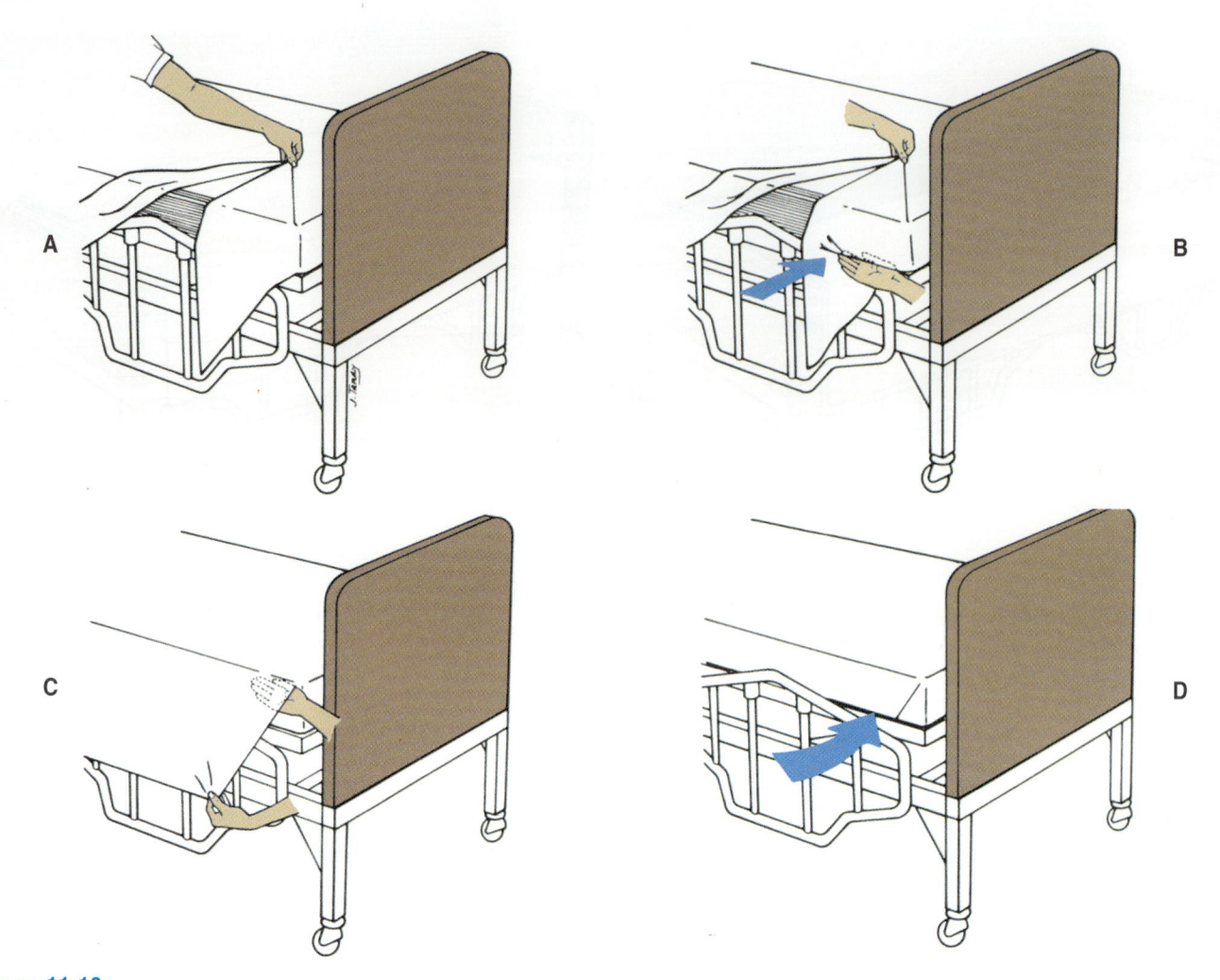

Figura 11-10
Executando uma dobra tipo envelope **A**, *O lençol de baixo é virado para baixo do colchão e a lateral do lençol é elevada no colchão.* **B**, *A porção remanescente do lençol é dobrada para baixo do colchão.* **C**, *A porção do lençol que foi elevada é trazida para o colchão.* **D**, *O lado inteiro do lençol é dobrado para baixo do colchão.*

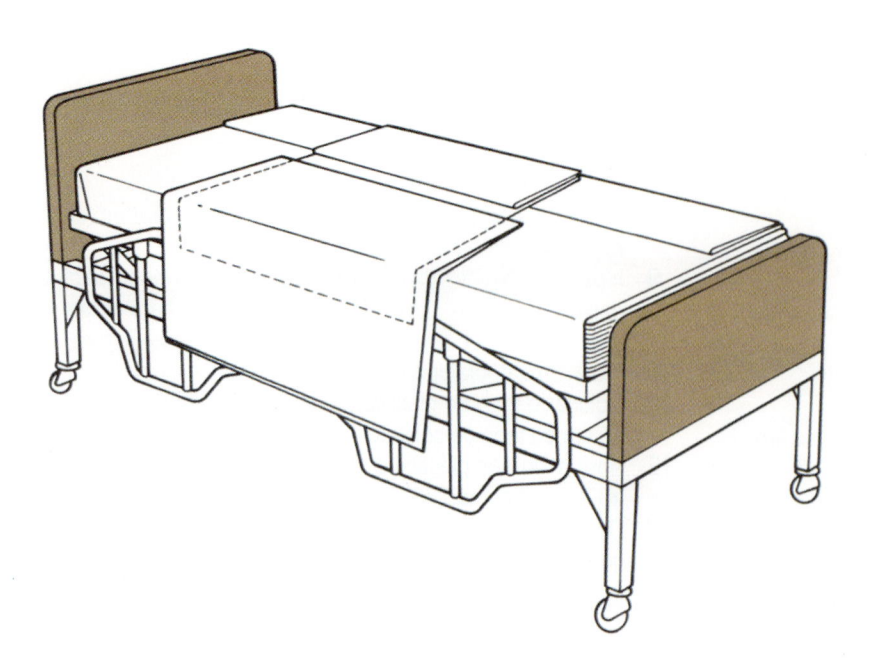

Figura 11-11
Um forro de algodão sobre um forro de plástico. O forro de algodão cobre completamente o forro de plástico.

PREPARANDO UMA CAMA FECHADA — CONTINUAÇÃO

PROCEDIMENTO — CONTINUAÇÃO

14. Abrir o forro de algodão e desdobrá-lo em direção ao outro lado da cama.
15. Dobrar os protetores de colchão para baixo do colchão; ou dobrar cada um separadamente.
16. Ir para o outro lado da cama.
17. Fazer uma dobra tipo envelope no canto superior do lençol.
18. Puxar o lençol de baixo firmemente para que não se formem rugas. Dobrar no lençol.
19. Puxar os protetores de lençol firmemente para que não se formem rugas. Dobrar os dois juntos ou puxar cada um firmemente e dobrá-los em separado (Fig. 11-12).
20. Ir para o outro lado da cama.
21. Colocar o lençol de cima na cama:
    a. Desdobrar no sentido do comprimento.
    b. Colocar o vinco do centro no meio.
    c. Colocar a bainha maior no topo, no mesmo nível com o topo do colchão.
    d. Abrir o lençol e desdobrar a parte extra em direção ao outro lado.
    e. Os pontos da bainha devem ficar virados para baixo.
    f. Não dobrar o topo, ainda.
    g. Nunca dobrar os lençóis de cima nos lados.
22. Colocar o cobertor na cama:
    a. Desdobrar de forma que o vinco do meio fique no centro.
    b. Colocar a bainha superior a uma distância aproximada de 15 a 20 cm do topo do colchão.
    c. Abrir o cobertor e desdobrar a parte extra em direção ao outro lado.
    d. Se os passos 28 e 29 não forem feitos, virar o lençol de cima para baixo sobre o cobertor. Os pontos da bainha deverão estar para baixo.
23. Colocar a colcha na cama:
    a. Desdobrar de forma que o vinco do meio fique no centro.
    b. Colocar a bainha superior no mesmo nível com o topo do colchão.
    c. Abrir a colcha e desdobrar a parte extra em direção ao outro lado.
    d. Certificar-se de que a parte da colcha que está voltada para a porta cobre todo o lençol de cima.
24. Dobrar firmemente para dentro os lençóis de cima nos pés da cama. Eles devem estar lisos e retos. Fazer uma dobra tipo envelope.
25. Ir para o outro lado.
26. Endireitar todos os lençóis na parte superior, trabalhando da cabeceira da cama para os pés.
27. Dobrar para dentro os lençóis de cima. Fazer uma dobra tipo envelope.
28. Virar a bainha superior da colcha embaixo do cobertor para fazer uma manga (Fig. 11-13.)
29. Virar o lençol de cima para baixo sobre a colcha. As costuras da bainha devem estar para fora. (Passos 28 e 29 não são realizados em algumas instituições, pois a colcha cobre os travesseiros. Certificar-se de prender a colcha embaixo do travesseiro.)
30. Colocar os travesseiros na cama.
31. Abrir a fronha para que ela fique reta na cama.
32. Colocar a fronha no travesseiro, como na Figura 11-14. Dobrar a fronha embaixo do travesseiro no final de sua bainha.
33. Colocar o travesseiro na cama, sendo que a parte aberta deverá permanecer ao lado contrário da porta. A bainha da fronha deve estar voltada para a cabeceira da cama.

PÓS-PROCEDIMENTO

34. Fixar a campainha na cama.
35. Abaixar a cama para sua posição mais baixa.
36. Colocar toalhas, pano de limpeza, vestimenta e cobertor no armário ao lado da cama.
37. Lavar as mãos.

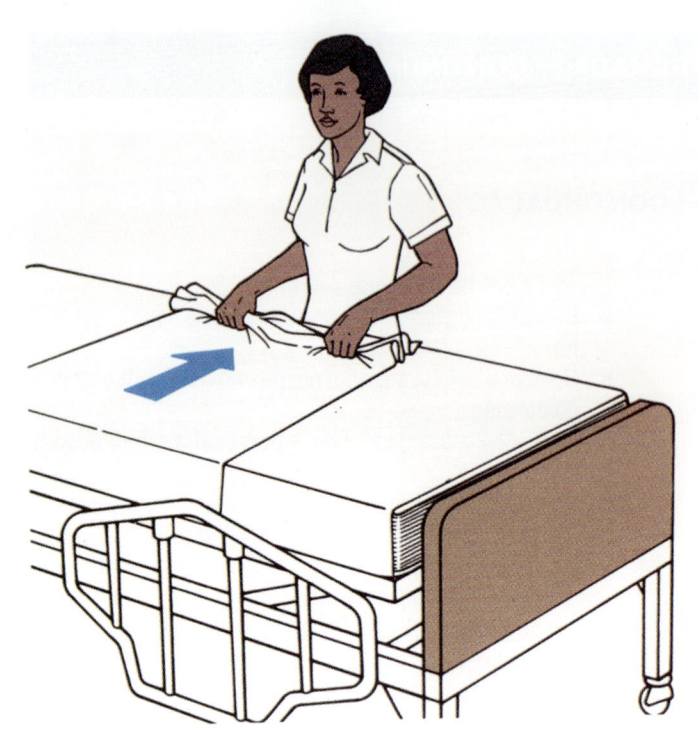

Figura 11-12
O forro é puxado firmemente para remover rugas.

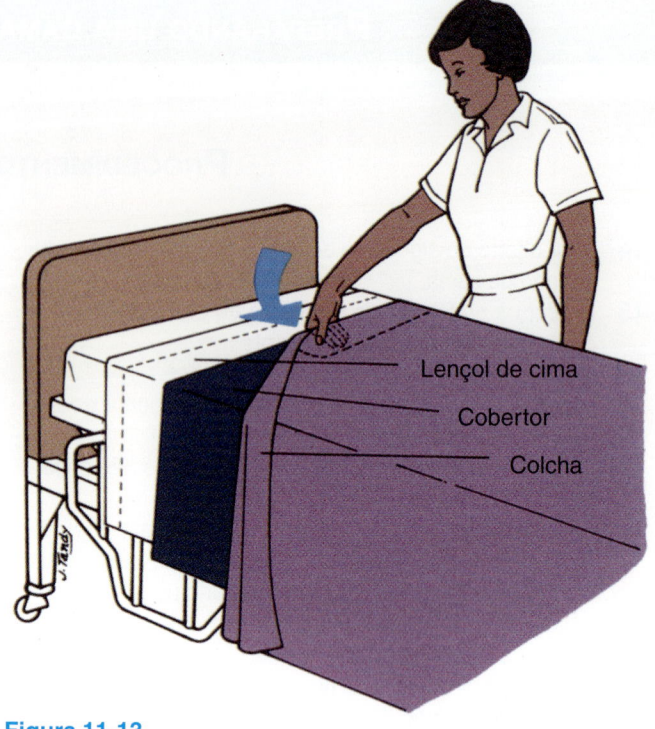

Figura 11-13
A bainha superior da colcha é virada embaixo da bainha superior do cobertor para fazer uma manga.

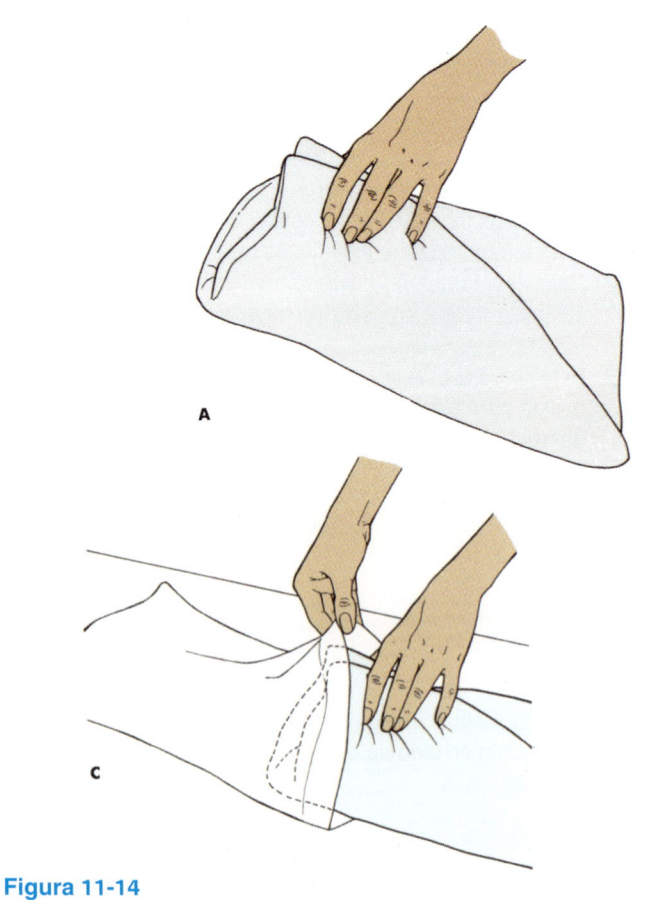

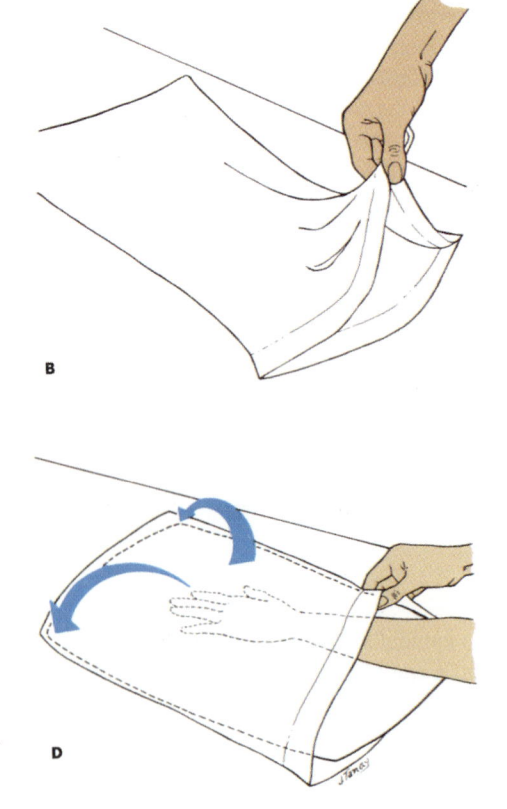

Lençol de cima
Cobertor
Colcha

Figura 11-14
*Colocando uma fronha no travesseiro. **A**, Segurar os cantos do travesseiro no final da bainha e forme um "V" com o travesseiro. **B**, A fronha está reta sobre a cama; a fronha é aberta com a mão livre. **C**, O "V" final do travesseiro é guiado para dentro da fronha. **D**, O "V" final do travesseiro solta-se dentro dos cantos da fronha.*

CAMA ABERTA

Uma cama fechada torna-se aberta quando o lençol de cima é dobrado. Camas abertas são preparadas quando pessoas são admitidas na instituição. Elas também são preparadas para pessoas que podem sair da cama.

CAMA OCUPADA

Uma cama ocupada é feita quando a pessoa não pode sair dela. A pessoa é mantida com alinhamento corporal adequado durante o procedimento. O profissional deve saber sobre restrições ou limitações do movimento ou posicionamento da pessoa. Igualmente, explicar cada passo do procedimento para a pessoa antes de realizá-lo.

PREPARANDO UMA CAMA ABERTA

PROCEDIMENTO

1. Lavar as mãos.
2. Providenciar lençóis para uma cama fechada.
3. Fazer uma cama fechada.
4. Desdobrar os lençóis de cima para os pés da cama (ver Fig. 11-3).
5. Fixar a campainha à cama.
6. Abaixar a cama até a posição mais baixa.
7. Colocar toalhas, panos de limpeza, vestimenta e cobertor no armário ao lado da cama.
8. Seguir a norma da instituição para lençóis sujos.
9. Lavar as mãos.

PREPARANDO UMA CAMA OCUPADA

PRÉ-PROCEDIMENTO

1. Explicar o procedimento à pessoa.
2. Lavar as mãos.
3. Providenciar luvas e roupas de cama e banho limpas.
4. Colocar as roupas sobre uma superfície limpa.
5. Promover privacidade.
6. Remover a campainha.
7. Elevar a cama para uma mecânica corporal adequado.
8. Abaixar a cabeceira da cama para um nível apropriado para a pessoa. A cama deve estar o mais reta possível.

PROCEDIMENTO

9. Abaixar a grade lateral que estiver mais próxima. Certificar-se de que a grade lateral mais distante esteja levantada e fixa.
10. Colocar as luvas se os lençóis estiverem contaminados com sangue, fluidos corporais, secreções ou excreções. Praticar as precauções-padrão e seguir os padrões de patógenos veiculados por sangue. (Remover as luvas depois de remover os lençóis contaminados.)
11. Soltar os lençóis de cima nos pés da cama.
12. Remover a colcha e o cobertor separadamente. Dobrá-los como na Figura 11-15, se eles não forem ser reutilizados.
13. Cobrir a pessoa com um cobertor para fornecer-lhe calor e privacidade:

a. Desdobrar o cobertor sobre o lençol de cima.
b. Solicitar à pessoa que segure o cobertor. Se a pessoa não puder fazê-lo, prender a parte superior sob os ombros desta.
c. Segurar o lençol de cima por baixo do cobertor na altura dos ombros. Trazer o lençol para baixo até os pés da cama. Remover o lençol que está embaixo do cobertor (Fig. 11-16).

14. Mover o colchão para a cabeceira da cama.
15. Posicionar a pessoa na lateral da cama da qual se estiver mais afastado. Ajustar os travesseiros para o conforto da pessoa. Eles devem estar no lado mais distante da cama.
16. Soltar os lençóis de baixo da cabeceira para os pés da cama.

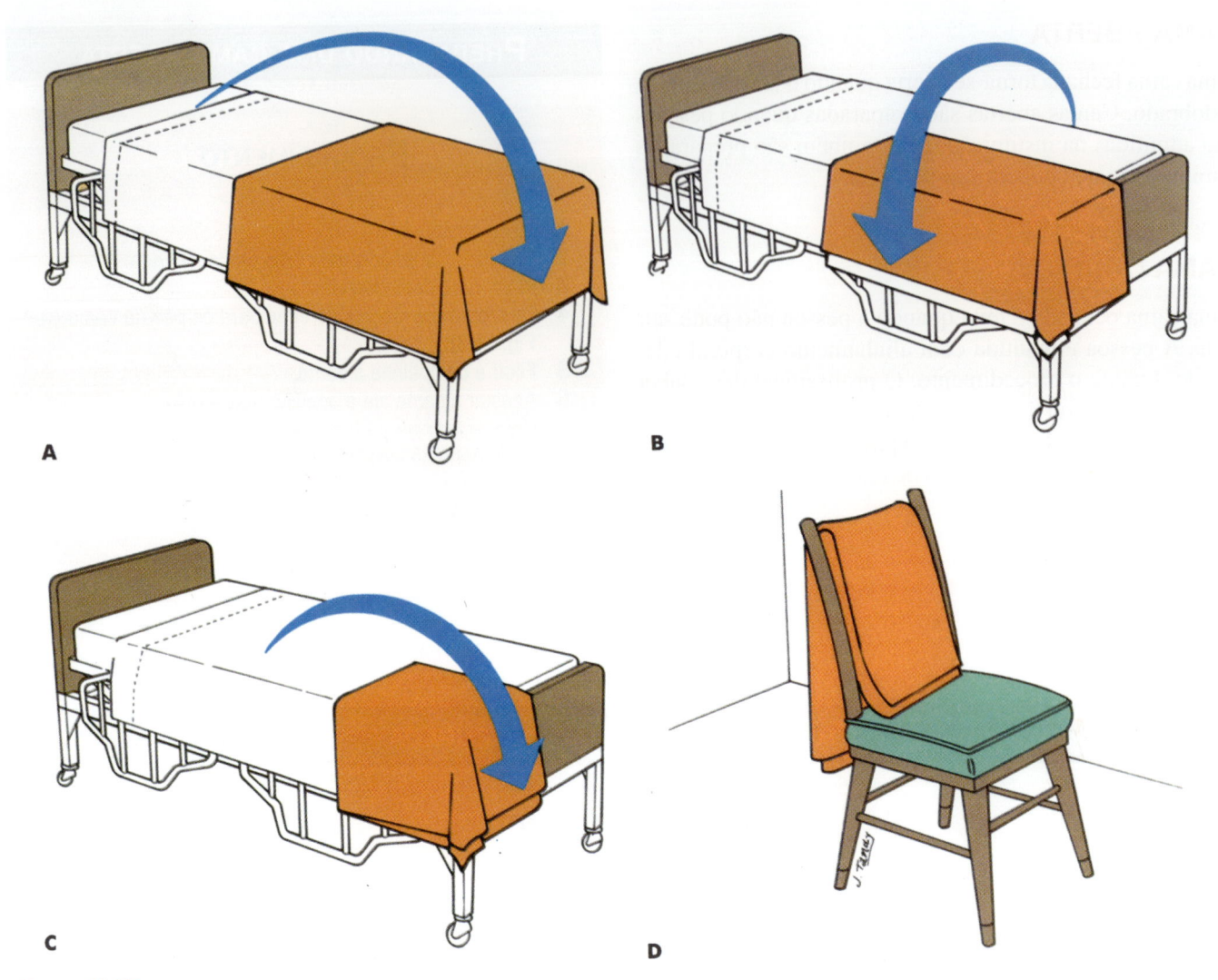

Figura 11-15
*Dobrando a roupa de cama para reutilizá-la. **A**, O topo do cobertor é dobrado para baixo para o canto inferior. **B**, O cobertor é dobrado do lado mais afastado da cama para o lado mais próximo. **C**, O topo do cobertor é dobrado para baixo novamente. **D**, O cobertor dobrado é colocado no espaldar de uma cadeira reta.*

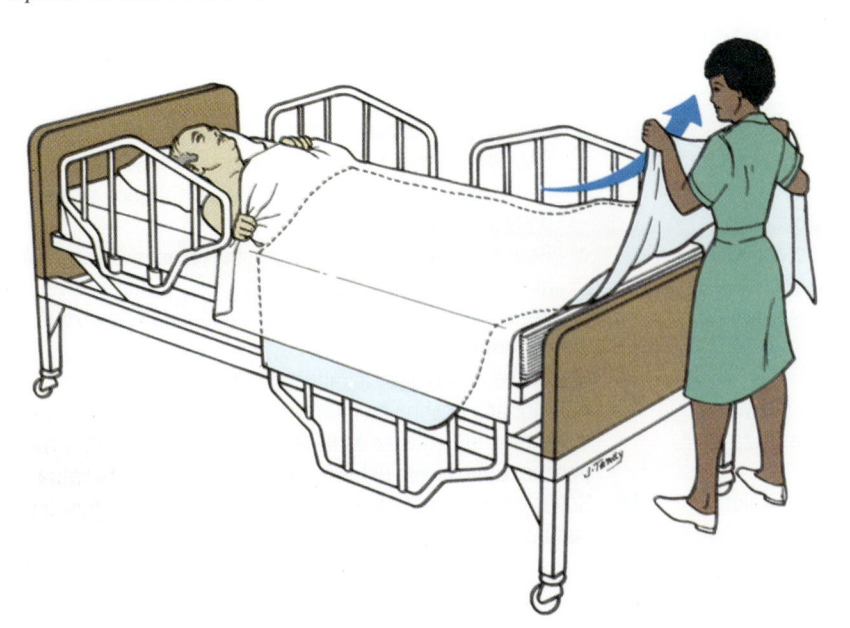

Figura 11-16
A pessoa está se segurando na toalha para banho no leito. A auxiliar de enfermagem, nos pés da cama, está retirando o lençol de cima por baixo da toalha.

Preparando uma cama ocupada — continuação

Procedimento — continuação

17. Dobrar os lençóis de baixo um de cada vez em direção a pessoa: forro de algodão, forro de plástico, lençol debaixo e protetor do colchão (Fig. 11-17). Não dobrar o protetor de colchão se for reutilizá-lo.
18. Colocar um protetor de colchão limpo na cama. Desdobrando-o no sentido do comprimento. Desdobrar a parte superior em direção à pessoa. Se estiver reutilizando o protetor de colchão, alisá-lo e esticá-lo para remover as rugas.
19. Colocar o lençol de baixo sobre o protetor de colchão de forma que os pontos da bainha fiquem longe da pessoa. Desdobrar o lençol de forma que o vinco fique no meio. A bainha menor deve estar no mesmo nível do final do colchão. Desdobrar a parte superior em direção à pessoa.
20. Fazer uma dobra envelope na cabeceira da cama. Colocar o lençol embaixo do colchão, da cabeceira para os pés da cama.
21. Puxar o forro de plástico desdobrando-o na direção em que se estiver e colocando-o sobre o lençol debaixo. Colocar o excesso de material embaixo do colchão. Fazer o seguinte, se estiver usando um forro plástico limpo (Fig. 11-18):
    a. Colocar o protetor plástico de lençol na cama à aproximadamente 30 cm do topo do colchão.
    b. Desdobrar a parte de cima em direção à pessoa
    c. Dobrar o excesso de material no colchão
22. Colocar um forro de algodão sobre o de plástico. Ele deve cobrir inteiramente o forro plástico. Desdobrar a parte superior em direção a pessoa. Colocar para dentro o excesso de material.
23. Elevar a grade lateral. Ir para o outro lado da cama, e abaixar a grade lateral.
24. Posicionar a pessoa no lado da cama, afastando-a. Ajustar os travesseiros para promover conforto.
25. Soltar os lençóis debaixo. Remover as roupas sujas, uma de cada vez. Remover e descartar as luvas.
26. Alisar e esticar o protetor de colchão.
27. Puxar o lençol debaixo limpo na direção em que se estiver. Fazer uma dobra envelope no topo. Prender o lençol embaixo do colchão da cabeceira para os pés da cama.
28. Puxar os protetores de lençol firmemente na direção em que se estiver. Prendê-los juntos ou separadamente.
29. Colocar a pessoa em posição supina no centro da cama. Ajustar os travesseiros para conforto.
30. Colocar o lençol de cima na cama. Desdobrá-lo no sentido do comprimento. Certificar-se de que o vinco esteja no meio, a bainha maior esteja no mesmo nível com o topo do colchão e que os pontos da bainha estejam para fora.
31. Solicitar à pessoa que segure o lençol de cima, pois assim o cobertor poderá ser removido. O profissional pode ter de prender o lençol embaixo dos ombros da pessoa. Remover o cobertor.
32. Colocar o cobertor na cama. Desdobrá-lo de forma a deixar o vinco do meio no centro da cama. Ele deve cobrir a pessoa. A bainha superior deve estar 15 a 20 cm do topo do colchão.
33. Colocar a colcha na cama. Desdobrá-la de forma a deixar o vinco do meio no centro da cama e cubra a pessoa. A bainha superior deve estar no mesmo nível com o topo do colchão.
34. Virar a bainha superior da colcha embaixo do cobertor para fazer uma dobra.
35. Trazer o lençol de cima para baixo sobre a colcha para formar uma dobra.
36. Ir para os pés da cama.
37. Elevar a esquina do colchão com um braço. Colocar os lençóis sob o colchão juntos. Certificar-se de que eles estão frouxos o suficiente para permitir o movimento dos pés. Fazer uma dobra envelope.
38. Elevar a grade lateral. Ir para o outro lado e abaixar a grade lateral.
39. Alisar e esticar os lençóis de cima. Certificar-se de que os lençóis de cima não estão apertados sobre os dedos dos pés do paciente. Fazer uma folga (ou dobra) de 10 cm sobre os pés e a área dos dedos.
40. Colocar o lençol de cima sob o colchão, como no passo 37. Fazer uma dobra envelope.
41. Mudar a(s) fronha(s).
42. Colocar a campainha ao alcance da pessoa.
43. Elevar ou abaixar as grades laterais, conforme instruído pela enfermeira.

A
- Cobertor sobre o paciente
- Forro de algodão usado
- Forro de plástico usado
- Lençol de baixo usado

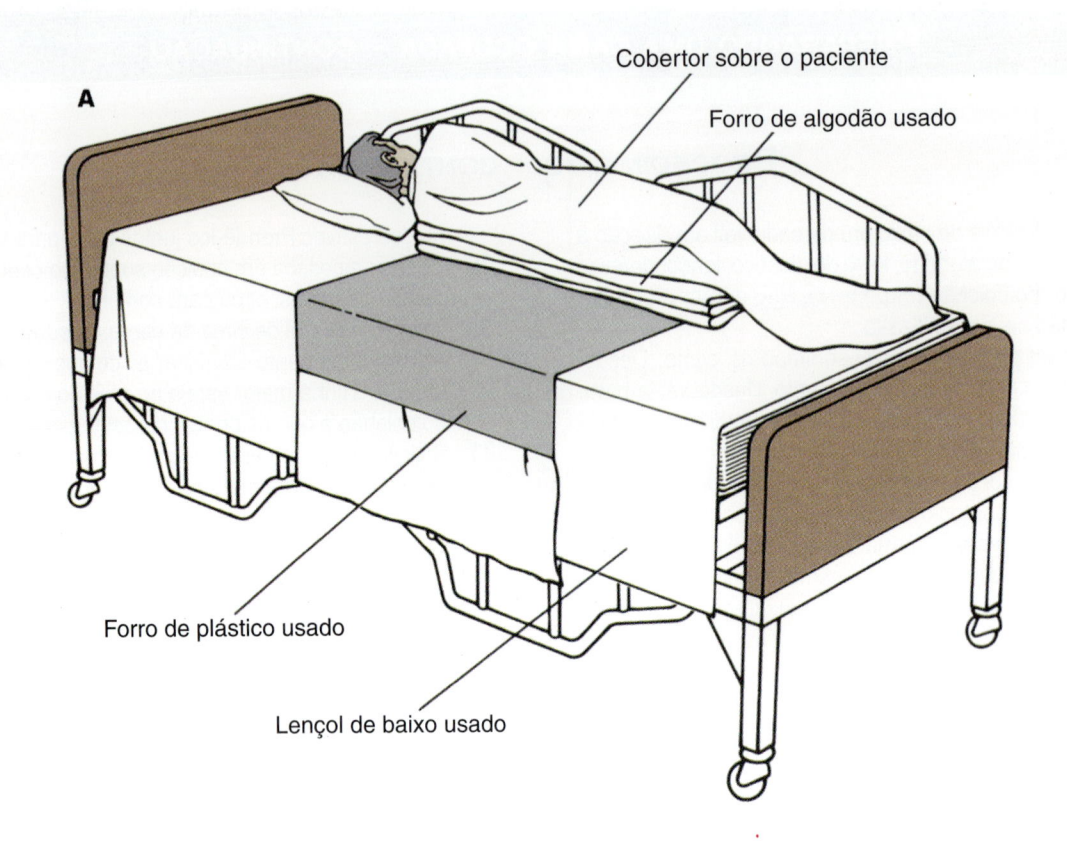

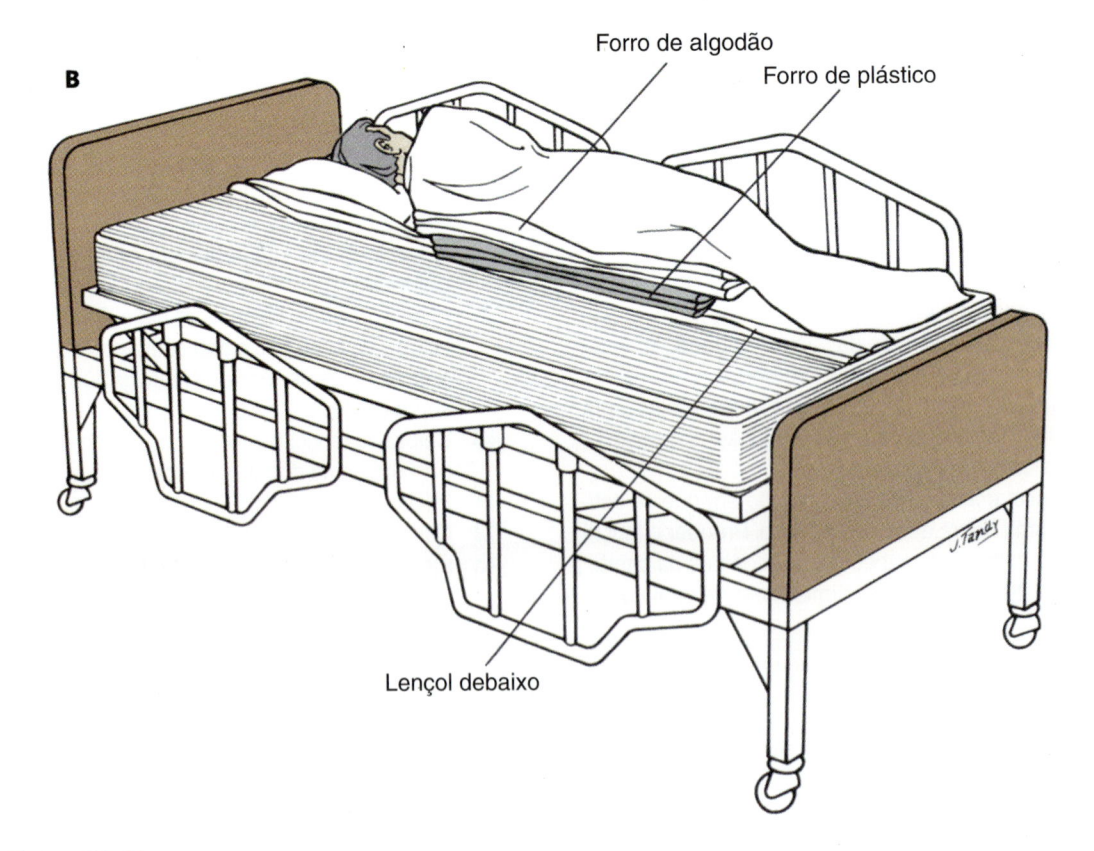

B
- Forro de algodão
- Forro de plástico
- Lençol debaixo

Figura 11-17
*Cama ocupada. **A**, O forro de algodão é dobrado e colocado sob a pessoa. **B**, Todos os lençóis de baixo são colocados sob a pessoa.*

PREPARANDO UMA CAMA OCUPADA — CONTINUAÇÃO

PÓS-PROCEDIMENTO

44 Elevar a cabeceira da cama para um nível apropriado ao paciente. Certificar-se de que a pessoa está confortável.
45 Abaixar a posição da cama.
46 Colocar toalhas, pano de limpeza, vestimenta, além da toalha para banho de leito no armário ao lado da cama.
47 Abrir a cortina. Agradecer a colaboração.
48 Seguir a norma da instituição para as roupas sujas.
49 Lavar as mãos.

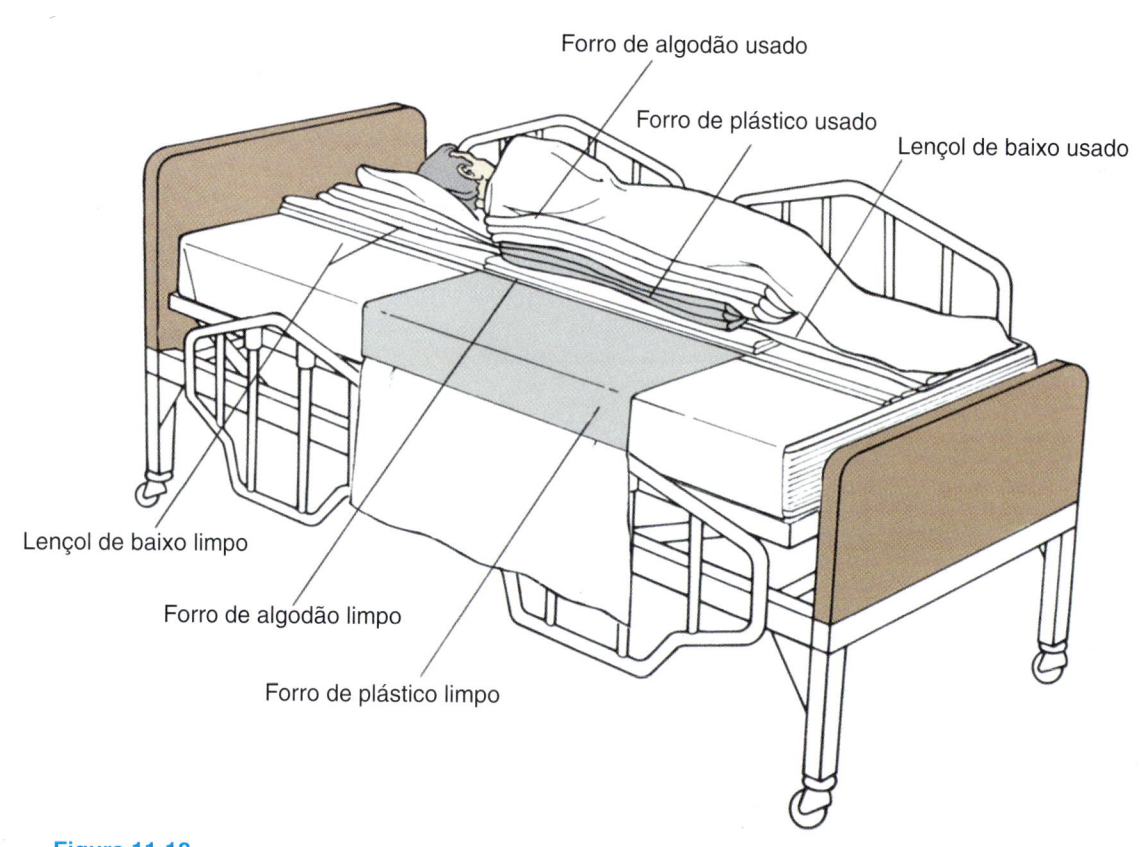

Figura 11-18
Um lençol de baixo limpo e o forro de plástico estão na cama, sendo ambos dobrados e presos sob a pessoa. O forro de algodão limpo é colocado no lugar (passo 22).

CAMA CIRÚRGICA

Uma cama cirúrgica (cama de recuperação, cama pós-operatória ou cama anestésica) é feita sempre que um paciente é transferido da maca para a cama. Se a cama é feita para uma pessoa em pós-operatório, ou seja, uma cama cirúrgica, deve ser realizada uma troca completa de lençóis.

158 Sheila A. Sorrentino

Preparando uma cama cirúrgica

Procedimento

1. Lavar as mãos.
2. Providenciar:
   - Roupas limpas conforme já listado.
   - Suporte IV.
   - Lenços.
   - Cuba-rim.
   - Luvas.
   - Outros equipamentos conforme solicitação da enfermeira.
3. Colocar as roupas em uma superfície limpa.
4. Remover o sistema de campainha.
5. Elevar a cama para manter uma mecânica corporal adequada.
6. Remover toda a roupa da cama. Usar luvas se for necessário contato com sangue, fluidos corporais, secreções ou excreções.
7. Fazer uma cama fechada. Não colocar o lençol de cima sob o colchão.
8. Dobrar todos as roupas de cima no pé da cama e para trás. A dobra deve ficar no mesmo nível com o limite do colchão (Fig. 11-19).
9. Desdobrar as roupas no sentido do comprimento para o lado da cama mais afastado da porta (Fig. 11-20).
10. Colocar a(s) fronha(s) no(s) travesseiro(s).
11. Colocar o(s) travesseiro(s) em uma superfície limpa.
12. Deixar a cama na posição mais alta.
13. Certificar-se de que ambas as grades laterais estejam abaixadas.
14. Colocar toalhas, pano de limpeza, vestimenta e cobertor no armário ao lado da cama.
15. Colocar os lenços e a cuba-rim no armário ao lado da cama. Colocar o suporte intravenoso próximo a cabeceira da cama.
16. Mover toda a mobília para longe da cama. Certificar-se de que há espaço no quarto para a maca e para que os membros da equipe se movem.
17. Não fixar a campainha a cama.
18. Seguir a norma da instituição para as roupas sujas.
19. Lavar as mãos.

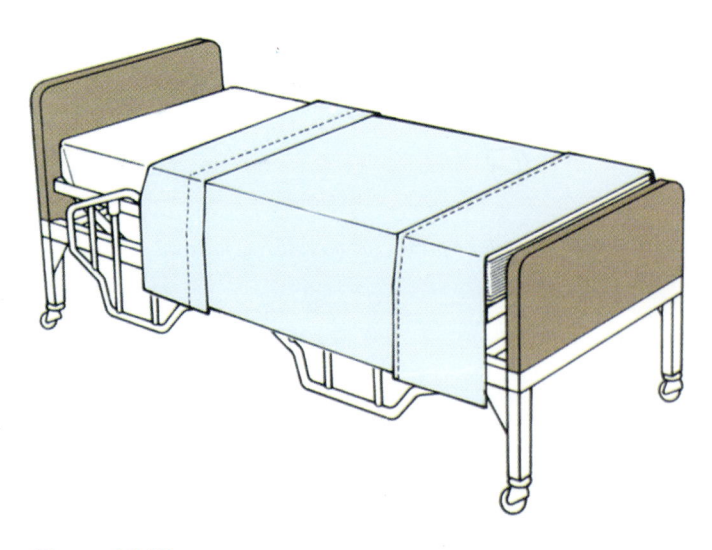

Figura 11-19
Cama cirúrgica. As extremidades do lençol de cima são dobradas de volta para a cama. A dobra está no mesmo nível do limite do colchão.

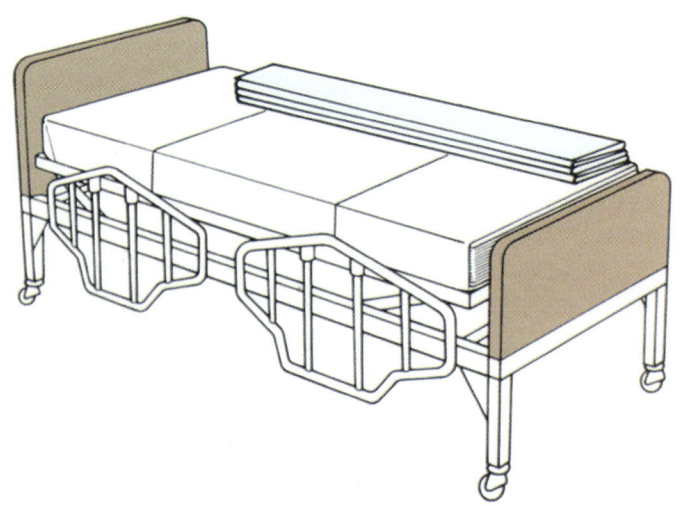

Figura 11-20
Uma cama cirúrgica com os lençóis de cima dobrados no sentido do comprimento para o lado oposto da cama.

Questões de Revisão

Circule V se a sentença for verdadeira e F se a sentença for falsa.

1. V F As roupas de cama são trocadas sempre que contaminadas, molhadas ou úmidas.
2. V F Uma cama cirúrgica destina-se somente para pessoas que tenham realizado cirurgia.
3. V F Lençóis devem ser mantidos afastados do corpo e uniforme.
4. V F Roupas de cama sujas podem ser colocadas no chão.
5. V F Lençóis que sobrarem no quarto de um paciente podem ser utilizados para outras pessoas.
6. V F Uma troca completa de roupa é requerida para uma cama fechada e para cama cirúrgica.
7. V F Um forro de algodão é instalado sempre que um forro plástico é usado.
8. V F A costura da bainha de um lençol debaixo deve ser colocada para baixo, ficando longe da pessoa.
9. V F Um forro de algodão deve cobrir completamente o forro plástico.
10. V F A bainha superior da colcha deve estar no mesmo nível do topo do colchão.
11. V F As roupas são dobradas para os pés em uma cama aberta.
12. V F A cortina deve ser fechada quando uma cama ocupada é feita.
13. V F O auxiliar de enfermagem deve manter a grade lateral que estiver mais afastada de sua posição elevada durante todo o tempo em que estiver fazendo uma cama ocupada.
14. V F Depois que uma cama cirúrgica é feita, ela é deixada na posição mais baixa.
15. V F Um forro de algodão é usado somente com o forro plástico.

Respostas

1 Verdadeiro 2 Falso 3 Verdadeiro
4 Falso 5 Falso 6 Verdadeiro
7 Verdadeiro 8 Verdadeiro 9 Verdadeiro
10 Verdadeiro 11 Verdadeiro 12 Verdadeiro
13 Verdadeiro 14 Falso 15 Falso

Limpeza e Cuidados com a Pele

12

OBJETIVOS

- Definir os termos-chave listados neste capítulo.
- Explicar a importância da limpeza e dos cuidados com a pele.
- Descrever uma rotina de cuidados antes e depois do café da manhã, depois do almoço e à noite.
- Explicar a importância da higiene oral e listar as observações que devem ser relatadas.
- Descrever as rotinas de banho e observações que devem ser anotadas.
- Identificar as precauções de segurança para a pessoa que toma banho em uma banheira ou no chuveiro.
- Explicar a finalidade da massagem nas costas.
- Identificar a finalidade do cuidado perineal.
- Descrever os sinais, sintomas e causas de feridas de pressão.
- Localizar os pontos de pressão no corpo nas posições prona, supina, lateral, Fowler e sentada.
- Descrever como prevenir feridas de pressão.
- Realizar os procedimentos listados neste capítulo.

TERMOS-CHAVE

Aspiração – Aspirar – fluidos/secreções ou um objeto para dentro do pulmão.

Cuidado perineal – Limpeza das áreas genital e anal.

Ferida de cama – Úlcera de decúbito; ferida de pressão; úlcera de pressão.

Ferida de pressão – Área onde a pele e os tecidos subcutâneos são lacerados devido a uma falta de fluxo sangüíneo; úlcera de decúbito; ferida de cama; ferida de pressão.

Higiene oral – medidas realizadas para manter a boca e os dentes limpos; cuidados com a boca.

Úlcera de decúbito – Ferida de cama; ferida de pressão ou úlcera de pressão.

Úlcera de pressão – ferida de cama, úlcera de decúbito; ferida de pressão.

A limpeza e os cuidados da pele são necessários para a manutenção do conforto, da segurança e da saúde. A pele é a primeira linha de defesa do corpo contra doenças e, junto com as membranas mucosas intactas, previne que micróbios entrem no corpo e causem infecções. Além disto práticas de higiene previnem odores do corpo e hálito, promovendo o relaxamento e melhorando a circulação.

CUIDADO DIÁRIO DO PACIENTE

As pessoas usualmente têm rotinas e hábitos de higiene. Eles podem ser realizados ao se acordar, antes e depois das refeições e antes do descanso noturno.

Antes do café da manhã

A rotina de cuidados antes do café da manhã é denominada de cuidados matinais. Medidas de higiene pessoal realizadas nessa hora incluem:

- Oferecer comadres ou urinol ou auxiliar a pessoa a ir ao banheiro.
- Ajudar a pessoa a lavar o rosto e as mãos.
- Auxiliar com a higiene oral.
- Posicionar a pessoa na posição de Fowler ou em uma cadeira para o café da manhã.
- Trocar roupas de cama e banho úmidas ou contaminadas.
- Arrumar os lençóis da cama e o quarto da pessoa.

Depois do café da manhã

Cuidados matinais podem ser realizados após o café da manhã. Medidas de limpeza e cuidados da pele são realizadas nessa hora. A rotina de cuidados da manhã usualmente envolve:

- Oferecer comadres ou urinol ou auxiliar a pessoa a ir ao banheiro.
- Ajudar a pessoa a lavar o rosto e as mãos.
- Auxiliar com a higiene oral.
- Ajudar a fazer a barba.
- Auxiliar no banho.
- Ajudar nos cuidados perineais.
- Oferecer uma massagem nas costas do paciente.
- Auxiliar na troca de roupa.
- Escovar e pentear os cabelos do paciente.
- Trocar os lençóis da cama e arrumar o quarto do paciente.

Cuidados da tarde

Uma rotina de higiene é realizada após o almoço e antes do jantar. Cuidados da tarde envolvem:

- Oferecer comadres ou urinol ou auxiliar a pessoa a ir ao banheiro.
- Ajudar a pessoa a lavar o rosto e as mãos.
- Auxiliar com a higiene oral.
- Trocar a vestimenta, pijamas ou roupas, se necessário.
- Escovar e pentear os cabelos, se necessário.
- Trocar lençóis úmidos ou contaminados.
- Arrumar o quarto do paciente ou morador.

Cuidados noturnos

Os cuidados realizados antes do descanso noturno são chamados de cuidados noturnos. Cuidados noturnos promovem conforto e relaxamento. Isso envolve:

- Oferecer comadres ou urinol ou auxiliar a pessoa a ir ao banheiro.
- Ajudar a pessoa a lavar o rosto e as mãos.
- Auxiliar com a higiene oral.
- Trocar lençóis úmidos ou contaminados e arrumar todas as outras roupas de cama e banho.
- Trocar a vestimenta ou pijama, se necessário.
- Ajudar a pessoa a se trocar e vestir a vestimenta ou pijama.
- Oferecer uma massagem nas costas do paciente.
- Arrumar o quarto do paciente ou morador.

HIGIENE ORAL

Higiene oral (cuidado da boca) mantém a boca e os dentes limpos, prevenindo odores e infecções, aumentando o conforto e fazendo com que a comida tenha um melhor sabor. Doenças podem causar um gosto ruim na boca, sendo que algumas dessas doenças causam vermelhidão e edema da boca e da língua. A sensação de boca seca é comum, devido a várias drogas, suplementos de oxigênio, diminuição da ingesta de líquidos e ansiedade.

A enfermeira decide o tipo de cuidado necessário. A escova de dentes deve ter cerdas macias. Outros materiais podem ser utilizados para pessoas com feridas, com a boca sensível ou inconscientes.

As preucauções-padrão e o padrão de patógenos veiculados pelo sangue devem ser seguidos.

Escovando os dentes

Muitas pessoas realizam a higiene oral sozinhas. Outras precisam de ajuda para preparar o material, sendo que o profissional pode ter que escovar os dentes de pessoas que estão muito fracas ou que não podem usar ou mover os braços. As seguintes observações devem ser reportadas à enfermeira:

- Lábios secos, rachados, edemaciados ou com bolhas.

- Vermelhidão, inchaço, irritação, feridas ou placas brancas na boca ou na língua.
- Sangramento, vermelhidão ou inchaço das gengivas.

ESCOVANDO OS DENTES

PRÉ-PROCEDIMENTO

1. Explicar sobre o procedimento à pessoa.
2. Lavar as mãos.
3. Providenciar:
   - Escova de dentes.
   - Pasta de dentes.
   - Anti-séptico bucal.
   - Copo com água fria.
   - Canudo.
   - Cuba rim.
   - Toalha de rosto.
   - Luvas descartáveis.
4. Colocar a toalha de papel na mesa auxiliar. Dispor os objetos na superfície da mesa.
5. Identificar a pessoa. Verificar o bracelete de identificação e chamá-la pelo nome.
6. Promover privacidade.
7. Elevar a cama para o nível mais adequado, a fim de manter uma mecânica corporal adequada.

PROCEDIMENTO

8. Elevar a cabeceira da cama para que a pessoa sinta-se confortável. Posicionar a pessoa deitada de lado o mais próximo possível do profissional, se a pessoa não puder sentar.
9. Abaixar a grade lateral.
10. Colocar a toalha sobre o peito do paciente.
11. Posicionar a mesa auxiliar, de forma que fique fácil de ser alcançada.
12. Colocar as luvas.
13. Aplicar pasta de dentes na escova de dentes.
14. Segurar a escova de dentes sobre a cuba rim. Despejar um pouco de água sobre a escova.
15. Escovar os dentes da pessoa gentilmente, como mostrado na Fig. 12-1.
16. Deixar a pessoa enxaguar a boca com água. Segurar a cuba rim embaixo do queixo da pessoa. Repetir esse procedimento, se necessário.
17. Deixar a pessoa usar um anti-séptico bucal. Segurar a cuba-rim embaixo do queixo da pessoa.

PÓS-PROCEDIMENTO

18. Remover a toalha quando acabar.
19. Remover e descartar as luvas.
20. Certificar-se de que a pessoa está confortável.
21. Colocar a campainha ao alcance do paciente.
22. Abaixar a cama até sua posição mais baixa.
23. Elevar ou abaixar as grades laterais, conforme as instruções da enfermeira.
24. Limpar e retornar o equipamento para o local apropriado.
25. Limpar a mesa auxiliar com toalha de papel e colocar fora.
26. Abaixar a mesa auxiliar para um nível apropriado.
27. Abrir a cortina.
28. Seguir a norma da instituição para roupas de cama e de banho sujas.
29. Lavar as mãos.
30. Relatar as observações à enfermeira.

Higiene oral de pessoas inconscientes

Pessoas inconscientes não podem comer nem beber, respiram com a boca aberta e usualmente recebem oxigênio. Estes fatores causam o ressecamento da mucosa oral e a formação de placas na língua e na membrana mucosa. Os cuidados com a boca ajudam a manter a boca limpa e úmida, também prevenindo infecções.

A enfermeira deve informar que produto utilizar para a limpeza. Aplicadores molhados em anti-séptico bucal, peróxido de hidrogênio ou uma solução salina podem ser empregados. Geléia de petróleo é aplicada nos lábios depois da limpeza para prevenir rachaduras.

Pessoas inconscientes usualmente não podem engolir. O profissional deve prevenir que elas se engasguem e aspirem. (A aspiração é a entrada de fluidos ou um objeto para dentro do pulmão).

Para prevenir a aspiração, deve-se posicionar a pessoa de lado com a cabeça bem virada para o lado (Fig. 12-2). Nessa posição, o excesso de fluidos sai para fora da boca, reduzindo o risco de aspiração. O uso de pequena quantidade de fluido também diminui o risco de aspiração.

Pessoas inconscientes não podem falar ou responder ao que está acontecendo. Contudo, o profissional sempre deve

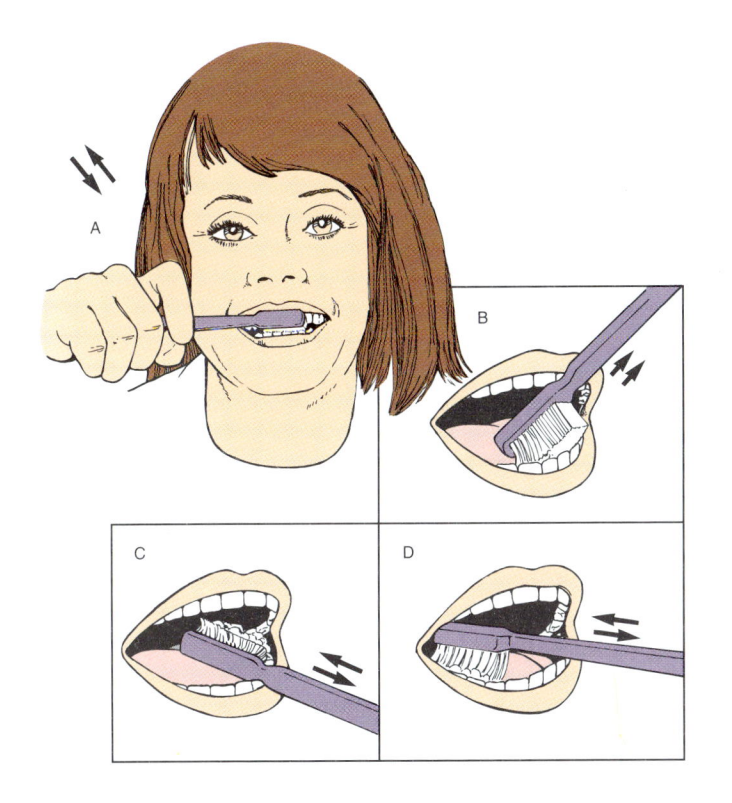

Figura 12-1
A, Posicionar a escova em um ângulo de 45° com as gengivas. Escovar com movimentos curtos. B Posicionar a escova em um ângulo de 45° contra a parte interna dos dentes da frente. Escovar da gengiva para a coroa dos dentes com movimentos curtos. C, Segurar a escova horizontalmente contra a superfície interna dos dentes. Escovar da frente para trás. D, Posicionar a escova sobre a superfície oclusiva dos dentes. Escovar da frente para trás.

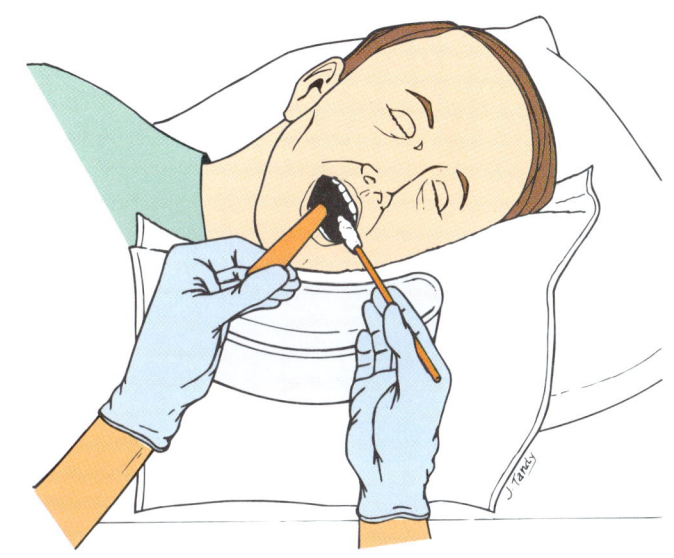

Figura 12-2
A cabeça de uma pessoa inconsciente é virada bem para o lado para prevenir aspiração. Uma espátula de madeira forrada é usada para limpeza da língua e para manter a boca aberta enquanto se limpa a boca com aplicadores.

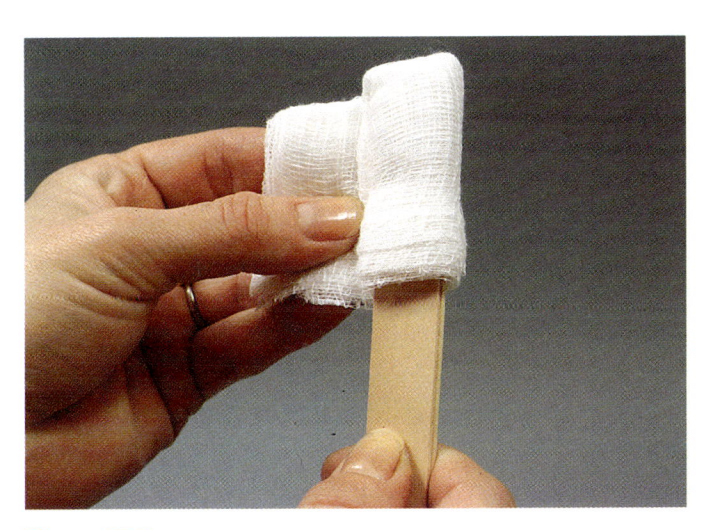

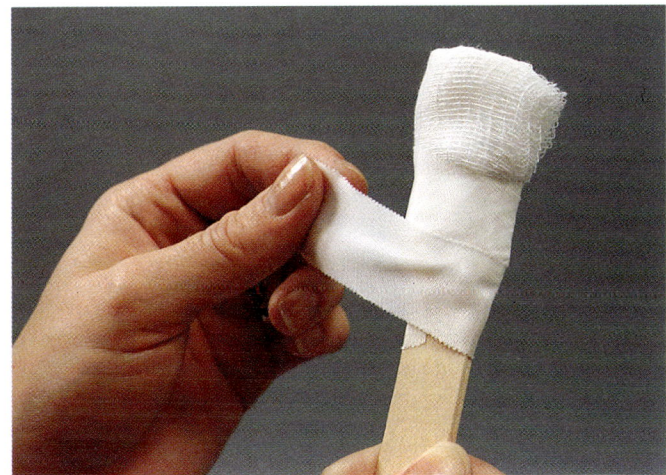

Figura 12-3
Espátula de madeira forrada para língua. A, Colocar duas espátulas de madeira juntas e forrar com gaze uma das metades até o topo. B, Fixar as gazes com esparadrapo.

Realizando higiene oral em pessoas inconscientes

Pré-procedimento

1. Lavar suas mãos.
2. Providenciar:
   - *Swabs* comerciais se prescritos pela enfermeira.
   - Anti-séptico bucal ou outra solução.
   - Aplicadores.
   - Espátula de madeira forrada para língua (Fig. 12-3).
   - Copo de água fria.
   - Toalha de rosto.
   - Cuba-rim.
   - Geléia de petróleo.
   - Toalha de papel.
   - Luvas descartáveis.
3. Colocar a toalha de papel na mesa auxiliar. Dispor os objetos na superfície da mesa.
4. Identificar a pessoa. Verificar o bracelete de identificação e chamá-la pelo nome.
5. Explicar o procedimento.
6. Promover privacidade.
7. Elevar a cama para o nível mais adequado para mecânica corporal.

Procedimento

8. Abaixar a grade lateral da qual se estiver mais próximo.
9. Posicionar a pessoa deitada de lado na direção em que se estiver. Lateralizar a cabeça.
10. Colocar a toalha embaixo do rosto da pessoa.
11. Colocar a cuba-rim embaixo do queixo.
12. Posicionar a mesa auxiliar para fácil acesso.
13. Colocar as luvas.
14. Separar as arcadas superior e inferior com a espátula de madeira forrada. Não usar os dedos.
15. Limpar a boca usando os aplicadores molhados em anti-séptico bucal ou outra solução.
    a. Limpar a superfície oclusiva e a superfície interna dos dentes.
    b. Limpar a superfície externa dos dentes.
    c. Esfregar o palato, a parte interna das bochechas e os lábios.
    d. Esfregar a língua.
    e. Umedecer um aplicador limpo com água e esfregar a boca para o enxágüe.
    f. Colocar os aplicadores usados na cuba-rim.
16. Repitir o passo 15 usando um *swab* comercial, se prescrito pela enfermeira.
17. Aplicar geléia de petróleo nos lábios da pessoa.
18. Remover a toalha.
19. Remover e descartar as luvas.
20. Explicar o término do procedimento e que a pessoa será reposicionada.
21. Reposicionar a pessoa.
22. Elevar a grade lateral. Certificar-se de que os dois lados estão elevados.

Pós-procedimento

23. Colocar a campainha ao seu alcance.
24. Abaixar a cama até sua posição mais baixa.
25. Limpar e retornar o equipamento para seu local apropriado. Descartar os objetos descartáveis.
26. Abrir a cortina.
27. Dizer à pessoa que se está deixando o quarto.
28. Seguir a norma da instituição para roupas de cama e banho sujas.
29. Lavar as mãos.
30. Relatar suas observações à enfermeira.

presumir que a pessoa inconsciente pode ouvi-lo. Por isso, é importante explicar ao paciente o procedimento, bem como informá-lo sobre o término e o momento de saída do quarto.

Os cuidados de higiene oral são realizados no mínimo a cada 2 horas. Verificar com a enfermeira e no plano de cuidado de enfermagem. Eles irão informar com que freqüência e como a higiene oral deve ser feita.

Cuidado com a dentadura

Quando a higiene oral é realizada, as dentaduras são limpas com a mesma freqüência dos dentes naturais. O profissional deve lembrar-se de que as dentaduras são de propriedade da pessoa e são caras, portanto, perder ou danificá-las é uma conduta negligente.

Dentaduras são escorregadias quando estão molhadas. Elas podem facilmente quebrar ou trincar se caírem sobre

CUIDANDO A DENTADURA

PRÉ-PROCEDIMENTO

1. Explicar o procedimento para a pessoa.
2. Lavar as mãos.
3. Providenciar:
   - Escova para dentaduras ou escova de dentes.
   - Copo para dentadura etiquetado com o nome da pessoa e o número do quarto.
   - Limpador de dentadura ou creme dental.
   - Copo de água fria.
   - Canudo.
   - Anti-séptico bucal.
   - Cuba-rim.
   - Duas toalhas de rosto.
   - Gaze.
   - Luvas descartáveis.
4. Identificar a pessoa. Verificar o bracelete de identificação e chamá-la pelo nome.
5. Promover privacidade.

PROCEDIMENTO

6. Abaixar a grade lateral se estiver elevada.
7. Colocar uma toalha sobre o peito da pessoa.
8. Calçar as luvas.
9. Solicitar a pessoa que remova a dentadura. Cuidadosamente colocá-la na cuba-rim.
10. Remover a dentadura usando gaze se a pessoa não puder fazê-lo. (A gaze permite que se segure com firmeza a dentadura escorregadia.)
    a. Segurar a dentadura superior com o polegar e o dedo indicador (Fig. 12-4). Mover a dentadura ligeiramente para cima e para baixo para quebrar o selamento. Suavemente remover a dentadura, uma vez que o selamento foi quebrado. Colocá-la na bacia.
    b. Remover a dentadura inferior segurando-a com o polegar e o indicador. Virá-la ligeiramente e levantá-la da boca da pessoa, colocando-a na cuba-rim.
11. Elevar a grade lateral se instruído pela enfermeira.
12. Levar para a pia a bacia, o copo de dentadura, escova e limpador de dentadura ou creme dental.
13. Forrar a pia com uma toalha e preenche-la com água.
14. Enxagüar cada dentadura embaixo de água corrente. Retorná-las ao copo de dentadura.
15. Aplicar o limpador de dentaduras ou creme dental na escova.
16. Escovar a dentadura como na Figura 12-5.
17. Enxagüar as dentaduras embaixo de água corrente fria. Manipulá-las cuidadosamente, sem as deixar cair.
18. Colocá-las no copo de dentaduras. Encher o copo com água fria até que as dentaduras estejam cobertas.
19. Limpar a cuba-rim.
20. Trazer a cuba-rim e o copo de dentadura para a mesa ao lado da cama.
21. Abaixar a grade lateral, se levantada.
22. Posicionar a pessoa para higiene oral.
23. Auxiliar a pessoa a usar o anti-séptico bucal. Segurar a bacia embaixo do queixo da pessoa.
24. Solicitar à pessoa que coloque as dentaduras, colocando-as, se a pessoa não puder fazê-lo.
    a. Segurar a dentadura superior firmemente com o polegar e o indicador. Elevar o lábio superior com a outra mão e colocar a dentadura. Usar o dedo indicador para pressionar suavemente a dentadura, certificando-se de que ela está firme no lugar.
    b. Segurar a dentadura inferior firmemente com o polegar e o indicador. Puxar para baixo levemente o lábio inferior e inserir a prótese. Suavemente, pressionar para baixo, certificando-se de que ela está no local.
25. Colocar o copo de dentadura na prateleira superior do armário ao lado da cama se a dentadura não for utilizada.
26. Remover a toalha.
27. Remover as luvas.

PÓS-PROCEDIMENTO

28. Certificar-se de que a pessoa está confortável.
29. Colocar a campainha ao alcance.
30. Elevar ou abaixar as grades laterais conforme as instruções da enfermeira.
31. Abrir a cortina.
32. Limpar e retornar o equipamento para o local apropriado. Descartar os objetos descartáveis.
33. Seguir a norma da instituição para roupas de cama e banho sujas.
34. Lavar as mãos.
35. Relatar suas observações à enfermeira.

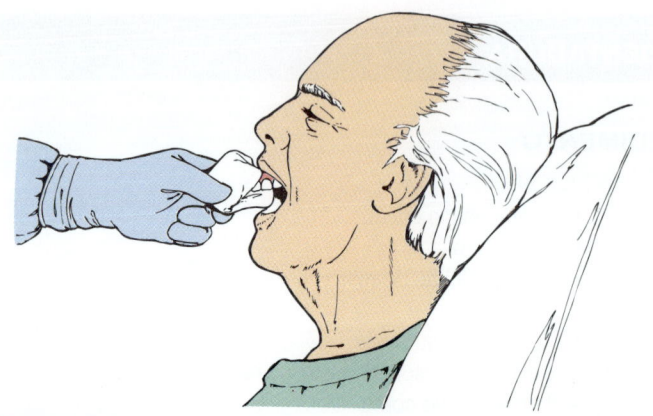

Figura 12-4
Remoção da dentadura superior segurando-a com o polegar e o indicador de uma mão. Usar um pedaço de gaze para segurar as dentaduras escorregadias.

uma superfície dura como chão ou pias. Durante a limpeza, elas são seguradas firmemente sobre uma bacia com água forrada com uma toalha. Água quente pode causar deformações. Assim, não se deve usar água quente para armazenar ou limpar dentaduras. Se não estiverem sendo usadas, as dentaduras devem ser armazenadas em um recipiente com água fria, pois podem ressecar ou deformar-se caso não forem corretamente armazenadas.

BANHO

O banho limpa a pele e a membrana mucosa das áreas genitais e anais. Um banho é também refrescante e relaxante, a circulação é estimulada e o corpo exercitado. Observações podem ser anotadas e o profissional tem tempo de conversar com a pessoa.

Em hospitais, o banho ocorre usualmente após o café da manhã. Em instituições de cuidados prolongados os banhos são realizados pela manhã e à noite, sendo que o paciente pode escolher o horário e a freqüência do banho. Se uma pessoa normalmente banha-se na hora de ir para a cama, deve ser permitida a continuidade dessa prática quando possível.

O ressecamento da pele ocorre com o envelhecimento, sendo que o sabão pode agravar o problema. A pele seca é facilmente danificada, desta forma em pessoas idosas é essencial realizar-se o enxágüe completo após o banho. Loções e óleos ajudam a manter suavidade da pele.

As rotinas quanto ao banho no leito, de chuveiro e de banheira estão listadas no Quadro 12-1.

Observações

As seguintes observações devem ser relatadas para a enfermeira:

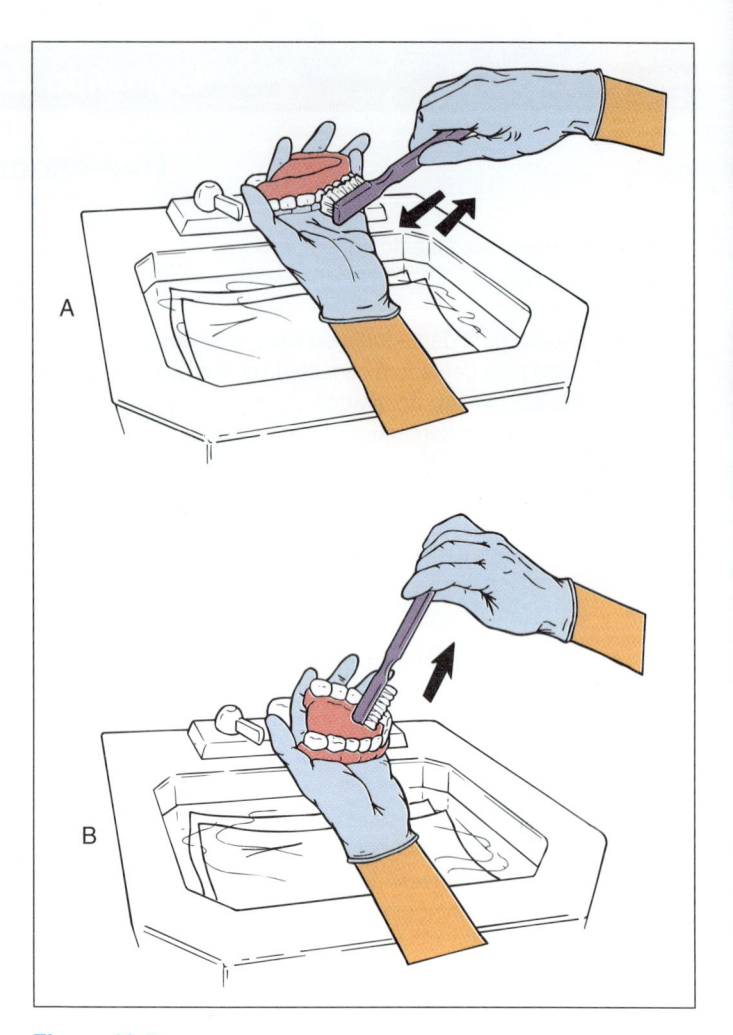

Figura 12-5
A, A superfície externa da dentadura superior é escovada com movimentos para frente e para trás. Reparar que a dentadura é mantida sobre a pia, a qual está forrada com toalha e preenchida até a metade com água. B, Posicionando a escova verticalmente para limpar a superfície interna da dentadura. Usar movimentos para cima e para baixo.

- A cor da pele, lábios, leito das unhas e esclera (branco dos olhos).
- A descrição e a localização de rachaduras.
- Pele seca.
- Hematomas ou áreas de pele aberta.
- Áreas pálidas ou avermelhadas, particularmente as partes sobre os ossos.
- Drenagem ou sangramento de feridas ou aberturas corporais.
- Temperatura da pele.
- Reclamações de dor ou desconforto.

Banho completo no leito

Um banho completo no leito significa lavar o corpo inteiro da pessoa na cama. O profissional deve perguntar à enfermeira sobre a habilidade e capacidade do paciente para o

QUADRO 12-1 ROTINA PARA BANHOS

- Perguntar à enfermeira que tipo de banho a ser realizado.
- Informar-se sobre produtos de cuidado com a pele que serão usado. Permitir a escolha pessoal quando possível.
- Seguir os princípios da assepsia médica. Também praticar as precauções-padrão e seguir o padrão de patógenos veiculados pelo sangue.
- Oferecer a comadre ou o urinol ou ainda auxiliar a pessoa a ir ao banheiro. O banho usualmente resulta na necessidade de micção.
- Promover a privacidade. Fechar a cortina e a porta adequadamente.
- Certificar-se de que a pessoa esteja bem coberta para promover calor e privacidade.
- Reduzir as correntes de ar fechando as janelas e portas.
- Proteger a pessoa de quedas.
- Usar mecânica corporal adequada todo o tempo.
- Certificar-se de que a temperatura da água não esteja muito quente, particularmente para pessoas idosas.
- Providenciar uma saboneteira para colocar o sabão, a fim de prevenir que a água fique com muito sabão e, caso seja dado banho em uma banheira, a pessoa não escorregue no sabão.
- Lavar da área mais limpa para a mais suja.
- Encorajar a pessoa a ajudar o máximo possível.
- Enxaguar completamente a pele para remover todo o sabão.
- Secar a pele com leves batidas para evitar irritação e quebra da integridade da pele.
- Lavar a pele sempre que houver contato com fezes ou urina.

auxílio durante o banho, bem como investigar limitações de atividade ou posicionamento.

Muitas pessoas nunca passaram pela experiência de tomar banho no leito, podendo ser este procedimento embaraçoso e a pessoa pode se sentir exposta, por estar sendo tocada ou vista por outra pessoa. Assim, todos os pacientes devem receber explicações sobre como é realizado um banho de leito e como o corpo é coberto para proteger a privacidade.

REALIZANDO BANHO COMPLETO NO LEITO

PRÉ-PROCEDIMENTO

1. Identificar a pessoa. Verificar o bracelete de identificação e chamá-la pelo nome.
2. Explicar o procedimento.
3. Oferecer a comadre ou urinol. Promover privacidade.
4. Lavar as mãos.
5. Providenciar lençóis limpos para uma cama fechada. Colocar a roupa sobre uma superfície limpa.
6. Providenciar:
   - Bacia de banho.
   - Saboneteira com sabão.
   - Termômetro de banho.
- Palito ou lixa de unha.
- Panos de limpeza, duas toalhas de banho e duas toalhas de rosto.
- Cobertor.
- Vestimenta, pijamas ou roupas.
- Materiais para higiene oral.
- Creme para o corpo.
- Desodorante e outros artigos de toalete, conforme necessário.
- Toalhas de papel.
- Luvas descartáveis.

PROCEDIMENTO

7. Dispor os objetos na mesa auxiliar. Usar o armário ao lado da cama, se necessário.
8. Fechar as portas e janelas para evitar correntes de ar.
9. Promover privacidade.
10. Elevar a cama até o melhor nível para uma adequada mecânica corporal.
11. Remover a campainha e abaixar a grade lateral mais próxima de onde se estiver.
12. Realizar higiene oral.
13. Remover os lençóis de cima e cobrir a pessoa (ver Fazendo uma cama ocupada, Capítulo 11).
14. Abaixar a cabeceira da cama até um nível confortável para a pessoa. Mantê-la o mais reta possível. Deixar que a pessoa permaneça com pelo menos um travesseiro (se permitido).
15. Colocar toalhas de papel na mesa auxiliar.

REALIZANDO BANHO COMPLETO NO LEITO – CONTINUAÇÃO

PROCEDIMENTO – CONTINUAÇÃO

16. Elevar a grade lateral e colocar água na bacia de banho.
17. Encher a bacia com até dois terços de água. A temperatura da água deve estar entre 43 a 46° C para adultos. (Esta temperatura mais alta da água é necessária devido ao seu rápido resfriamento.)
18. Colocar a bacia na mesa auxiliar por cima das toalhas de papel.
19. Abaixar a grade lateral.
20. Colocar uma toalha de rosto sobre o peito da pessoa.
21. Fazer uma luva com o pano de limpeza ("pequena toalha", Fig. 12-6). Usar a luva durante todo o procedimento.
22. Lavar os olhos da pessoa com água. Não usar sabão. Gentilmente, limpar do canto interno para o externo com o canto da luva (Fig. 12-7). Limpar o olho mais distante primeiro. Repetir o procedimento no olho mais próximo.
23. Perguntar se pode usar sabão para lavar o rosto.
24. Lavar o rosto, orelhas e pescoço. Enxaguar e secar a pele muito bem, usando a toalha que está sobre o peito.
25. Ajudar a pessoa a se mover para o lado da cama mais próximo.
26. Remover a vestimenta. Não expor a pessoa.
27. Colocar uma toalha de banho no sentido do comprimento embaixo do braço mais distante.
28. Sustentar o braço com a palma da mão embaixo do cotovelo. O antebraço do paciente repousa sobre o antebraço do profissional.
29. Lavar o braço, ombro e axila com movimentos longos e firmes (Fig. 12-8). Enxaguar e secar levemente.
30. Colocar a bacia sobre a toalha. Colocar a mão da pessoa dentro da água (Fig. 12-9). Lavá-la bem. Limpá-la embaixo das unhas com o palito ou lixa de unha.
31. Encorajar a pessoa a exercitar a mão e os dedos.
32. Remover a bacia e secar bem a mão. Cobrir o braço com o cobertor.
33. Repetir os passos de 27 a 32 para o braço mais próximo.
34. Por uma toalha de banho cruzada sobre o peito. Segurar a toalha em posição e puxar o cobertor embaixo da toalha para a cintura.
35. Levantar a toalha ligeiramente e lavar o peito (Fig. 12-10). Não expor a pessoa. Enxaguar e secar levemente, especialmente embaixo dos seios.
36. Mover a toalha no sentido do comprimento sobre o peito e o abdômen. Não expor a pessoa. Puxar o cobertor para baixo, para a área pubiana.
37. Levantar a toalha ligeiramente e lavar o abdômen (Fig. 12-11). Enxaguar e secar levemente.
38. Puxar o cobertor até os ombros, cobrindo ambos os braços. Remover a toalha.
39. Trocar a água, se ela estiver com muito sabão ou fria. Elevar a grade lateral antes de sair do lado da cama. Abaixá-la quando retornar.
40. Descobrir a perna mais distante. Não expor a área genital. Colocar uma toalha no sentido do comprimento embaixo da perna e pé.
41. Dobrar o joelho, suportando a perna com o braço. Lavá-la com movimentos longos e firmes. Enxaguar e secar levemente.
42. Colocar a bacia na toalha próxima ao pé.
43. Elevar a perna ligeiramente. Passar a bacia por baixo do pé.
44. Colocar o pé dentro da bacia (Fig. 12-12). Usar um palito ou uma lixa de unha para limpar as unhas do pé, se necessário.
45. Remover a bacia e secar a perna. Cobrir a perna com o cobertor. Remover a toalha.
46. Repetir os passos de 40 a 45 para a outra perna.
47. Trocar a água. Elevar a grade lateral antes de sair do lado da cama. Abaixá-la quando retornar.
48. Virar a pessoa para o lado oposto ao que se está, mantendo-a coberta.
49. Descobrir as costas e nádegas. Não expor a pessoa. Colocar uma toalha no sentido do comprimento na cama no correr das costas.
50. Lavar as costas, trabalhando da base do pescoço até a porção mais inferior das nádegas. Usar movimentos longos, firmes e contínuos (Fig. 12-13). Enxaguar e secar bem.
51. Fazer uma massagem nas costas. (A pessoa pode preferir a massagem nas costas depois do banho.)
52. Virar a pessoa de costas.
53. Trocar a água para a higiene perineal. Elevar a grade lateral antes de sair do lado da cama. Abaixá-la quando retornar.
54. Deixar que a pessoa lave a área genital. Ajustar a mesa auxiliar para que a pessoa possa alcançar a bacia, sabão e toalhas com facilidade. Colocar a campainha ao alcance da pessoa, solicitando para sinalizar quando terminar. Certificar-se de que a pessoa entendeu o que fazer e responder a campainha prontamente. Realizar a higiene perineal se a pessoa não puder fazê-lo (ver Cuidado perineal).
55. Fazer uma massagem nas costas, se ainda não tiver realizado.
56. Aplicar desodorante ou antitranspirante.
57. Colocar uma vestimenta limpa, pijamas ou roupas (Capítulo 13).
58. Pentear e escovar os cabelos.
59. Fazer a cama. Fixar a campainha.

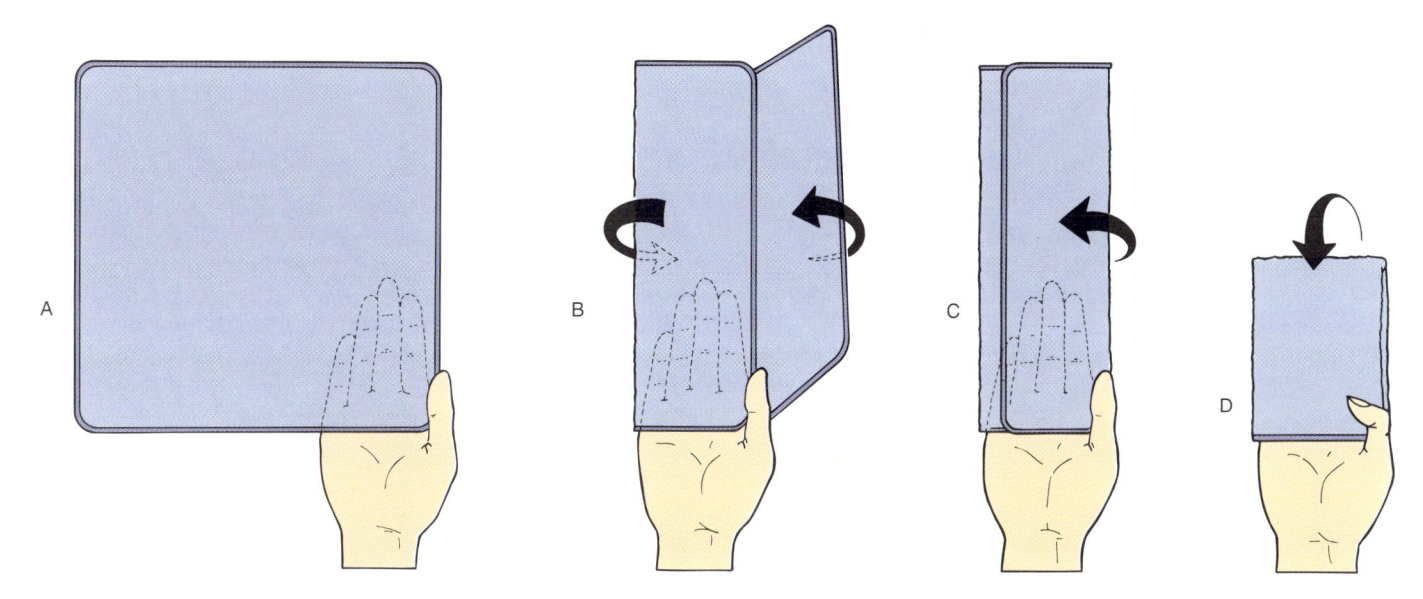

Figura 12-6
A, Fazer uma luva com o pano de limpeza, prendendo o lado mais próximo do pano de limpeza com o polegar. B, Trazer o pano de limpeza ao redor e por trás da mão. C, Dobrar um lado do pano de limpeza sobre a palma da mão enquanto prender com o polegar. D, Dobrar a parte de cima do pano de limpeza para baixo e prendê-la por baixo do pano próximo à palma da mão.

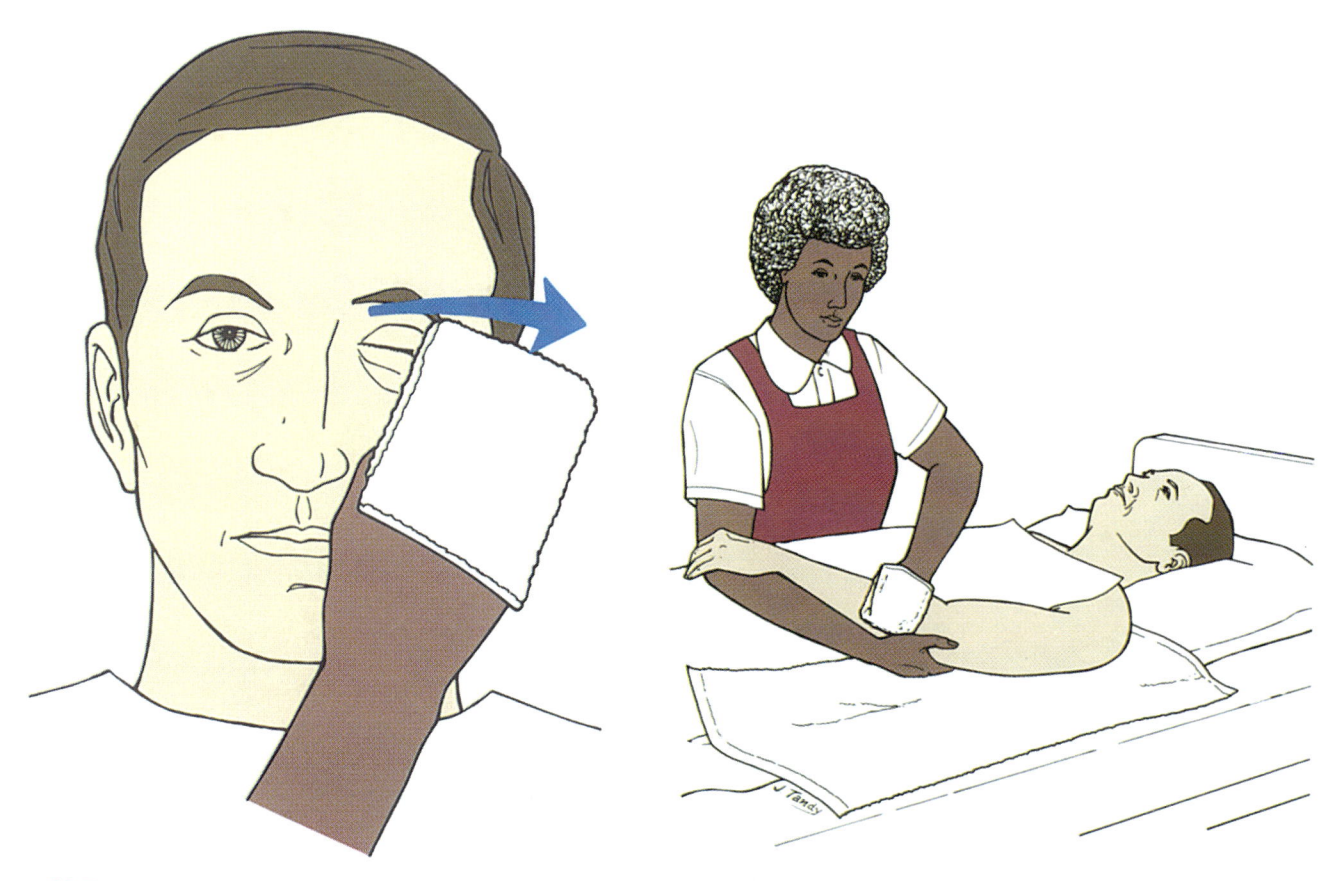

Figura 12-7
Lavar os olhos da pessoa com uma luva feita do pano de limpeza. Limpar do canto interno para o canto externo do olho.

Figura 12-8
Lavar os braços da pessoa com movimentos firmes e longos, usando uma luva feita com o pano de limpeza.

REALIZANDO BANHO COMPLETO NO LEITO – CONTINUAÇÃO

PÓS-PROCEDIMENTO

60 Certificar-se de que a pessoa está confortável.
61 Abaixar a cama até sua posição mais baixa.
62 Elevar ou abaixar as grades laterais conforme as instruções da enfermeira.
63 Esvaziar e limpar a bacia de banho. Recolocá-la juntamente com os outros equipamentos no local apropriado.
64 Limpar a mesa auxiliar com as toalhas de papel e depois descartá-las.
65 Abrir a cortina.
66 Seguir a norma da instituição para roupas de cama e banho sujas.
67 Lavar as mãos.
68 Relatar suas observações à enfermeira.

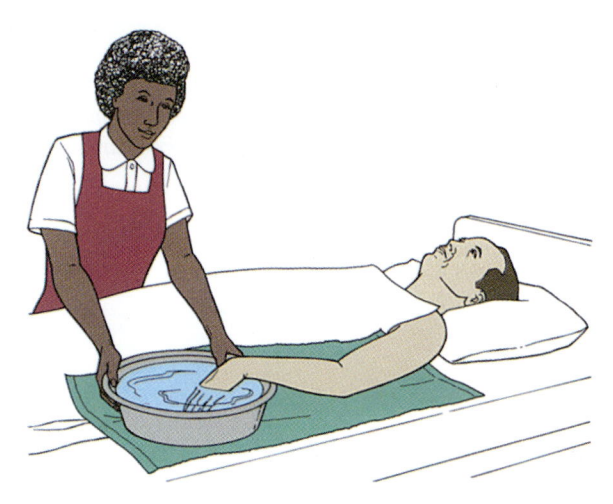

Figura 12-9
A bacia é colocada na cama para que as mãos da pessoa sejam lavadas.

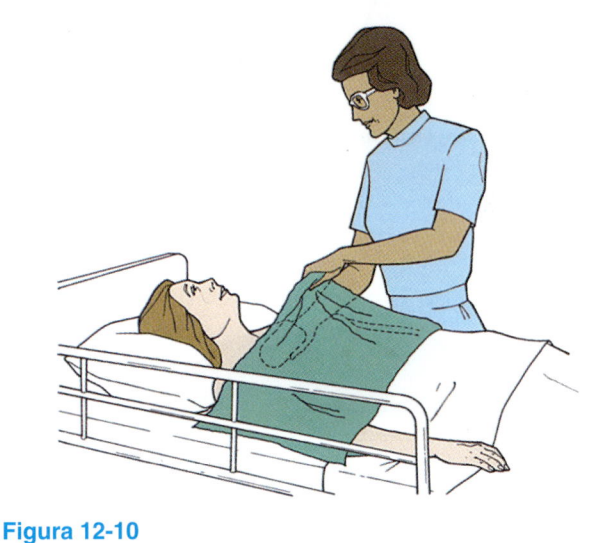

Figura 12-10
O peito da pessoa não é exposto durante o banho. Uma toalha de banho é colocada horizontalmente sobre a área do peito. A toalha é ligeiramente levantada para se alcançar e lavar os seios e peito.

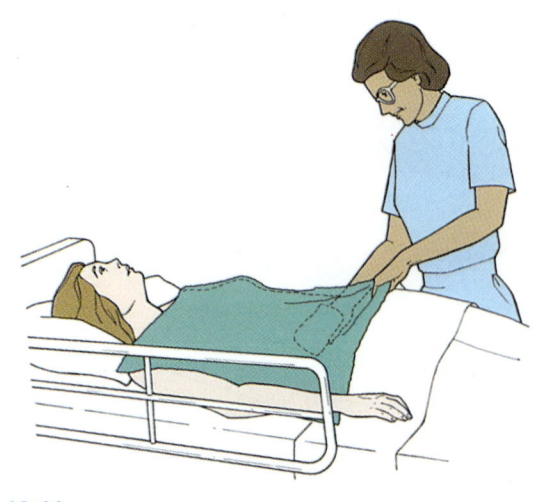

Figura 12-11
A toalha de banho é virada para que cubra verticalmente o peito e abdômen. A toalha é ligeiramente levantada para lavar o abdômen. O cobertor cobre a área pubiana.

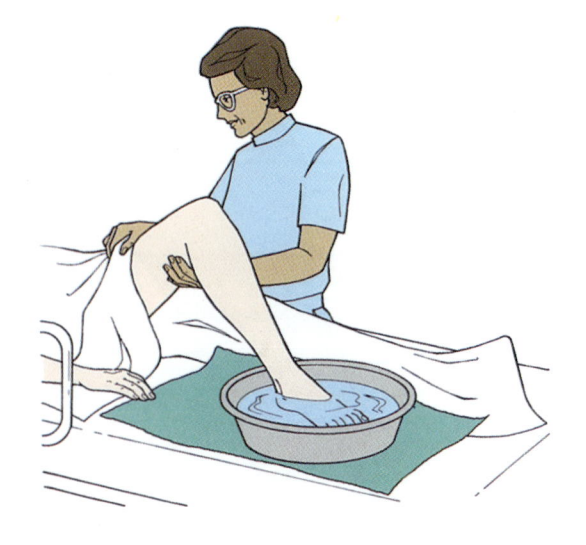

Figura 12-12
O pé é lavado ao ser colocado dentro da bacia sobre a cama.

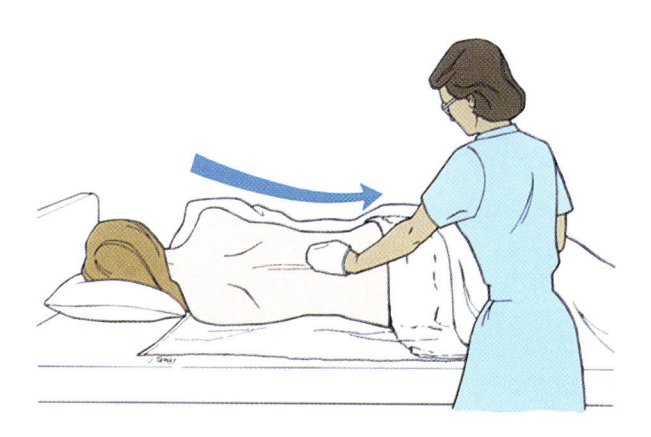

Figura 12-13
As costas são lavadas com movimentos longos, firmes e constantes. Reparar que a pessoa está em decúbito lateral. Uma toalha é colocada no sentido do comprimento na cama para proteger os lençóis da água.

O banho parcial

O banho parcial compreende a higiene do rosto, mãos, axilas, área genital e retal, costas e nádegas. Estas áreas desenvolvem odores ou causam desconforto se não forem limpas adequadamente. Pessoas que estiverem com boas condições gerais, poderão banhar-se na cama ou na pia do banheiro, porém o auxiliar de enfermagem deve ajudar, conforme necessário, especialmente durante a limpeza das costas.

As regras gerais para o banho aplicam-se também para o banho parcial no leito. As considerações envolvidas no banho completo de leito também se aplicam.

Banheiras e chuveiros

Muitas pessoas preferem banhos em uma banheira ou de chuveiros. A pessoa deve ser protegida de quedas e queimaduras provocadas pela água quente. O banho em banheira pode fazer com que a pessoa sinta-se fraca ou cansada, deste

---

REALIZANDO BANHO PARCIAL

PRÉ-PROCEDIMENTO

1. Seguir os passos de 1 até 9 do procedimento "Realizando Banho Completo no Leito", p. 168.

PROCEDIMENTO

2. Certificar-se de que a cama esta na posição mais baixa.
3. Auxiliar com a higiene oral. Ajustar a altura da mesa auxiliar para um nível apropriado.
4. Remover os lençóis de cima. Cobrir a pessoa com um cobertor.
5. Colocar toalhas de papel na mesa auxiliar.
6. Preencher a bacia com água. A temperatura da água deve estar entre 43 a 46º C para adultos.
7. Colocar a bacia mesa auxiliar por cima das toalhas de papel.
8. Elevar a cabeceira da cama para que a pessoa possa se banhar confortavelmente. Ajudar a pessoa a sentar-se ao lado da cama se esta posição for permitida.
9. Posicionar a mesa auxiliar de forma que a pessoa possa facilmente alcançar a bacia e os suprimentos.
10. Ajudar a remover a vestimenta ou pijamas.
11. Solicitar à pessoa que lave as partes do corpo que podem ser facilmente alcançadas (Fig. 12-14). Explicar que as costas e as áreas que ela não puder alcançar serão lavadas.
12. Colocar a campainha ao alcance da pessoa e solicitar para sinalizar, se for necessária ajuda ou quando o banho estiver terminado.
13. Deixar o quarto após lavar as mãos.
14. Retornar quando a luz da campainha estiver acesa. Bater antes de entrar.

REALIZANDO BANHO PARCIAL — CONTINUAÇÃO

PROCEDIMENTO — CONTINUAÇÃO

15. Trocar a água do banho.
16. Perguntar o que foi lavado. Lavar as áreas que a pessoa não pode alcançar. O rosto, mãos, axilas, áreas genitais e retais, costas e nádegas são áreas lavadas em um banho parcial.
17. Fazer uma massagem nas costas.
18. Aplicar desodorante.
19. Ajudar a pessoa a colocar uma vestimenta limpa, pijamas ou roupas (Capítulo 13).
20. Auxiliar no cuidado dos cabelos.
21. Ajudá-la a sentar-se em uma cadeira. Caso contrário, virar a pessoa para o lado mais afastado de onde se estiver.
22. Fazer a cama.
23. Abaixar a cama até sua posição mais baixa.

PÓS-PROCEDIMENTO

24. Auxiliar a pessoa a retornar para a cama. Certificar-se de que esteja confortável.
25. Colocar a campainha ao alcance.
26. Elevar ou abaixar as grades laterais, conforme as instruções da enfermeira.
27. Esvaziar e limpar a bacia de banho. Retorná-la juntamente com os outros equipamentos para o local apropriado.
28. Limpar a mesa auxiliar com as toalhas de papel e descartá-las.
29. Abrir a cortina.
30. Seguir a norma da instituição para roupas de cama e banho sujas.
31. Lavar as mãos.
32. Relatar as observações à enfermeira.

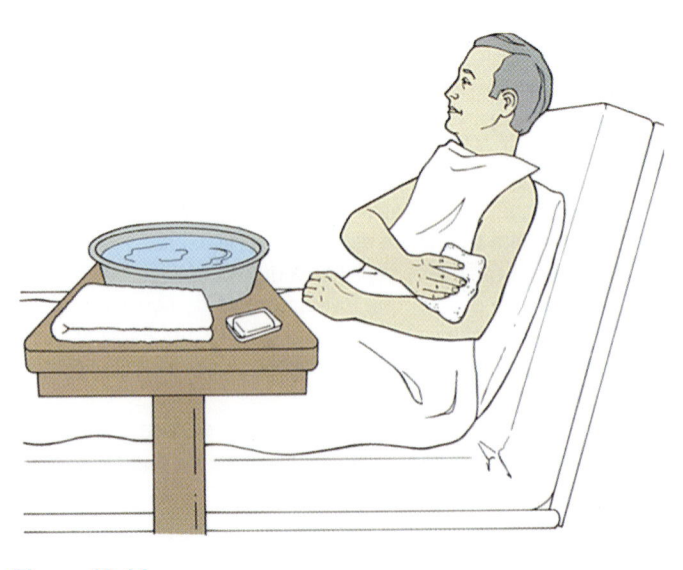

Figura 12-14
A pessoa está se banhando na cama. O equipamento necessário está a seu alcance.

modo pode ser de risco para quem permanece em repouso na cama. Um banho não deve durar mais que 20 minutos. Há a necessidade da aprovação da enfermeira para que a pessoa tome um banho na banheira.

O banho de chuveiro pode ser realizado ao término do banho em banheira ou uma ducha separada. Uma cadeira de banho confeccionada de material plástico e com rodas pode ser usada em duchas de banho. A cadeira de banho é empurrada para dentro do box da ducha, sendo que a água drena através de uma abertura redonda no assento (Fig. 12-15). As rodas devem estar travadas durante o banho para que a cadeira não se mova.

Alguns quartos tem banheiras ou chuveiros particulares, caso contrário o profissional precisa reservar o banheiro que possua banheira. A banheira ou a ducha devem ser limpas antes de serem usadas, a fim de prevenir a expansão de micróbios e infecções. A pessoa deve ser protegida de quedas e do frio. Praticar as seguintes medidas de segurança para banhos em banheira e de chuveiro:

- Colocar um tapete de banho dentro da banheira, a menos que haja tiras antiderrapantes ou uma superfície não escorregadia.
- Colocar os objetos necessários ao alcance da pessoa, inclusive a campainha.

Auxiliando no banho de banheira ou de chuveiro

Pré-procedimento

1. Reservar a banheira ou chuveiro, se necessário.
2. Identificar a pessoa. Verificar o bracelete de identificação e chamá-la pelo nome.
3. Explicar o procedimento para a pessoa.
4. Lavar as mãos.
5. Providenciar:
   - Pano de limpeza e duas toalhas de banho.
   - Sabão.
   - Termômetro de banho (para banho de banheira).
   - Vestimenta ou pijamas limpos.
   - Desodorante e outros artigos de toalete conforme pedido.
   - Robe e chinelos ou sapatos antiderrapantes.
   - Um tapete de banho de borracha, se necessário.
   - Tapete de banheiro descartável.

Procedimento

6. Colocar os objetos no banheiro ou quarto de banho no espaço apropriado ou em uma cadeira.
7. Limpar a banheira ou chuveiro, se necessário.
8. Colocar o tapete de borracha na banheira ou no chão do chuveiro. Não bloquear a drenagem de água.
9. Colocar um tapete de banheiro descartável no chão em frente a banheira ou chuveiro.
10. Sinalizar, na porta, que o quarto de baho está ocupado.
11. Retornar ao quarto da pessoa. Promover privacidade.
12. Ajudar a pessoa a sentar na lateral da cama.
13. Ajudar a pessoa a vestir um robe e colocar os chinelos.
14. Ajudar a pessoa a ir ao banheiro ou sala de banho. Usar uma cadeira de rodas, se necessário.
15. *Para banho de banheira:*
    a. Fazer com que a pessoa se sente na cadeira próxima a banheira.
    b. Encher a banheira até a metade com água quente (41°C).

    Para banho de chuveiro: Ligar o chuveiro. Ajustar a temperatura e a pressão da água.
16. Ajudar a pessoa a remover os chinelos, o robe e a vestimenta.
17. Auxiliar a pessoa a entrar na banheira ou chuveiro (Fig. 12-16). Se uma cadeira de banho estiver sendo usada, colocá-la em posição e travar as rodas.
18. Auxiliar a pessoa a se lavar, se necessário.
19. Solicitar que use a campainha quando terminar ou quando for necessária assistência.
20. Lembrar para que não fique na banheira mais que 20 minutos.
21. Colocar uma toalha sobre a cadeira.
22. Deixar o local somente se a pessoa puder ficar sem atendimento. De outra forma, ficar no quarto ou local próximo. Lavar as mãos se for deixar o quarto.
23. Verificar a pessoa a cada 5 minutos.
24. Retornar quando a pessoa sinalizar. Bater na porta antes de entrar.
25. Desligar o chuveiro.
26. Ajudar a pessoa a sair do chuveiro ou banheira e a ir até a cadeira.
27. Ajudar a secar-se. Dar leves batidas para secar gentilmente.
28. Ajudar a passar loção ou desodorante, se necessário.
29. Ajudar a pessoa a vestir uma roupa ou pijamas limpos, um robe de banho e chinelos ou sapatos.
30. Ajudar a pessoa a retornar para o quarto e para a cama.
31. Realizar massagem nas costas.
32. Auxiliar no cuidado com o cabelo.

Pós-procedimento

33. Certificar-se de que a pessoa está confortável.
34. Elevar ou abaixar as grades laterais, conforme instruído pela enfermeira.
35. Colocar a campainha ao alcance.
36. Limpar a banheira ou chuveiro. Remover as roupas de cama e banho contaminadas e descartar os objetos descartáveis. Sinalizar, na porta, que o quarto do banho está desocupado. Retornar os equipamentos para o local apropriado.
37. Seguir a norma da instituição para roupas sujas.
38. Lavar as mãos.
39. Relatar as observações à enfermeira.

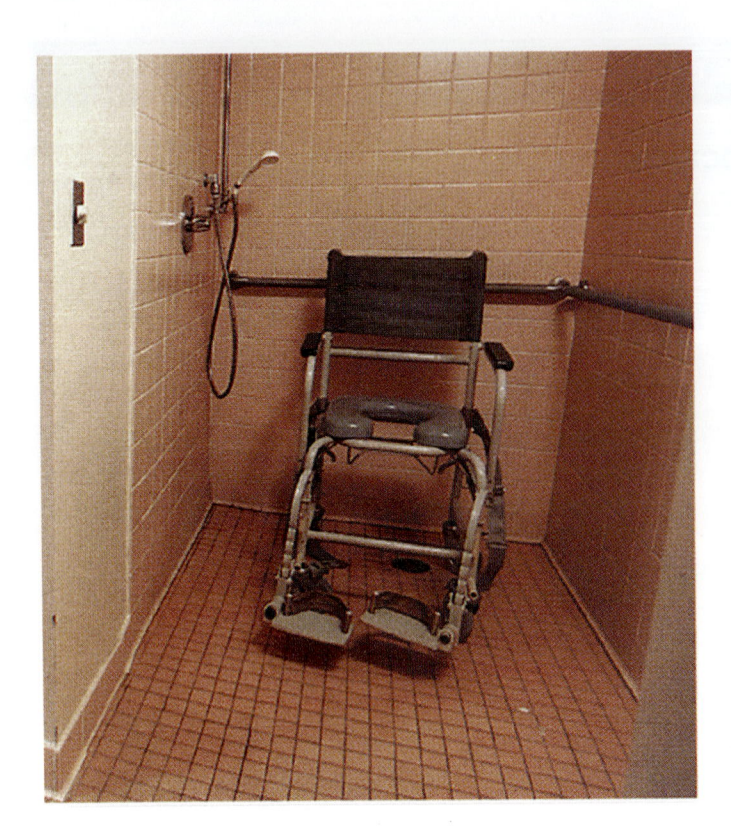

Figura 12-15
A cadeira de banho tem uma abertura arredondada no centro do assento.

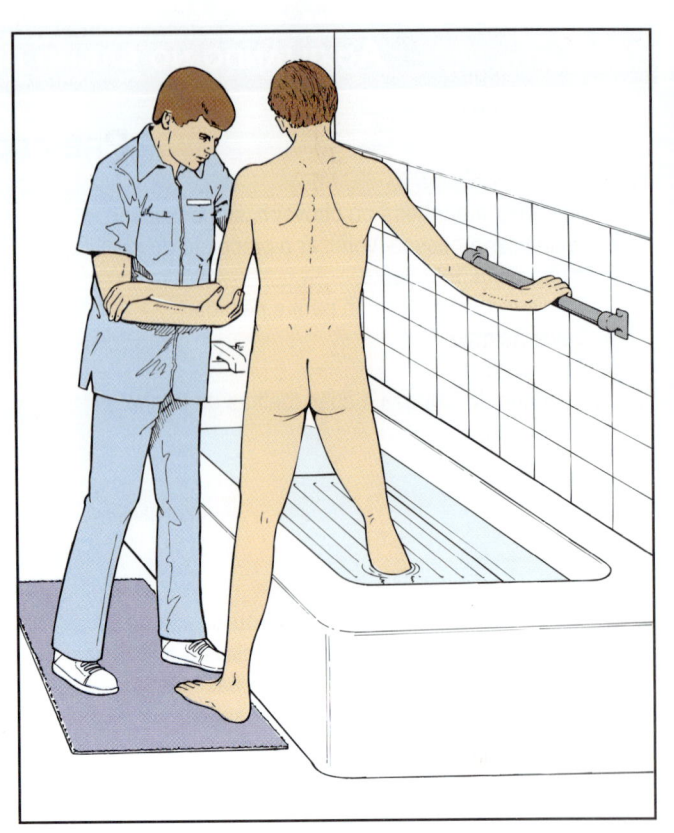

Figura 12-16
O auxiliar de enfermagem ajuda a pessoa a entrar na banheira para protegê-la de quedas. Há um tapete de banho dentro da banheira que contém água até a metade e um tapete de chão, que está do lado de fora, em frente a banheira.

- Drenar a banheira antes que a pessoa saia. Manter a pessoa coberta para protegê-la do frio e da exposição.
- Fazer com que a pessoa use a barra de segurança para sair ou entrar na banheira.
- Evitar o uso de óleos de banho, pois tornam a superfície da banheira escorregadia.
- Não deixar pessoas fracas ou instáveis sem atendimento.
- Ficar a uma distância na qual se possa escutar a pessoa na banheira ou chuveiro, caso possa ser deixada sozinha. Esperar do lado de fora da cortina do chuveiro ou da porta. O profissional deve estar próximo, caso a pessoa o chame ou ocorra um acidente.

MASSAGEM NAS COSTAS

A massagem nas costas (esfregar as costas) relaxa os músculos e estimula a circulação. Ela deve durar de 3 a 5 minutos. Observar a pele antes de começar o procedimento, investigando quebra da continuidade, contusões e áreas vermelhas.

O uso de loção reduz a fricção durante a massagem. Ela deve ser ligeiramente aquecida antes de ser aplicada nas costas, assim coloque o frasco da loção dentro da água do banho ou embaixo de água corrente quente. O profissional também pode esfregá-lo entre as mãos.

A posição prona é a melhor para a massagem, porém o decúbito lateral é utilizado freqüentemente. São aplicados movimentos firmes e as mãos permanecem em contato com a pele da pessoa. Aplicar também loção nos cotovelos, joelhos e calcanhares para manter a pele macia, pois por se encontrarem sobre áreas ósseas sofrem maior risco de quebras da pele.

CUIDADO PERINEAL

O cuidado perineal envolve a limpeza das áreas genital e anal. Infecções e odores são prevenidos e o conforto é promovido, sendo geralmente realizado durante o banho e sempre que a área estiver contaminada com urina ou fezes. Ele pode ser prescrito após certas cirurgias e após o parto.

Pacientes e moradores fazem seu próprio cuidado perineal caso forem capazes. O procedimento é embaraçoso para muitas pessoas, sendo importante lembrar que alguns

Realizando massagem nas costas

Pré-procedimento

1. Identificar a pessoa. Verificar o bracelete de identificação e chamá-la pelo nome.
2. Explicar o procedimento.
3. Lavar as mãos.
4. Providenciar:
   - Cobertor e toalha de banho.
   - Loção.
5. Promover privacidade.
6. Elevar a cama até o melhor nível para manter uma mecânica corporal adequada.

Procedimento

7. Abaixar a grade lateral.
8. Colocar a pessoa em posição prona ou lateralizada com as costas voltadas para onde se estiver.
9. Expor as costas, ombros, braço e nádegas. Cobrir o resto do corpo com o cobertor.
10. Colocar a toalha na cama ao longo das costas da pessoa.
11. Aquecer um pouco de loção entre as mãos.
12. Explicar que a pessoa poderá sentir a loção fria e úmida.
13. Aplicar a loção na região inferior das costas.
14. Realizar um movimento ascendente das nádegas até os ombros, deslocando-se para a região dos cotovelos, retornando pelo antebraço aos ombros e de volta à posição inicial – as nádegas (Fig. 12-17). Usar movimentos firmes. Colocar as mãos em contato com a pele da pessoa.
15. Repetir o passo 14 por, no mínimo, 3 minutos.
16. Massagear segurando a pele entre o seu polegar e demais dedos (Fig. 12-18). Massagear metade das costas começando das nádegas e movimentando para cima até os ombros. Então, retorne para baixo dos ombros, até as nádegas. Repetir os mesmos movimentos na outra metade das costas.
17. Massagear as áreas de ossos. Usar movimentos circulares com as pontas do dedo indicador e dedos do meio.
18. Usar movimentos rápidos para estimular e movimentos lentos para relaxar a pessoa.
19. Fazer movimentos longos e firmes ao terminar a massagem. Dizer a pessoa que está terminando.
20. Cobrir a pessoa. Remover a toalha e o cobertor.

Pós-procedimento

21. Certificar-se de que a pessoa esteja confortável.
22. Abaixar a cama até a posição mínima.
23. Elevar ou abaixar as grades laterais, conforme as instruções da enfermeira.
24. Colocar a campainha ao alcance da pessoa.
25. Retornar a loção para seu lugar correto.
26. Abrir a cortina.
27. Seguir a norma da instituição para roupas de cama e banho sujas.
28. Lavar as mãos
29. Relatar as observações à enfermeira.

---

indivíduos não conhecem o termo períneo e perineal. A maioria conhece os termos partes genitais, privadas, ou área entre as pernas. O profissional deve usar termos que a pessoa entenda e que sejam de bom tom.

São seguidas as precauções-padrão, as regras de assepsia médica e o padrão de patógenos veiculados pelo sangue. A área da uretra é a mais limpa; a área anal a mais suja. Dessa forma, comece a limpeza da área da uretra para a anal. A área do períneo é delicada e facilmente lesada. Usar água morna em vez de quente e enxaguar a área completamente. Secar com cuidado após enxaguar, para reduzir a umidade e promover conforto.

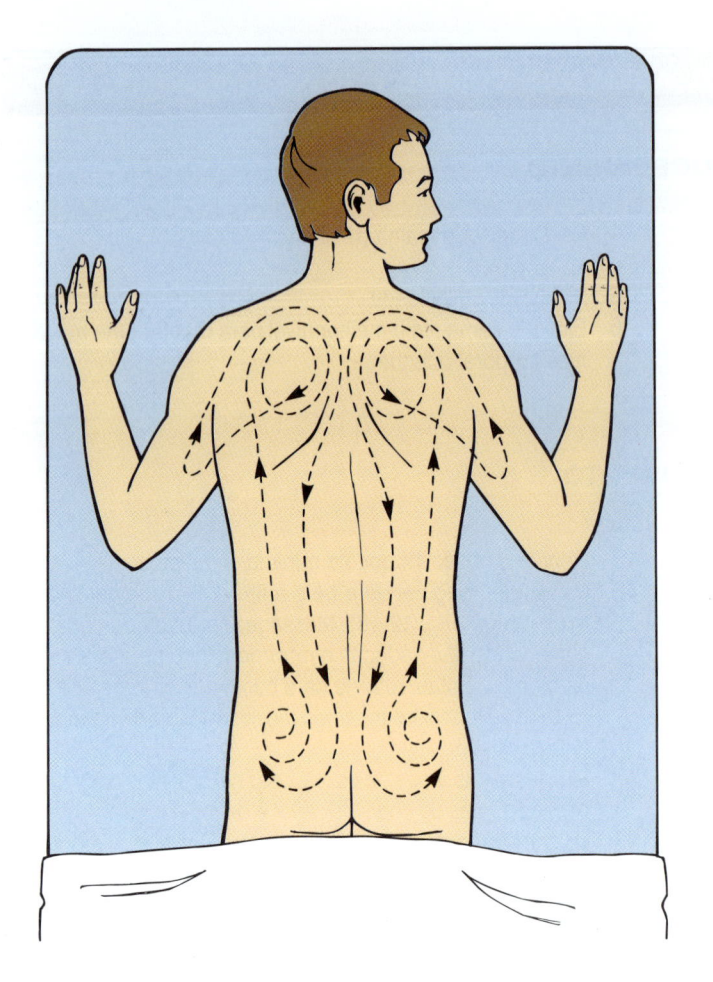

Figura 12-17
Uma pessoa deita-se na posição prona para uma massagem nas costas. Os movimentos iniciam na altura das nádegas até os ombros; depois deslocam-se para a região dos cotovelos, retornando pelo antebraço aos ombros e de volta à posição inicial.

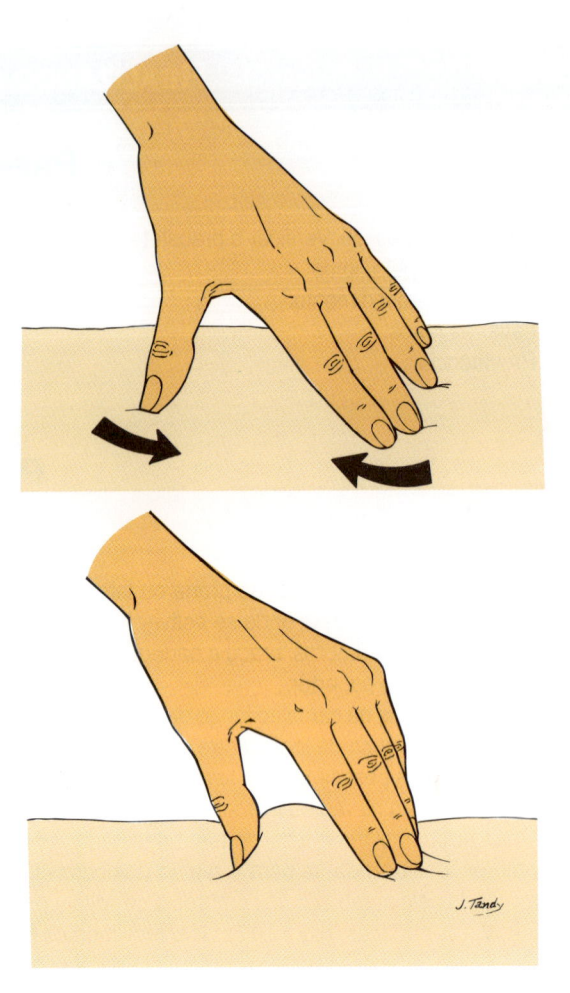

Figura 12-18
A massagem é feita pinçando-se o tecido entre o polegar e os demais dedos.

REALIZANDO CUIDADOS PERINEAIS EM MULHERES

PRÉ-PROCEDIMENTO

1 Explicar o procedimento para a pessoa.
2 Lavar as mãos.
3 Providenciar:
  - Saboneteira com sabão.
  - No mínimo quatro panos de higiene (pequenas toalhas).
  - Toalha de banho e cobertor.
  - Termômetro de banho.
  - Chumaço a prova d'água.
  - Luvas descartáveis.
  - Papel toalha.
4 Dispor os objetos na mesa auxiliar.
5 Identificar a pessoa. Verificar o bracelete de identificação e chamá-la pelo nome.
6 Promover privacidade.

REALIZANDO CUIDADOS PERINEAIS EM MULHERES – CONTINUAÇÃO

PROCEDIMENTO

7. Elevar a cama até o melhor nível para manter uma mecânica corporal adequada.
8. Abaixar a grade lateral.
9. Cobrir a pessoa com um cobertor. Mover os lençóis de cima para os pés da cama.
10. Posicionar a pessoa de costas.
11. Colocar um chumaço à prova d'água debaixo das nádegas.
12. Cobrir a pessoa como na Figura 12-19.
13. Elevar a grade lateral.
14. Encher a bacia de água. A temperatura da água deve estar entre 41 a 43º C.
15. Colocar a bacia na mesa auxiliar em cima do papel toalha.
16. Abaixar a grade lateral.
17. Ajudar a pessoa a flexionar os joelhos e abrir as pernas.
18. Calçar as luvas.
19. Dobrar o canto do cobertor entre as pernas da pessoa para o abdômen.
20. Molhar o pano de limpeza. Torcer o excesso de água do pano antes de usá-lo.
21. Aplicar sabão no pano.
22. Separar os lábios. Limpar para baixo, da frente para trás, com um movimento (Fig. 12-20).
23. Repetir os passos 21 e 22 até que a área esteja limpa. Usar uma parte diferente do pano de limpeza para cada movimento.
24. Enxaguar o períneo com um pano de limpeza limpo. Separar os grandes lábios. Fazer um movimento da frente para trás. Repetir o passo como necessário usando uma parte diferente do pano de limpeza para cada movimento.
25. Secar a área com uma toalha.
26. Dobrar o cobertor de volta entre as pernas da pessoa.
27. Ajudar a pessoa a abaixar as pernas e virar do lado oposto.
28. Aplicar sabão no pano de limpeza.
29. Limpar a área retal. Limpar da vagina para o ânus com um movimento (Fig. 12-21).
30. Repetir os passos 28 e 29 até que a área esteja limpa. Usar uma parte diferente do pano de limpeza para cada movimento.
31. Enxaguar a área retal com um pano de limpeza. Fazer um movimento da vagina para o ânus. Repetir o passo como necessário, usando uma parte diferente do pano de limpeza para cada movimento.
32. Secar a área com uma toalha.
33. Remover e descartar as luvas.

PÓS-PROCEDIMENTO

34. Posicionar a pessoa para que ela fique confortável.
35. Retornar as roupas para seu local apropriado e remover o cobertor.
36. Abaixar a cama até sua posição mínima.
37. Elevar ou abaixar as grades laterais, conforme as instruções da enfermeira.
38. Colocar a campainha ao alcance da pessoa.
39. Esvaziar e limpar a bacia de banho.
40. Retornar a bacia e os outros equipamentos para o local apropriado.
41. Limpar a mesa auxiliar com as toalhas de papel e descartá-las.
42. Abrir a cortina.
43. Seguir a norma da instituição para roupas de cama e banho sujas.
44. Lavar as mãos.
45. Relatar as observações à enfermeira:
    - Qualquer odor.
    - Vermelhidão, edema, drenagem ou irritação.
    - Reclamações de dor, queimação ou outros desconfortos.

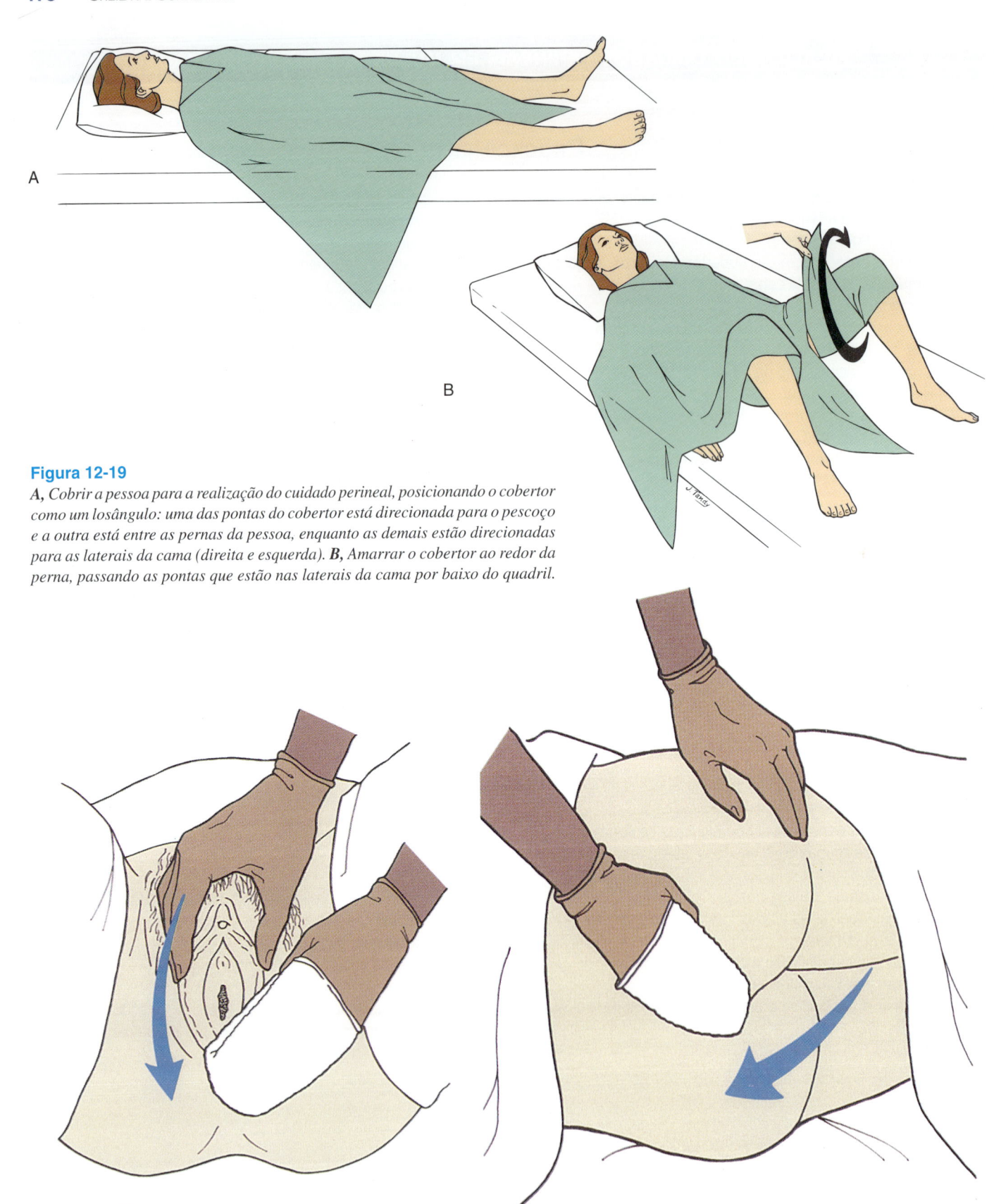

Figura 12-19
A, Cobrir a pessoa para a realização do cuidado perineal, posicionando o cobertor como um losângulo: uma das pontas do cobertor está direcionada para o pescoço e a outra está entre as pernas da pessoa, enquanto as demais estão direcionadas para as laterais da cama (direita e esquerda). *B,* Amarrar o cobertor ao redor da perna, passando as pontas que estão nas laterais da cama por baixo do quadril.

Figura 12-20
O cuidado perineal é feito nas mulheres separando-se os grandes lábios com uma mão. A auxiliar de enfermagem usa uma luva de limpeza para limpar entre os lábios com movimentos para baixo.

Figura 12-21
A área retal é limpa no sentido da vagina para o ânus. A posição lateral permite uma melhor limpeza da área retal.

REALIZANDO CUIDADOS PERINEAIS EM HOMENS

PRÉ-PROCEDIMENTO

1. Seguir os passos de 1 até 21 do procedimento "Realizando Cuidados Perineais em Mulheres".

PROCEDIMENTO

2. Retrair o prepúcio se a pessoa não for circuncisada (Fig. 12-22).
3. Segurar o pênis.
4. Limpar, em movimento circular, começando pela abertura da uretra até a periferia (Fig. 12-23). Repetir este passo conforme necessário, usando uma parte diferente do pano de limpeza de cada vez.
5. Enxaguar a área com outro pano de limpeza.
6. Retornar o prepúcio para sua posição natural.
7. Limpar o corpo do pênis com movimentos firmes para baixo. Enxaguar a área.
8. Ajudar a pessoa a flexionar os joelhos e abrir as pernas.
9. Limpar a área do escroto e enxaguar bem.
10. Secar o pênis e o escroto.
11. Dobrar o cobertor de volta entre as pernas.
12. Ajudar a pessoa a abaixar a perna e virar para o lado oposto.
13. Limpar a área retal (veja o item Realizando Cuidados Perineais em Mulheres). Enxaguar e secar bem.
14. Remover as luvas.

PÓS-PROCEDIMENTO

15. Seguir os passos de 34 a 45 do procedimento "Cuidados Perineais em Mulheres".

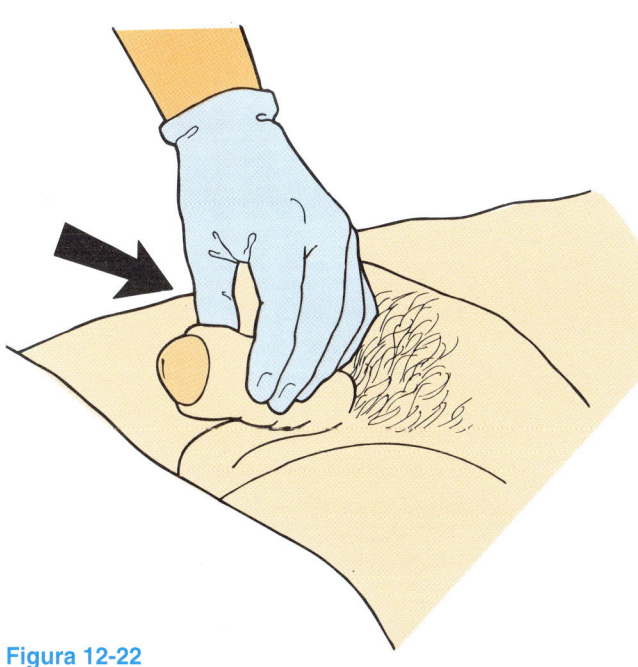

Figura 12-22
O prepúcio de um homem não-circuncisado é puxado para trás durante a realização de cuidados perineais. Ele retorna à sua posição normal imediatamente após a limpeza.

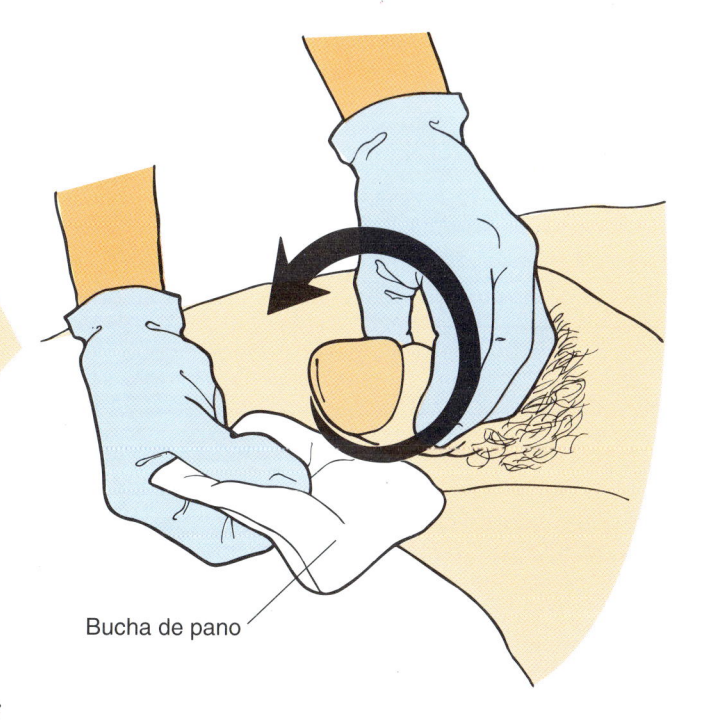

Figura 12-23
O pênis é limpo com movimentos circulares começando da uretra.

FERIDAS DE PRESSÃO

Feridas de pressão (úlcera de decúbito [decúbito], ferida de cama, úlcera de pressão) são feridas ou úlceras na pele que ocorrem sobre as áreas ósseas. Tais áreas incluem escápula, cotovelos, ossos do quadril, osso sacro, joelhos, ossos dos tornozelos, calcanhares e dedos dos pés.

Causas

A pressão, fricção e atrito são as causas mais comuns das quebras de pele e do desenvolvimento de feridas de pressão. Outros fatores incluem rachaduras na pele, má circulação na área, umidade, pele seca e irritação devido à urina e às fezes.

A pressão ocorre quando a pele sobre os ossos é apertada contra uma superfície dura. O osso é uma superfície dura, a outra usualmente é o colchão. A pressão não permite um fluxo sangüíneo normal para a pele e tecidos subcutâneos, e, deste modo, o oxigênio e os nutrientes não conseguem chegar na célula e a pele e os tecidos envolvidos morrem (Fig. 12-24).

A fricção lesa a pele. A pele aberta é uma porta de entrada para microrganismos. Um suprimento sangüíneo ineficaz ou uma infecção podem ocasionar uma ferida de pressão.

As escoriações ocorrem quando a pele adere em uma superfície (usualmente cama ou cadeira) e os tecidos profundos movem-se para baixo, via de regra acontecendo quando a pessoa está sentada em uma cadeira ou na posição de Fowler e escorrega para baixo na cama ou na cadeira. São danificados vasos sangüíneos e tecidos, reduzindo o fluxo sangüíneo para esta área.

Pessoas idosas, obesas, muito magras e desnutridas sofrem risco de desenvolver úlceras de pressão, como também aquelas que apresentam problemas em sentir dor ou pressão, incluindo os idosos e pessoas com desordens do sistema nervoso. Algumas pessoas têm dificuldade em se mover ou trocar de posição o que aumenta o risco de ocorrerem úlceras de pressão, bem como naquelas com problemas circulatórios.

Sinais de úlcera de pressão

O primeiro sinal de uma úlcera de decúbito é a presença de palidez cutânea ou hiperemia local. A pessoa pode reclamar de dor, queimação ou formigamento na área, outras não sentem nada diferente. O Quadro 12-2 descreve os quatro estágios de desenvolvimento da úlcera de pressão.

Áreas

As feridas de pressão usualmente ocorrem sobre áreas de ossos. Áreas ósseas são pontos de pressão porque susten-

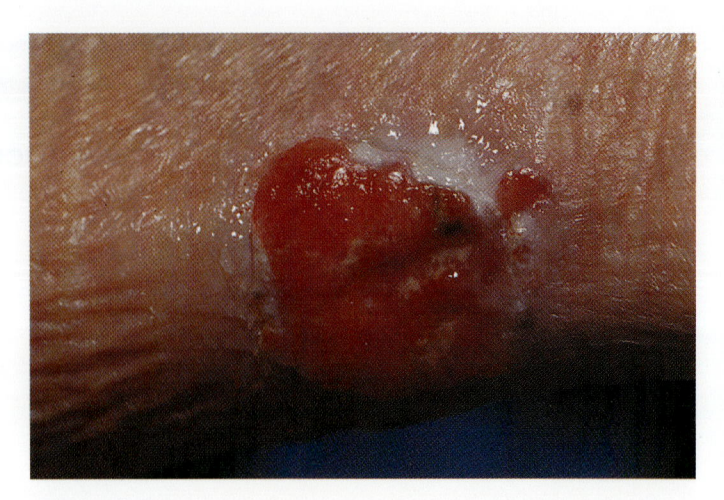

Figura 12-24
Uma ferida de pressão.

tam o peso do corpo em certas posições (Fig. 12-26). A pressão causada pelo peso do corpo pode reduzir o suprimento sangüíneo para a área. Em pessoas obesas, as feridas de pressão podem se desenvolver em áreas onde a pele fica em contato com pele, resultando em fricção. As feridas de pressão podem se desenvolver entre as dobras abdominais, as pernas, as nádegas e embaixo do peito.

Prevenção

A prevenção de úlceras de pressão é mais fácil que sua cura. Bons cuidados de enfermagem, limpeza e cuidados da pele

QUADRO 12-2 ESTÁGIOS DA ÚLCERA DE PRESSÃO

Estágio 1	A pele é vermelha. A cor não retorna ao normal quando a pele é aliviada da pressão (Fig. 12-25, A).
Estágio 2	A pele racha, abre ou descasca (Fig. 12-25, B). Pode haver uma cratera rasa.
Estágio 3	A perda de tecido cutâneo e os tecidos subcutâneos estão expostos (Fig. 12-25, C). Os tecidos expostos são danificados. Pode haver drenagem na área.
Estágio 4	Músculos e ossos são expostos e pode haver dano (Fig. 12-25, D). A drenagem é provável.

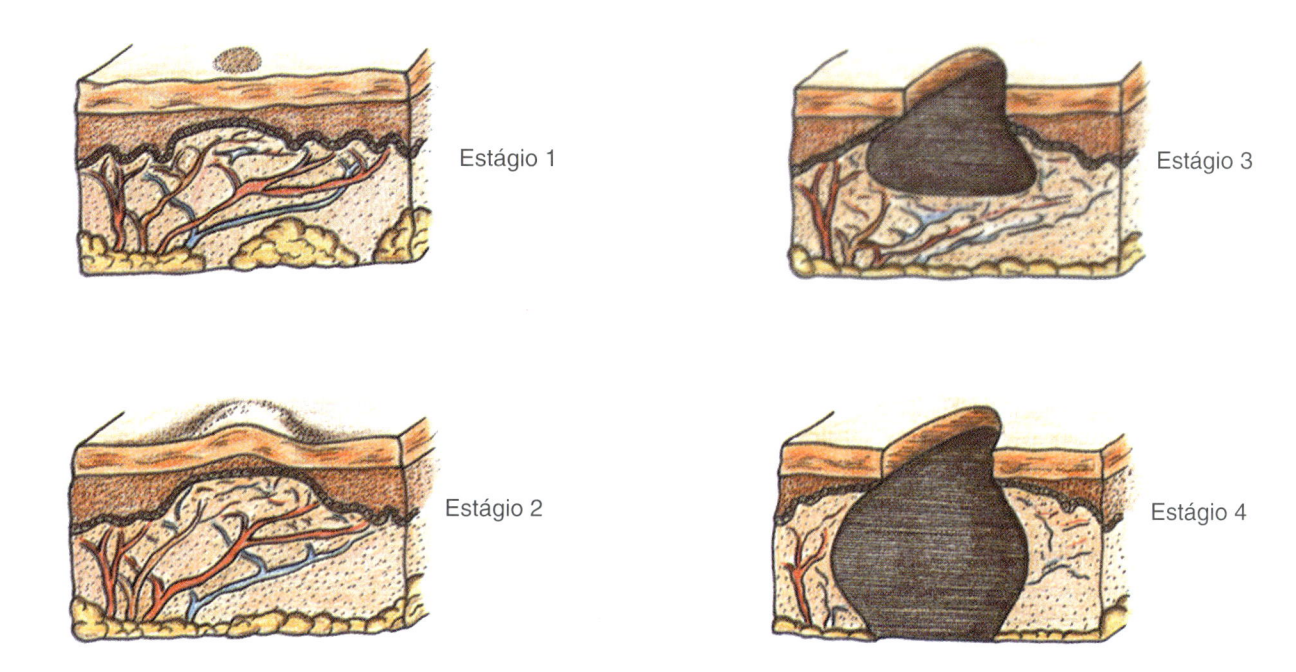

Figura 12-25
*Estágios da ferida de pressão. **A**, Estágio 1. **B**, Estágio 2. **C**, Estágio 3. **D**, Estágio 4. (De Potter PA and Perry AG: Fundamentals of nursing: concepts, process, and practice, St Louis, ed 3, Mosby-Year Book.)*

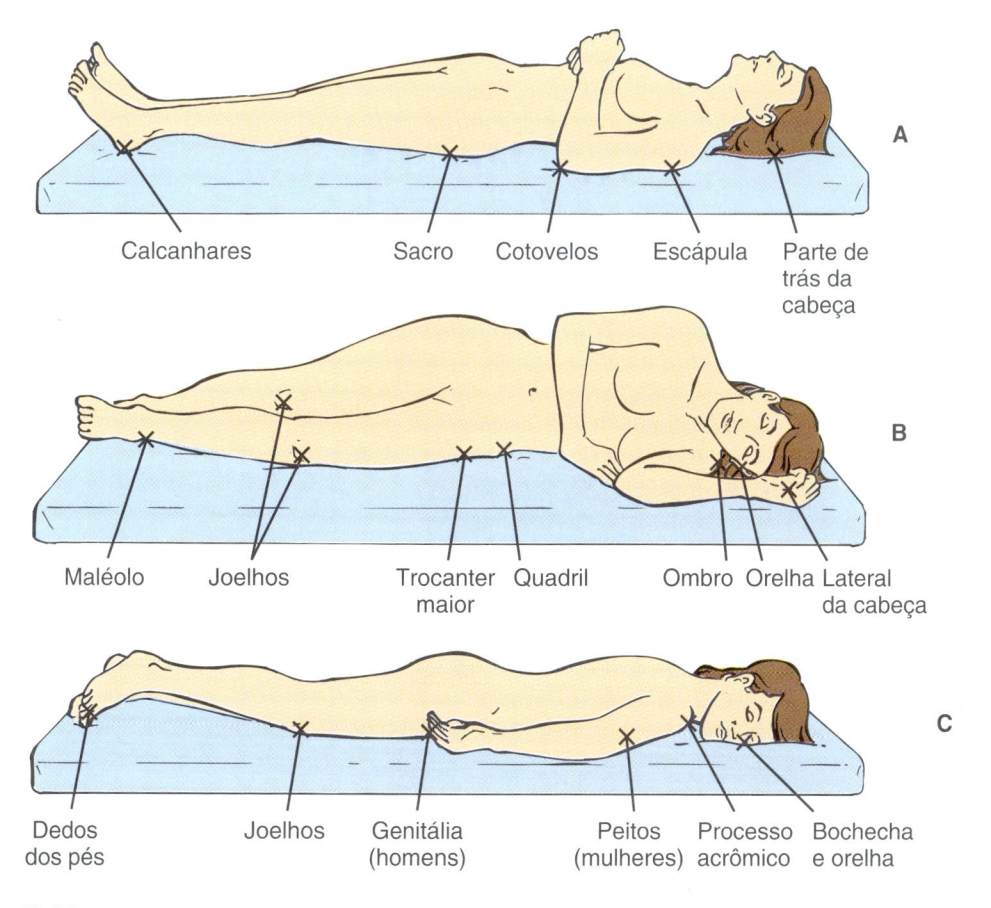

Figura 12-26
*Pontos de pressão. **A**, Posição supina. **B**, Posição lateral. **C**, Posição prona.*

Calcanhar

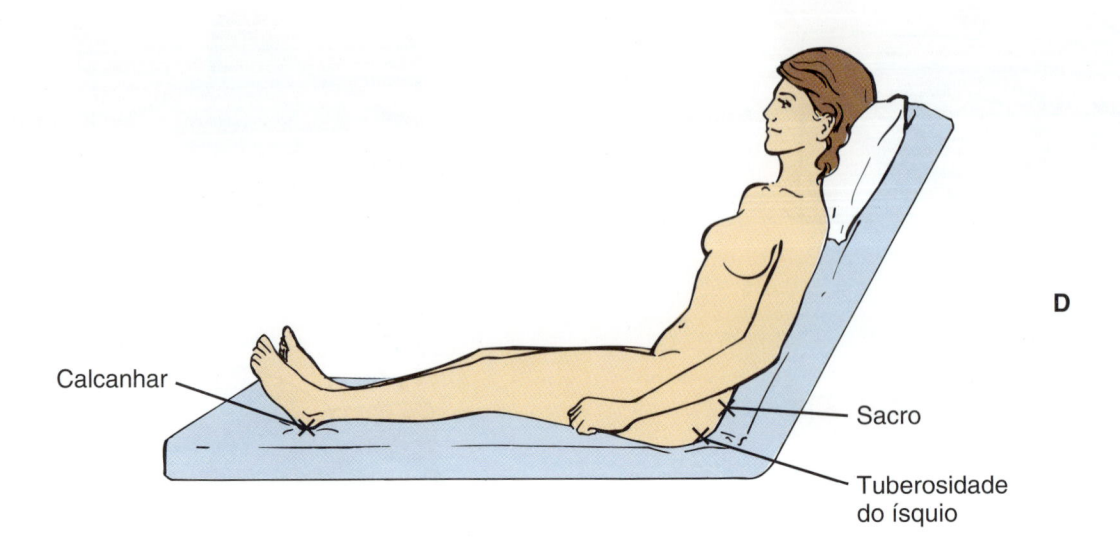

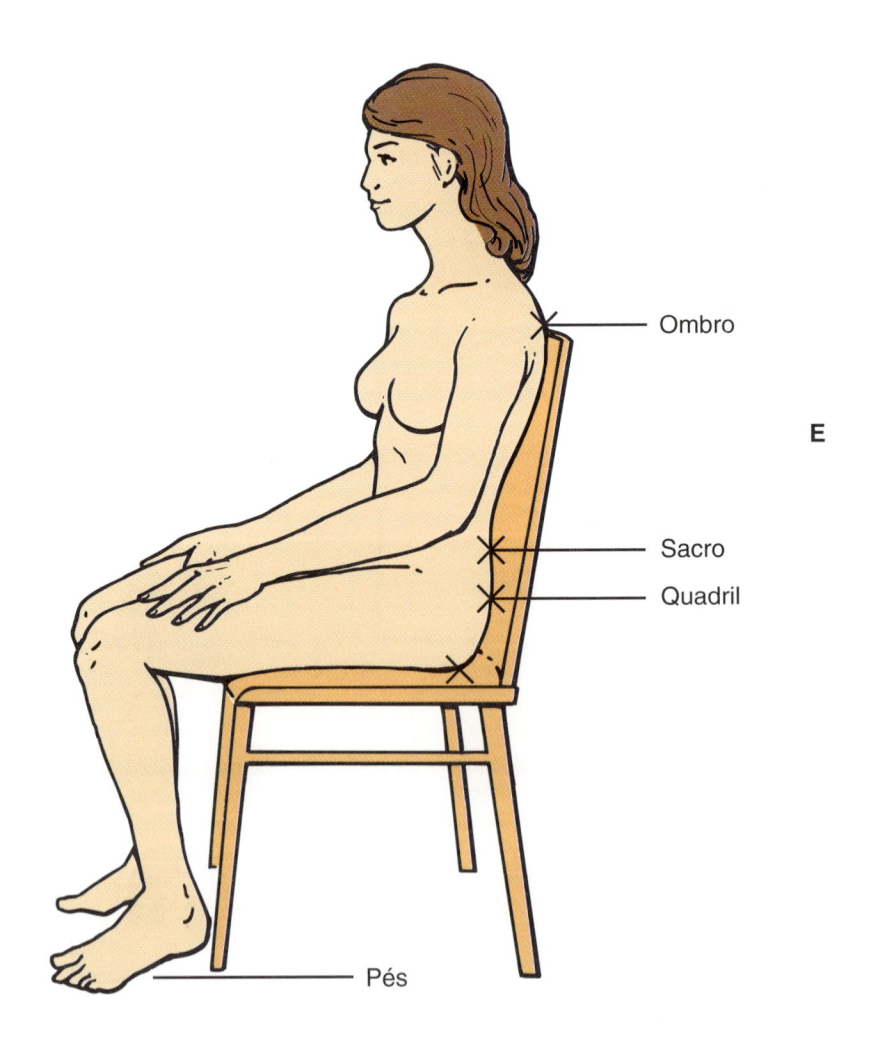

Sacro

Tuberosidade do ísquio

D

Ombro

Sacro

Quadril

Pés

E

Figura 12-26 – continuação
D, Posição de Fowler. E, Posição sentada.

são essenciais. O Quadro 12-3 apresenta medidas que previnem a quebra da pele e as feridas de pressão.

Tratamento

Drogas, tratamentos e equipamentos especiais podem ser utilizados para promover a cura. A enfermeira e o plano de cuidado de enfermagem irão descrever o tratamento. Alguns equipamentos usados para tratar e prevenir feridas de pressão são descritos nesta sessão.

A lã de ovelha pode ser colocada no lençol de baixo (Fig. 12-27), a fim de proteger a pele da irritação causada pelo lençol. A fricção é reduzida entre a pele e o lençol de baixo, podendo ser aplicada embaixo dos ombros, nádegas ou calcanhares.

Um arco de cama é uma moldura de metal colocada na cama sobre a pessoa. Os lençóis de cima são colocados por cima do arco para prevenir pressão nas pernas e pés (Fig. 12-28).

QUADRO 12-3 MEDIDAS DE PREVENÇÃO DE ÚLCERAS DE PRESSÃO

- Reposicionar a pessoa a cada 2 horas no mínimo ou conforme indicado no plano de cuidados.
- Prevenir que a pele seja friccionada durante os procedimentos, ao levantar ou mover a pessoa.
- Prevenir a fricção aplicando uma fina camada de amido de milho nos lençóis de baixo.
- Realizar bons cuidados da pele. Certificar-se de que a pele está livre de umidade de urina, fezes e transpiração.
- Verificar freqüentemente pessoas incontinentes. Trocar as roupas de cama e as vestimentas sempre que necessário e realizar os cuidados de pele.
- Evitar água quente.
- Verificar com a enfermeira antes de usar sabão em uma pessoa com risco de úlcera de pressão. Lembrar-se de que o sabão pode ressecar a pele e irritá-la.
- Aplicar um hidratante em áreas secas como as mãos, cotovelos, pernas, tornozelos, e calcanhares. A enfermeira deverá dizer o que usar e as área que precisam atenção.
- Fazer massagem nas costas quando a pessoa for reposicionada.
- Manter a roupa de cama limpa, seca e livre de rugas.
- Não irritar a pele. Não esfregar vigorosamente quando se estiver dando banho ou secando a pessoa.
- Usar travesseiros e cobertores para prevenir que pele entre em contato com pele e para reduzir a umidade e fricção.
- Usar aparatos protetores, conforme instruções da enfermeira.
- Lembrar a pessoa de que está sentada na cadeira a mudar sua posição a cada 15 minutos.
- Relatar qualquer sinal de quebra da pele ou feridas de pressão, imediatamente à, enfermeira.

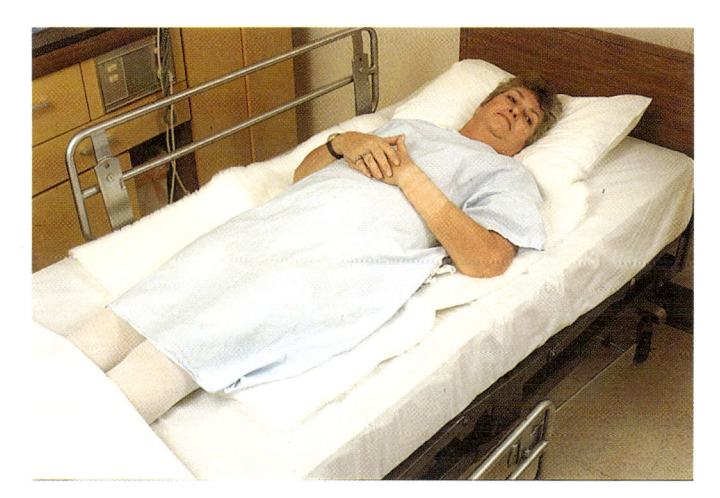

Figura 12-27
Lã de ovelha.

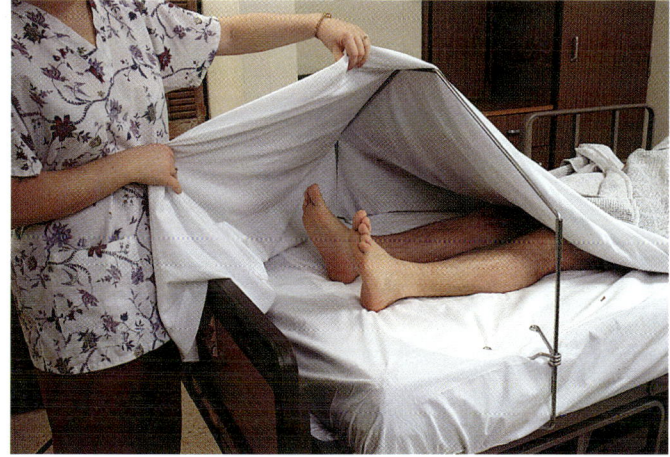

Figura 12-28
Um arco de leito é colocado sobre a cama. Os lençóis são colocados sobre o topo do arco.

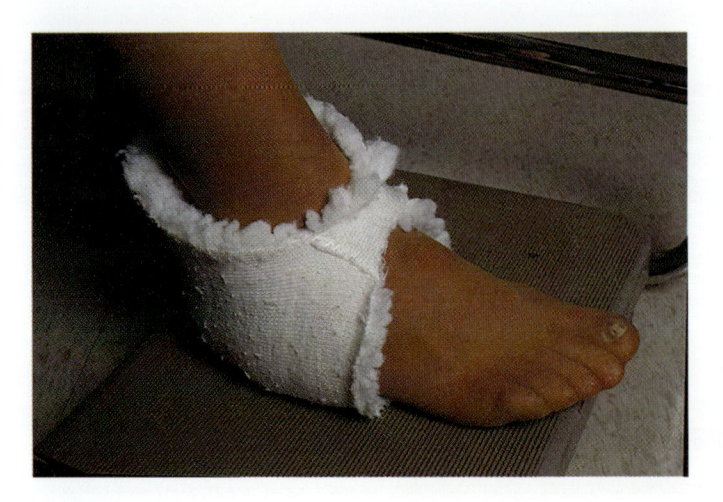

Figura 12-29
Protetor de calcanhar.

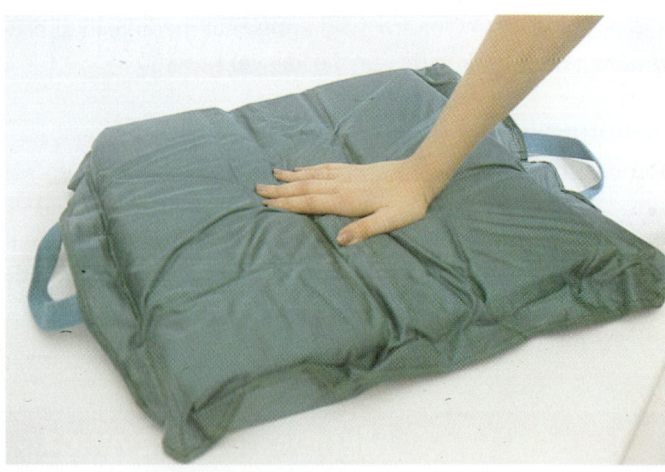

Figura 12-30
Almofada flutuante.

Protetores de calcanhares e cotovelos são feitos de espuma, de borracha ou pele de ovelha. Eles têm o formato dos calcanhares ou cotovelos (Fig. 12-29) e são fixos no lugar com tiras. A fricção é prevenida entre a cama e o calcanhar ou cotovelo.

Chumaços ou almofadas flutuantes (Fig. 12-30) são similares a camas d'água, confeccionados em uma substância similar ao gel. São usados para cadeiras e cadeiras de rodas.

O colchão de caixa de ovos é um pedaço de espuma que se parece com uma caixa de ovos (Fig. 12-31). Colocado no colchão ele distribui o peso da pessoa mais igualmente. O colchão de caixa de ovos deve ser colocado sobre o colchão normal.

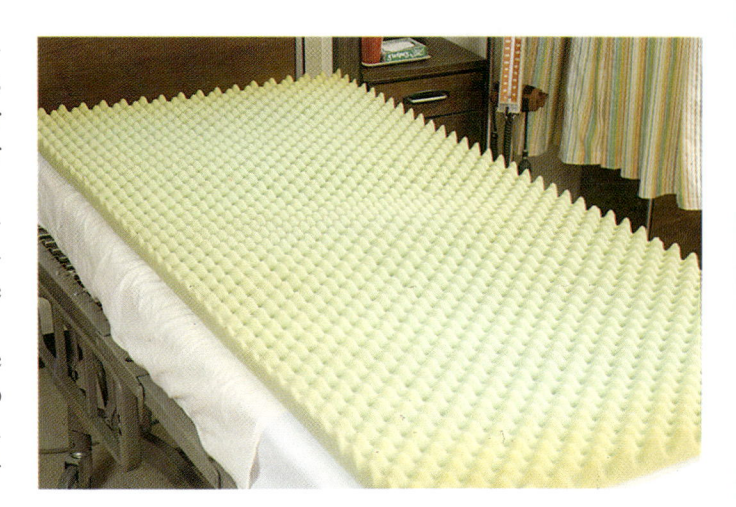

Figura 12-31
Colchão caixa de ovos sobre a cama.

QUESTÕES DE REVISÃO

Circule a melhor resposta.

1. O profissional repara o seguinte. O que deve ser relatado à enfermeira?
   a. Sangramento, inchaço ou vermelhidão das gengivas.
   b. Irritação, feridas ou placas brancas na boca ou na língua.
   c. Lábios secos, rachados, inchados, cortados.
   d. Todas as anteriores.

2. Estas frases são sobre higiene oral. Qual é verdadeira?
   a. Escovas de dentes com cerdas macias são boas para a higiene oral.
   b. Pessoas inconscientes ficam em posição supina para o cuidados orais.
   c. Os dedos do profissional são usados para manter a boca de uma pessoa inconsciente aberta durante a higiene oral.

QUESTÕES DE REVISÃO — CONTINUAÇÃO

    d Dentaduras são limpas com água morna sobre uma superfície dura.

3 Qual não é uma finalidade do banho?
    a Melhorar a circulação.
    b Promover o secagem da pele.
    c Exercitar as partes do corpo.
    d Refrescar e relaxar a pessoa.

4 Qual procedimento é considerado incorreto durante a realização do banho da Sra. Boyd?
    a Cobrí-la para promover calor e privacidade.
    b Enxaguar sua pele completamente para remover todo o sabão.
    c Limpar da área mais suja para a mais limpa.
    d Secar sua pele gentilmente.

5 A água para um banho completo da Sra. Boyd deve estar no mínimo a:
    a 37°C.
    b 38°C.
    c 43°C.
    d 48°C.

6 Estas frases são referentes a banhos de banheira e chuveiros. Qual é verdadeira?
    a Um banho na banheira pode durar 30 minutos.
    b O profissional pode dar permissão para banhos de chuveiro, mas não na banheira.
    c Pessoas fracas podem ser deixadas sozinhas no chuveiro se estiverem sentadas.
    d A pessoa deve usar as barras de segurança para suporte quando entrar ou sair do chuveiro ou da banheira.

7 Cuidado perineal:
    a Envolve a limpeza somente da área anal.
    b Previne odores mas não previne infeções.
    c É realizado no começo do banho.
    d Pode ser realizado pela pessoa se ela for capaz.

8 O profissional irá fazer uma massagem nas costas. Qual é a alternativa falsa?
    a A massagem deve durar aproximadamente 5 minutos.
    b A loção é aquecida antes de ser aplicada.
    c As mãos do profissional estão sempre em contato com a pele da pessoa.
    d A posição lateralizada é a melhor.

9 Estas frases são sobre feridas de pressão. Qual a alternativa é falsa?
    a Uma área avermelhada é o primeiro sinal de uma ferida de pressão.
    b Áreas sobre os ossos são locais comuns das feridas de pressão.
    c Escoriações e fricção podem causar úlceras de pressão.
    d Dobras abdominais são os locais mais comuns para feridas de pressão.

10 Qual dos procedimentos abaixo não irá prevenir úlceras de pressão?
    a Reposicionar a pessoa a cada 2 horas.
    b Aplicar loção nas áreas secas.
    c Esfregar a pele vigorosamente.
    d Manter os lençóis da cama limpos, secos e livres de rugas.

Respostas

1 d   **2** a   **3** b   **4** c   **5** c   **6** d   **7** d   **8** d   **9** d   **10** c

Cuidados Pessoais e Vestimenta

13

OBJETIVOS

- Definir os textos-chaves listados neste capítulo.
- Explicar a importância dos cuidados pessoais de vestimenta.
- Identificar os fatores que interferem com os cuidados dos cabelos.
- Explicar como realizar cuidados com os cabelos.
- Identificar as medidas que são praticadas quando se está barbeando uma pessoa.
- Descrever as regras para troca de roupas hospitalares e roupas do paciente.
- Realizar os procedimentos descritos neste capítulo.

O cuidado dos cabelos, com as unhas e com a vestimenta são importantes para um grande número de pessoas. Muita energia pode ser perdida em um simples banho durante uma doença aguda. Porém, o interesse no cuidado pessoal e na vestimenta aumenta conforme a pessoa ganha forças. Moradores de instituições de longa permanência, e indivíduos com necessidades especiais via de regra são interessados nos cuidados pessoais e no vestuário.

CUIDADO COM OS CABELOS

Pacientes e moradores são auxiliados no cuidado dos cabelos sempre que necessário. Algumas instituições de saúde têm barbeiros e cabeleireiros para lavar, cortar e pentear o cabelo. Cultura, escolha pessoal e habilidade de autocuidado são alguns fatores que interferem com as necessidades de cuidados com os cabelos.

Escovando e penteando o cabelo

Escovar e pentear os cabelos fazem parte dos cuidados matinais, embora também sejam feitos durante o dia, conforme necessário. O profissional deve encorajar a pessoa a realizar seus próprios cuidados com o cabelo, auxiliando-a, conforme for necessário. A pessoa deve escolher como pentear, escovar e prender o cabelo.

Cabelos longos embaraçam e emaranham facilmente. Escovar e pentear o cabelo diariamente ajuda a prevenir o problema, bem como trançar o cabelo, porém a trança só deve ser feita com o consentimento da pessoa.

Quando se estiver penteando e escovando o cabelo, deve-se começar pelo couro cabeludo, indo em direção às pontas. Consultar a enfermeira para saber se a pessoa tem cabelos que embaraçam facilmente. O profissional pode ter de pentear e escovar cabelos emaranhados. Para isto, deverá pegar uma pequena mecha de cabelo próximo às pontas e penteá-los ou escová-los até o fim. Trabalhar em direção ao couro

ESCOVANDO E PENTEANDO O CABELO DO PACIENTE

PRÉ-PROCEDIMENTO

1. Identificar a pessoa. Verificar o bracelete de identificação e chamá-la pelo nome.
2. Explicar o procedimento para a pessoa.
3. Providenciar:
   - Pente, escova e objetos de cuidados para cabelos, conforme requerido pela pessoa.
   - Toalha de banho.
4. Dispor os objetos no armário ao lado da cama.
5. Lavar suas mãos.
6. Promover privacidade.

PROCEDIMENTO

7. Abaixar a grade lateral.
8. Auxiliar a pessoa a sentar-se na cadeira ou ficar na posição de Fowler. A pessoa deverá usar um robe e chinelos antiderrapantes quando se levantar da cama.
9. Colocar uma toalha sobre os ombros ou sobre o travesseiro, se a pessoa estiver na cama.
10. Solicitar à pessoa que remova os óculos, se for o caso, colocando-os no estojo próprio.
11. Dividir o cabelo em duas partes (Fig. 13-1, A). Dividir um destes lados em outras duas partes. (Fig. 13-1, B).
12. Escovar o cabelo. Começar do couro cabeludo até as pontas do cabelo (Fig. 13-2).
13. Pentear o cabelo de acordo com a preferência da pessoa.
14. Remover a toalha.
15. Deixar que a pessoa coloque os óculos, se for o caso.

PÓS-PROCEDIMENTO

16. Auxiliar a pessoa a ficar em uma posição confortável.
17. Elevar ou abaixar a grade lateral como instruído pela enfermeira.
18. Colocar a campainha ao alcance da pessoa.
19. Abrir a cortina.
20. Limpar e retornar os objetos ao local apropriado.
21. Seguir a norma da instituição para roupas sujas.
22. Lavar as mãos.

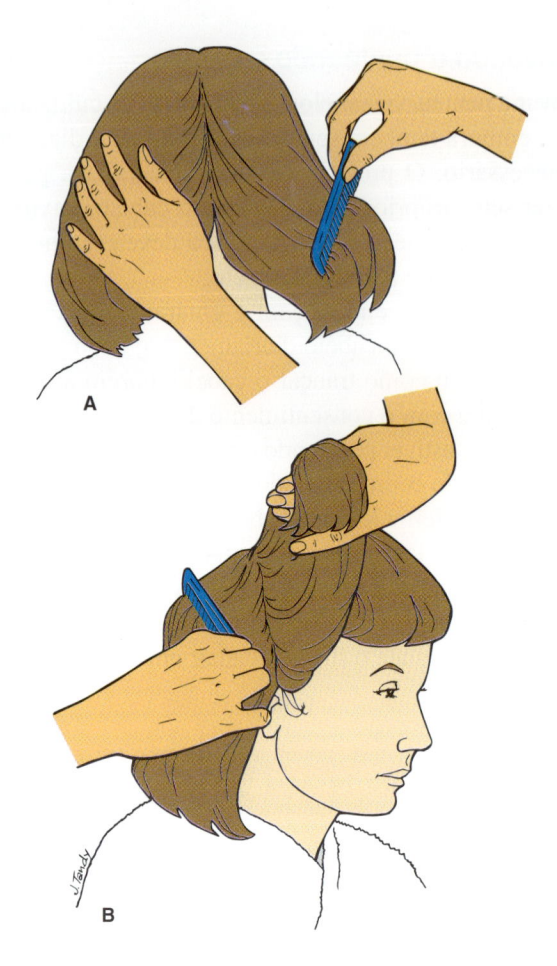

Figura 13-1
*A, O cabelo é repartido ao meio e dividido em duas partes principais.
B, Uma das partes principais é, então, partida em duas partes menores.*

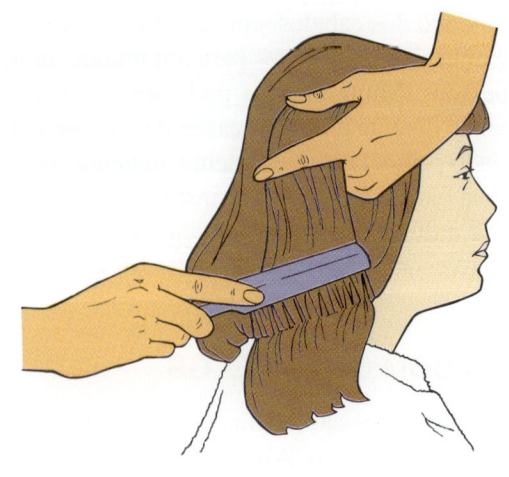

Figura 13-2
O cabelo é penteado, começando-se do couro cabeludo e escovando-o para baixo até as pontas.

cabeludo, adicionando pequenas mechas de cabelo. Pentear ou escovar os cabelos ao longo de seu comprimento até as pontas. Finalmente, pentear do couro cabeludo às pontas. Nunca cortar cabelos com nós ou embaraçados. Medidas especiais são necessárias para cabelos crespos, grossos e secos. A enfermeira considera as preferências da pessoa e as medidas de rotina e cuidado diário com o cabelo. Este cuidado torna-se parte do plano de cuidados da pessoa. Esta poderá auxiliar o profissional, enquanto ele estiver cuidando de seu cabelo.

Lavando os cabelos

Pacientes e moradores precisam de ajuda freqüente para lavar os cabelos. A escolha pessoal é seguida sempre que possível. Todavia, a segurança é importante e a aprovação da enfermeira é necessária. Portanto, o auxiliar de enfermagem deve perguntar à enfermeira se a lavagem de cabelos é necessária antes de realizá-la.

Os moradores de uma instituição de enfermagem têm seus cabelos lavados durante o banho na banheira ou de chuveiro. Alguns moradores vão ao salão de beleza para lavar e pentear os seus cabelos.

O cabelo deve ser seco e penteado após a lavagem. Caso uma mulher queira que seus cabelos sejam enrolados antes de serem secos, o auxiliar de enfermagem deverá cunsultar a enfermeira, antes de enrolar ou colocar *bobes* no cabelo de uma pessoa.

Lavagem dos cabelos durante o banho na banheira ou de chuveiro – Um chuveirinho é usado, e um jato de água é direcionado para o cabelo.

Lavagem dos cabelos em uma pia – A pessoa senta-se de costas para a pia. A cabeça é inclinada para trás sobre o canto da pia, uma toalha dobrada é colocada sobre o canto da pia para proteger o pescoço. São usados um jarro de água ou um chuveirinho para molhar e para enxaguar os cabelos.

Lavagem dos cabelos na maca – Um travesseiro é colocado embaixo do pescoço e da cabeça que é inclinada para trás sobre o canto da pia. Um jarro de água ou um chuveiro é usado para molhar e para enxaguar os cabelos.

Lavagem dos cabelos na cama – A cabeça e os ombros da pessoa são movidos para cima até o canto da cama, se a posição for permitida. Um lavatório é colocado sob a cabeça da pessoa para proteger os lençóis e o colchão da água (Fig. 13.3). Um chuveirinho é usado para molhar e para enxaguar os cabelos.

LAVANDO OS CABELOS

PRÉ-PROCEDIMENTO

1 Explicar o procedimento.
2 Lavar as mãos.
3 Providenciar:
- Duas toalhas de banho e uma toalha de rosto.
- Xampu.
- Condicionador de cabelo, se necessário.
- Termômetro de banho.
- Jarro ou chuveirinho.
- Equipamento para lavagem de cabelos na cama, se necessário.
- * Lavatório.
- * Bacia ou balde.
- * Cobertor.
- * Protetor de cama à prova d'água.
- Pente e escova.
- Secador de cabelos.

4 Dispor os objetos nas proximidades.
5 Identificar a pessoa. Verificar o bracelete de identificação e chamá-la pelo nome.
6 Promover privacidade.

PROCEDIMENTO

7 Posicionar a pessoa de acordo com o método que irá utilizar.
8 Colocar uma toalha de banho sobre os ombros da pessoa ou sobre o travesseiro, de forma que fique embaixo da cabeça da mesma.
9 Escovar e pentear os cabelos para remover embaraços e nós.
10 Providenciar água. A temperatura da água deve ser de aproximadamente 43 a 44º C.
11 Solicitar à pessoa para que segure a toalha de rosto sobre os olhos.
12 Aplicar água até que o cabelo esteja completamente molhado. Usar o jarro ou o chuveirinho.
13 Aplicar uma pequena quantidade de xampu.
14 Gentilmente começar a trabalhar com ambas as mãos. Começar na frente e trabalhar em direção a parte de trás.
15 Massagear o couro cabeludo com as pontas dos dedos.
16 Enxagüar o cabelo.
17 Repetir os passos 13 até 15.
18 Enxagüar o cabelo completamente.
19 Aplicar o condicionador e enxagüar de acordo com as instruções do frasco.
20 Envolver a cabeça da pessoa com a toalha de banho.
21 Secar o rosto da pessoa com a toalha ou pano de limpeza, usados para proteger os olhos.
22 Ajudar a pessoa a elevar a cabeça, se for apropriado.
23 Esfregar o cabelo e couro cabeludo com a toalha. Usar a segunda toalha, se a primeira estiver muito molhada.
24 Pentear o cabelo para remover embaraços e nós. Uma mulher pode querer ter seus cabelos enrolados ou colocar *bobes*.
25 Secar os cabelos o mais rapidamente possível. Usar um secador de cabelos e siga as instruções do fabricante.

PÓS-PROCEDIMENTO

26 Certificar-se de que a pessoa esteja confortável.
27 Colocar a campainha ao alcance.
28 Elevar ou abaixar a grade lateral conforme instruído pela enfermeira.
29 Limpar e retornar os objetos ao local apropriado. Descartar os objetos descartáveis.
30 Seguir a norma da instituição para roupas sujas.
31 Lavar as mãos.

BARBEANDO O PACIENTE

Para muitos homens um rosto limpo e barbeado promove conforto e bem-estar. Da mesma maneira, muitas mulheres depilam as pernas e axilas. Quando estiver usando um barbeador elétrico, o profissional deve praticar as precauções de segurança relacionadas ao uso de equipamentos elétricos. Lâminas de barbear podem causar arranhões ou cortes.

A pele e a barba devem ser amaciadas antes de se iniciar o processo de barbear com uma lâmina. Para amaciar a pele

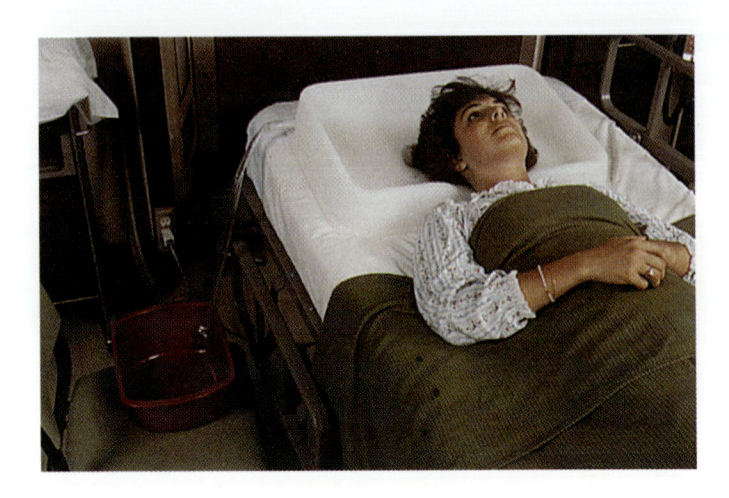

Figura 13-3
Um lavatório é usado quando se está lavando o cabelo da pessoa na cama. O lavatório deve ter um escoamento dirigido para a lateral da cama, afim de que a água drene para dentro de uma bacia de coleta.

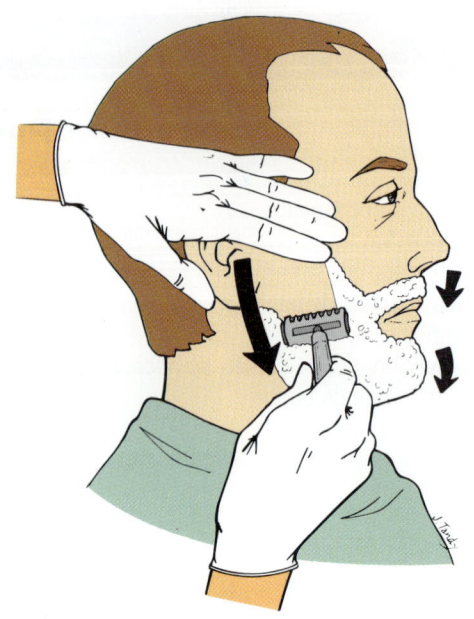

Figura 13-4
O barbear é feito na direção do crescimento dos pêlos. Movimentos longos são usados nas áreas maiores do rosto. Movimentos curtos são usados ao redor do queixo e lábios.

deve-se aplicar um pano de limpeza ou uma toalha facial morna no rosto, durante alguns minutos. Então, ensaboar o rosto com sabão e água ou creme de barbear. O profissional deve ser cuidadoso para não cortar ou irritar a pele enquanto estiver barbeando o paciente.

Algumas mulheres têm pêlos faciais, os quais devem ser depilados, de acordo com a norma da instituição.

O Quadro 13-1 lista as medidas a serem seguidas quando se estiver barbeando o rosto de uma pessoa ou pernas e axilas de uma mulher.

CUIDADOS COM AS UNHAS E COM OS PÉS

O cuidado com as unhas e com os pés previne infecções, lesões e odores. Unhas longas, encravadas e quebradas causam lesões na pele. Pés sujos, pantufas ou meias abrigam micróbios e provocam odores. As lesões ocorrem geralmente ao pisar-se em objetos pontudos. Bolhas e feridas de pressão podem se desenvolver, devido ao uso de sapatos que não servem mais. A recuperação é prolongada em pessoas que têm pouca circulação nos pés. Infecções ou lesões no pé são particularmente sérias para idosos e pessoas com

BARBEANDO O PACIENTE

PRÉ-PROCEDIMENTO

1. Explicar o procedimento para a pessoa.
2. Lavar as mãos.
3. Providenciar:
   - Bacia de banho.
   - Toalha de banho, toalha de rosto e pano de limpeza.
   - Termômetro de banho.
   - Lâmina ou barbeador.
   - Espelho.
   - Creme de barbear ou sabão.
   - Pincel de barbear.
   - Loção pós-barba.
   - Lenços.
   - Toalha de papel.
   - Luvas descartáveis.
4. Dispor os objetos na mesa auxiliar.
5. Identificar a pessoa. Verificar o bracelete de identificação e chamá-la pelo nome.
6. Promover privacidade.
7. Elevar a cama para o melhor nível para manter boa mecânica corporal.

BARBEANDO O PACIENTE — CONTINUAÇÃO

PROCEDIMENTO

8. Encher a bacia com água à temperatura de aproximadamente 46° C.
9. Colocar a bacia na mesa auxiliar sobre toalhas de papel.
10. Abaixar a grade lateral.
11. Colocar a pessoa na posição de semi-Fowler, se permitido, ou de costas.
12. Ajustar a iluminação para que possa ver claramente o rosto da pessoa.
13. Colocar a toalha de banho sobre o peito da pessoa.
14. Posicionar a mesa auxiliar para fácil acesso.
15. Colocar as luvas.
16. Lavar o rosto da pessoa, mas não secá-lo.
17. Colocar um pano de limpeza ou uma toalha de rosto na água e umedecê-la completamente. Remover o excesso de água.
18. Aplicar o pano de limpeza ou a toalha sobre o rosto, removendo-a após 3 a 5 minutos.
19. Aplicar creme de barbear na face com as mãos. Usar um pincel de barba, se estiver usando sabão para fazer espuma.
20. Ajustar a lâmina de barbear ao barbeador.
21. Segurar a pele tencionando-a com uma das mãos.
22. Barbear na direção do crescimento dos pêlos, com movimentos curtos ao redor do queixo e dos lábios (ver Fig. 13-4).
23. Enxagüar a lâmina freqüentemente e secá-la cuidadosamente com lenços.
24. Aplicar pressão direta em qualquer área de sangramento.
25. Lavar a mesa auxiliar da espuma de barbear ou do sabão do rosto, secando com uma toalha.
26. Aplicar loção após barba, se solicitado.
27. Remover a toalha.
28. Remover as luvas.
29. Mover armário para a lateral da cama.

PÓS-PROCEDIMENTO

30. Certificar-se de que a pessoa esteja confortável.
31. Colocar a campainha ao alcance da pessoa.
32. Abaixar a cama até a posição mínima.
33. Elevar ou abaixar a grade lateral como instruído pela enfermeira.
34. Limpar e retornar os objetos e equipamentos ao seu local apropriado. Descartar os objetos descartáveis.
35. Secar a mesa auxiliar com as toalhas de papel, descartando-as depois de usá-las.
36. Posicionar a mesa de forma apropriada.
37. Abrir a cortina.
38. Seguir a norma da instituição para roupas sujas.
39. Lavar as mãos.
40. Relatar à enfermeira qualquer corte ou sangramento ocorrido.

QUADRO 13-1 REGRAS PARA BARBEAR

- Seguir as precauções-padrão e o padrão de patógenos veiculados pelo sangue.
- Proteger os lençóis da cama colocando uma toalha embaixo da parte a ser depilada.
- Certificar-se de que a pele esteja macia antes de ser depilada.
- Encorajar a pessoa a realizar o procedimento, quando possível com segurança.
- Segurar a pele tensa como necessário.
- Retirar pêlos na direção do crescimento (Fig. 13-4)
- Depilar na direção superior, saindo dos tornozelos quando estiver depilando as pernas.
- Enxaguar completamente a parte do corpo que foi depilada.
- Aplicar pressão direta em qualquer arranhão ou corte.
- Relatar imediatamente para a enfermeira qualquer ocorrência de arranhões ou cortes.

Cuidando das unhas e dos pés

Pré-procedimento

1. Explicar o procedimento à pessoa.
2. Lavar as mãos.
3. Providenciar:
   - Bacia de banho.
   - Termômetro de banho.
   - Toalha de banho, toalha de rosto e pano de limpeza.
   - Cuba-rim.
   - Cortador de unhas.
   - Palito de unhas.
   - Lima ou lixa de unha.
   - Loção ou geléia de petróleo.
   - Toalhas de papel.
   - Tapete de chão descartável.
4. Dispor os objetos na mesa auxiliar.
5. Identificar a pessoa. Verificar o bracelete de identificação e chamá-la pelo nome.
6. Promover privacidade.

Procedimento

7. Ajudar a pessoa a sentar-se em uma cadeira ao lado da cama. Colocar a campainha ao seu alcance.
8. Colocar o tapete de chão sob os pés.
9. Encher a bacia de água. A temperatura da água deve estar próxima dos 40º C, a menos que as instruções da enfermeira sejam diferentes.
10. Colocar a bacia de água no tapete de chão. Ajudar a pessoa a colocar os pés dentro da bacia.
11. Posicionar a mesa auxiliar em frente à pessoa. Ela deve estar baixa e próxima.
12. Encher a cuba-rim. A temperatura da água deve estar entre 40 e 43º C.
13. Colocar a bacia sobre a mesa em cima de toalhas de papel.
14. Colocar os dedos da pessoa dentro da bacia (Fig. 13-5).
15. Deixar os pés e as unhas das mãos de molho de 10 a 20 minutos. Reaquecer a água, se necessário.
16. Limpar embaixo das unhas das mãos com o palito.
17. Remover a cuba-rim e secar os dedos completamente.
18. Cortar as unhas das mãos de forma reta de um lado a outro, utilizando o cortador de unhas. (Fig. 13-6).
19. Dar forma às unhas com a lima ou a lixa de unhas.
20. Empurrar a cutícula para trás com o palito ou toalha (Fig. 13-7).
21. Mover o armário para o lado.
22. Esfregar áreas de calosidade nos pés com a toalha.
23. Remover os pés da bacia. Secá-los por completo, principalmente entre os dedos.
24. Aplicar loção ou geléia de petróleo nos pés.

Pós-procedimento

25. Auxiliar a pessoa a retornar à cama e a ficar em uma posição confortável. Colocar a campainha ao alcance da mesma.
26. Elevar ou abaixar a grade lateral como instruído pela enfermeira.
27. Limpar e retornar os objetos e equipamentos ao seu local apropriado. Descartar os objetos descartáveis.
28. Abrir a cortina.
29. Seguir a norma da instituição para roupas sujas.
30. Lavar as mãos.
31. Relatar as observações à enfermeira:
    - Áreas vermelhas, irritadas ou calosas.
    - Quebras na pele.

problemas circulatórios. Cortar e endireitar as unhas dos pés podem facilmente provocar lesões.

Limpar e cortar as unhas dos pés é mais fácil depois de molhá-los. Devem ser utilizados cortadores de unha em vez de tesouras, que podem causar danos aos tecidos circunvizinhos. Os pés queimam-se facilmente e as pessoas com sensação diminuída ou problemas de circulação podem não sentir temperaturas altas. A enfermeira deve orientar o auxiliar de enfermagem quando realizar cuidados aos pés e unhas e qual a temperatura adequada da água.

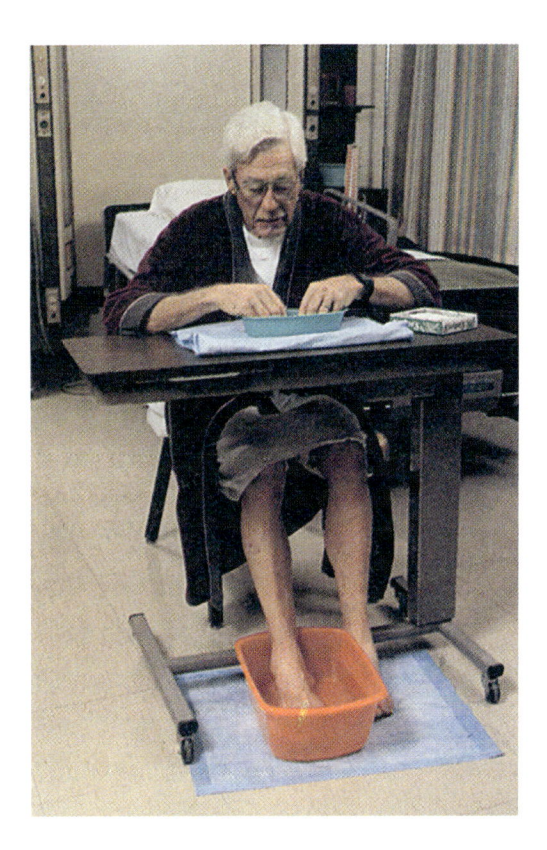

Figura 13-5
Cuidados com as unhas e pés. Os pés ficam de molho em uma bacia de água, enquanto os dedos das mãos ficam de molho em uma cuba-rim.

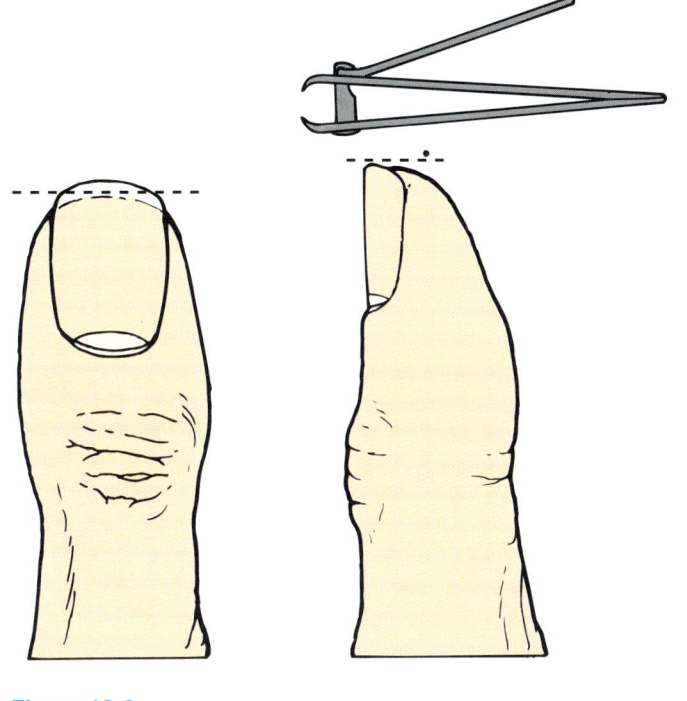

Figura 13-6
As unhas das mãos são cortadas de forma reta de um canto ao outro. Um cortador de unhas é usado para isto.

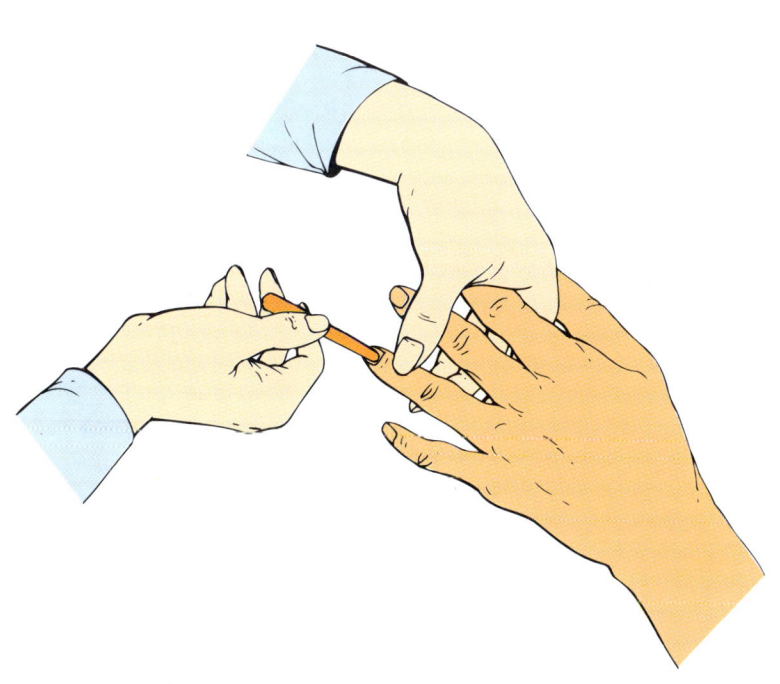

Figura 13-7
As cutículas são empurradas para trás com o palito.

TROCA DE ROUPAS E VESTIMENTAS HOSPITALARES

A vestimenta do hospital ou pijamas são trocados depois do banho e sempre que molhados ou úmidos. Pessoas que usam suas próprias roupas vestem pijamas ou vestimenta para ir para a cama. Eles se vestem pela manhã e podem precisar de ajuda com estas atividades. As seguintes regras são seguidas:

- Promover privacidade. Não expor a pessoa.
- Encorajá-la a realizar suas ações sozinha, se for possível.
- Permitir que a pessoa escolha o que usar.
- Remover as roupas pelo lado do corpo que encontrar-se em melhores condições primeiro.
- Colocar as roupas pelo lado mais fraco primeiro.

Trocando a vestimenta do hospital

Algumas instituições têm vestimentas especiais para pessoas que recebem infusões intravenosas. A vestimenta abre ao longo da manga inteira e se fecha com tiras. Vestimentas-padrão de hospital devem ser usadas para pessoas com infusões intravenosas.

TROCANDO A VESTIMENTA DE UM PACIENTE COM CATETER IV

PRÉ-PROCEDIMENTO

1. Explicar o procedimento para a pessoa.
2. Lavar as mãos.
3. Providenciar uma vestimenta limpa.
4. Identificar a pessoa. Verificar o bracelete de identificação e chamá-la pelo nome.
5. Promover privacidade.

PROCEDIMENTO

6. Desamarrar a parte de trás da vestimenta. Libertar as partes da vestimenta sobre as quais a pessoa está deitada.
7. Remover a vestimenta do braço que não está recebendo infusões intravenosas.
8. Colocar a manga do braço com infusões intravenosas para cima. Escorregá-la sobre a área da infusão intravenosas e do equipo. Remover o braço e a mão da manga (Fig. 13-8, A).
9. Manter a manga enrolada. Escorregar o braço ao longo do equipo e do frasco (Fig. 13-8, B).
10. Remover o frasco do suporte. Escorregar o frasco e o equipo através da manga (Fig. 13-8, C). Não puxar o equipo. Manter o frasco acima do braço da pessoa.
11. Pendurar o frasco intravenoso no suporte de soro.
12. Enrolar a manga de uma vestimenta limpa que irá no braço com infusão intravenosa.
13. Remover frasco do suporte. Rapidamente passar a manga enrolada sobre o frasco intravenoso na parte do ombro da vestimenta (Fig. 13-8, D). Pendurar o frasco no suporte.
14. Passar a manga enrolada sobre o equipo, mão, braço e área intravenosa. Então deslizar a manga até o ombro.
15. Colocar o outro lado da vestimenta.
16. Amarrar as costas da vestimenta.

PÓS-PROCEDIMENTO

17. Certificar-se de que a pessoa está confortável.
18. Colocar a luz de campainha ao seu alcance.
19. Abaixar a cama até sua posição mais baixa.
20. Elevar ou abaixar a grade lateral, conforme instruído pela enfermeira.
21. Abrir a cortina.
22. Seguir a norma da instituição para roupas sujas.
23. Lavar as mãos.
24. Solicitar à enfermeira que verifique o fluxo da infusão intravenosa.

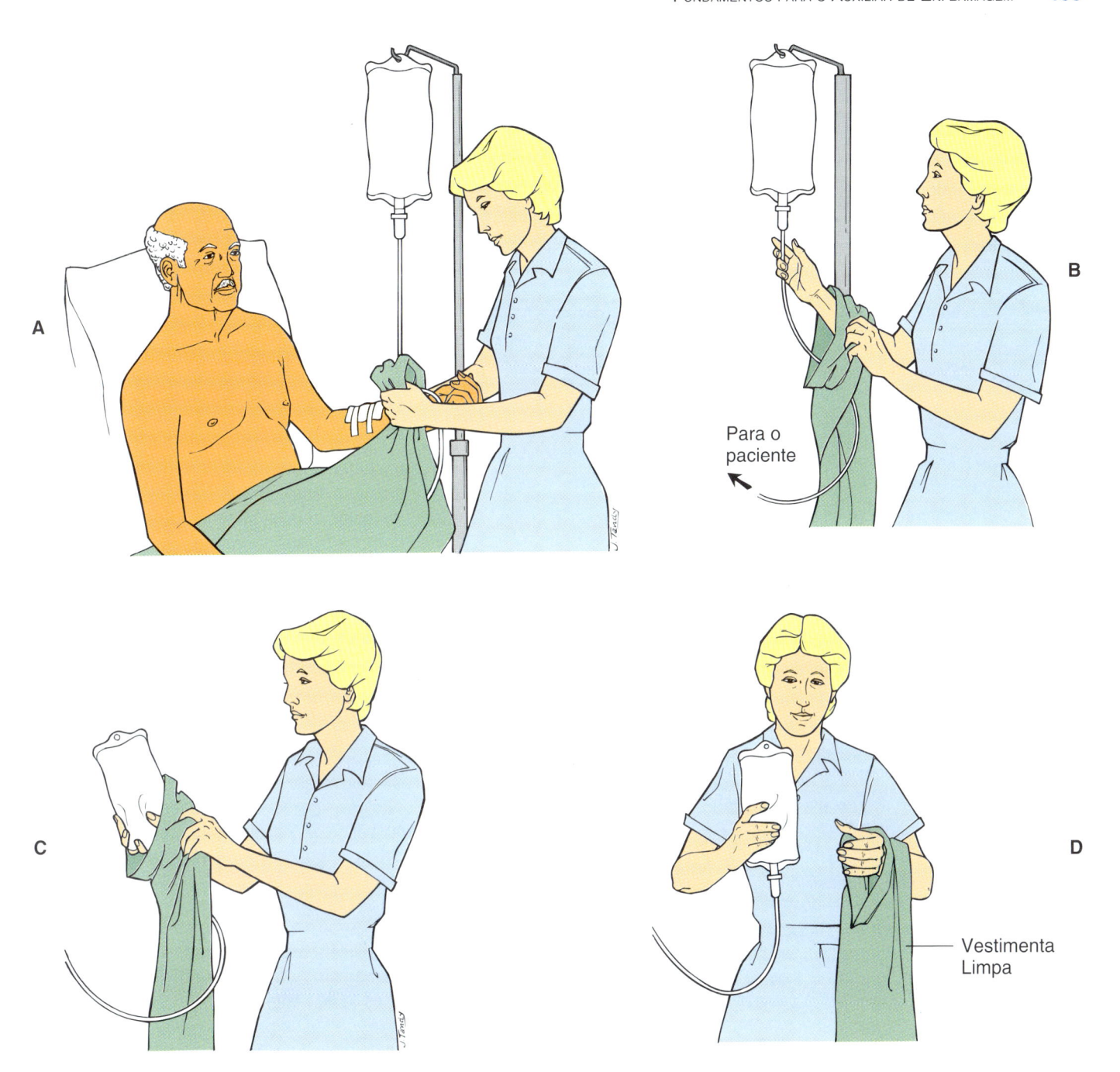

Figura 13-8
A, A vestimenta é removida do braço bom. A manga do braço com infusões intravenosas é enrolada para cima, escorregada sobre a área intravenosa e equipo, e removida do braço e da mão. B, A manga enrolada é escorregada ao longo do equipo intravenoso para o frasco. C, O frasco é removido do suporte e passado pela manga. D, A manga enrolada de uma vestimenta limpa é escorregada sobre o frasco na parte dos ombros da vestimenta.

Vestir e despir

As roupas são trocadas na admissão e na alta da pessoa. Alguns indivíduos entram e deixam a instituição com uma vestimenta ou pijamas. A maior parte usa roupas do dia-a-dia. Moradores de instituições de saúde e pacientes cuidados em casa freqüentemente usam roupas comuns durante o dia. Alguns indivíduos se vestem e despem-se sozinhos. Outros precisam de alguma ajuda. As regras nas páginas 196-197 e 200-201 aplicam-se quando se despe ou se veste uma pessoa.

DESPINDO O PACIENTE

PRÉ-PROCEDIMENTO

1. Explicar o procedimento à pessoa.
2. Lavar as mãos.
3. Providenciar um cobertor.
4. Identificar a pessoa. Verificar o bracelete de identificação e chamá-la pelo nome.
5. Promover privacidade.
6. Elevar a cama para o melhor nível para manter uma mecânica corporal adequada.

PROCEDIMENTO

7. Elevar a grade lateral do lado mais deficitário da pessoa.
8. Colocar a pessoa em posição supina.
9. Cobri-la com um cobertor. Dobrar os lençóis para os pés da cama. Não expor a pessoa durante o procedimento.
10. Remover as roupas da pessoa que possuem abertura na parte de trás.
    a. Elevar a cabeça e ombros, ou virar a pessoa para o lado oposto.
    b. Abrir os botões, zíperes, tiras ou amarras.
    c. Trazer as laterais da vestimenta para os lados da pessoa (Fig. 13-9). Fazer o seguinte se a pessoa estiver em posição lateral:
        (1) Passar o lado mais distante por baixo da pessoa.
        (2) Dobrar o lado mais próximo sobre o peito (Fig. 13-10).
    d. Posicionar a pessoa em supina.
    e. Escorregar a vestimenta para fora do ombro pelo lado mais forte. Removê-la do braço (Fig. 13-11).
    f. Repetir o passo 10e para o lado mais fraco.
11. Remover vestimentas que possuem abertura pela frente.
    a. Abrir os botões, zíperes, tiras ou amarras.
    b. Escorregar a vestimenta pelos ombros e pelo braço no lado mais fraco.
    c. Elevar a cabeça e os ombros da pessoa. Trazer a vestimenta pelo lado mais forte (Fig. 13-12), abaixando a cabeça e os ombros da mesma.
    d. Remover a vestimenta do lado mais fraco.
    e. Fazer o seguinte se não puder elevar a cabeça e os ombros da pessoa:
        (1) Virá-la na direção oposta, a qual se estiver. Dobrar a parte removida por baixo da pessoa.
        (2) Virá-la para o lado oposto.
        (3) Puxar a vestimenta para fora. Certificar-se de que a pessoa não irá deitar sobre ela quando estiver em posição supina.
        (4) Retorná-la para a posição supina.
        (5) Remover a vestimenta do lado mais fraco.
12. Remover vestimentas como pulôveres.
    a. Abrir quaisquer botões, zíperes, tiras ou amarras.
    b. Remover a vestimenta pelo lado mais forte.
    c. Elevar a cabeça e os ombros da pessoa, caso precisar virá-la para o lado mais afastado. Trazer o pulôver para cima em direção ao pescoço (Fig. 13-13).
    d. Remover a vestimenta do lado mais fraco.
    e. Trazer a vestimenta sobre a cabeça da pessoa.
    f. Posicionar a pessoa na posição supina.
13. Remover calças ou agasalhos.
    a. Remover sapatos ou chinelos.
    b. Colocar a pessoa em posição supina.
    c. Abrir os botões, zíperes, tiras, amarras ou fivelas.
    d. Remover o cinto, se estiver sendo usado.
    e. Solicitar a pessoa que eleve as nádegas na cama. Escorregar as calças pelos quadris e nádegas (Fig. 13-14). Solicitar à pessoa que abaixe os quadris e as nádegas.
    f. Fazer o seguinte se a pessoa não puder elevar os quadris da cama:
        (1) Colocá-la de frente.
        (2) Escorregar as calças pelos quadris e nádegas no lado mais forte (Fig. 13-15).
        (3) Colocar a pessoa de costas.
        (4) Escorregar as calças, passando-as pelos quadris e nádegas no lado mais fraco (Fig. 13-16).
    g. Escorregar as calças pelas pernas e pés.
14. Vestir ou colocar uma roupa limpa ou pijamas (veja "Vestindo o Paciente", nas páginas 200-201).
15. Ajudá-la a sair da cama, se ela puder ficar de pé. Cobrir e remover o cobertor, se a pessoa não ficar de pé.
16. Abaixar a cama.

FUNDAMENTOS PARA O AUXILIAR DE ENFERMAGEM 197

DESPINDO O PACIENTE – CONTINUAÇÃO

PÓS-PROCEDIMENTO

17 Elevar ou abaixar as grades laterais, conforme as instruções da enfermeira.
18 Colocar a campainha ao alcance da pessoa.
19 Abrir a cortina.
20 Seguir a norma da instituição para roupas sujas.
21 Relatar as observações à enfermeira.

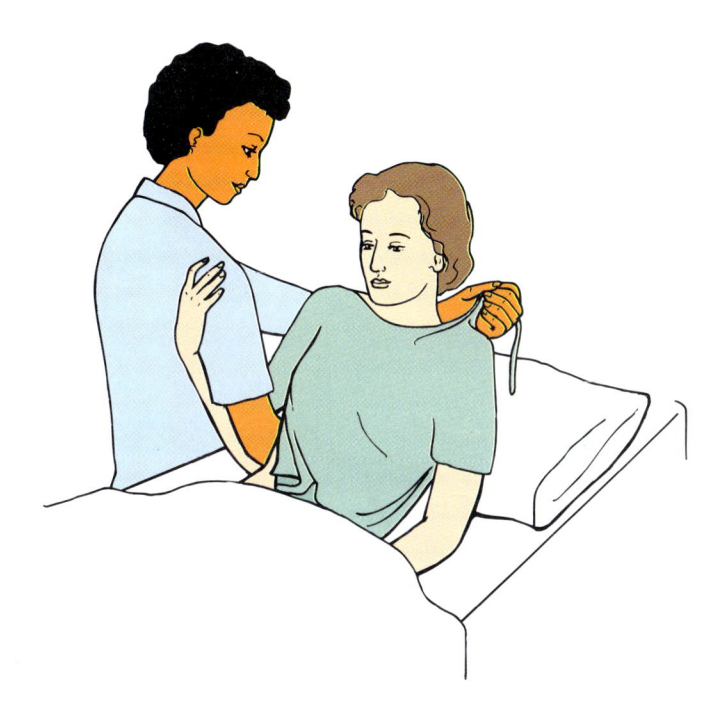

Figura 13-9
As laterais da vestimenta são trazidas das costas para as laterais da pessoa.

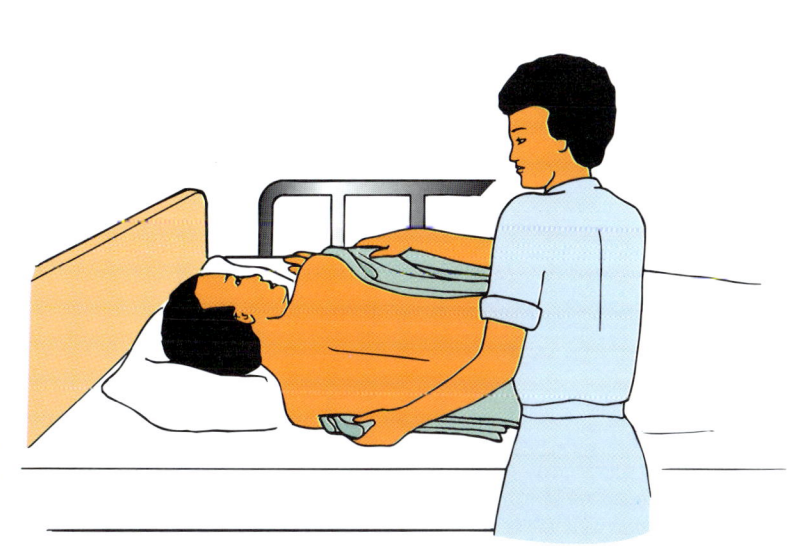

Figura 13-10
Uma vestimenta que possui abertura pelas costas é removida da pessoa na posição lateral. O lado mais distante da vestimenta é colocado embaixo da pessoa. O lado mais próximo é dobrado sobre o peito da pessoa.

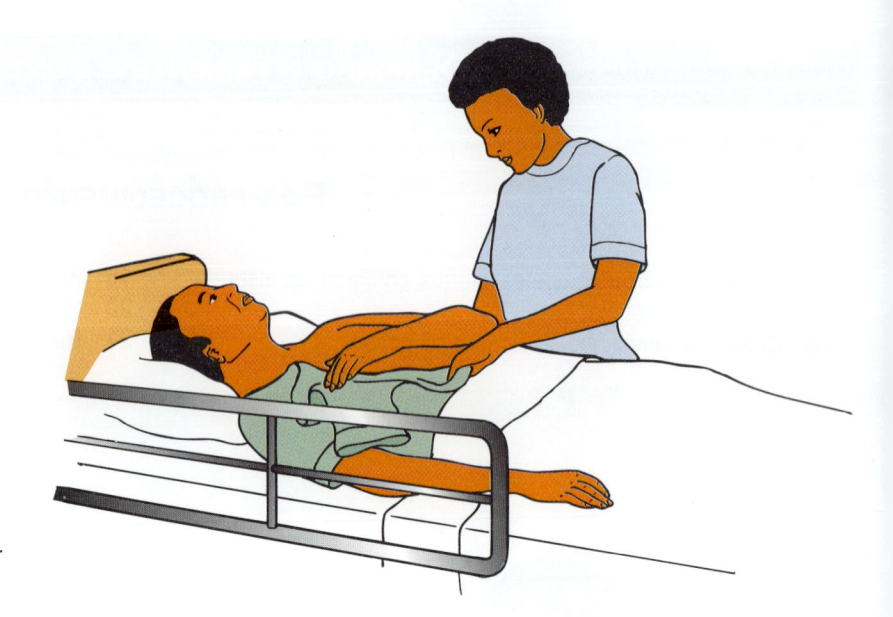

Figura 13-11
A vestimenta é removida pelo lado mais forte primeiro.

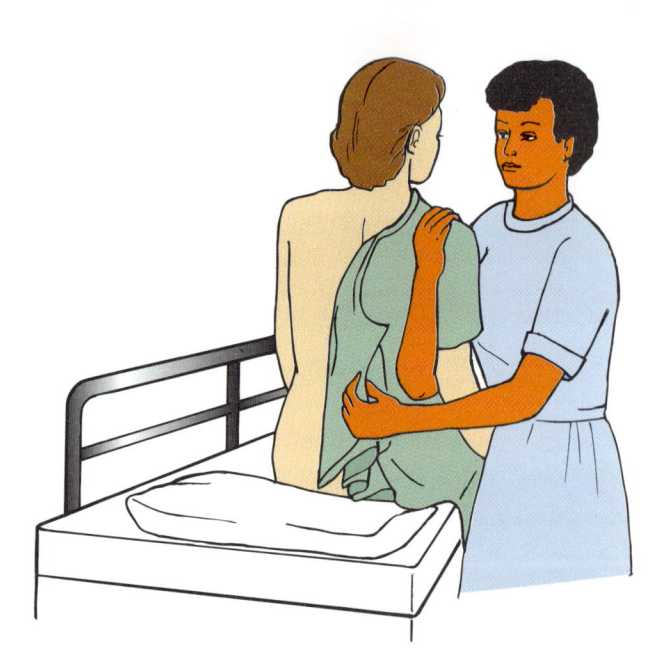

Figura 13-12
Uma vestimenta que possui abertura pela frente é removida com a cabeça e ombros da pessoa elevado, sendo retirada pelo lado mais forte primeiro. Então, é trazida pelas costas para o lado mais fraco.

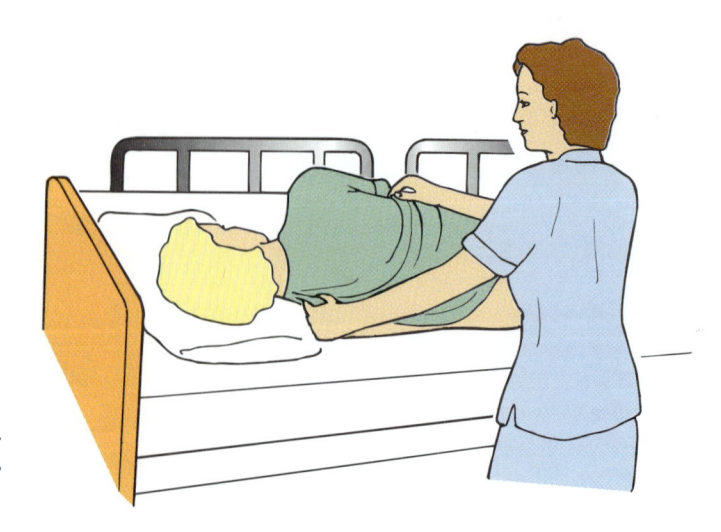

Figura 13-13
Uma vestimenta tipo pulôver é removida pelo lado mais forte primeiro. Então a vestimenta é trazida para cima em direção ao pescoço da pessoa, removendo do lado mais fraco.

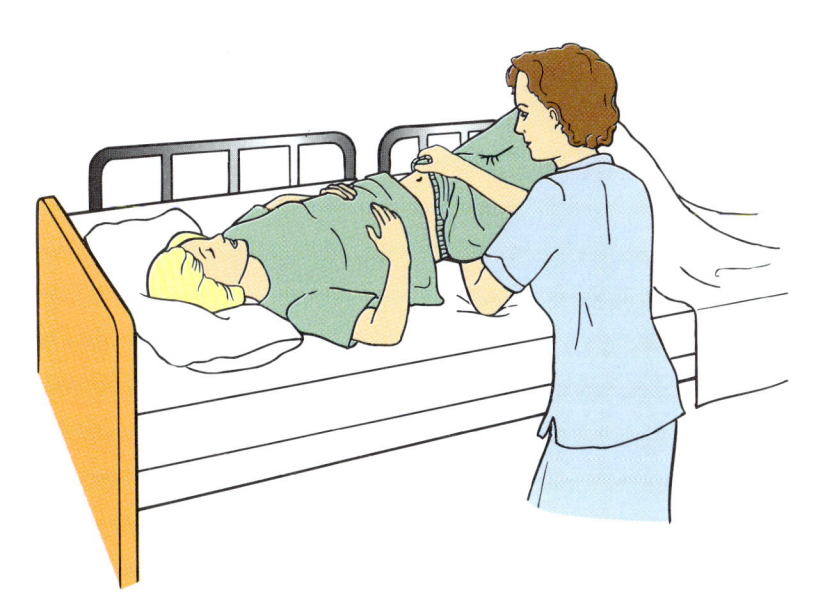

Figura 13-14
A pessoa eleva os quadris e nádegas para que as calças possam ser removidas. As calças são trazidas para baixo, passando pelos quadris e nádegas.

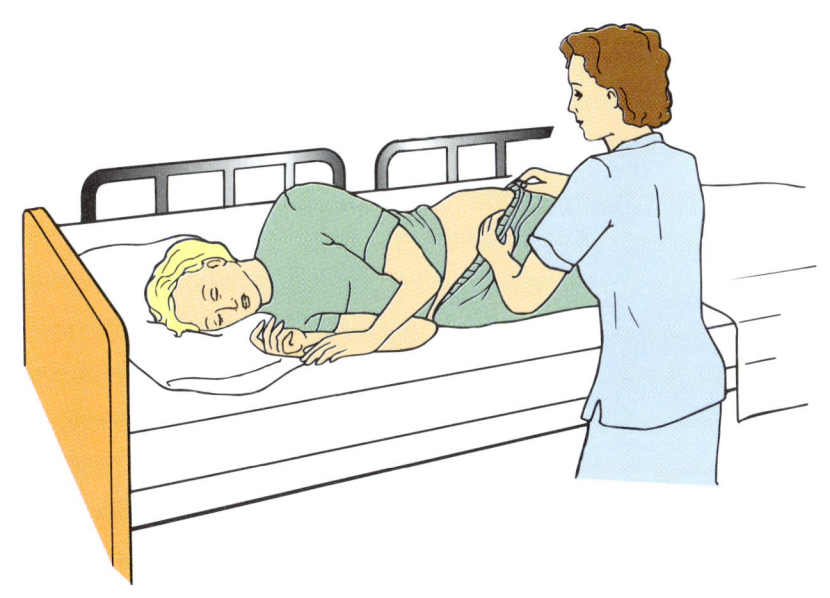

Figura 13-15
As calças são removidas na posição lateral. Elas devem ser removidas pelo lado mais forte primeiro.

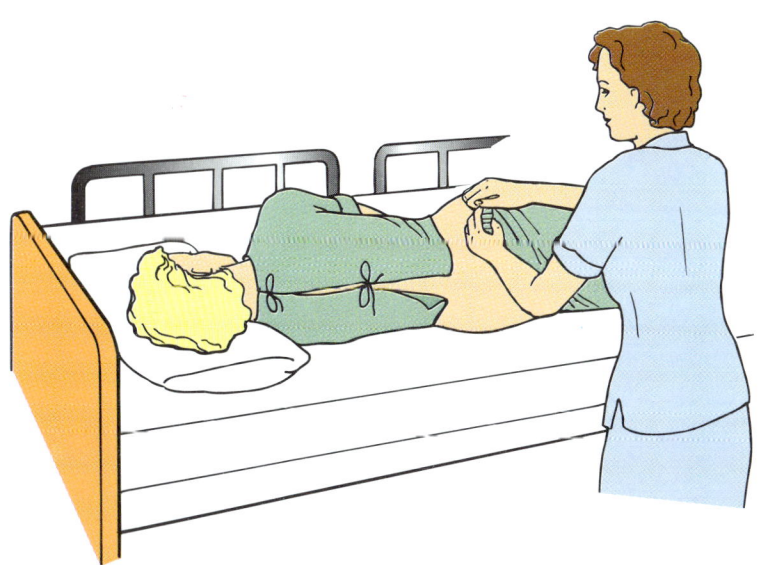

Figura 13-16
A pessoa é virada para o outro lado. As calças são removidas do lado mais fraco.

VESTINDO O PACIENTE

PRÉ-PROCEDIMENTO

1. Explicar sobre o procedimento à pessoa.
2. Lavar as mãos.
3. Providenciar um cobertor e as roupas necessárias.
4. Identificar a pessoa. Verificar o bracelete de identificação e chamá-la pelo nome.
5. Promover privacidade.
6. Elevar a cama no melhor nível para manter uma mecânica corporal adequada.

PROCEDIMENTO

7. Tirar a roupa da pessoa se indicado (veja "Despindo o Paciente", p. 196-197).
8. Abaixar a grade lateral no lado mais forte da pessoa.
9. Colocar a pessoa em posição supina.
10. Cubrir a pessoa com um cobertor. Dobrar os lençóis para os pés da cama. Não expor a pessoa durante o procedimento.
11. Colocar as vestimentas que possuem abertura pelas costas.
    a. Deslizar a vestimenta pelo ombro e braço do lado mais fraco.
    b. Deslizar a vestimenta pelo ombro e braço do lado mais forte.
    c. Elevar a cabeça e os ombros da pessoa.
    d. Trazer as laterais para a parte de trás, se a pessoa estiver em uma posição semi-sentada.
    e. Fazer o seguinte se a pessoa estiver deitada de lado:
        (1) Virá-la de frente.
        (2) Trazer um dos lado da vestimenta para as costas da pessoa (Fig. 13-17, A).
        (3) Virá-la de costas.
        (4) Trazer o outro lado para as costas da pessoa (Fig. 13-17, B).
    f. Apertar os botões, tiras, amarras ou zíperes.
    g. Posicioná-la em posição supina.
12. Colocar as vestimentas que se abrem pela frente.
    a. Deslizar a vestimenta pelo braço e ombro do lado mais fraco.
    b. Elevar a cabeça e ombros da pessoa. Trazer o outro lado da vestimenta ao redor das costas. Elevar a pessoa para a posição supina. Deslizar a vestimenta pelo braço e ombro do lado mais forte.
    c. Fazer o seguinte se a pessoa não puder elevar a cabeça e os ombros:
        (1) Virá-la de frente.
        (2) Colocar a vestimenta embaixo da pessoa.
        (3) Virá-la de costas.
        (4) Puxar a vestimenta por baixo.
        (5) Virá-la de volta para a posição supina.
        (6) Deslizar a vestimenta sobre o braço e ombro mais forte.
    d. Apertar os botões, tiras, amarras ou zíperes.
13. Colocar vestimentas tipo pulôver.
    a. Posicionar a pessoa em supina.
    b. Trazer o pescoço da vestimenta sobre a cabeça.
    c. Deslizar o braço e ombro da vestimenta sobre o lado mais fraco da pessoa.
    d. Elevar a cabeça e ombros da pessoa.
    e. Trazer a vestimenta para baixo.
    f. Deslizar o braço e ombro da vestimenta pelo lado mais forte da pessoa.
    g. Fazer o seguinte se a pessoa não puder ficar em uma posição semi-sentada:
        (1) Virá-la em direção.
        (2) Colocar a vestimenta embaixo da pessoa.
        (3) Virá-la para o lado mais afastado.
        (4) Puxar a vestimenta por baixo da pessoa.
        (5) Retorná-la para a posição de supina.
        (6) Deslizar o braço e ombro da vestimenta pelo lado mais forte.
    h. Apertar os botões, tiras, amarras ou zíperes.
14. Colocando calças ou agasalhos.
    a. Deslizar as calças pelos pés e pernas para cima.
    b. Solicitar a pessoa para elevar os quadris e nádegas da cama.
    c. Trazer as calças para cima passando-as pelas nádegas e quadris.
    d. Solicitar à pessoa para que abaixe os quadris e nádegas.
    e. Fazer o seguinte se a pessoa não puder elevar os quadris e nádegas:
        (1) Virar a pessoa sobre o lado mais forte.
        (2) Puxar as calças pelas nádegas e quadris do lado mais fraco.
        (3) Virá-la sobre o lado mais fraco.
        (4) Puxar as calças pelas nádegas e quadris no lado mais forte.
        (5) Retornar a pessoa para a posição supina.

VESTINDO O PACIENTE — CONTINUAÇÃO

PROCEDIMENTO — CONTINUAÇÃO

f Apertar os botões, amarras, tiras, os zíperes e a fivela do cinto.
15 Colocar meias e sapatos ou chinelos na pessoa.
16 Ajudar a pessoa a ir para uma cadeira, se ela puder. Caso contrário, ajudá-la a ficar em uma posição confortável na cama.
17 Cubrir a pessoa e remover o cobertor.
18 Abaixar a cama para sua posição mais baixa.
19 Elevar ou abaixar as grades laterais de acordo com as instruções da enfermeira.

PÓS-PROCEDIMENTO

20 Certificar-se de que a campainha esteja ao alcance.
21 Abrir a cortina.
22 Seguir a norma da instituição para roupas sujas.
23 Relatar suas observações à enfermeira.

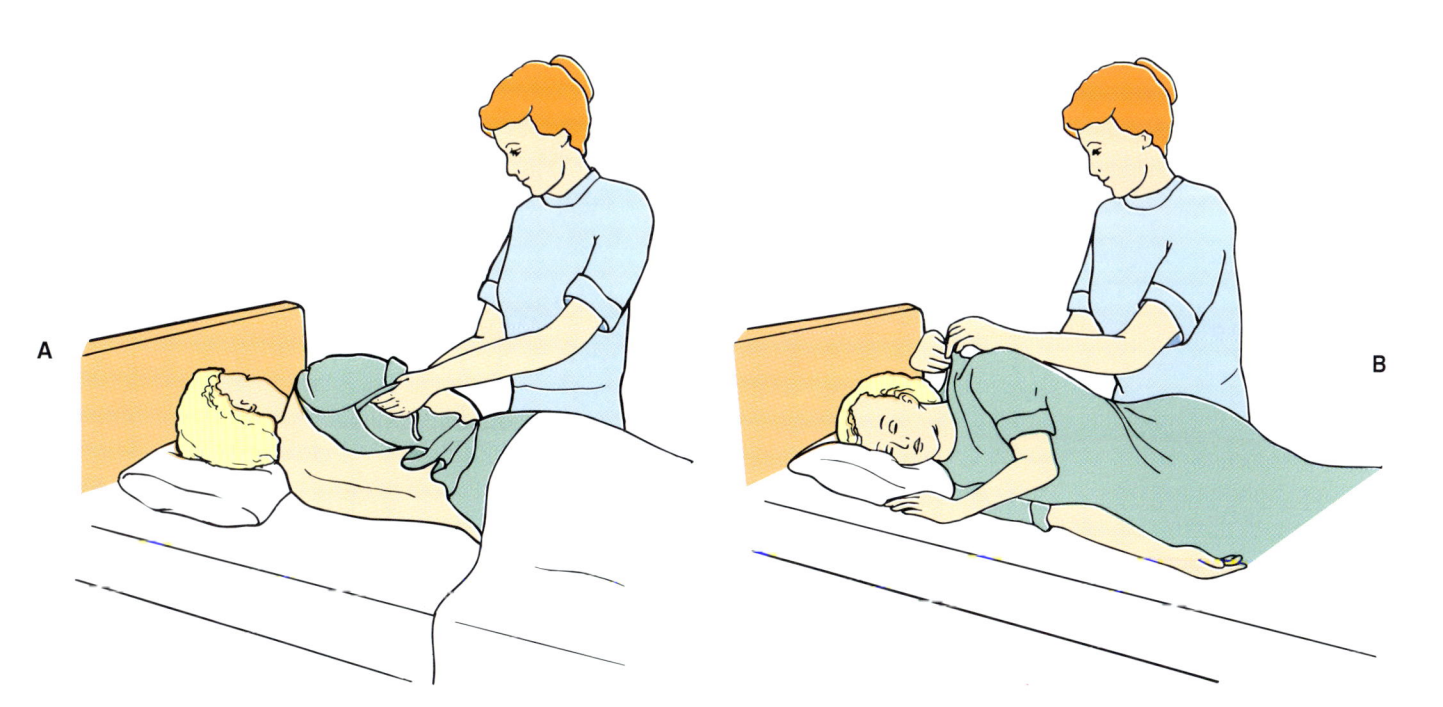

Figura 13-17
A, A posição deitada de lado pode ser usada para se colocar vestimentas que possuem abertura pelas costas. A pessoa é virada em direção a auxiliar de enfermagem depois que a vestimenta é colocada sobre os braços. A lateral da vestimenta é trazida para as costas da pessoa. B, A pessoa é então virada para o lado mais distante da auxiliar de enfermagem. O outro lado da vestimenta é trazido para as costas e amarrado.

QUESTÕES DE REVISÃO

Circular a melhor resposta.

1. O que previne que cabelos embaracem ou formem nós?
   a Descanso na cama.
   b Pentear e escovar diariamente.
   c Lavar os cabelos diariamente.
   d Cortar os cabelos longos.

2. O cabelo não está embaraçado ou com nós. Quando estiver escovando o cabelo, deve-se começar:
   a Pela testa e escovar para trás.
   b Pelas pontas dos cabelos.
   c Pelo couro cabeludo.
   d Pela parte de trás do pescoço e escová-lo em direção anterior.

3. O Sr. Polk quer que seu cabelo seja lavado. O profissional deve:
   a Lavar o cabelo dele durante o banho.
   b Lavar seu cabelo na pia.
   c Lavar seu cabelo na cama.
   d Seguir as instruções da enfermeira.

4. Quando estiver barbeando o Sr. Polk, o profissional deve fazer o seguinte, exceto:
   a Praticar as precauções-padrão.
   b Seguir o padrão de patógenos veiculados pelo sangue.
   c Barbeá-lo na direção oposta do crescimento dos pêlos.
   d Certificar-se de que a pele está macia antes de barbear.

5. O Sr. Polk é cortado durante o barbear. O primeiro ato do profisional é:
   a Lavar suas mãos.
   b Aplicar pressão direta.
   c Reportar o corte a enfermeira imediatamente.
   d Contar para a enfermeira.

6. O profisisonal vai cortar as unhas das mãos de uma pessoa. Ele deve usar:
   a Cortador de unha dos pés.
   b Tesoura.
   c Uma lima de unha.
   d Cortador de unhas.

7. As unhas das mãos são cortadas:
   a Antes de serem umedecidas.
   b Após serem umedecidas.
   c Antes de as unhas dos pés serem cortadas.
   d Depois que as unhas dos pés forem cortadas.

8. Quando se está trocando as roupas de uma pessoa, deve-se:
   a Deixar a pessoa decidir o que usar.
   b Remover as roupas pelo lado mais fraco primeiro.
   c Colocar as roupas pelo lado mais forte primeiro.
   d Remover as calças primeiro.

Respostas

1 b   2 c   3 d   4 c   5 b   6 d   7 b   8 a

Eliminação Urinária

14

OBJETIVOS

- Definir os termos-chave listados neste capítulo.
- Identificar as características normais da urina e a freqüência urinária.
- Descrever os passos para manutenção da freqüência urinária normal.
- Relacionar as observações a serem feitas sobre a urina.
- Descrever a incontinência urinária e os cuidados necessários.
- Explicar por que sondas são utilizadas e os passos dos cuidados a serem prestados.
- Descrever dois métodos de reeducar a bexiga.
- Descrever os passos de coleta de exame de urina.
- Realizar os procedimentos descritos neste capítulo.

TERMOS-CHAVE

Cetona – Corpos cetônicos que aparecem na urina devido à rápida quebra da gordura em energia.

Corpo cetônico – Cetona.

Glicosúria – Açúcar (*glucos*) na urina (*uria*); também conhecido como glucosúria.

Incontinência funcional – Passagem involuntária e imprevista da urina da bexiga; a pessoa não apresenta controle do sistema nervoso ou tem uma doença ou lesão no sistema urinário.

Incontinência por estresse – Pequenas perdas de urina (menos que 50 ml).

Incontinência total – Perda contínua da urina da bexiga.

Incontinência urinária – Dificuldade de controlar a passagem de urina da bexiga.

Incontinência urinária por urgência – Passagem involuntária da urina após uma forte necessidade de urinar.

Sonda ou cateter – Tubo utilizado para drenar ou infundir fluido através de uma abertura no corpo.

Urinar – Processo de esvaziar a bexiga; micção.

A eliminação de impurezas é uma necessidade física básica. O sistema urinário remove as impurezas do sangue e mantém o balanço hídrico do corpo. Urinar (eliminação vesical; micção) é o processo de esvaziamento da bexiga.

Um adulto saudável elimina aproximadamente 1.500 ml de urina por dia. Muitos fatores influenciam a quantidade de urina produzida, incluindo idade, doença, quantidade e tipo de fluidos ingeridos, a quantidade de sal na dieta e drogas. Café, chá, álcool e algumas drogas aumentam a produção urinária. Uma dieta rica em sal favorece a retenção de água no corpo e menos urina é produzida.

A quantidade de líquido ingerido, os hábitos pessoais e a facilidade de toaletes disponíveis influenciam a freqüência de eliminação urinária, bem como a realização de atividades, o trabalho e a doença. As pessoas usualmente urinam na hora de deitar-se, depois de levantar e antes das refeições. Algumas pessoas urinam a cada 2 ou 3 horas, outras a cada 8 a 12 horas. O sono pode ser prejudicado, se grandes quantidades de urina são produzidas.

ELIMINAÇÃO URINÁRIA NORMAL

Pacientes ou moradores podem necessitar de auxílio para manter uma eliminação normal. Algumas precisam de ajuda para ir ao banheiro. Outros usam comadre, urinol ou cadeira com comadre. Os passos relacionados no Quadro 14-1 devem ser seguidos:

O que relatar à enfermeira

A urina normalmente é amarela clara (palha) ou âmbar e transparente, sem partículas. Um odor fraco é normal. Observar a cor, a transparência, o odor, a quantidade e as partículas da urina.

Quando a urina apresenta um leve cheiro anormal, deve ser relatado à enfermeira, a fim de que possa observar. Queixas de urgência, ardor à micção e os seguintes problemas devem ser comunicados:

- Disúria – Dor ou dificuldade (*dis*) em urinar (*uria*).
- Hematúria – Sangue (*hemato*) na urina (*uria*).
- Nictúria – Excreção urinária (*uria*) de predominância noturna (*noct*).
- Oligúria – Diminuição da quantidade (*olig*) de urina (*uria*), usualmente menos que 500 ml em 24 horas.
- Poliúria – Produção de grande quantidade (*poli*) de urina (*uria*).
- Aumento da freqüência urinária – Urinar em intervalos freqüentes.
- Incontinência urinária – Inabilidade para controlar a passagem de urina da bexiga.
- Urgência urinária – Necessidade em urinar imediatamente.

Comadres

As comadres são usadas por pessoas que não podem sair da cama. Mulheres usam comadres para eliminação uriná-

---

QUADRO 14-1 PASSOS PARA MANTER UMA ELIMINAÇÃO NORMAL

- Realizar assepsia médica e precauções-padrão. Seguir também o padrão de patógenos veiculados pelo sangue.
- Seguir as rotinas e hábitos de eliminações normais da pessoa. Checar com a enfermeira o plano de cuidado de enfermagem.
- Auxiliar na eliminação assim que a solicitação for feita. A necessidade de urinar pode ser urgente.
- Se possível, auxiliar a pessoa a assumir uma posição normal para urinar. Mulheres sentam-se ou agacham-se; homens ficam de pé.
- Assegurar-se de que a comadre ou urinol esteja morno.
- Cobrir a pessoa para mantê-la aquecida e promover a privacidade.
- Favorecer a privacidade. Puxar a cortina ao redor da cama, fechar a porta do quarto ou banheiro e as cortinas ou protetores de janelas. Deixar o quarto, se a pessoa puder ficar sozinha.

- Deixar escorrer água, apertar a descarga ou ligar uma música ou rádio para mascarar o som durante a eliminação de urina, o que é importante para pessoas que sentem vergonha em urinar na frente de estranhos.
- Permanecer por perto, se a pessoa estiver fraca ou instável.
- Deixar a campainha para chamada e o papel higiênico ao alcance do pessoa.
- Propiciar à pessoa tempo suficiente para urinar, sem apressá-la.
- Promover relaxamento. Algumas pessoas gostam de ler durante a eliminação.
- Deixar escorrer água em uma pia próxima, se a pessoa tiver dificuldade em iniciar a micção. Pode ser preciso que se coloque os dedos do paciente na água.
- Oferecer a comadre ou urinol em intervalos regulares. Algumas pessoas ficam envergonhadas ou estão muito fracas para pedir.

ria e intestinal. Homens usam apenas para eliminações intestinais.

Também são utilizadas comadres em casos de fraturas (Fig. 14-1). A comadre para pessoas com fratura tem uma borda mais fina e possui apenas 1cm de profundidade em uma das extremidades. A parte menor é colocada sob as nádegas (Fig. 14-2). Comadres para pessoas com fraturas são usadas quando o paciente encontra-se com gesso ou tração. Elas também são usadas por pessoas que não podem levantar seus quadris.

Assepsia médica, precauções-padrão e o padrão de patógenos veiculados pelo sangue devem ser seguidos quando da manipulação de comadres e seus conteúdos.

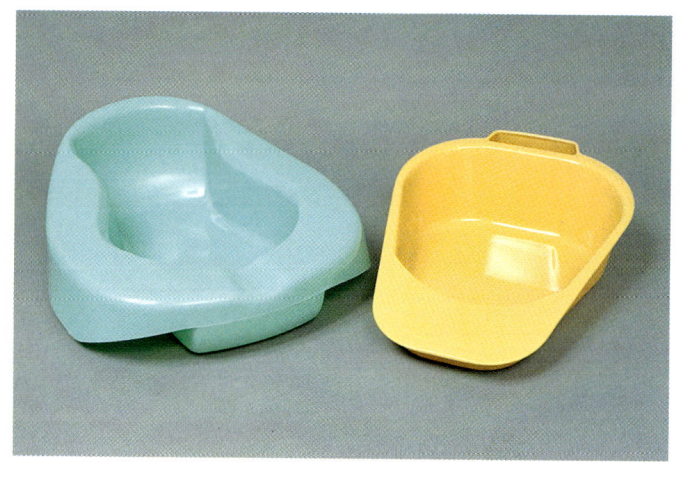

Figura 14-1
A comadre normal e para casos de fraturas.

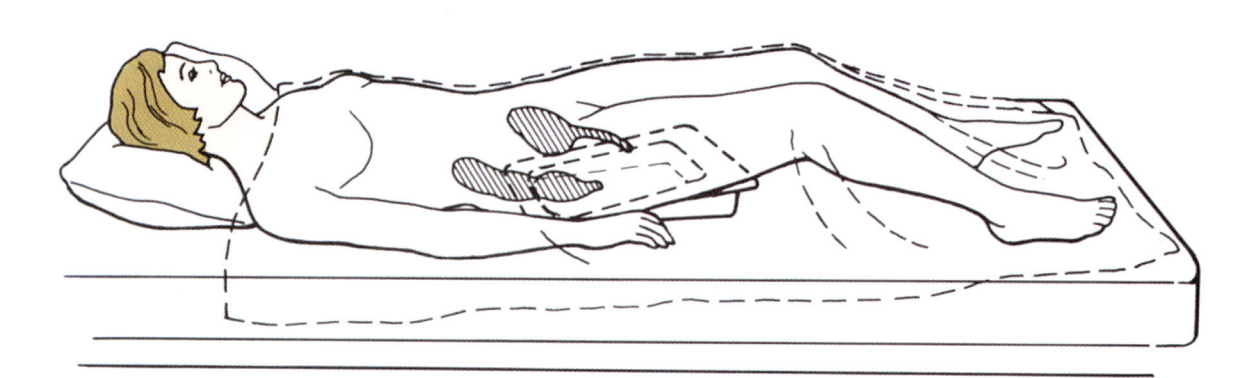

Figura 14-2
Uma pessoa posicionada na comadre para casos de fraturas. A parte menor é colocada sob as nádegas.

OFERECENDO A COMADRE

PRÉ-PROCEDIMENTO

1 Propiciar a privacidade.
2 Providenciar o seguinte:
 - Comadre.
 - Protetor para comadre.
 - Papel higiênico.
 - Luvas descartáveis.

3 Arrumar o material sobre a cadeira ou cama.
4 Explicar o procedimento à pessoa.
5 Elevar a cama para um melhor nível, a fim de manter boa mecânica corporal.

Oferecendo a comadre — continuação

Procedimento

6. Certificar-se de que as grades laterais estão levantadas.
7. Amornar e secar a comadre, se necessário.
8. Abaixar as grades laterais.
9. Posicionar a pessoa na posição supina. Elevar a cabeceira da cama levemente.
10. Dobrar a ponta do lençol, descobrindo a área. Manter a parte inferior do corpo coberta.
11. Solicitar à pessoa para flexionar os joelhos e elevar as nádegas, empurrando os pés contra o colchão.
12. Escorregar a sua mão sob a parte inferior das costas e ajudar o pessoa a levantar as nádegas.
13. Escorregar a comadre sob a pessoa (Fig. 14-3).
14. Fazer o seguinte, se o paciente estiver impossibilitado de ajudar na colocação da comadre:
    a. Virar o paciente para o lado contrário do que se estiver.
    b. Colocar a comadre firmemente contra as nádegas (Fig. 14-4, A).
    c. Empurrar a comadre para baixo e em direção ao paciente (Fig. 14-4, B).
    d. Segurar a comadre firmemente e virar a pessoa de costas. Ter certeza de que a comadre estará centrada sob a pessoa.
15. Retornar os lençóis para a posição apropriada.
16. Elevar a cabeceira da cama para que a pessoa esteja sentada.
17. Ter certeza que a pessoa esta corretamente posicionada sobre a comadre (Fig. 14-5)
18. Elevar as grades laterais.
19. Deixar o papel higiênico e a campainha de chamada ao alcance.
20. Solicitar ao paciente para avisar quando acabar ou se necessitar ajuda.
21. Deixar o quarto e fechar a porta. Lavar as mãos.
22. Retornar quando a pessoa sinalizar. Bater antes de entrar.
23. Abaixar a grade lateral e a cabeceira da cama.
24. Calçar as luvas.
25. Solicitar para o paciente elevar as nádegas. Remover a comadre ou segurar a comadre firmemente, virando a pessoa para o lado contrário.
26. Limpar a área genital, se o paciente não puder fazê-lo. Limpar da frente para trás com o papel higiênico. Usar um papel limpo de cada vez. Realizar o cuidado perineal, se necessário.
27. Cobrir a comadre. Levá-lo para o banheiro ou expurgo. Levantar as grades laterais antes de sair do lado do leito.
28. Controlar o volume da urina, se a pessoa está com controle hídrico — ganhos e perdas (G & P) (Capítulo 16). Colher a amostra da urina, se necessário. Observar a cor, quantidade e característica da urina ou fezes.
29. Esvaziar e enxaguar a comadre. Limpá-la com um desinfetante.
30. Remover as luvas.
31. Retornar a comadre, limpar o protetor e colocar ao lado da cama.
32. Ajudar a pessoa a lavar as mãos.

Pós-procedimento

33. Ter certeza de que a pessoa está confortável.
34. Colocar a campainha de chamada ao alcance.
35. Elevar ou abaixar as grades laterais, conforme as instruções da enfermeira.
36. Abaixar a cama para sua posição mais baixa.
37. Retirar os acessórios utilizados para manter a privacidade da pessoa.
38. Seguir as recomendações da instituição quanto aos lençóis sujos.
39. Lavar as mãos.
40. Relatar as observações à enfermeira.

Urinol

Para urinar, homens podem utilizar o dispositivo denominado urinol, que possui um tipo de alça para ser segurado com a mão. A alça pode ser utilizada para pendurar o urinol na grade lateral, ao alcance da pessoa (Fig. 14-6). O urinol é utilizado quando a pessoa está deitada na cama, sentada na beira da cama ou de pé. Homens permanecem de pé, se possível.

O urinol deve ser esvaziado para evitarem-se odores e proliferação de microrganismos. Assim, um urinol cheio de uri-

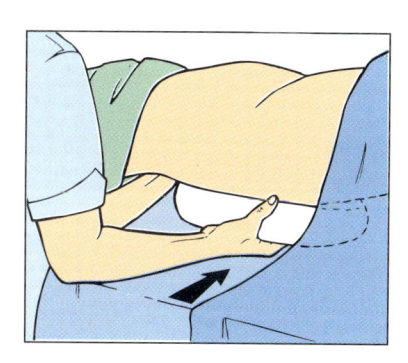

Figura 14-3
A pessoa levanta as nádegas da cama, com o auxílio da auxiliar de enfermagem. A comadre é colocada sob a pessoa.

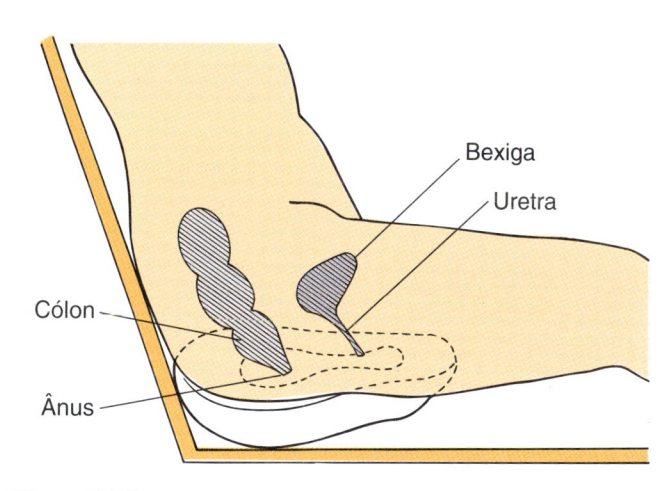

Figura 14-5
A pessoa deve ficar posicionada na comadre, de forma que o ânus e a uretra estejam diretamente em direção à abertura.

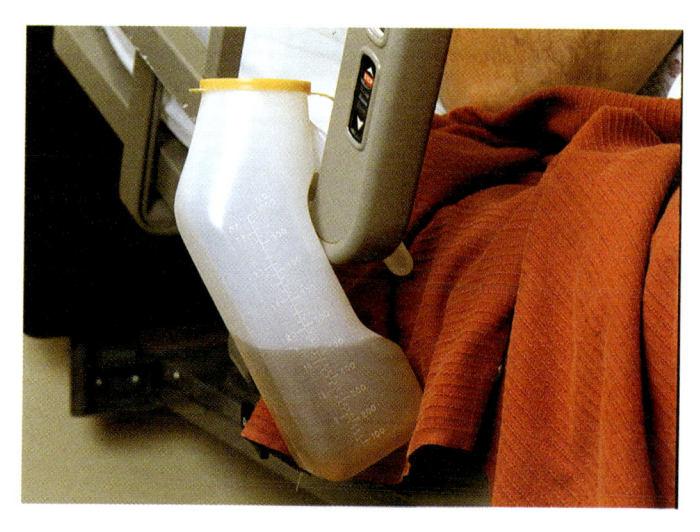

Figura 14-6
Urinol pendurado na grade lateral da cama, ao alcance da pessoa.

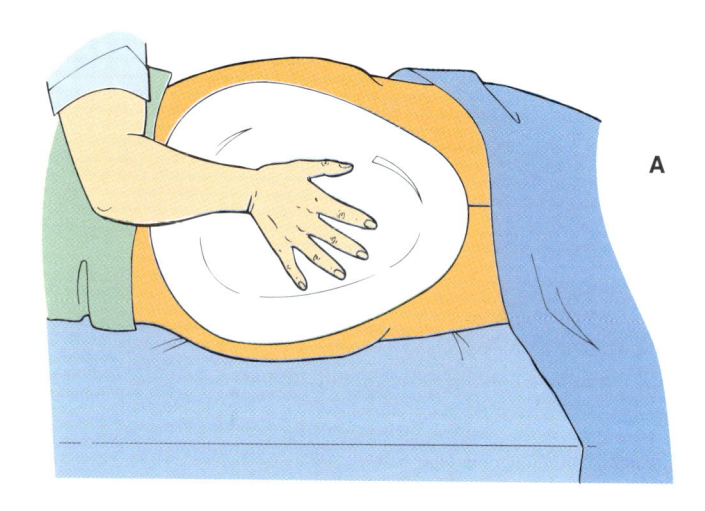

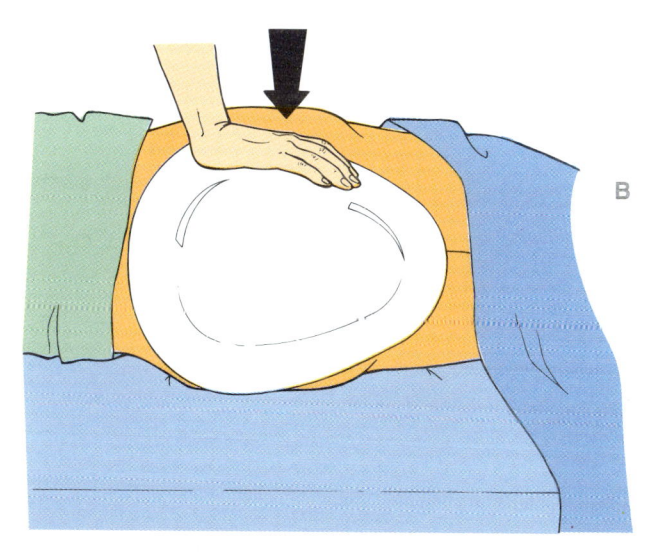

Figura 14-4
A, Posicionar a pessoa para um lado e colocar a comadre firmemente contra as nádegas. B, Empurrar para baixo a comadre e virar a pessoa.

na é um dispositivo com aspecto e odor desagradáveis, que pode facilmente ser derrubado, causando acidente. Os urinóis devem ser limpos da mesma forma que a comadre.

Cadeira com comadre

Uma cadeira com comadre é uma cadeira portátil ou cadeira de rodas com uma abertura para a comadre ou reservatório similar (Fig. 14-7). É usada por pessoas incapacitadas de andar até o banheiro. Essa cadeira permite uma posição normal para eliminação. A comadre ou reservatório é limpo depois do uso, tal como uma comadre comum.

OFERECENDO O URINOL

PROCEDIMENTO

1. Propiciar a privacidade.
2. Determinar se o paciente ficará de pé ou permanecerá na cama.
3. Dar à pessoa o urinol, caso esteja no leito. Ele deverá inclinar a base para baixo para prevenir que respingue.
4. Se o paciente for ficar de pé, fazer o seguinte:
   a. Ajudá-lo a sentar-se na lateral da cama.
   b. Calçar os chinelos.
   c. Ajudá-lo a levantar-se.
   d. Propiciar sustentação, se o paciente estiver instável.
   e. Oferecer o urinol.
5. Se o paciente puder ficar de pé, fazer o seguinte:
   a. Posicionar o urinol entre as suas pernas, se necessário.
   b. Posicionar o pênis no urinol, caso o paciente não possa segurar o urinol. (Calçar as luvas para este passo.)
6. Cobri-lo para favorecer privacidade.
7. Deixar a campainha de chamada ao seu alcance. Pedir ao paciente para dar um sinal quando terminar ou quando necessitar de ajuda.
8. Lavar as suas mãos. Sair do quarto e fechar a porta.
9. Retornar quando o paciente sinalizar. Bater na porta antes de entrar.
10. Calçar as luvas.
11. Cobrir o urinol. Levá-lo para o banheiro ou expurgo.
12. Medir a quantidade de urina se houver prescrição de controle de G & P. Colher amostra de urina, se necessário. Observar a cor, a quantidade e a característica da urina.
13. Esvaziar o urinol e enxaguá-lo com água fria. Limpá-lo com desinfetante.
14. Remover as luvas.
15. Retornar o urinol para a lateral da cama.
16. Auxiliar o paciente a lavar as mãos.

PÓS-PROCEDIMENTO

17. Certificar-se de que o paciente sente-se confortável.
18. Elevar as grades laterais conforme orientação da enfermeira.
19. Deixar a campainha de chamada ao alcance.
20. Retirar os acessórios utilizados para manter a privacidade do paciente.
21. Lavar as mãos.
22. Relatar as observações à enfermeira.

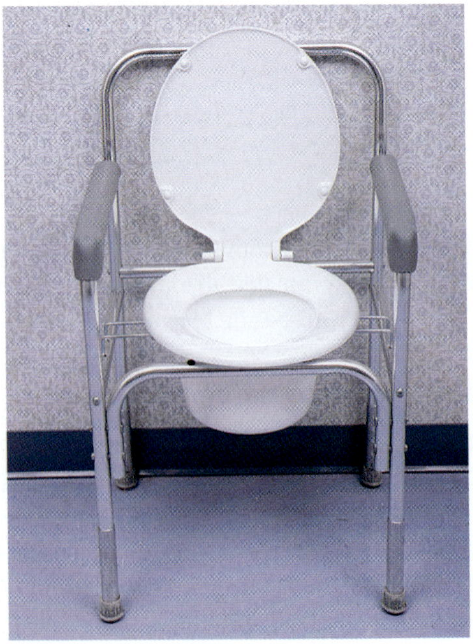

Figura 14-7
A cadeira com comadre tem um local para sentar com um reservatório. O reservatório desprende-se do assento para ser esvaziado.

AJUDANDO O PACIENTE NO USO DA CADEIRA COM COMADRE

PRÉ-PROCEDIMENTO

1. Explicar o procedimento à pessoa.
2. Propiciar a privacidade.
3. Providenciar o seguinte:
   - Cadeira com comadre.
   - Papel higiênico.
   - Toalha de banho.
   - Luvas descartáveis.

PROCEDIMENTO

4. Trazer a cadeira com comadre perto da cama. Remover o assento da cadeira e a tampa do recipiente.
5. Ajudar a pessoa a sentar-se na lateral da cama.
6. Ajudar a pessoa a vestir o roupão e a calçar os chinelos.
7. Colocar a pessoa na cadeira com comadre.
8. Colocar a toalha em volta da pessoa, para que permaneça aquecida.
9. Deixar o papel higiênico e a campainha de chamada ao seu alcance.
10. Dizer à pessoa para avisar quando acabar ou necessitar de ajuda.
11. Lavar as mãos. Sair da sala e fechar a porta.
12. Retornar quando a pessoa chamar. Bater na porta antes de entrar.
13. Calçar as luvas.
14. Ajudar a pessoa a limpar a região genital, se indicado. Remover as luvas.
15. Ajudar a pessoa a retornar para a cama. Remover o roupão e os chinelos. Levantar as grades laterais, se orientado pelas enfermeiras.
16. Calçar um par de luvas. Cobrir e remover o recipiente da cadeira com comadre. Limpar a cadeira com comadre, se necessário.
17. Levar o recipiente para o banheiro ou expurgo.
18. Checar a cor, a quantidade e a característica da urina e das fezes. Medir a urina se o controle de G & P for prescrito. Colher a amostra da urina, se necessário.
19. Limpar e desinfetar a cadeira com comadre. Remover as luvas.
20. Retornar o recipiente para a cadeira com comadre. Retornar outros equipamentos para o local apropriado.
21. Retornar a cadeira com comadre para o local apropriado.
22. Auxiliar a pessoa a lavar as mãos.

PÓS-PROCEDIMENTO

23. Ter certeza de que a pessoa está confortável e que a campainha de chamada esteja ao seu alcance.
24. Levantar ou abaixar as grades laterais, conforme prescrição da enfermagem.
25. Retirar os acessórios utilizados para manter a privacidade da pessoa.
26. Seguir as recomendações da instituição referente a roupas sujas.
27. Lavar as mãos.
28. Relatar suas observações à enfermeira.

INCONTINÊNCIA URINÁRIA

Incontinência urinária é a inabilidade para controlar a passagem da urina da bexiga. Ela pode ser temporária ou permanente. Há diferentes tipos de incontinência.

- **Incontinência total** quando há contínua perda de urina da bexiga. A passagem da urina não pode ser prevista.
- **Incontinência por estresse** é a perda de pequenas quantidades de urina (menos que 50 ml). Freqüentemente chamada de gotejamento, pode ocorrer quando a pessoa ri, espirra, tosse ou faz força ou outros exercícios físicos.
- **Incontinência de urgência** é a passagem involuntária de urina depois de sentir uma forte vontade de evacuar. A pessoa não pode parar de urinar e não consegue ir ao banheiro a tempo.

- **Incontinência funcional** é a passagem da urina involuntária e imprevista da bexiga, quando não é possível ou não tem habilidade para usar o banheiro, comadre, urinol ou cadeira com comadre. Outras causas são imobilidade, limitações, não-resposta às chamadas pela campainha, não alcance à campainha para chamada, não saber onde encontrar o banheiro e dificuldade de remover roupas.

A incontinência é desagradável, pois as roupas ficam molhadas, produzindo odores e a pessoa sente-se desconfortável, sendo que podem também ocorrer irritação, infecção ou úlcera de pressão.

O plano de cuidado da pessoa deve ser seguido e a atenção com a pele é essencial, bem como providenciar roupas e lençóis secos. Seguir os passos para manter eliminação urinária normal previne incontinência em algumas pessoas. Outros necessitam de programas de treinamento de bexiga. Alguns necessitam de cateteres. Calça plástica ou protetor para incontinência (Fig.14-8) podem ajudar a pessoa a manter-se seca.

SONDAS OU CATETERES

Um cateter ou sonda é um tubo plástico ou de borracha que drena ou injeta fluidos por meio de um orifício no corpo. Uma sonda urinária é inserida pela uretra na bexiga para drenar a urina.

A sonda vesical (cateter de Foley) é colocada dentro da bexiga para drenar a urina constantemente na bolsa de drenagem ou bolsa coletora (Fig. 14-9). A sonda é conectada por meio de um tubo à bolsa coletora. A inserção da sonda (cateterização) é feita por profissionais capacitados, como médicos, enfermeiros ou auxiliares de enfermagem.

O profissional pode cuidar de pessoas com sondas vesicais. Os passos relacionados no Quadro 14-2 objetiva promover conforto e segurança à pessoa.

Cuidado com as sondas

Os cuidados com as sondas vesicais incluem cuidados com o próprio dispositivo e sítio de inserção. É indicada a realização de cuidado perineal diariamente e após eliminação intestinal. Drenagem vaginal também pode requerer cuidados freqüentes com o períneo. O procedimento seguinte apresenta um método de realização de cuidado com a sonda. Entretanto, o profissional precisa seguir as recomendações e o plano de cuidado do paciente.

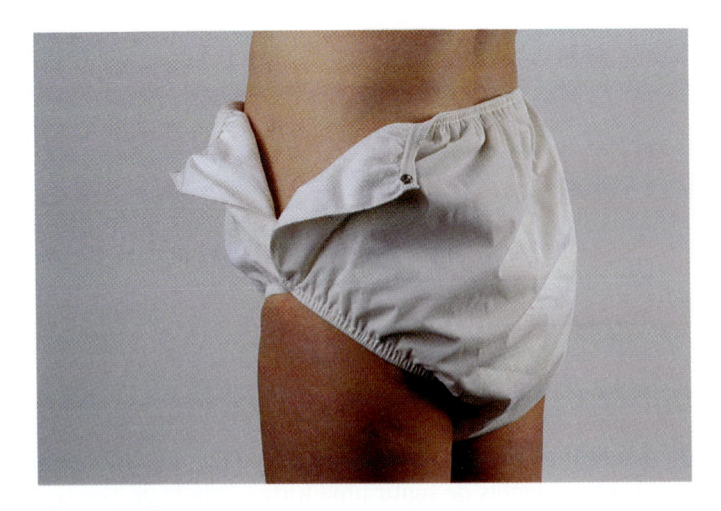

Figura 14-8
Calça plástica (protetor de incontinência).

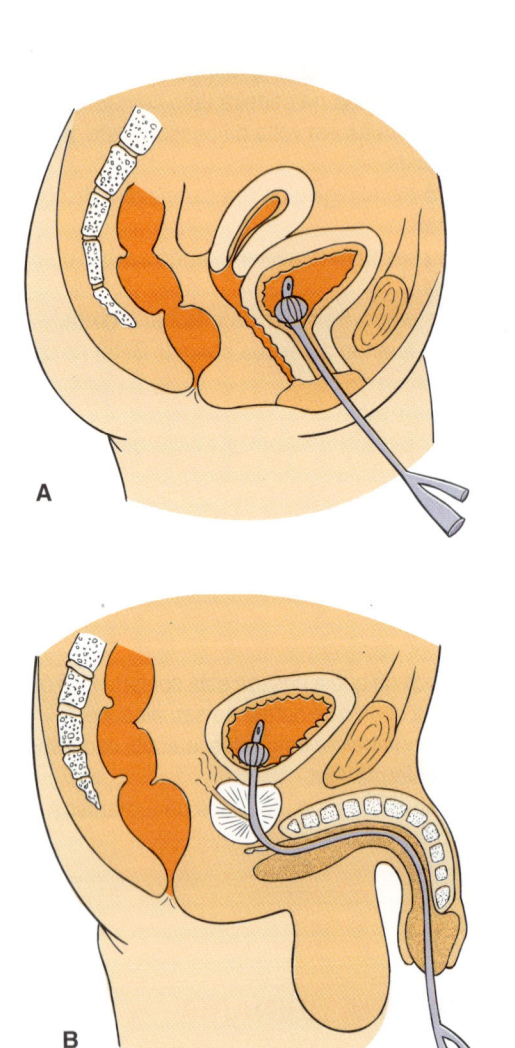

Figura 14-9
A, A Sonda de Foley na bexiga feminina. O balão insuflado na ponta previne a saída da sonda pela uretra. B, Uma sonda de Foley com o balão insuflado em uma bexiga masculina.

QUADRO 14-2 ORIENTAÇÕES PARA PESSOAS COM SONDAGEM VESICAL

- Seguir as orientações de assepsia médica, precauções-padrão e padrão de patógenos veiculados pelo sangue.
- Assegurar que a urina está fluindo livremente por meio da sonda ou extensão. A extensão não deve ter dobras. A pessoa não deve deitar-se sobre as extensões.
- Manter a bolsa de drenagem abaixo da bexiga, prevenindo que a urina volte para dentro da bexiga. Amarrar a bolsa de drenagem à estrutura da cama. Nunca prender a bolsa de drenagem na grade lateral.
- Enrolar o tubo de drenagem sobre a cama e fixar no lençol (Fig.14-10).
- Fixar a sonda na coxa da pessoa (ver Fig. 14-10). Ou fixar no abdômen do homem. Fitas adesivas são usadas para fixar as sondas.
- Checar vazamentos. Checar o local onde a sonda está conectada com a bolsa de drenagem. Relatar qualquer vazamento para a enfermeira imediatamente. Providenciar o cuidado com a sonda, se prescrito.
- Prover cuidado perineal diariamente e após a eliminação intestinal.
- Esvaziar a bolsa de drenagem a cada final de turno ou de acordo com a orientação da enfermeira.
- Usar um cálice de medida para cada paciente.
- Não deixar a abertura da bolsa de drenagem tocar em nenhuma superfície.
- Relatar dúvidas imediatamente, incluindo a presença de dor, ardor, necessidade de micção e irritação. Também relatar cor da urina, consistência, odor e presença de partículas.

ESVAZIANDO A BOLSA DE DRENAGEM URINÁRIA

PRÉ-PROCEDIMENTO

1. Providenciar os seguintes equipamentos:
   - Cálice de medida.
   - Luvas descartáveis.
2. Lavar as mãos.
3. Explicar o procedimento ao paciente.
4. Identificar a pessoa. Checar a identificação do bracelete e chamar a pessoa pelo seu nome.
5. Favorecer privacidade.

PROCEDIMENTO

6. Calçar as luvas.
7. Colocar o cálice de medida (graduado) para que a urina seja colhida quando o dreno estiver aberto.
8. Abrir a pinça na ponta da bolsa de drenagem.
9. Deixar toda a urina drenar no cálice. Não deixar o dreno tocar no cálice (Fig. 14-11).
10. Fechar a pinça. Recolocar o dreno fechado no fecho da bolsa (Fig. 14-10).
11. Medir a urina.
12. Lavar o cálice e retorná-lo ao seu lugar.
13. Remover as luvas e lavar as mãos.
14. Registrar a hora e quantidade de urina drenada no prontuário.

PÓS-PROCEDIMENTO

15. Retirar os acessórios utilizados para manter a privacidade da pessoa.
16. Relatar a quantidade de urina e outras observações.

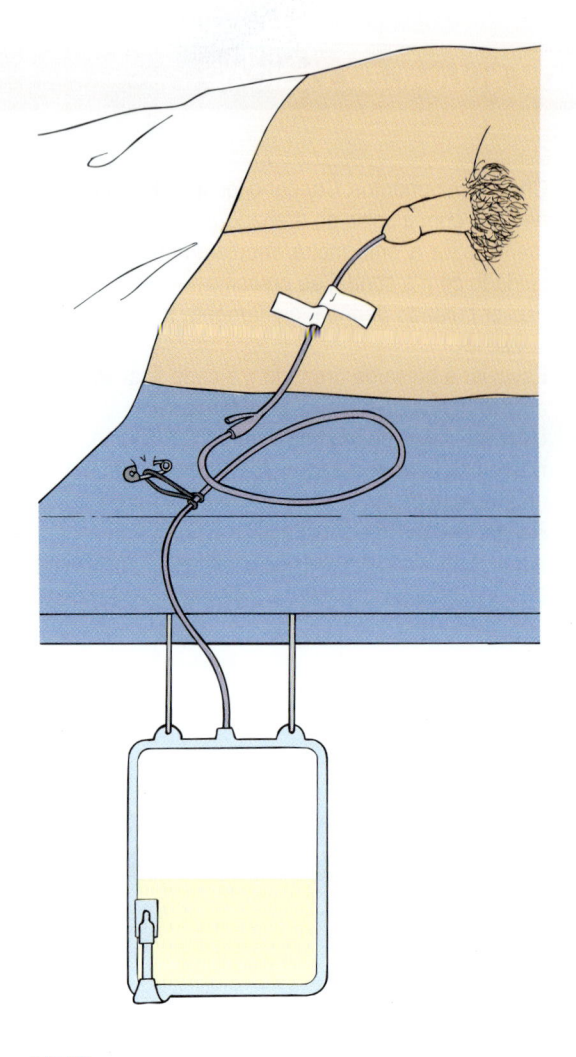

Figura 14-10
A extensão de drenagem é enrolada sobre a cama e fixada com alfinete no lençol para que a urina flua livremente. Um elástico é colocado em volta do tubo e é dado um nó. Um alfinete de segurança é passado de um lado para o outro e fixado no lençol. A sonda é fixada com uma fita adesiva na coxa da pessoa. É deixada folga suficiente na sonda para prevenir fricção na uretra.

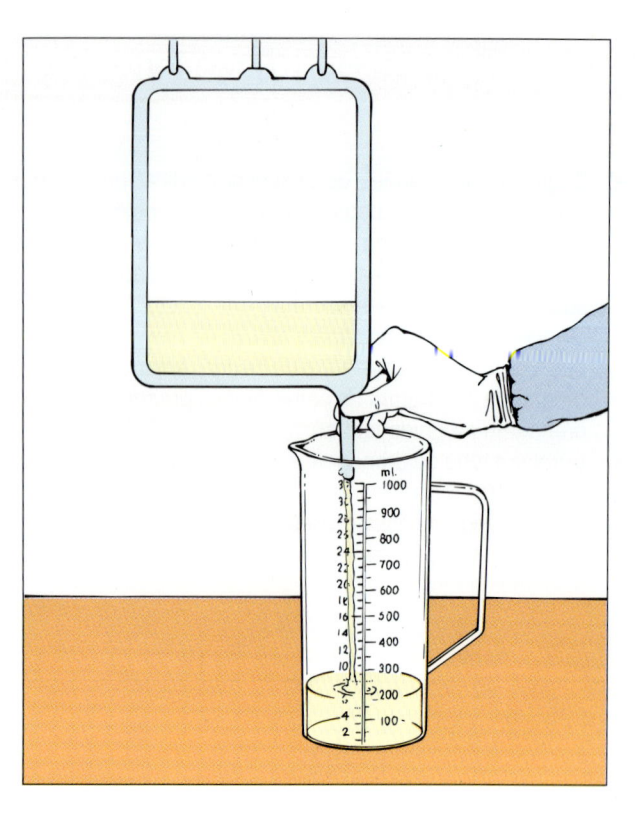

Figura 14-11
A pinça da bolsa de drenagem é aberta e o dreno é direcionado para dentro do cálice. O dreno não deve tocar dentro do cálice.

O uripen

Este cateter é frequentemente usado em homens incontinentes. Um uripen é uma cobertura de borracha macia que fica ao redor do pênis. Um tubo conecta o uripen com a bolsa de drenagem. Moradores de instituições de cuidados prolongados e pessoas cuidadas em casa podem preferir usar coletores de perna durante o dia (Fig. 14-14).

CUIDANDO DA SONDA VESICAL

PRÉ-PROCEDIMENTO

1. Explicar o procedimento à pessoa.
2. Lavar as mãos.
3. Providenciar o seguinte:
   - Material para o cuidado com o períneo.
   - Luvas descartáveis.
   - Protetor de cama descartável.
   - Toalha de banho.
4. Identificar a pessoa. Checar a identificação do bracelete com o prontuário.
5. Favorecer privacidade.
6. Elevar a cama no melhor nível para uma boa mecânica corporal.

CUIDANDO DA SONDA VESICAL – CONTINUAÇÃO

PROCEDIMENTO

7. Abaixar as grades laterais.
8. Cobrir a pessoa com uma toalha de banho. Dobrar a ponta do lençol para os pés da cama.
9. Posicionar a pessoa para cuidado perineal (ver Fig. 12-19).
10. Dobrar a toalha de banho entre as pernas para exposição da área genital.
11. Colocar o protetor de cama. Pedir à pessoa para flexionar os joelhos e elevar as nádegas, fazendo força para baixo com os pés.
12. Calçar as luvas. Realizar o cuidado com o períneo.
13. Separar os grandes e pequenos lábios (feminino) ou retrair a prepúcio (masculino), tal como na Figura 14-12.

Checar a presença de crostas, drenagem anormal ou secreções.

14. Limpar a sonda do meato para baixo, aproximadamente 10 cm (Fig. 14-13). Usar bolas de algodão, sabão e água. Evitar tracionar ou introduzir a sonda. Repetir, se necessário, a limpeza com o algodão. Retornar o prepúcio para a posição normal.
15. Assegurar-se de que a sonda esteja corretamente fixada. Enrolar e fixar o tubo (ver Fig. 14-10).
16. Remover o protetor de cama.
17. Remover as luvas.
18. Cobrir a pessoa e remover a toalha de banho.
19. Ter certeza de que a pessoa está confortável e se a campainha está ao seu alcance.

PÓS-PROCEDIMENTO

20. Abaixar a posição da cama.
21. Levantar ou abaixar as grades laterais, de acordo com as instruções da enfermeira.
22. Limpar e retornar o material para o local apropriado. Desprezar itens descartáveis.
23. Retirar os acessórios utilizados para manter a privacidade da pessoa.
24. Seguir recomendações da instituição para roupas sujas.
25. Lavar as mãos.
26. Relatar as observações à enfermeira.

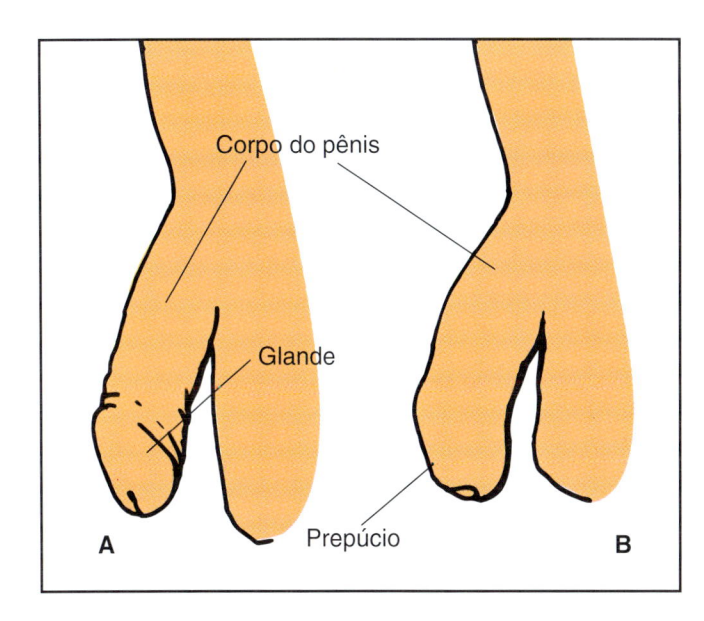

Figura 14-12
A, Homem com postectomia. B, Homem sem postectomia.

Um uripen deve ser trocado diariamente. As instruções do fabricante são seguidas quando da colocação de um uripen. Uma fita elástica é usada para fixar o uripen no local, que se expande quando o pênis muda de tamanho, permitindo o fluxo sangüíneo para o pênis. Nunca é utilizada fita adesiva para segurar o uripen, pois esta não expande e o fluxo sangüíneo será interrompido, causando lesões no pênis. Assepsia médica e as precauções-padrão são seguidas quando retirar ou colocar o uripen, bem como o padrão de patógenos veiculados pelo sangue.

REEDUCAÇÃO DA BEXIGA

Os programas de reeducação da bexiga são desenvolvidos para pessoas com incontinência urinária. O objetivo é o controle voluntário para urinar. Há dois métodos básicos para a reeducação da bexiga.

Em um, a pessoa usa o banheiro, comadre, urinol ou cadeira com comadre em intervalos esquematizados. São da-

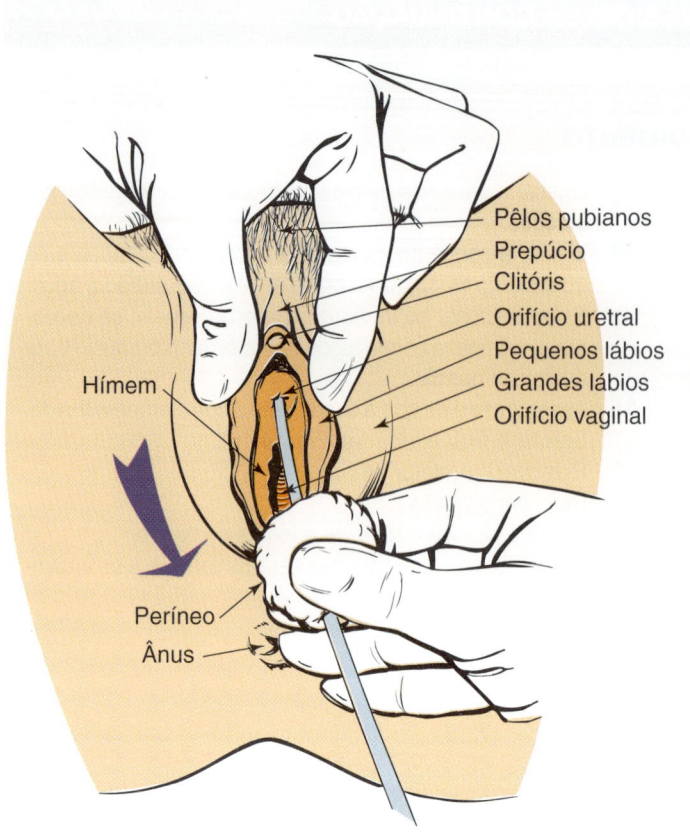

Figura 14-13
A sonda é limpa iniciando-se do meato. Aproximadamente 10 cm da sonda são limpos.

Figura 14-14
Um uripen é ligado a um coletor de perna.

dos à pessoa 15 a 20 minutos para iniciar a micção. Os passos para manter a micção normal são seguidos.

O segundo método é usado para aqueles com sonda. A sonda é pinçada (Fig. 14-16) para prevenir a drenagem da urina para fora da bexiga. A sonda é inicialmente pinçada por uma hora. Então é pinçada por períodos maiores progressivamente. Eventualmente a sonda é removida.

INSTALANDO UM URIPEN

PRÉ-PROCEDIMENTO

1 Explicar o procedimento ao homem.
2 Lavar as mãos.
3 Providenciar o seguinte material:
- Uripen.
- Fita elástica.
- Saco de drenagem ou coletor de perna.
- Bacia com água morna.
- Sabão.
- Toalha.
- Compressas.
- Toalha de banho.
- Luvas descartáveis.
- Protetor de cama descartável.
- Toalhas de papel.

4 Arrumar as toalhas de papel e os equipamentos sobre a mesa.
5 Propiciar a privacidade.
6 Levantar a cama a um melhor nível para uma boa mecânica corporal.

INSTALANDO UM URIPEN — CONTINUAÇÃO

PROCEDIMENTO

7. Abaixar a grade lateral.
8. Cobrir a pessoa com uma toalha de banho. Trazer a ponta dos lençóis para o pé da cama.
9. Pedir à pessoa para elevar suas nádegas da cama, ou virá-la para o outro lado.
10. Colocar o protetor de cama.
11. Pedir à pessoa para abaixar suas nádegas ou retorná-la à posição.
12. Trazer a ponta do lençol para cima, a fim de cobrir seus joelhos e a parte inferior das suas pernas.
13. Prender com segurança o saco de drenagem na estrutura da cama ou preparar um coletor para a perna. Certificar-se de que o dreno está fechado.
14. Levantar a toalha de banho para expor a área genital.
15. Calçar as luvas.
16. Remover o uripen.
    a. Remover a fita e enrolar a bainha do uripen para fora do pênis.
    b. Desconectar o tubo de drenagem do uripen.
    c. Descartar a fita e o uripen.
17. Realizar o cuidado perineal (veja "Realizando Cuidados Perineais em Homens", p. 179). Observar o pênis para evitar rachaduras de pele ou irritação. Ter certeza que o pênis está seco.
18. Remover o protetor da parte de traz do uripen para expor a fita adesiva.
19. Segurar o pênis firmemente. Desenrolar o uripen sobre o pênis. Deixar o espaço de 2,5 cm entre o pênis e o fim do uripen.
20. Prender o uripen com fita elástica. Aplicar a fita em espiral (Fig. 14-15). A fita não deve ficar completamente ao redor do pênis.
21. Conectar o uripen ao tubo de drenagem. Enrolar o tubo sobre a cama, conforme mostrado na Figura 14-10, ou amarrar o coletor de perna.
22. Remover o protetor de cama.
23. Remover as luvas.

PÓS-PROCEDIMENTO

24. Retornar os lençóis e remover a toalha de banho.
25. Ter certeza de que a pessoa está confortável.
26. Colocar a campainha de chamada ao seu alcance.
27. Abaixar o nível da cama.
28. Elevar ou abaixar as grades laterais da cima, conforme prescrição da enfermeira.
29. Limpar e retornar a bacia e outros equipamentos para o local adequado.
30. Retirar os acessórios utilizados para manter a privacidade da pessoa.
31. Levar a bolsa, o tubo coletor e itens descartáveis para o local apropriado. Medir e registrar a quantidade de urina no saco. Usar as precauções-padrão.
32. Lavar as mãos.
33. Relatar as observações.

COLETANDO E ANALISANDO AMOSTRAS DE URINA

Os exames de urina são utilizados pelos médicos para realização de diagnósticos ou avaliação do tratamento. Há muitos tipos de amostras. O Quadro 14-3 apresenta uma lista de passos a serem seguidos para coleta de amostras.

Amostra de urina

A amostra de urina é coletada para a análise de urina. Nenhum preparo especial é necessário, podendo ser coletada a qualquer momento. Muitas pessoas podem colher a própria amostra. Pessoas muito fracas ou doentes podem necessitar de assistência.

Amostra estéril

A amostra estéril é também chamada uma amostra de jato médio ou uma amostra limpa. A área perineal é limpa antes de colher a amostra, a fim de reduzir o número de microrganismos na área uretral quando a amostra é colhida. A pessoa começa a urinar no banheiro, comadre, urinol ou cadeira com comadre. Então o jato é interrompido e o frasco coletor de urina é posicionado. A pessoa urina dentro do frasco até a amostra ser obtida.

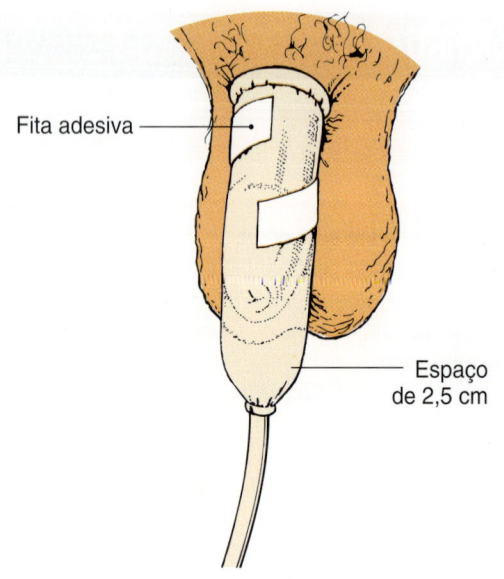

Figura 14-15
A fita adesiva é aplicada em forma de espiral para segurar o uripen ao pênis. Observar que existe um espaço de 2,5 cm entre o pênis e o final do cateter.

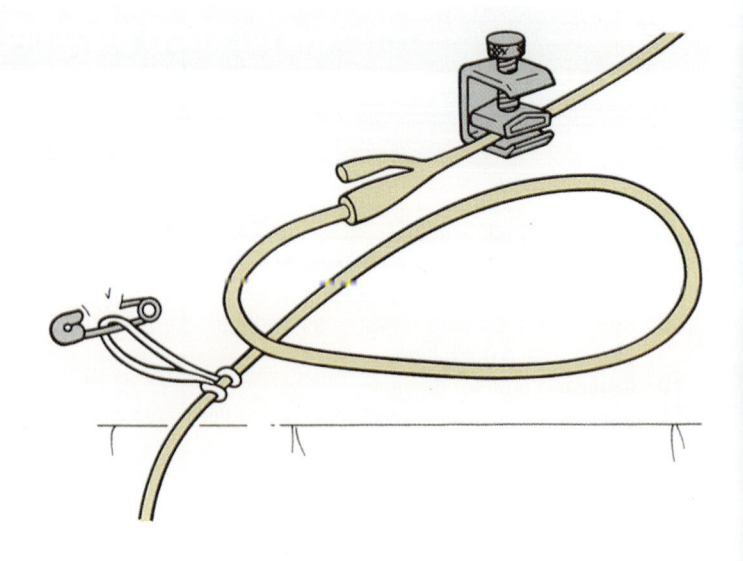

Figura 14-16
O pinçamento da sonda previne a saída da urina para fora da bexiga. A pinça é instalada diretamente na sonda – não no tubo de drenagem.

QUADRO 14-3 PASSOS PARA COLETAR AMOSTRAS DE URINA

- Lavar as mãos antes e depois da coleta da amostra.
- Seguir os passos de assepsia médica, precauções-padrão e o padrão de patógenos veiculados pelo sangue.
- Usar um frasco coletor de urina limpo para cada amostra.
- Identificar o frasco coletor de urina com as informações necessárias. As principais identificações são o nome da pessoa, quarto e número do leito, data e o horário da coleta do exame.
- Não tocar dentro do frasco coletor de urina ou na tampa.
- Colher a amostra no horário especificado.
- Solicitar à pessoa para não evacuar, enquanto a amostra é colhida.
- Solicitar a pessoa para colocar o papel higiênico no banheiro ou no cesto de lixo. A amostra não deve conter papel.
- Levar a amostra e a requisição para o laboratório ou ao local designado. O frasco coletor de amostra pode ser um saco plástico.

COLETANDO UMA AMOSTRA DE URINA

PRÉ-PROCEDIMENTO

1. Explicar o procedimento à pessoa.
2. Lavar as mãos.
3. Providenciar o seguinte:
   - Comadre e cobertor, ou urinol, ou coletor de amostra descartável.
   - Frasco coletor de amostra, tampa de etiqueta.
   - Luvas descartáveis.
   - Saco plástico.

COLETANDO UMA AMOSTRA DE URINA — CONTINUAÇÃO

PROCEDIMENTO

4. Colar a etiqueta de identificação no frasco coletor.
5. Colocar o frasco coletor e a tampa no banheiro ou expurgo.
6. Identificar a pessoa. Checar a pulseira de identificação com a folha de pedido de exame.
7. Promover privacidade.
8. Solicitar à pessoa para urinar no recipiente. Lembrá-lo(a) de colocar o papel higiênico no cesto de lixo ou no banheiro.
9. Calçar as luvas.
10. Levar o urinol ou comadre para ou banheiro ou expurgo.
11. Medir a quantidade de urina, para o controle de G & P, quando prescrito.
12. Colocar a amostra de urina dentro do frasco coletor, aproximadamente três quartos do frasco. Desprezar o excesso de urina.
13. Por a tampa no frasco coletor e colocá-lo em um saco plástico.
14. Limpar o urinol. Remover as luvas.
15. Retornar o urinol ao local apropriado.
16. Auxiliar a pessoa a lavar as mãos. Assegurar-se de que ele ou ela esteja confortável.

PÓS-PROCEDIMENTO

17. Elevar ou abaixar as grades laterais, de acordo com as instruções da enfermeira.
18. Colocar a campainha de chamada ao alcance e retirar os acessórios utilizados para manter a privacidade da pessoa.
19. Encaminhar a amostra e o pedido de exame para o laboratório.
20. Lavar as mãos.
21. Relatar suas observações à enfermeira.

COLETANDO UMA AMOSTRA DE URINA ESTÉRIL

PRÉ-PROCEDIMENTO

1. Explicar o procedimento à pessoa.
2. Lavar as mãos.
3. Providenciar o seguinte:
   - *Kit* para coleta de amostra estéril.
   - Luva descartável.
   - Urinol, comadre ou cadeira com comadre se a pessoa não pode usar o banheiro.
   - Saco plástico.

PROCEDIMENTO

4. Etiquetar o recipiente com a informação necessária.
5. Identificar a pessoa. Checar a pulseira de identificação com o pedido do exame.
6. Promover privacidade.
7. Deixar a pessoa completar o procedimento, se for capaz. Colocar a campainha de chamada ao alcance.
8. Ajudar se necessário. Oferecer a comadre ou ajudá-lo(a) a ir ao banheiro ou à cadeira com comadre. A pessoa deve usar um roupão ou um protetor, caso for se levantar.
9. Abrir o *kit*. Remover o frasco coletor e compressas. Calçar as luvas.
10. Limpar o pênis e a área perineal com as compressas ou outra solução específica.

COLETANDO UMA AMOSTRA DE URINA ESTÉRIL — CONTINUAÇÃO

PROCEDIMENTO

11. Manter os grandes lábios separados até a amostra ser coletada. Para homens não-postectomizados, manter o prepúcio retraído até ser coletada a amostra.
12. Coleta da amostra:
    a. Solicitar à pessoa para urinar dentro do recipiente.
    b. Solicitar a ele ou a ela para parar o jato.
    c. Manter o frasco coletor de amostra sob a pessoa.
    d. Solicitar a ele ou ela para urinar novamente.
    e. Solicitar à pessoa para parar o jato, quando a urina for coletada.
    f. Deixá-lo(a) finalizar a micção.
13. Colocar a tampa no frasco imediatamente. Não tocar no interior da tampa. Colocar o frasco dentro de um saco plástico.
14. Ajudar a pessoa a limpar a área perineal. Retornar o prepúcio para a sua posição normal.
15. Seguir os passos 14 a 21 do procedimento "Coletando uma Amostra de Urina", p. 216.

Amostra de urina de 24 horas

Toda urina eliminada durante o período de um dia é coletada para amostra de 24 horas de urina. A urina é resfriada no gelo ou refrigerada durante o período de coleta, a fim de prevenir o crescimento de microrganismos. Um conservante é adicionado ao recipiente de coleta para alguns testes.

COLETANDO UMA AMOSTRA DE URINA DE 24 HORAS

PRÉ-PROCEDIMENTO

1. Checar o procedimento com a enfermeira.
2. Explicar o procedimento à pessoa.
3. Lavar as mãos.
4. Providenciar o seguinte:
   - Frasco de coleta de urina de 24 horas.
   - Conservante do laboratório, se necessário.
   - Balde com gelo, se necessário.
   - Duas etiquetas de amostra de urina de 24 horas.
   - Funil.
   - Urinol, comadre, cadeira com comadre ou coletor de amostra.
   - Luvas descartáveis.
   - Recipientes com medidas.

PROCEDIMENTO

5. Etiquetar o frasco de amostra.
6. Identificar a pessoa. Checar a identificação da pulseira com o pedido de exame.
7. Arrumar o equipamento no banheiro ou no expurgo.
8. Colocar uma etiqueta de amostra de 24 horas em um lugar apropriado no banheiro ou expurgo. Deixar a outra perto da cama.
9. Oferecer a comadre ou urinol, ou ajudar a pessoa a ir ao banheiro ou cadeira com comadre ao lado da cama. A pessoa deve usar um roupão ou protetor quando se levantar da cama.
10. Solicitar à pessoa que urine.
11. Descartar a amostra (usar as luvas para este passo) e observar a hora. Isto inicia o período da coleta de 24 horas.
12. Limpar a comadre, o urinol, a cadeira com comadre ou coletor de amostra.
13. Remover as luvas.

COLETANDO UMA AMOSTRA DE URINA DE 24 HORAS – CONTINUAÇÃO

PROCEDIMENTO

14. Marcar a hora de início do exame e o horário do término no quarto e no banheiro. Marcar também o frasco de coleta de exame.
15. Solicitar à pessoa para usar a comadre, o urinol, a cadeira com comadre ou o coletor de amostra, quando urinar nas próximas 24 horas. Dizer à pessoa para fazer um sinal quando precisar urinar. Lembrá-lo(a) de não evacuar ao mesmo tempo e não colocar o papel higiênico no frasco de coleta.
16. Medir a urina se o controle de G & P estiver prescrito. Usar um frasco com medidor a cada vez.
17. Despejar a urina no frasco de coleta usando um funil. Não poderá haver perda de urina. O exame deve ser reiniciado se a urina for derramada ou desprezada.
18. Adicionar gelo à bacia, se necessário.
19. Solicitar ao paciente para urinar ao final do período de 24 horas. Despejar a urina no frasco de amostra.
20. Agradecer à pessoa pela colaboração.
21. Seguir os passos 14 a 21 do procedimento "Coletando uma Amostra de Urina", p. 216.

Amostra de urina para duplo teste

Coleta de amostra de urina fresca fracionada é o outro termo utilizado para coleta de urina para duplo teste. A pessoa urina duas vezes, na primeira vez esvazia da bexiga a urina armazenada, após 30 minutos, a pessoa urina novamente. A urina "fresca" foi coletada na bexiga desde a primeira

COLETANDO AMOSTRA PARA DUPLO-TESTE

PRÉ-PROCEDIMENTO

1. Explicar o procedimento ao paciente.
2. Lavar as mãos.
3. Providenciar o seguinte:
   - Comadre, urinol, cadeira com comadre ou coletor de amostra descartável.
   - Dois frascos coletores de amostra.
   - Frasco para exame de urina.
   - Luvas descartáveis.
4. Identificar a pessoa. Checar a pulseira de identificação com o cartão de tratamento.
5. Promover a privacidade.

PROCEDIMENTO

6. Oferecer a comadre ou urinol, ou ajudar a pessoa a ir ao banheiro ou cadeira com comadre. Um roupão ou protetor deve ser utilizado, quando a pessoa ficar de pé.
7. Solicitar ao paciente para urinar.
8. Calçar as luvas.
9. Levar o recipiente para o banheiro ou para o expurgo.
10. Medir a urina, se o controle de G & P for prescrito. Despejar um pouco de urina no frasco coletor de urina.
11. Avaliar a amostra, no caso da segunda urina não poder ser avaliada. Descartar a urina.
12. Limpar o frasco. Remover as luvas.
13. Retornar o frasco ao seu local apropriado.
14. Auxiliar a pessoa a lavar as mãos.
15. Solicitar à pessoa para tomar 250 ml de água.
16. Assegurar-se de que o paciente está confortável, as grades laterais levantadas, se necessário e a campainha de chamada ao seu alcance. Retirar os acessórios utilizados para manter a privacidade da pessoa.
17. Lavar as mãos.
18. Retornar ao quarto em 20 a 30 minutos.
19. Repetir os passos de 5 a 17.
20. Relatar os resultados do segundo teste e alguma outra observação à enfermeira.

micção. A segunda micção é usualmente uma quantidade muito pequena ou "fracionada" de urina. Amostras de urina para duplo teste são usadas para avaliar a glicosúria (glicose) ou cetonúria (cetonas).

Teste de urina

Diabete melito é uma doença crônica, na qual o pâncreas falha na produção de insulina. A quantidade insuficiente de insulina interfere na transformação de açúcar em energia, pelo corpo. O açúcar vai para o sangue se não for utilizado e alguma quantidade de açúcar aparece na urina. Glucosúria ou glicosúria significa açúcar (*glucos*, *glicos*) na urina (*uria*).

A pessoa diabética pode apresentar também **cetonas** (corpos cetônicos) na urina, devido à rápida quebra de gordura para produção de energia. A gordura é utilizada na produção de energia se o organismo não puder usar o açúcar devido a falta de insulina. A urina também é usada para testes cetônicos.

O médico prescreve o tipo e a freqüência do exame de urina. Normalmente são feitos quatro vezes por dia; 30 minutos antes de cada refeição e na hora de dormir. O médico

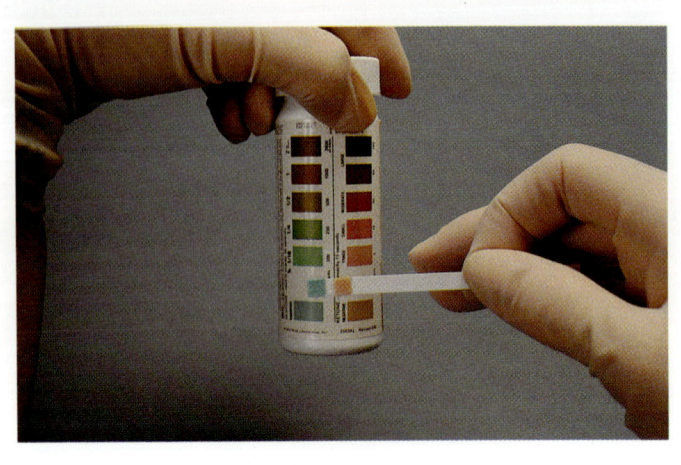

Figura 14-17
Fita reagente para teste de glicosúria e cetonúria.

TESTANDO A URINA PARA PRESENÇA DE GLICOSE OU CETONAS

PRÉ-PROCEDIMENTO

1 Explicar o procedimento à pessoa.
2 Lavar as mãos.
3 Identificar a pessoa. Checar a pulseira de identificação com o cartão de tratamento.

PROCEDIMENTO

4 Providenciar o seguinte:
   a Coletor de urina.
   b Fita reagente, conforme prescrição.
   c Luvas descartáveis.
5 Calçar as luvas.
6 Remover a fita do frasco. Colocar a tampa no frasco imediatamente. Assegurar-se de que esteja bem firme.
7 Mergulhar as duas áreas de teste da fita na amostra.
8 Remover a fita. As instruções do fabricante fornecem a informação do tempo que se deve manter a fita na urina.
9 Bater levemente na fita para retirar o excesso de urina.
10 Esperar o tempo indicado, de acordo com as especificações do fabricante.
   a Comparar a fita com o esquema de cores no frasco, para cetonas. Ler o resultado.
   b Comparar a fita com o cartão de cores no frasco, para glicose. Ler o resultado.
11 Desprezar os itens descartáveis e a amostra.

PÓS-PROCEDIMENTO

12 Limpar o equipamento. Remover as luvas.
13 Retornar o equipamento para o local apropriado.
14 Lavar as mãos.
15 Relatar os resultados e outras observações à enfermeira.

utiliza os resultados dos exames para regular a quantidade de medicamentos a serem administrados. Os resultados também são utilizados para regular a dieta da pessoa. O profissional precisa ter exatidão quando estiver avaliando a urina. Os resultados devem ser prontamente relatados à enfermeira. Amostras para duplo-teste são melhores para avaliar na glicosúria e cetonúria.

Há diferentes tipos de testes, onde se coloca a fita reagente na urina. A fita muda a cor quando reage com a urina, sendo, então, comparada ao esquema de cores no frasco (Fig. 14-17). Antes de iniciar o teste, solicitar à enfermeira que forneça as instruções específicas para avaliação da urina, por meio das instruções obtidas com cada fabricante.

Questões de revisão

Circule a melhor resposta.

1. Qual a afirmativa falsa?
   a. A cor da urina normalmente é amarela clara ou âmbar.
   b. A urina normalmente tem odor de amônia.
   c. As pessoas normalmente vão ao banheiro urinar, antes de deitar-se e ao levantar-se.
   d. Uma pessoa normalmente urina aproximadamente 1.500 ml por dia.

2. Qual dessas formas não é a adequada para manter uma eliminação normal?
   a. Ajudar a pessoa a assumir uma posição normal para urinar.
   b. Favorecer a privacidade.
   c. Ajudar a pessoa a ir ao banheiro ou à cadeira com comadre, ou providenciar a comadre ou urinol, assim que solicitado.
   d. Sempre ficar ao lado da pessoa que esteja usando a comadre.

3. A melhor posição para usar o urinol é:
   a. Posição supina.
   b. Posição de Fowler.
   c. Posição prona.
   d. Posição de Sims.

4. Incontinência urinária:
   a. É sempre permanente.
   b. Requer um bom cuidado com a pele.
   c. É tratado com sonda de demora.
   d. Todas as respostas acima.

5. Uma pessoa está utilizando uma sonda. Qual é a resposta incorreta?
   a. Manter a bolsa de drenagem acima do nível da bexiga.
   c. Ter certeza que a sonda não tenha dobras ou nós.
   d. Enrolar o tubo de drenagem sobre a cama.
   e. Prender a sonda com fita adesiva na região interna da coxa.

6. O Sr. York tem um uripen. A fita elástica é aplicada:
   a. Completamente ao redor do pênis.
   b. No lado interno da coxa.
   c. No abdômen.
   d. Em forma de espiral.

7. O objetivo do treinamento vesical é:
   a. Remover a sonda.
   b. Permitir que a pessoa ande até o banheiro.
   c. Ganhar controle voluntário da urina.
   d. Colher amostra da urina.

8. Quando o profissional colhe amostra de urina, deve:
   a. Etiquetar o frasco coletor de urina com as informações necessárias.
   b. Usar o frasco correto.
   c. Colher a amostra no horário especificado.
   d. Todas as informações anteriores.

9. O períneo deve ser limpo imediatamente antes de coletar uma:
   a. Amostra de urina.
   b. Amostra de urina estéril.
   c. Amostra de urina de 24 horas.
   d. Amostra para duplo teste.

10. A urina é testada para glicose e cetona:
    a. No horário de ir para a cama.
    b. Trinta minutos depois das refeições.
    c. Trinta minutos antes das refeições.
    d. Antes do café da manhã.

Respostas

1 b 2 d 3 b 4 b 5 a 6 d 7 c 8 d 9 b 10 c

Eliminação Intestinal

15

OBJETIVOS

- Definir os termos-chave listados neste capítulo.
- Definir evacuação normal, padrão normal e freqüência de produção intestinal.
- Especificar as observações sobre evacuação que devem ser relatadas à enfermeira.
- Identificar os fatores que afetam a produção intestinal.
- Descrever os problemas comuns de eliminação intestinal.
- Descrever as medidas que promovem conforto e segurança durante a evacuação.
- Descrever o treinamento intestinal.
- Descrever por que enemas são realizados e os passos para administrá-los.
- Conhecer as soluções de enemas comuns.
- Descrever como cuidar de uma pessoa com colostomia ou ileostomia.
- Realizar os procedimentos descritos neste capítulo.

TERMOS-CHAVE

Colostomia – Abertura artificial entre o cólon e a parede abdominal.

Constipação – Condição em que os movimentos intestinais são raros ou incompletos, havendo a passagem de fezes duras ou secas.

Enema – Introdução de fluido no reto e no cólon inferior.

Estoma – Abertura; ver colostomia e ileostomia.

Evacuação – Processo de excretar fezes do reto através do ânus; produção intestinal.

Diarréia – Passagem freqüente de fezes líquidas.

Fezes – Resíduos intestinais que foram excretados.

Fezes impactadas – Retenção prolongada e acúmulo de fezes no reto.

Flato – Gás ou ar no estômago ou nos intestinos.

Flatulência – Formação excessiva de gases no estômago e nos intestinos.

Ileostomia – Abertura artificial entre o íleo (intestino delgado) e a parede abdominal.

Incontinência intestinal – Inabilidade de controlar a passagem de fezes e gases através do ânus.

Ostomia – Criação cirúrgica de uma abertura artificial.

Supositório – Medicação sólida em forma de cone que é inserida pelo orifício anal.

A eliminação intestinal é uma necessidade humana básica. Muitos fatores afetam a eliminação intestinal, incluindo privacidade, hábitos pessoais, idade, dieta, exercícios, atividades, fluidos e drogas. Problemas podem ocorrer facilmente; assim, promover uma eliminação intestinal normal é importante.

ELIMINAÇÃO INTESTINAL NORMAL

Algumas pessoas têm uma eliminação intestinal diária, outras a tem a cada dois ou três dias. Muitos indivíduos evacuam após o café da manhã; outros à noite.

As fezes normalmente são de cor marrom. Sangramentos no estômago e intestino delgado tornam as fezes pretas ou com aspecto de piche. Sangramentos no cólon inferior e no reto causam fezes de cores avermelhadas.

As fezes normalmente são macias, úmidas e moldadas na forma do reto. O odor é característico.

O que relatar à enfermeira

As fezes devem ser cuidadosamente observadas após a evacuação, mas no caso de fezes anormais relatar a enfermeira. O profissional deve observar as fezes e informar à enfermeira o seguinte: cor, quantidade, consistência, odor, forma, tamanho, freqüência da evacuação assim como qualquer queixa de dor.

FATORES QUE INFLUENCIAM A ELIMINAÇÃO INTESTINAL

A evacuação normal e regular é afetada por muitos fatores que influenciam a freqüência, consistência, cor e odor das fezes, tais como:

- **Privacidade** – Falta de privacidade faz com que muitas pessoas não evacuem apesar de terem vontade. Odores e sons também podem causar embaraço.
- **Hábitos pessoais** – Muitas pessoas rotineiramente apresentam eliminação intestinal após o café da manhã. Algumas bebidas quentes, como café ou chá, assim como leitura ou caminhada, relaxam as pessoas. A evacuação é mais fácil quando a pessoa está relaxada.
- **Idade** – O envelhecimento causa uma lentidão na passagem das fezes através do intestino, podendo ser observada constipação. Mudanças no corpo com a idade causam alguns problemas no idoso, destacando-se, por exemplo, a perda do controle sobre a evacuação, além de correrem o risco de terem tumores intestinais e outras doenças.
- **Dieta** – É fundamental uma dieta bem balanceada. Alimentos ricos em fibras deixam resíduos que propiciam o volume necessário. Frutas, vegetais, todos os grãos de cereais e pães são ricos em fibras. Alimentos que formam gases estimulam o peristaltismo, que, quando aumentado, resulta em evacuação. Alimentos que ajudam na formação de gases são cebolas, feijões, repolho, couve-flor, rabanetes e pepinos.
- **Fluidos** – Fezes contêm líquidos. A água é absorvida assim que as fezes movem-se pelo intestino grosso. A consistência das fezes depende da absorção de água. Fezes tornam-se duras e secas quando grandes quantidades de água são absorvidas ou quando a ingestão de líquidos é pobre. Fezes duras e secas movem-se nos intestinos em uma velocidade mais lenta, podendo ocorrer constipação.
- **Atividade** – Exercícios e atividades mantêm o tônus muscular e estimulam o peristaltismo.

PROBLEMAS COMUNS

Muitos fatores afetam a eliminação intestinal normal. Problemas comuns incluem constipação, fezes impactadas, diarréia, incontinência intestinal e flatulência.

Constipação

A constipação é a passagem de fezes endurecidas e ressecadas. A pessoa precisa fazer força para conseguir a produção intestinal. As fezes são grandes ou em forma de bolas. Fezes grandes causam dores quando passam pelo ânus. A constipação ocorre quando as fezes movem-se lentamente pelo intestino grosso. As causas comuns incluem uma dieta pobre em fibras, ignorar a vontade de evacuar, ingestão de líquidos diminuída, inatividade, drogas, idade e determinadas doenças. Mudanças na dieta, ingestão de fluidos, atividades, enemas e medicamentos podem ser prescritos para prevenir ou aliviar a constipação.

Impactação fecal

A impactação fecal ocorre com a retenção prolongada e acúmulo de fezes no reto, sendo as mesmas duras ou em consistência de uma massa. Fezes impactadas são o produto da não-resolução da constipação, onde mais água é absorvida das fezes já endurecidas. Perda de líquidos através do ânus é um sinal de impactação, pois as fezes líquidas passam ao redor da massa de fezes endurecidas no reto. Desconforto abdominal, cãibras e dores retais são comuns.

Diarréia

Diarréia é a passagem freqüente de fezes líquidas. As fezes movem-se nos intestinos rapidamente, reduzindo o tempo para absorção dos fluidos. Há uma necessidade urgente de evacuar. Pode haver cãibras abdominais, náuseas e vômitos.

As causas incluem infecções, uso de algumas drogas, irritação a alimentos e microrganismos presentes nos alimentos ou nos líquidos. Tratamentos médicos envolvem redução do peristaltismo por dieta ou medicamentos. Os cuidados do auxiliar de enfermagem incluem a assistência freqüente e rápida à pessoa quando necessitar evacuar, encaminhando-a ao banheiro ou providenciando a comadre ou cadeira com comadre. As fezes precisam ser descartadas rapidamente para reduzir odores e prevenir a proliferação de microrganismos. Fezes líquidas irritam a pele, portanto uma freqüente higienização ao redor do ânus com papel higiênico deve ser realizada. Feridas podem desenvolver-se caso uma boa higienização e um cuidado com a pele não forem realizados.

Incontinência intestinal

Incontinência intestinal (incontinência anal, incontinência fecal) é a inabilidade para controlar a passagem das fezes e gases através do ânus. São causadas por doenças do sistema nervoso ou lesões, bem como quando chamadas de campainha não respondidas, quando a pessoa precisa evacuar. Pessoas com transtornos cognitivos (Capítulo 26) podem não reconhecer a necessidade ou o ato de evacuar.

Um bom cuidado com a pele é necessário. Um programa de treinamento intestinal pode ser desenvolvido. Propiciar a comadre ou cadeira com comadre após a alimentação, ou a cada 2 ou 3 horas pode ser útil. Acolchoado a prova d'água ou calça plástica podem manter lençóis e roupas limpos.

Flatulência

Gases e ar estão normalmente no estômago e intestinos. Eles são eliminados pela boca e pelo ânus. Flato é o gás e o ar passado pelo ânus. Flatulência é a excessiva formação de gás ou ar no estômago e nos intestinos. As causas comuns são:

- Engolir o ar, enquanto se come ou bebe.
- Ação bacteriana nos intestinos.
- Alimentos que favorecem a formação de gases (cebolas, feijões, repolhos, couve-flor, rabanetes e pepinos).
- Constipação.
- Cirurgias intestinais e abdominais.
- Drogas que diminuem o peristaltismo.

O intestino distende-se caso a flatulência não for expelida. Isto é, eles se expandem ou aumentam pelos gases. Pode haver cãibras abdominais ou dores, respiração encurtada e distensão abdominal. "Inchaço" é uma queixa comum. Caminhar e deitar na posição lateral esquerda freqüentemente produzem flato. Os médicos podem prescrever enemas ou medicamentos para aliviar a flatulência.

CONFORTO E SEGURANÇA DURANTE A ELIMINAÇÃO

Certas medidas ajudam a promover a eliminação intestinal normal. O plano de cuidados de enfermagem pode incluir medidas que envolvem dieta, fluidos e exercícios. As ações relacionadas no Quadro 15-1 são rotineiramente

---

QUADRO 15-1 MEDIDAS PARA PROMOVER CONFORTO E SEGURANÇA DURANTE A ELIMINAÇÃO INTESTINAL

- Providenciar a comadre ou ajudar a pessoa a ir ao banheiro ou usar a cadeira com comadre assim que for requisitado.
- Favorecer a privacidade. Pedir às visitas para se retirarem. Fechar as portas, fechar as cortinas ao redor da cama e puxar as cortinas das janelas ou persianas.
- Assegurar-se de que a comadre está morna.
- Posicionar a pessoa na posição sentada ou agachada.
- Ter certeza de que a pessoa está coberta para manter-se aquecida e para sua privacidade.
- Colocar a campainha de chamada e papel higiênico ao alcance da pessoa.
- Deixar o quarto, se a pessoa puder ficar sozinha.
- Proporcionar tempo suficiente para evacuação.
- Ficar por perto se a pessoa estiver fraca ou instável.
- Realizar cuidado perineal.
- Descartar as fezes prontamente, a fim de reduzir odores e a proliferação de microrganismos.
- Deixar a pessoa lavar as mãos, depois de evacuar e limpar-se.
- Oferecer a comadre após as refeições, se a pessoa tiver problema de incontinência.
- Praticar a assepsia médica e as precauções padrão. Também seguir o padrão de patógenos veiculados pelo sangue.

praticadas para promover conforto e segurança durante a eliminação intestinal.

EXERCÍCIOS INTESTINAIS

Os exercícios intestinais têm dois objetivos. Um é ganhar controle dos movimentos intestinais e o outro é desenvolver eliminações regulares. Fezes impactadas, constipação e incontinência intestinal são preveníveis.

O impulso para evacuar ocorre usualmente após uma refeição, particularmente o café da manhã. Usar o banheiro, cadeira com comadre ou comadre é encorajado neste período. Fatores que promovem a eliminação são incluídos no plano de cuidado de enfermagem e no programa de exercícios intestinais.

O médico pode prescrever um supositório para estimular a evacuação. Ele derrete com a temperatura do corpo. O movimento intestinal ocorre aproximadamente após 30 minutos. Enemas são algumas vezes prescritos.

ENEMAS

Um enema é a introdução do fluido no reto e no cólon inferior. Enemas são prescritos por médicos para remover fezes e aliviar constipação ou fezes impactadas. Eles também são prescritos para eliminar as fezes dos intestinos antes de determinadas cirurgias, procedimentos de raios X ou parto. Algumas vezes enemas são prescritos para aliviar a flatulência e para o treino de programas intestinais.

Solução de enema

A solução de enema é prescrita pelo médico.

- Água morna.
- Enema com água e emoliente – 5 ml de líquido emoliente são adicionados a 1.000 ml de água.
- Enema salino – adicionar duas colheres de chá de sal para 1.000 ml de água de torneira.
- Enema industrializado – contém aproximadamente 120 ml de solução.
- Enema com solução de óleo – adiciona-se óleo mineral ou um enema de óleo comercializado.

Equipamento

O *kit* para enema é constituído por um invólucro plástico, tubo, pinça e um protetor à prova d'água. A maioria dos *kits* tem pacotes de emoliente apropriado para enema com água e emoliente. Se o tubo não for lubrificado, um lubrificante é necessário. Um termômetro de banheira é solicitado para controlar a temperatura da solução. Uma comadre e luvas são necessárias. Se o enema comercial é prescrito, o profissional também pode precisar de um protetor à prova d'água.

Passos para o uso de enemas

Enemas são usualmente procedimentos seguros. Entretanto, podem ser perigosos para idosos e pessoas com determinadas doenças cardíacas e renais. Realizar um enema apenas após receber instruções claras e após rever o procedimento com a enfermeira. Medidas de segurança e conforto são praticadas quando realizar um enema. Os passos no Quadro 15-2 também precisam ser seguidos.

O enema simples

O enema simples, elimina as fezes e os flato. Algumas vezes são realizados antes de uma cirurgia, procedimento de raio X e parto. O médico prescreve água com emoliente, água ou enema salino até o intestino ficar limpo. Isto significa que o enema é realizado até a solução retornar limpa e sem materiais fecais. Perguntar à enfermeira quantos enemas devem ser realizados na pessoa.

QUADRO 15-2 REALIZANDO ENEMAS: MEDIDAS DE CONFORTO E SEGURANÇA

- A temperatura da solução para adultos deve ser de 40,5 a 43° C. Medir a temperatura com um termômetro de banho.
- A quantidade de solução administrada depende do objetivo do enema e da idade da pessoa. Adultos geralmente recebem de 500 a 1.000 ml. O médico prescreve a quantidade de solução a ser utilizada.
- A posição esquerda de Sims é a preferida. Uma posição confortável lateral esquerda é permitida.
- O frasco para enema é elevado de 30 a 45 cm acima do nível do travesseiro.
- O tubo de enema lubrificado é inserido apenas de 5 a 10 cm no reto do adulto.

QUADRO 15-2 — REALIZANDO ENEMAS: MEDIDAS DE CONFORTO E SEGURANÇA — CONTINUAÇÃO

- A solução é administrada lentamente. Usualmente 10 a 15 minutos para infundir 750 a 1.000 ml.
- A solução deve ser retida no intestino por um certo período de tempo. A duração depende da quantidade e do tipo da solução. Perguntar à enfermeira quanto tempo a pessoa deve reter a solução de enema.
- A sonda utilizada para o enema é mantida no lugar enquanto a solução estiver sendo infundida.
- O banheiro precisa estar vago, pois a pessoa tem urgência em evacuar. Ter certeza de que o banheiro não estará sendo usado por outra pessoa.
- Perguntar se a enfermeira quer observar os resultados do enema.
- Realizar a assepsia médica e precauções-padrão. Também seguir o padrão de patógenos veiculados pelo sangue.

REALIZANDO UM ENEMA SIMPLES

PRÉ-PROCEDIMENTO

1. Explicar o procedimento à pessoa.
2. Lavar as mãos.
3. Providenciar o seguinte:
   - Comadre ou cadeira com comadre ao lado da cama.
   - Kit descartável de enema (frasco para enema, tubo, pinça e protetor à prova d'água).
   - Termômetro de banheira.
   - Protetor de cama à prova d'água.
   - Lubrificante solúvel em água.
   - Luvas descartáveis.
   - Material para solução de enema; 5 ml de emoliente apropriado ou duas colheres de chá de sal.
   - Papel higiênico.
   - Toalha de banho.
   - Suporte de soro.
   - Frasco de medida grande.
   - Roupão e chinelos.
   - Toalhas de papel.
4. Identificar a pessoa. Checar o bracelete de identificação com o cartão de tratamento.
5. Favorecer a privacidade.
6. Levantar a cama para o melhor nível, a fim de propiciar uma boa mecânica corporal.

PROCEDIMENTO

7. Abaixar as grades laterais.
8. Cobrir a pessoa com a toalha de banho. Dobrar o lençol em direção ao pé da cama.
9. Posicionar o suporte de soro, de forma que o frasco ficará 30 a 45 cm acima do colchão.
10. Levantar as grades laterais.
11. Preparar o enema:
    a. Fechar a pinça sobre o tubo.
    b. Ajustar o fluxo de água.
    c. Encher o frasco de medida, até a marca de 1.000 ml ou conforme prescrição.
    d. Controlar a temperatura da água.
    e. Preparar a solução de enema:
       (1) Enema salino: adicionar duas colheres de chá de sal.
       (2) Água e emoliente: adicionar 5 ml de emoliente apropriado.
       (3) Enema com água: não adicionar nada à água.
    f. Mexer a solução com o termômetro de banho. Retirar com uma concha qualquer espuma do enema com água e emolienhe.

REALIZANDO UM ENEMA SIMPLES – CONTINUAÇÃO

PROCEDIMENTO – CONTINUAÇÃO

g. Despejar a solução no frasco de enema. Fechar a ponta do saco.
h. Pendurar o frasco no suporte de soro.
12. Abaixar as grades laterais.
13. Posicionar a pessoa na posição de Sims, no lado esquerdo ou em uma posição confortável deitada do lado esquerdo.
14. Colocar um protetor à prova d'água, sob as nádegas.
15. Calçar as luvas.
16. Expor a região anal.
17. Colocar a comadre atrás da pessoa.
18. Posicionar a sonda do enema na comadre. Abrir a pinça. Deixar a solução fluir pelo tubo para remover o ar. Fechar o tubo.
19. Lubrificar a sonda com o lubrificante. Lubrificar 5 a 10 cm a partir da ponta.
20. Separar as nádegas para visualizar o ânus.
21. Solicitar à pessoa que inspire profundamente pela boca.
22. Inserir a sonda cuidadosamente de 5 a 10 cm no reto, quando a pessoa estiver expirando (Fig. 15-1). Parar se houver queixas de dor ou se sentir resistência.
23. Checar o quanto de solução há no frasco.
24. Abrir a pinça e administrar a solução lentamente (Fig. 15-2).
25. Solicitar à pessoa para inspirar profundamente de uma forma lenta. Isto ajuda a relaxar.
26. Pinçar o tubo, caso a pessoa precise evacuar, apresente cólicas na barriga ou inicie a eliminação da solução. Abrir a pinça quando os sintomas diminuírem.
27. Infundir a quantidade de solução prescrita. Parar se a pessoa não tolerar o procedimento.
28. Fechar a pinça do tubo antes de esvaziar. Isto previne que o ar entre no intestino.
29. Segurar o papel higiênico ao redor da sonda e contra o ânus. Remover a sonda.
30. Descartar o papel úmido na comadre.
31. Embrulhar a ponta da sonda com toalhas de papel e descartá-la.
32. Ajudar a pessoa a colocar a comadre. Levantar a cabeceira da cama, ou ajudar a pessoa a ir ao banheiro ou à cadeira com comadre. A pessoa deve usar um roupão e chinelos, quando levantar-se. A cama deve estar no nível mais baixo.
33. Colocar a campainha de chamada e papel higiênico ao alcance. Relembrar a pessoa a não puxar a descarga.
34. Descartar os materiais descartáveis.
35. Remover as luvas e lavar as mãos.
36. Deixar a sala, se a pessoa puder ficar sozinha.
37. Retornar quando a pessoa der um sinal. Bater à porta antes de entrar.
38. Observar os resultados do enema quanto à quantidade, à cor, à consistência e ao odor.
39. Calçar as luvas.
40. Propiciar cuidado perineal conforme necessário.
41. Remover o protetor de cama.
42. Esvaziar, limpar e desinfetar a comadre ou cadeira com comadre. Retornar os materiais aos locais apropriados. Remover as luvas e lavar as mãos.
43. Ajudar a pessoa a lavar as mãos. Calçar as luvas para este procedimento, se necessário.
44. Retornar os lençóis e remover a toalha.

PÓS-PROCEDIMENTO

45. Ter certeza de que a pessoa está confortável e deixar a campainha de chamada ao alcance.
46. Abaixar a cama para posição mínima.
47. Levantar ou abaixar as grades laterais da cama, conforme orientado pela enfermeira. Retirar os acessórios utilizados para manter a privacidade do paciente.
48. Seguir as normas da instituição quanto ao descarte de lençol úmido.
49. Lavar as mãos.
50. Relatar as observações.

O frasco plástico é apertado e enrolado da ponta para administrar a solução. Não diminuir a pressão do frasco. Se a pressão for diminuída, a solução é derramada de volta para o frasco. Encorajar a pessoa a reter a solução até que seja sentida vontade de evacuar. Permanecer na posição de Sims à esquerda, ou deitar-se de lado par auxiliar a reter o enema por mais tempo.

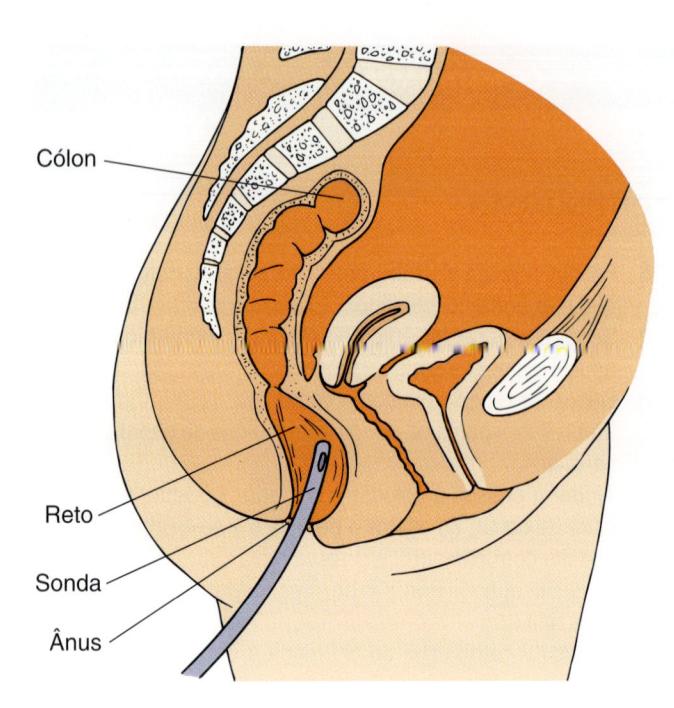

Figura 15-1
A sonda de enema é inserido de 5 a 10 cm no reto.

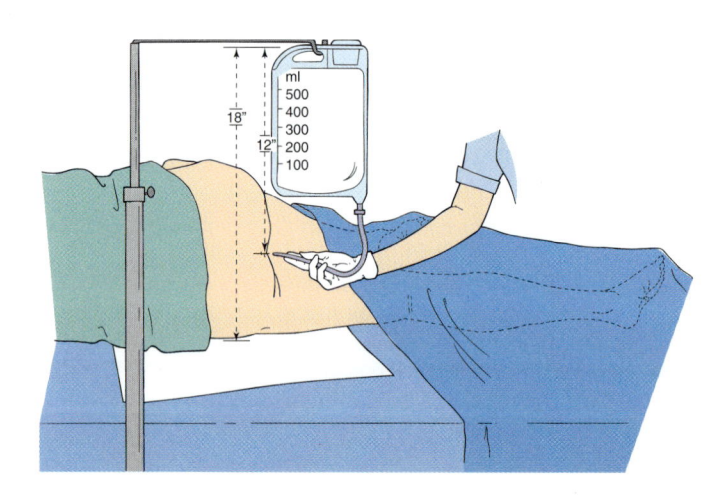

Figura 15-2
Um enema é realizado na posição de Sims à esquerda. O suporte de soro é posicionado de forma que o frasco de enema fique a 30 cm acima do ânus e 45 cm acima do colchão.

O enema com solução de óleo

O enema com solução de óleo é dado para constipação ou impactação fecal. O óleo é mantido no reto, por 30 a 60 minutos para amolecer as fezes e lubrificar o reto, permitindo que as fezes passem mais facilmente. Fleet-enema de retenção de óleo são dados como outros fleet-enemas.

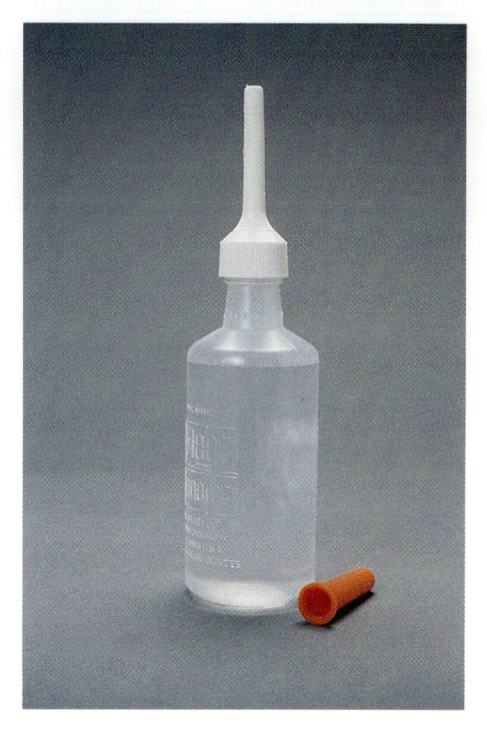

Figura 15-3
Um Fleet-enema.

Fleet-enema

Os fleet-enemas provocam a evacuação pela irritação e distensão do reto. Eles freqüentemente são prescritos em casos de constipação ou quando completa limpeza do intestino não são indicadas.

O fleet-enema é preparado e embalado pelo fornecedor e está pronto para ser aplicado (Fig. 15-3). A solução é usualmente infundida na temperatura ambiente.

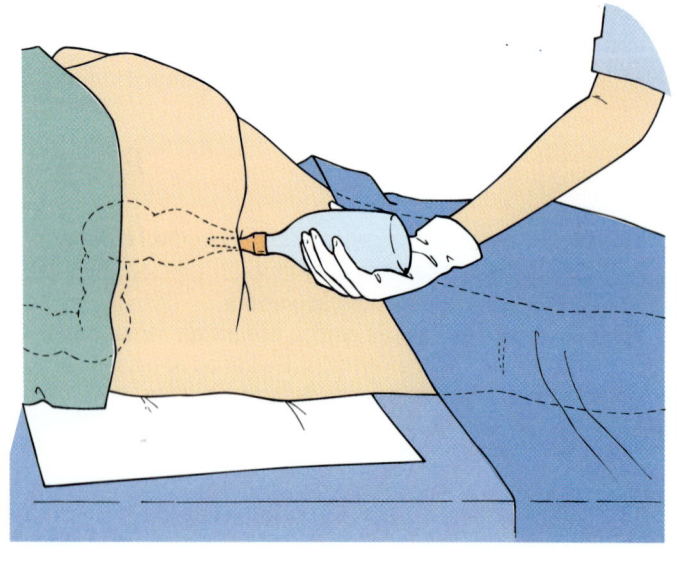

Figura 15-4
A ponta do enema comercial é inserido 5 cm no reto.

REALIZANDO UM FLEET-ENEMA

PRÉ-PROCEDIMENTO

1. Explicar o procedimento à pessoa.
2. Lavar as mãos.
3. Providenciar o seguinte:
   - Fleet-enema.
   - Comadre, cadeira com comadre ou frasco coletor de amostra.
   - Protetor de cama à prova d'água.
   - Papel higiênico.
   - Luvas descartáveis.
   - Roupão e chinelos.
   - Toalha de banho.
4. Identificar a pessoa. Checar o bracelete de identificação com o cartão de tratamento.
5. Propiciar a privacidade.
6. Elevar a cama para o melhor nível para uma boa mecânica corporal.

PROCEDIMENTO

7. Abaixar as grades laterais.
8. Cobrir a pessoa com uma toalha de banho.
9. Posicionar a pessoa na posição de Sims ou em uma posição deitada para a esquerda confortável.
10. Colocar o protetor de cama sob as nádegas.
11. Calçar as luvas.
12. Expor a área anal.
13. Posicionar a comadre próximo à pessoa.
14. Remover a tampa do enema.
15. Separar as nádegas para visualizar o ânus.
16. Solicitar à pessoa para inspirar profundamente.
17. Inserir a ponta do enema 5 cm no reto, quando a pessoa estiver expirando (Fig. 15-4).
18. Apertar e enrolar o frasco levemente. Soltar a pressão do o frasco levemente e remover a ponta do frasco do ânus.
19. Colocar o frasco na caixa, primeiro a ponta.
20. Ajudar a pessoa a colocar a comadre; levantar a cabeceira da cama, ou ajudar a pessoa a ir ao banheiro ou à cadeira com comadre. A pessoa deve usar um roupão e chinelos quando se levantar, e a cama deve ficar na posição mínima.
21. Colocar a campainha de chamada e o papel higiênico ao alcance. Lembrar a pessoa de não dar a descarga.
22. Desprezar os itens descartáveis. Remover as luvas e lavar as mãos.
23. Deixar a sala, se a pessoa puder ficar sozinha.
24. Retornar quando a pessoa sinalizar. Bater à porta antes de entrar.
25. Observar os resultados da quantidade, cor, consistência e odor.
26. Calçar as luvas.
27. Ajudar a pessoa a limpar a área perineal, se indicado.
28. Remover o protetor da cama.
29. Esvaziar, limpar e desinfetar a comadre ou cadeira com comadre. Dar a descarga após as observações da enfermeira. Remover o equipamento para o local adequado. Remover as luvas e lavar as mãos.
30. Ajudar a pessoa a lavar as mãos. Usar as luvas para este passo, se necessário.

PÓS-PROCEDIMENTO

31. Completar os passos de pós procedimento (veja Realizando um Enema Simples", p. 226).

O PACIENTE COM OSTOMIA

Câncer, doenças intestinais e traumas (ferimentos por pancadas ou balas) são causas comuns para uma cirurgia intestinal, podendo ser necessária a instalação de uma ostomia, que é uma cirurgia para realização de uma abertura artificial. A abertura é chamada de estoma.

Colostomia

A colostomia é a realização cirúrgica de uma abertura artificial entre o cólon e a parede abdominal. Parte do cólon é trazida na parede abdominal e o estoma é feito. Fezes e flato passam pelo estoma. Colostomias podem ser permanentes ou temporárias. Se permanente, a parte doente do

Realizando um enema com solução de óleo

Pré-procedimento

1 Explicar o procedimento à pessoa.
2 Lavar as mãos.
3 Providenciar o seguinte:
   • Enema comercial com solução de óleo.
   • Protetor de cama a prova d'água.
   • Luvas descartáveis.
   • Toalha de banho.
4 Identificar o pessoa. Checar a pulseira de identificação com o cartão de tratamento.
5 Propiciar a privacidade.
6 Elevar a cama para o melhor nível para uma boa mecânica corporal.

Procedimento

7 Abaixar as grades laterais.
8 Cobrir a pessoa com a toalha de banho.
9 Posicionar a pessoa na posição de Sims esquerda ou lateral esquerda.
10 Colocar o protetor de cama, sob as nádegas.
11 Vestir as luvas.
12 Expor a área anal.
13 Remover a tampa do enema.
14 Separar as nádegas para visualizar o ânus.
15 Solicitar à pessoa para inspirar profundamente pela boca.
16 Inserir 5 cm da ponta do tubo no reto, quando a pessoa estiver expirando. Inserir a ponta levemente.
17 Apertar e rodar o frasco lentamente. Não parar de apertar até a solução haver sido infundida. Diminuir a pressão no frasco depois de remover a ponta.
18 Remover a ponta do frasco. Colocar o frasco na caixa, primeiro a ponta.
19 Cobrir a pessoa. Deixá-lo(a) na posição se Sims ou lateral à esquerda.
20 Encorajar a pessoa a manter o enema durante o tempo determinado.
21 Colocar protetores de colchão adicionais na cama, se indicado.
22 Abaixar a posição da cama.
23 Elevar ou abaixar as grades laterais conforme instruções da enfermeira.

Pós-procedimento

24 Checar a pessoa freqüentemente.
25 Completar os passos pós-procedimentos (veja "Realizando um Enema Simples", p. 226).

---

cólon é retirada. Uma colostomia temporária permite que a parte do intestino doente ou com lesão tenha um tempo para cicatrizar. Depois da cicatrização, a cirurgia para anastomose do intestino é realizada.

O local da colostomia depende da área da doença ou da lesão (Fig. 15-5). A consistência das fezes depende do lugar. Quanto mais o cólon permanece para absorver água, mais sólida e formada são as fezes. Se a colostomia for próxima do início do cólon, as fezes são líquidas. Uma colostomia perto do fim do intestino grosso resulta em fezes formadas.

A pessoa usa um bolsa plástica descartável sobre o estoma, a qual coleta as fezes expelidas por ele. Muitas bolsas possuem um dreno na ponta. Quando cheia, o dreno é aberto e a bolsa esvaziada. A bolsa é trocada a cada 3 a 5 dias. Algumas pessoas trocam a bolsa sempre que evacuam. A bolsa tem um adesivo hipoalergênico que é aplicado na pele. A bolsa também pode ser segurada por um cinto para ostomia. (Fig. 15-6).

As fezes irritam a pele, assim, o cuidado com a pele previne irritação ao redor do estoma. A pele é lavada e seca quando a bolsa é trocada, e um creme protetor para a pele deve ser aplicado ao redor do estoma. A proteção evita que as fezes entrem em contato com a pele. Então uma nova bolsa é aplicada.

Os odores devem ser prevenidos. Uma boa higiene é essencial. A bolsa é esvaziada ou uma nova é aplicada quando há a evacuação. Evitar alimentos que formem gases também controlam o odor. Desodorantes especiais podem ser colocados na bolsa. A enfermeira poderá informar qual deve ser utilizado.

Ileostomia

Uma ileostomia é uma realização cirúrgica de uma abertura artificial entre o íleo (intestino delgado) e a parede abdominal. Parte do íleo é trazida para a parede abdominal e o estoma é realizado. Todo o intestino grosso é retirado (Fig. 15-7). Fezes líquidas drenam constantemente da ileostomia. A água não é absorvida porque o cólon foi removido. Fezes no intestino delgado contêm sucos gástricos que irritam a pele. A bolsa é selada à pele e removida a cada 2 ou 4 dias. Um bom cuidado da pele é essencial.

A bolsa é pinçada na extremidade para coletar as fezes. Para esvaziar a bolsa, deve-se ir direto ao banheiro e remover a pinça (Fig. 15-8). A bolsa é esvaziada a cada 4 ou 6 horas ou quando a pessoa necessita. Bolsas reutilizáveis são lavadas com água e sabão e secas ao ar. O cuidado de um pessoa com ileostomia é semelhante àqueles dispensados à colestomia.

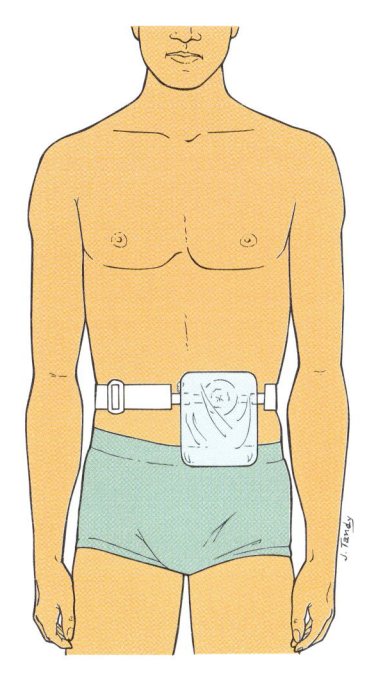

Figura 15-6
Uma bolsa de colostomia é colocada sobre o estoma e segurada com o cinto de colostomia.

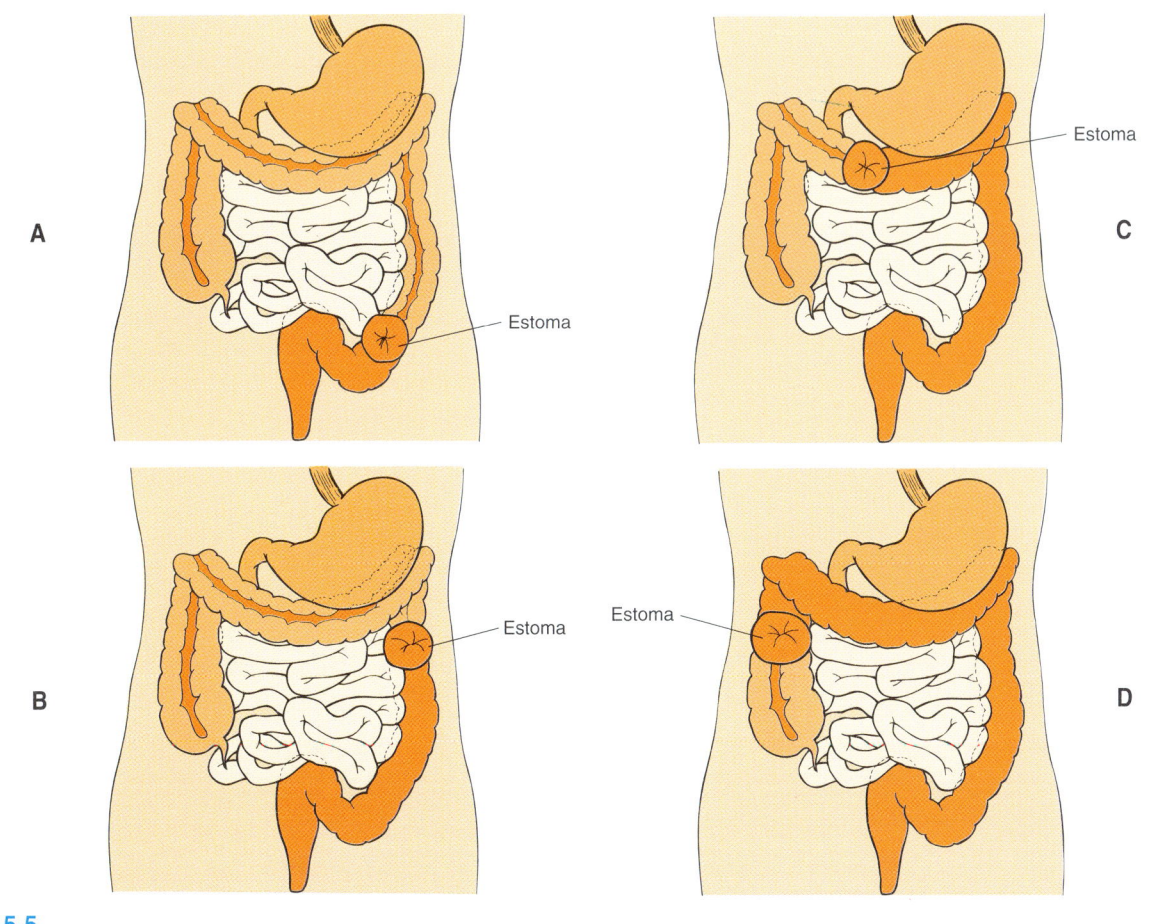

Figura 15-5
O local da colostomia com a área sombreada, indicando a parte do intestino que foi cirurgicamente retirada. A, Colostomia sigmóide. B, Colostomia descendente. C, Colostomia transversa. D, Colostomia ascendente.

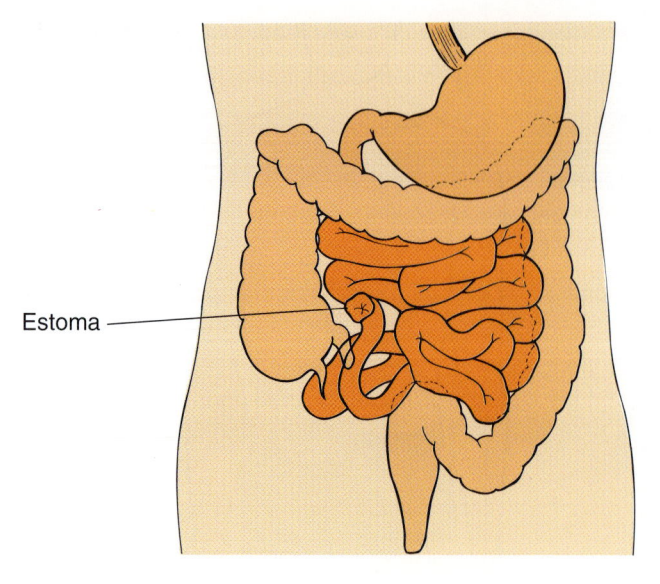

Figura 15-7
Uma ileostomia. Todo o intestino grosso é cirurgicamente removido durante a operação.

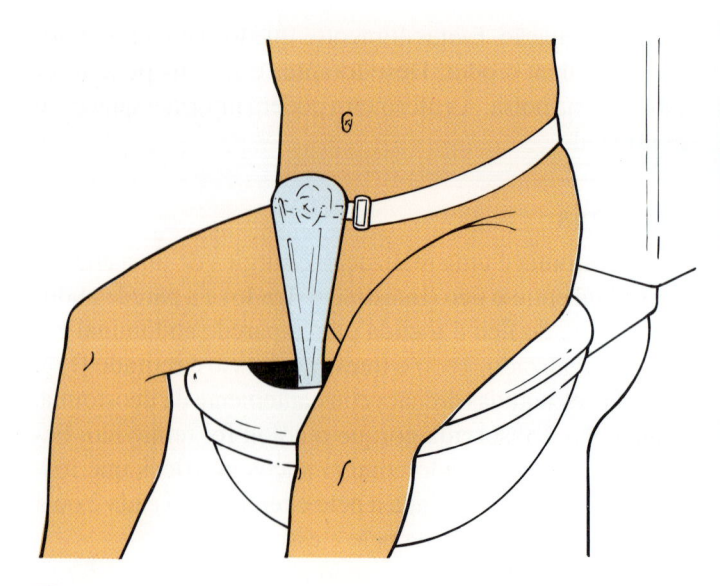

Figura 15-8
Uma bolsa de ileostomia é esvaziada diretamente no banheiro, e a pinça é aberta.

AMOSTRA DE FEZES

As fezes podem ser usadas para estudo de sangue, gordura, microrganismos, vermes e outros conteúdos anormais. Os passos para colher a amostra de urina aplicam-se à coleta de amostra de fezes. Precauções padrão são necessárias e o padrão de patógenos veiculados pelo sangue é seguido.

A amostra de fezes não pode ser contaminada com urina. Alguns testes requerem fezes mornas. A amostra deve ser levada ao laboratório imediatamente, se for solicitada fezes mornas.

COLETANDO UMA AMOSTRA DE FEZES

PRÉ-PROCEDIMENTO

1. Explicar o procedimento à pessoa.
2. Lavar as mãos.
3. Providenciar o seguinte:
    - Comadre e cobertura (outra comadre pode ser necessária, caso a pessoa deseje urinar), ou cadeira com comadre.
    - Urinol.
    - Frasco para coleta de amostra, se o banheiro ou cadeira com comadre for utilizado.
    - Frasco coletor com tampa.
    - Espátula.
    - Saco descartável.
    - Luvas descartáveis.
    - Papel higiênico.
    - Ficha de requisição de exame.
    - Saco plástico.

PROCEDIMENTO

4. Etiquetar o frasco com as informações necessárias.
5. Identificar a pessoa. Checar a pulseira de identificação com a ficha de requisição.
6. Propiciar a privacidade.
7. Oferecer a comadre ou urinol para urinar.

COLETANDO UMA AMOSTRA DE FEZES

PROCEDIMENTO

8. Ajudar a pessoa a colocar a comadre ou a ir ao banheiro. Colocar o frasco coletor embaixo do assento (Fig. 15-9). O pessoa deve usar um roupão e chinelos, quando se levantar.
9. Orientar a pessoa para não colocar o papel higiênico na comadre. Providenciar um saco descartável para o papel.
10. Deixar a campainha de chamada e papel ao alcance da pessoa. Elevar ou abaixar as grades laterais conforme instruções da enfermeira.
11. Lavar as suas mãos e sair do quarto.
12. Retornar quando a pessoa sinalizar. Bater à porta antes de entrar.
13. Abaixar as grades laterais próximas.
14. Calçar as luvas. Providenciar o cuidado perineal, se necessário.
15. Usar a espátula para colher aproximadamente, duas espátulas de fezes da comadre ou do frasco coletor.
16. Tampar o frasco. Não tocar no lado interno da tampa. Colocar o frasco em um saco plástico.
17. Colocar a espátula dentro do saco.
18. Esvaziar, limpar e desinfetar a comadre. Remover as luvas e lavar as mãos.
19. Retornar o equipamento ao local apropriado.
20. Ajudar a pessoa a lavar as mãos.

PÓS-PROCEDIMENTO

21. Ter certeza que a pessoa está confortável. Deixar a campainha de chamada ao alcance.
22. Ter certeza que a cama está no nível mínimo. Elevar ou abaixar as grades laterais, de acordo com as instruções.
23. Retirar os acessórios utilizados para manter a privacidade da pessoa.
24. Levar a amostra e a requisição do exame para o laboratório.
25. Lavar as mãos.
26. Relatar as observações à enfermeira.

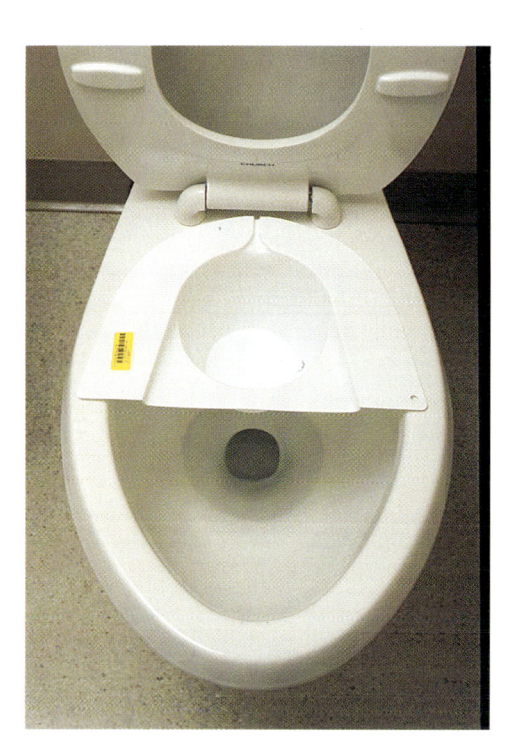

Figura 15-9
Um frasco coletor é colocado no vaso sanitário para a coleta de amostra de fezes.

Questões de Revisão

Circule a melhor resposta.

1. Qual é falsa?
   a. Uma pessoa precisa ter hábitos intestinais todos os dias.
   b. As fezes normalmente são marrons, macias e formadas.
   c. Diarréia ocorre quando as fezes movem-se pelo intestino rapidamente.
   d. A constipação ocorre quando as fezes movem-se no intestino grosso lentamente.

2. A eliminação intestinal é afetada por:
   a. Privacidade e idade.
   b. Dieta.
   c. Ingestão de líquidos e atividade.
   d. Todas as anteriores.

3. Retenção prolongada e acúmulo de fezes no reto é chamado de:
   a. Constipação.
   b. Fezes impactadas.
   c. Diarréia.
   d. Incontinência intestinal.

4. O que não promove conforto e segurança em relação a eliminação intestinal?
   a. Solicitar aos visitantes para se retirarem do quarto.
   b. Ajudar a pessoa a sentar-se.
   c. Oferecer a comadre após as refeições.
   d. Dizer à pessoa que retornará bem rápido.

5. O objetivo da reeducação intestinal é:
   a. Ganhar controle dos movimentos intestinais e desenvolver um padrão de eliminação regular.
   b. Controle de colostomia ou ileostomia.
   c. Prevenir impactação, constipação e incontinência.
   d. Todas as anteriores.

6. Qual é falsa?
   a. A solução de enema deve ter uma temperatura de 40,5° C).
   b. A posição de Sims à esquerda é usada em enema.
   c. O frasco de enema deve ficar 30 cm acima do ânus.
   d. A solução de enema deve ser administrada rapidamente.

7. Em adultos, uma sonda para enema deve ser inserido:
   a. 2,5 a 5 cm.
   b. 5 a 10 cm.
   c. 10 a 15 cm.
   d. 15 a 20 cm.

8. O enema com solução de óleo é retido por:
   a. 10 a 15 minutos.
   b. 15 a 30 minutos.
   c. 30 a 60 minutos.
   d. 60 a 90 minutos.

9. Qual das afirmações sobre colostomias é falsa?
   a. Um bom cuidado da pele ao redor do estoma é essencial.
   b. Odores podem ser controlados com desodorante.
   c. A pessoa deve usar uma bolsa.
   d. O conteúdo fecal é sempre líquido em consistência.

Respostas

1a 2d 3b 4d 5a 6d 7b 8c 9d

Alimentos e Líquidos

16

OBJETIVOS

- Definir os termos-chave listados neste capítulo.
- Explicar o objetivo e o uso da pirâmide de orientação alimentar.
- Explicar a importância de proteína, carboidratos e lipídios.
- Identificar as principais fontes de proteínas, carboidratos e lipídios.
- Descrever fatores que influenciam a alimentação e a nutrição.
- Descrever dietas especiais.
- Descrever as necessidades de líquidos em adulto normal e as causas comuns de desidratação.
- Explicar suas responsabilidades quando efetuar hidratação, restrições hídrica e jejum oral.
- Descrever o objetivo do registro de ingestão e eliminação, bem como os alimentos computados como ingestão hídrica.
- Descrever a ingesta alimentar entre as refeições, sonda de alimentação e terapia intravenosa.
- Realizar os procedimentos descritos neste capítulo.

TERMOS-CHAVE

Caloria – Quantidade de energia produzida pela queima do alimento pelo corpo.

Ingestão – Introdução de alimentos e líquidos no estômago.

Nutrição – Vários processos envolvidos na ingestão, digestão, absorção e utilização de alimentos pelo corpo.

Nutriente – Substância ingerida, digerida, absorvida e utilizada pelo corpo.

Perdas – O que é eliminado pelo corpo.

Terapia intravenosa – Fluido administrado através de um cateter dentro da veia.

A quantidade e a qualidade dos alimentos e líquidos na dieta são importantes, pois afetam a saúde presente e futura do indivíduo e o seu bem-estar. Infecções, doenças crônicas, problemas de cicatrização e funções anormais do corpo estão relacionados a uma dieta pobre e à alteração nos hábitos alimentares. Um mau funcionamento físico e mental pode aumentar os riscos de acidentes e lesões.

NUTRIÇÃO BÁSICA

Nutrição é o processo envolvido na ingestão, digestão, absorção e utilização de alimentos e líquidos pelo corpo. Alimentos e líquidos devem propiciar uma dieta bem equilibrada, pois contêm nutrientes que são substâncias ingeridas, digeridas, absorvidas e utilizadas pelo organismo. Os nutrientes são agrupados em lipídios, proteínas, carboidratos, vitaminas e minerais. Lipídios, proteínas e carboidratos constituem uma fonte de energia para o corpo. Uma caloria é a quantidade de energia produzida pela queima do alimento pelo corpo.

- 1 grama de lipídios fornece ao organismo 9 calorias.
- 1 grama de proteína fornece 4 calorias.
- 1 grama de carboidrato fornece 4 calorias.

Pirâmide de orientação alimentar

Em 1992, o Departamento de Agricultura dos Estados Unidos (USDA) criou uma pirâmide de orientação alimentar que possibilita uma ampla escolha de alimentos (Fig. 16-1).

A Pirâmide de Orientação Alimentar sugere que se ingira uma maior quantidade de alimentos que aparecem na sua parte inferior (nível 1) e, à medida que se sobe ao topo da pirâmide, quantidades menores de cada nível são ingeridas (nível 4). Por exemplo: ela orienta que para uma dieta baixa em gorduras, o consumo de pães, cereais, arroz e massa (nível 1), assim como de vegetais e frutas (nível 2) seja maior. Moderação no consumo de leite, iogurte e grupos de queijo, bem como carne, frango, peixe, feijão, ovos e grupos de nozes (nível 3), e em quantidades menores gorduras, óleos e doces (nível 4).

Grupo de pães, cereais, arroz e massas – Este grupo forma a base da pirâmide e todos os alimentos derivam de grãos (trigo, arroz, etc.). Um número maior de porções deste nível é permitido do que de qualquer outro grupo ou nível. Recomenda-se a ingesta de 6 a 11 porções diárias. As proteínas e os carboidratos são os principais nutrientes neste grupo.

Grupo de vegetais – Recomenda-se a ingesta de 3 a 5 porções diárias do grupo de vegetais, variando sua composição: vegetais verde-escuro e amarelos, tomates, batatas e sucos vegetais. Os vegetais fornecem carboidratos, vitaminas e minerais.

Grupo de frutas – Recomenda-se a ingestão de 2 a 4 porções de frutas diariamente, pois elas fornecem carboidratos,

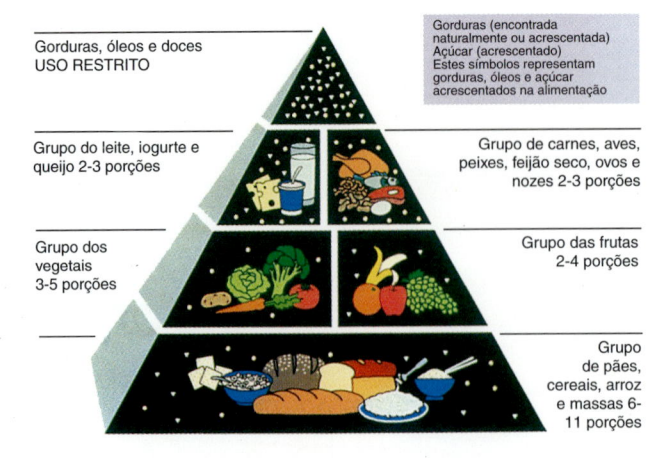

Figura 16-1

Pirâmide de orientação alimentar. (Cortesia do Departamento de Agricultura dos Estados Unidos, Washington, DC.)

vitaminas e minerais. Este grupo inclui todas as frutas e sucos de frutas, sendo que as frutas frescas e os sucos naturais são os melhores. Frutas congeladas ou enlatadas não devem conter açúcar, pois freqüentemente são adocicadas ou meladas e, portanto, ricas em calorias e açúcares.

Grupo de leite, iogurte e queijos – O leite e seus derivados são ricos em proteínas, carboidratos e lipídios. Recomenda-se a injestão de 2 a 3 porções ao dia deste grupo. Crianças e mães que amamentam precisam de três porções diárias.

O leite desnatado possui uma quantidade menor de gordura do que o integral. Outra opção de alimentos pobres em gorduras incluem queijos feitos com leite desnatado, iogurte pobre em ou sem gorduras e leite gelado em vez de sorvete.

Grupos de carnes, aves, peixes, feijões secos, ovos e nozes – Eles compõem o grupo de carnes. Recomenda-se de duas a três porções por dia. As proteína e gorduras são os principais nutrientes deste grupo.

Uma escolha adequada de alimentos neste grupo pode diminuir a ingestão de gorduras. Peixes e crustáceos são pobres em calorias. Frango e peru têm menos lipídios que carne de carneiro, vaca, porco e cordeiro. Frango e peru sem pele possuem ainda uma menor quantidade de gordura. Bifes de carne magra bovina e suína podem ser consumidos. Gema de ovo tem mais gordura do que a clara e os substitutos de ovos que sejam pobres em gordura podem ser ingeridos cozidos ou assados.

Grupos de gorduras, óleo e doces – Não há recomendação quanto ao número e à quantidade de porções. Eles deveriam ser ingeridos nas quantidades mínimas possíveis. Há um valor nutricional pequeno nas gorduras, óleos e doces (adição de alimentos que contêm açúcar). Entretanto, apresentam valores calóricos muito altos. Incluem-se neste grupo de alimentos: óleos saturados, manteiga, margarina, molhos para saladas, refrigerantes, doces, muitas sobremesas, e álcool.

Nutrientes

Nenhum alimento ou grupo de alimento possui todos os nutrientes essenciais. Uma dieta bem balanceada consiste de porções de todos os grupos de alimentos dos níveis 1, 2 e 3 da Pirâmide de Orientação Alimentar, o que assegura uma adequada ingestão dos nutrientes essenciais.

Proteínas – Constituem os nutrientes mais importantes, necessários para o crescimento e reparo do tecido, incluindo carne, peixe, aves, ovos, leite e seus derivados, cereais, grãos, ervilhas e nozes.

Carboidratos – Fornecem energia e também as fibras para auxiliar os movimentos intestinais, sendo encontrados nas frutas, vegetais, pães, cereais e açúcar.

Gorduras – As gorduras fornecem energia. Elas adicionam sabor ao alimento e ajudam o organismo utilizar certas vitaminas, além de conservarem a temperatura do corpo e proteger os órgãos de lesões. As fontes que contêm gorduras são: carne, toucinho, manteiga, óleo nas saladas e vegetais, leite, queijos, clara em neve e nozes. Gorduras ingerida em excesso são armazenadas no corpo como tecido adiposo.

Vitaminas – Embora não forneçam calorias, as vitaminas são nutrientes essenciais e estão presentes nos alimentos. Vitaminas A, D, E e K podem ser armazenadas pelo corpo. Vitaminas C e complexo B não são armazenadas e precisam ser ingeridos diariamente.

Minerais – Uma dieta bem balanceada também fornece um bom aporte de quantidades de minerais. Minerais são utilizados em muitos processos do organismo, tais como: a formação dos ossos e dentes, função muscular e nervosa, equilíbrio de fluidos, dentre outros.

FATORES QUE AFETAM A ALIMENTAÇÃO E A NUTRIÇÃO

Muitos fatores influenciam os hábitos alimentares e a nutrição. Alguns iniciam-se na infância e duram toda a vida, enquanto outros se desenvolvem mais tarde.

- **Cultura** – A cultura influencia as práticas de dieta, escolhas de alimentos e preparação de alimentos. Fritar, assar, defumar ou grelhar alimentos ou comer comida crua são práticas culturais, assim como o uso de molhos e pimentas.
- **Religião** – A seleção, o preparo e a ingestão de alimentos são regularmente associados à práticas religiosas. Membros de um grupo religioso podem seguir todas, algumas ou nenhuma prática de dieta dos seus grupos e é necessário respeitar as práticas religiosas do indivíduo.
- **Financeiros** – Pacientes com renda restrita geralmente compram os alimentos mais baratos, ricos em carboidratos e suas dietas freqüentemente apresentam ausência de proteínas, certas vitaminas e minerais.
- **Apetite** – O apetite está relacionado ao desejo por comida. Quando está com fome, uma paciente procura por comida e come até sentir-se satisfeito. Aromas e pensamentos associados à comida podem também estimular o apetite.

- **Escolhas influenciadas pelo paciente** – A preferência ou não por certos alimentos é característica de cada paciente. As preferências alimentares são influenciadas pela aparência da comida, a forma de preparo, seu cheiro ou receita. As reações do corpo também influenciam na escolha da comida. Os pacientes geralmente rejeitam os alimentos que lhes provocam alergia, reações como náusea, vômito, diarréia, indigestão ou dor de cabeça.
- **Doença** – O apetite normalmente diminui durante uma doença ou recuperação de um acidente. Entretanto, algumas vezes, as necessidades nutricionais aumentam, pois o corpo precisa combater uma infecção, acelerar a cicatrização de um tecido e repor as células sangüíneas. Os nutrientes perdidos durante o vômito e a diarréia precisam ser repostos.

DIETAS ESPECIAIS

Os médicos prescrevem dietas especiais quando há deficiência nutricional, ou uma doença para eliminar ou diminuir certas substâncias da dieta ou para controle de peso. O médico, as enfermeiras e as nutricionistas trabalham juntos para determinar as necessidades nutricionais do indivíduo.

Dieta regular ou dieta geral não requer limites na ingesta ou restrições. A dieta para restrição de sódio ou para paciente diabético é freqüentemente prescrita. A Tabela 16-1 apresenta os tipos de dietas.

A dieta com restrição de sódio

A quantidade média diária de sódio na dieta é de 3.000 a 7.000 mg. O corpo necessita da metade desta quantidade diariamente. Pacientes saudáveis excretam o excesso de sódio pela urina. Doenças coronarianas e renais causam retenção de sódio.

O sódio provoca retenção de líquido corporal. Se há muito sódio, o corpo retém mais água. Os tecidos expandem-se e há um excesso de fluidos nos vasos sangüíneos, causando uma sobrecarga cardíaca. A restrição de sódio na dieta diminui a quantidade de sódio no corpo; conseqüentemente uma quantidade menor de água é retida. Menos água nos tecidos e vasos sangüíneos reduz a sobrecarga cardíaca. O

TABELA 16-1 DIETAS ESPECIAIS

Dieta:	Líquida sem resíduo.
Descrição:	São líquidos que não deixam resíduo; não irritativos e não são formadores de gases.
Prescrição:	Pós-cirúrgico, doenças agudas, infecções, náusea e vômito.
Alimentos permitidos:	Água, chá e café (sem leite ou creme), refrigerantes, gelatina, sucos de frutas sem resíduo (maçã e uva), caldo sem resíduo e sem gordura, doce duro, açúcar e picolés.
Dieta:	Líquida (completamente líquida).
Descrição:	Alimentos que são líquidos à temperatura ambiente ou que derretem à temperatura do corpo.
Prescrição:	Progressão da dieta líquida sem resíduo, pós-cirúrgico, irritação gastrintestinal, febre, náusea e vômito.
Alimentos permitidos:	Todos os alimentos que compõem a dieta líquidas sem resíduos, manjar, gemada, sopa coada, sucos vegetais e de frutas coados, leite, cereais em creme, sorvete simples à base de água e não de leite.
Dieta:	Pastosa.
Descrição:	Alimentos semi-sólidos que são facilmente digeridos.
Prescrição:	Progressão da dieta líquida; dificuldades de mastigação; distúrbios gastrintestinais; infecções.
Alimentos permitidos:	Todos os líquidos, ovos (não-fritos); frango, peixe ou carne grelhada, cozida, assada ou em tiras finas, queijos leves (americano, suíço, *cheddar*, creme ou cotaggse), sucos de frutas coados e bolachas *cracker*, cereais cozidos, vegetais em purê ou cozidos, frutas cozidas ou em latas sem peles e sementes, pudins, bolo simples.
Dieta:	Pouco resíduo.
Descrição:	Alimentos que deixam um pouco de resíduo no cólon.
Prescrição:	Doenças do cólon e diarréia.
Alimentos permitidos:	Café, chá, leite, refrigerantes; sucos de frutas coados e bolacha *cracker*, cereal em creme e refinado, arroz, queijo cotagge ou cremoso, ovos (não-fritos), pudins e bolos simples, gelatinas, manjar; sorvetes, suco de vegetais coados, frutas cozidas ou enlatadas sem pele e sem sementes, batatas (não-fritas), vegetais cozidos e coados, massa simples, não oferecer frutas e vegetais crus.

TABELA 16-1 — DIETAS ESPECIAIS — CONTINUAÇÃO

Dieta: Rica em fibra.
Descrição: Alimentos que aumentam a quantidade de resíduo no cólon e o peristaltismo.
Prescrição: Constipação e distúrbios do cólon.
Alimentos permitidos: Todas as frutas e vegetais, pão integral, cereais de grãos integrais, alimentos fritos, arroz integral, leite cremes, manteiga, queijos e carnes.

Dieta: Hipercalórica.
Descrição: A ingestão de caloria é aumentada para aproximadamente 4.000 Kcal e inclui três refeições completas e lanches entre as refeições.
Prescrição: Ganho de peso e alguns desequilíbrios da tireóide.
Alimentos permitidos: Aumento na quantidade e qualidade de todos os alimentos.

Dieta: Hipocalórica.
Descrição: O número de calorias é reduzido para uma quantidade menor do que as necessidades diárias mínimas.
Prescrição: Redução de peso.
Alimentos permitidos: Alimentos baixos em lipídios e carboidratos, carnes magras, evitar manteiga, cremes, arroz, saladas com óleos, molhos, massas, bolos, bebidas alcoólicas e refrigerantes, doces, batatas *chips* e comidas similares.

Dieta: Hipogordurosa (baixo colesterol).
Descrição: Alimentos pobres em gorduras, preparadas sem acréscimo de gorduras.
Prescrição: Doenças do coração, do fígado e da vesícula, distúrbios de digestão de gorduras, doenças do fígado.
Alimentos permitidos: Leite desnatado, queijo cotagge (outros queijos não são permitidos), gelatina, manjar, frutas, carnes, peixes e frango magro (cozidos, assados ou grelhados), caldo sem gorduras, sopas feitas com leite desnatado, margarina, arroz, massa, pães, cereais, vegetais, batatas.

Dieta: Hiperprotéica.
Descrição: Ajudar e promover a cicatrização tecidual.
Prescrição: Queimaduras, febres altas, infecção e algumas doenças do fígado.
Alimentos permitidos: Carnes, leite, ovos, queijos, peixes, frangos, pães e cereais, vegetais de folhas verdes.

Dieta: Hipossódica.
Descrição: É permitida somente uma pequena quantidade de sódio; a restrição de sódio varia de leve à severa.
Prescrição: Doenças coronarianas, algumas doenças renais, retenção de líquido.
Alimentos permitidos: Frutas, vegetais e manteiga sem sal. Não é permitido adicionar sal à comida, alimentos ricos em sódio. Pode também estar restrito o uso de sal na alimentação.

Dieta: Para diabético.
Descrição: A quantidade de carboidratos e o número de calorias são controlados, ocorrendo o mesmo com as proteínas e gorduras.
Prescrição: Diabete melito.
Alimentos permitidos: Determinados pela necessidade nutricional e de energia.

---

médico prescreve a quantidade de sódio que deve ser restringida para cada indivíduo.

Dieta para diabético

Esta dieta é prescrita para pacientes com diabete melito, que é uma doença crônica provocada por uma deficiência de insulina (Capítulo 24). A insulina é produzida e secretada pelo pâncreas, possibilitando ao corpo metabolizar o açúcar (glicose). Se não há insulina suficiente, o açúcar permanece na corrente sangüínea em vez de ser utilizado pelas células como energia. O diabete é geralmente tratado com insulina, medicações, dieta e exercícios.

Durante a digestão, os carboidratos são transformados em glicose. A quantidade de carboidratos é controlada em uma dieta para diabéticos e o médico prescreve a quantidade necessária tanto de carboidratos quanto de gorduras, proteínas e calorias que o paciente deve ingerir.

As calorias e os nutrientes permitidos são divididos em três refeições e entre os intervalos das refeições principais. O paciente precisa comer apenas o que é permitido e tudo o que é permitido, para que não ingira muito ou pouco carboidrato.

É importante que o profissional sirva a refeição do paciente no horário. O diabético precisa comer em horários regulares para manter um nível normal de glicose no sangue. É preciso averiguar após a refeição para determinar o que foi comido, pois, se o paciente não aceitou toda a dieta, será necessário um lanche entre o intervalo da refeição, o qual compensará o que não foi ingerido na refeição regular. A quantidade de insulina administrada também depende da ingestão diária de alimentos do paciente.

DIETA RECOMENDADA PELO OBRA

O OBRA preconiza que os pacientes recebam uma dieta bem balanceada, nutritiva e saborosa para despertar o apetite. Ela deve ter um aroma agradável, ser atrativa e bem-preparada. Não pode ser excessivamente salgada ou doce. A comida quente deve ser servida quente, e a comida fria deve ser servida fria. A comida deve ser servida imediatamente; do contrário, a comida quente será servida fria e a comida fria será servida morna.

Os alimentos precisam ser servidos conforme as necessidades do paciente. Alguns deles precisam que sua comida seja cortada, amassada ou picada, enquanto outros necessitam de dietas especiais. Os profissionais responsáveis por administrar ou distribuir a alimentação devem estar atentos para ter certeza de que o paciente esteja recebendo a dieta prescrita.

Cada paciente precisa receber pelo menos três refeições diárias e um lanche na hora de ir para a cama. O serviço de saúde precisa providenciar qualquer utensílio ou equipamento especial para alimentação de acordo com a limitação do paciente (Fig. 16-2).

BALANÇO HÍDRICO

Uma ingestão inadequada de água ou excessiva perda de líquidos pode resultar em morte. A água entra no corpo através de líquidos e alimentos saindo pela urina, pelas fezes, através da pele, da transpiração e dos pulmões com a perspiração. O balanço hídrico precisa ser mantido para ser saudável. A quantidade de líquido ingerida (ingestão) e a quantidade perdida (excreção) precisam ser iguais.

Necessidades normais

Um adulto necessita de 1.500 ml de água diários. Aproximadamente 2.000 a 2.500 ml de líquido são necessários para manter um equilíbrio hídrico normal. A necessidade de líquidos aumenta em temperaturas ambientais altas, com exercícios, febre e doenças. A perda excessiva de líquido também aumenta a necessidade de ingesta hídrica.

A necessidade mínima diária varia de acordo com a idade. Bebês e crianças pequenas têm mais água no corpo e precisam de uma ingesta maior do que os adultos. Assim, não podem tolerar uma perda excessiva de líquido o que pode acarretar risco de morte para bebês ou criança menores.

Prescrições especiais

O médico pode prescrever a quantidade de líquido que um paciente deve receber em um período de 24 horas. Isto é feito para manter o balanço hídrico.

- **Ingesta hídrica** aumentada significa ingerir/receber quantidades maiores de líquido. Deve ser afixado na

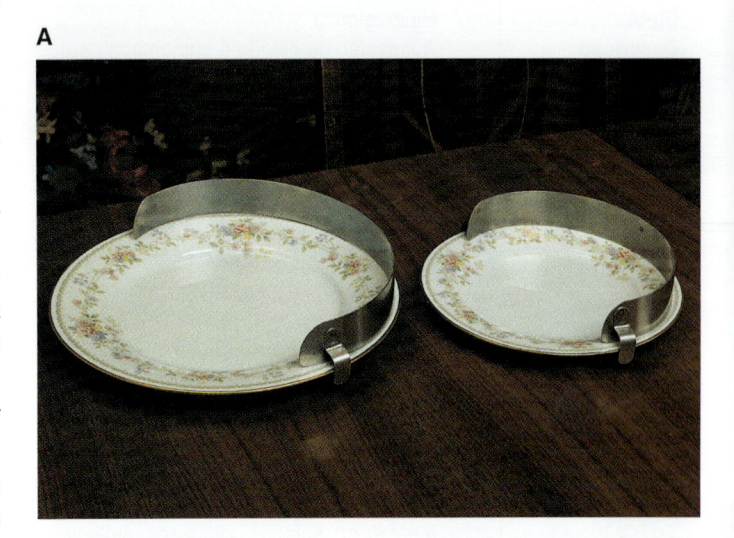

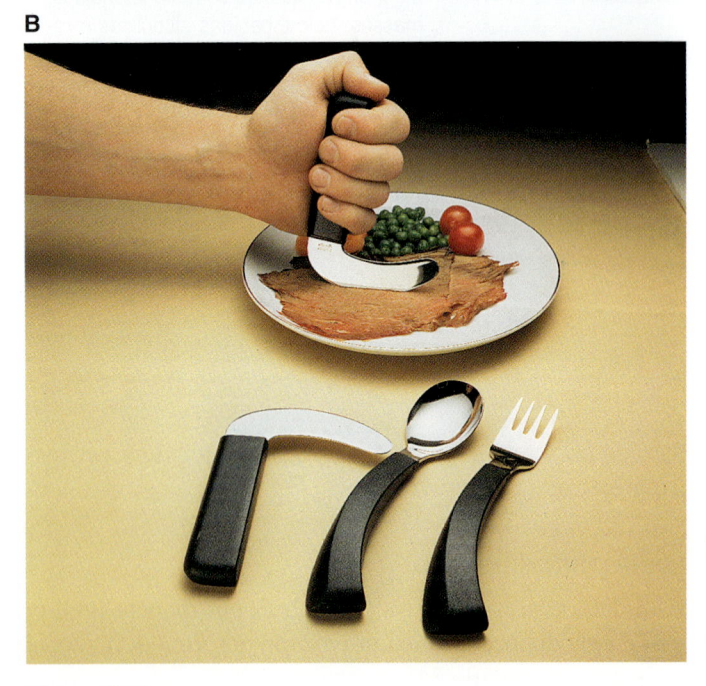

Figura 16-2
*Utensílios para pacientes com necessidades especiais. **A,** O protetor ajuda o paciente a manter a comida dentro do prato. **B,** Facas com lâminas arredondadas com corte posterior para cortar os alimentos. O paciente não precisa segurar um garfo em uma mão e a faca na outra. (Cortesia do Sammons Preston, Inc, Bolingbrook, Ill.)*

cama um aviso de "Ingesta Hídrica Aumentada" e realizado um registro detalhado sobre a ingestão. Providenciar uma variedade de líquido (chás, sucos, água) e mantê-los ao alcance do paciente e em temperatura adequada. O profissional precisa oferecer líquidos freqüentemente para aqueles pecientes que não conseguem tomá-los sozinho.

- **Restrição hídrica** significa restringir a ingesta hídrica para uma determinada quantidade de líquido. A água é oferecida em pequenas quantidades e a jarra deve ser removida do quarto ou colocada fora do alcance do paciente. Um aviso de RESTRIÇÃO HÍDRICA é afixado de forma bem visível na cama e efetuar registro rigoroso de ingestão. O paciente necessitará de uma higiene oral freqüente para manter a boca úmida.
- **Jejum oral** significa que o paciente não pode beber ou comer nada. *Nils per os* (NPO) significa, em latim, *nada pela boca*. Em nosso dia a dia utilizamos as expressões Jejum Total ou Dieta Zero. Este tipo de jejum geralmente é adotado em determinadas situações, tais como antes e após cirurgia, antes de exames laboratoriais e procedimentos de raio X, bem como no tratamento de determinadas doenças. Um aviso de "Jejum Total" é afixado na cama do paciente e a jarra de água e o copo são retirados do quarto. É necessário manter uma higiene oral frequente, mas o paciente não pode engolir nenhum líquido.

Balanço hidrico

Os registros de ganhos e perdas (G & P) são realizados para avaliar a ingesta hidrica (ganho) com as funções renais (perda).

Para registro da ingestão, mede-se todo o líquido ingerido pelo paciente, inclusive aqueles administrados por terapia intravenosa e sondas nasogástricas. Os líquido mais comumente medidos são: água, leite, café, chá, sucos, sopas e refrigerantes. Há também os alimentos sólidos e semisólidos, tais como: o sorvete, manjar, pudim, cereais em creme, gelatina e picolés. As excreções (eliminação) a serem medidas incluem: urina, vômito, diarréia e drenagem de feridas, dentre outros.

Registro de ganhos e perdas

Ganhos e perdas (G & P) são medidos em mililitros (ml) ou centímetros cúbicos (cc). Um ml é igual a 1 cc, uma onça é igual a 30 ml. Um cálice graduado possui aproximadamente 500 ml. A maioria dos serviços possui fichas de registros padronizados para anotação de G & P, os quais devem ser fechados a cada término de plantão (Fig. 16-3).

Um cálice graduado é geralmente utilizado para medir líquidos e é calibrado em mililitros ou centímetros cúbicos (Fig. 16-4). Um cálice é usado para medir sobras de líquido, urina, vômito e drenagem dc secreção. De preferência o urinol e as vasilhas de plástico devem ser graduados.

CONTROLANDO O BALANÇO HÍDRICO

PROCEDIMENTO

1 Explicar o procedimento ao paciente.
2 Providenciar o seguinte:
  - Ficha de registros de ganhos e perdas.
  - Duas etiquetas de G & P.
  - Cálice graduado.
  - Luvas descartáveis.
3 Colocar a ficha de registro de G & P ao lado da cama.
4 Colocar uma etiqueta no banheiro.
5 Medir a ingestão da seguinte forma:
  a Despejar o líquido que sobrou no cálice graduado.
  b Medir a quantidade.
  c Checar no registro a quantidade do que foi servido.
  d Subtrair a quantidade que sobrou da que foi servida.
  e Repetir os passos 5a a 5d para cada líquido.
  f Somar todos os resultados *5e* obtidos, juntos. Registrar o tempo e a quantidade na ficha de controle.
6 Medir a excreção da seguinte forma:
  a Despejar o líquido no cálice graduado.
  b Medir a quantidade.
  c Registrar a hora e a quantidade na ficha de controle de G & P.
  d Enxaguar e recolocar o cálice graduado em seu lugar.
  e Limpar e enxaguar o urinol, a comadre, a cadeira com comadre, a bacia ou o recipiente de drenagem. Recolocá-los em local apropriado.
7 Remover as luvas e lavar as mãos.
8 Relatar as observações à enfermeira.

| REGISTRO DIÁRIO DE GANHOS E PERDAS |
| (Registro de cabeceira) |

Ingestão   **Excreção**

11-7

Hora	Oral	IV		Hora	Urina	Êmese	Drenagem

Total: _____   Total: _____

7-13

Hora	Oral	IV		Hora	Urina	Êmese	Drenagem

Total: _____   Total: _____

7-13

Hora	Oral	IV		Hora	Urina	Êmese	Drenagem

Total: _____   Total: _____

Copo de água = 150 ml   Leite em caixa (individual) = 240 ml
Caneca de café = 200 ml   Copo descartável grande = 240 ml
Sorvete = 60 ml   (igual para gemadas
Xícara de café = 120 ml   e vitaminas, etc.)
Tigela de sopa = 180 ml   Porção de gelatina = 120 ml

Figura 16-3
Uma ficha de registro de ganhos e perdas (G & P).

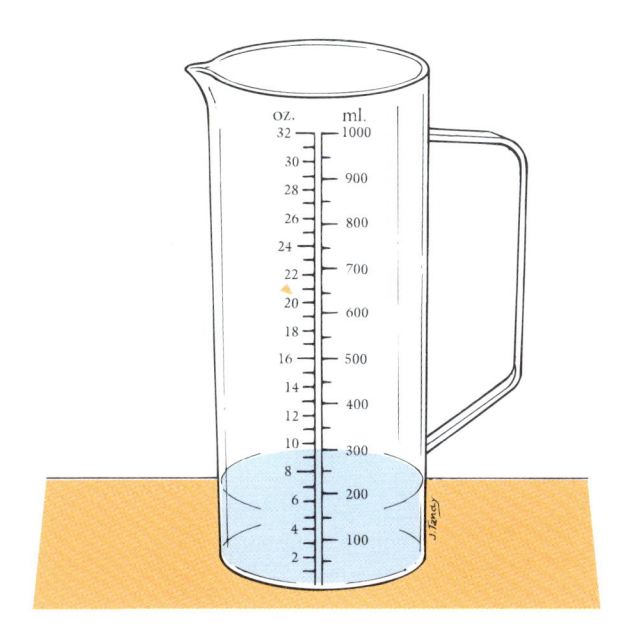

Figura 16-4
Cálice graduado (recipiente para medida) calibrado em mililitros. O copo graduado contém 150 ml.

A ficha de registro para G & P deve ser mantida ao lado da cama e quando o líquido for ingerido ou excretado pelo paciente a quantidade deve ser anotada, com os totais somados ao final de cada plantão, registrando-se também a ingestão realizada por meio da terapia introvenosa ou sonda nasogástrica.

Para quantificar as perdas pela diurese deve-se utilizar: o urinol, a comadre, a cadeira com comadre ou o frasco coletor de amostra, evitando-se que o paciente use o banheiro para que não haja perda da urina. O paciente deve ser lembrado para não colocar o papel higiênico dentro do recipiente. Para medirem-se perdas é necessário o uso de assepsia médica e seguir as precauções-padrão e o padrão de patógenos veiculados pelo sangue.

AUXILIANDO O PACIENTE NA INGESTA DE LÍQUIDOS E ALIMENTOS

A fraqueza e a doença podem afetar o apetite e a sua habilidade de comer. Odores fortes, equipamentos e posição desconfortável, necessidade de higiene oral e/ou de ir ao banheiro são também alguns dos fatores que podem alterar o apetite. A equipe de enfermagem pode controlar tais aspectos, auxiliando o paciente a alimentar-se da melhor maneira possível.

- Ajudar o paciente com a higiene oral. Assegurar-se de que as dentaduras estão no lugar e bem fixas.
- Promover adequada eliminação. Oferecer o urinol ou a comadre ou ajudar o paciente a ir ao banheiro ou colocar a cadeira com comadre ao lado da cama.
- Para as pacientes que se alimentarão no leito, levantar a cabeceira da cama para uma posição sentada e confortável. Posicionar aqueles que podem sentar-se na cadeira e a mesinha de refeição sobre a cama, em frente ao paciente.
- Ajudar aos pacientes a irem ao refeitório.

Quando os pacientes já estão preparados, a comida pode ser servida imediatamente a fim de mantê-la na temperatura correta.

SERVINDO A REFEIÇÃO NA BANDEJA

PROCEDIMENTOS

1. Lavar as suas mãos.
2. Ter a certeza de que o prato está completo. Checar os itens do prato com a prescrição.
3. Identificar o paciente. Checar a pulseira de identificação do paciente com a prescrição.
4. Deixar o paciente na posição sentado, se possível.
5. Deixar a bandeja sobre a mesinha, ao alcance do paciente. Ajustar a altura da mesinha.
6. Remover as tampas das travessas. Abrir as que estiverem fechadas, cortar a comida e o pão, conforme a necessidade.
7. Deixar o guardanapo e os talheres ao alcance do paciente.
8. Medir e registrar a ingestão, se necessário. Anotar a quantidade e o tipo de comida ingerida.
9. Remover a bandeja.
10. Ajudar o paciente com a higiene oral (usar luvas para procedimento).
11. Limpar qualquer alimento que tenha esparramado ou respingado e trocar o lençol sujo.
12. Ajudar o paciente a voltar para a cama, se indicado.

PÓS-PROCEDIMENTO

13. Assegurar-se de que o paciente esteja confortável e deixar a campainha de chamada ao alcance. Levantar ou abaixar as grades laterais, de acordo com as instruções da enfermeira.
14. Lavar as mãos.
15. Relatar as observações à enfermeira.

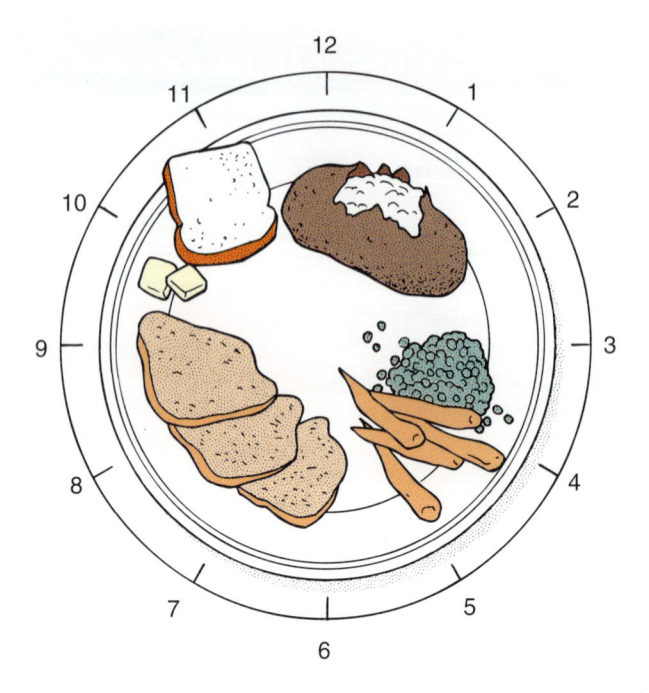

Figura 16-5
Os números do relógio são utilizados para auxiliar a localização dos alimentos na bandeja quando o paciente apresentar problema visual.

Alimentando o paciente

Quando auxiliar na alimentação do paciente, você precisa sentar-se em uma posição confortável, propiciando um ambiente relaxado, para que a paciente não se sinta apressado. Muitas pacientes rezam antes de comer e deve-se dar tempo e privacidade para que o façam.

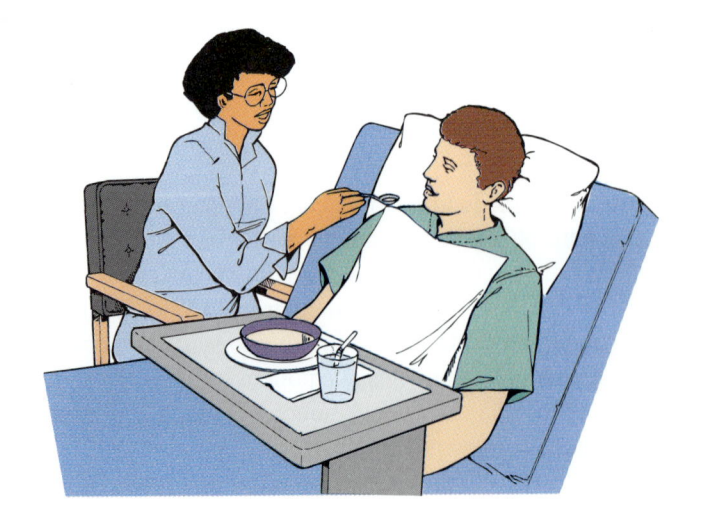

Figura 16-6
Uma colher é usada para alimentar o paciente. A colher não deve estar cheia, preenchê-la até cerca de um terço.

ALIMENTANDO O PACIENTE

PROCEDIMENTOS

1. Explicar o procedimento ao paciente.
2. Lavar as mãos.
3. Colocar o paciente sentado, confortavelmente.
4. Trazer a bandeja para o quarto. Colocar sobre a mesinha.
5. Identificar o paciente. Checar a pulseira de identificação com o cartão de dieta.
6. Colocar o guardanapo sobre o peito e próximo ao queixo do paciente.
7. Preparar a comida para ser servida.
8. Dizer ao paciente quais os alimentos que estão na bandeja.
9. Servir a comida na seqüência desejada pelo paciente. Alternar comidas sólidas e líquidas. Usar uma colher por medida de segurança. A colher não deve conter mais que um terço (Fig.16-6). Permitir ao paciente tempo suficiente para mastigar. Nunca apressá-lo.
10. Usar canudos para os líquidos, se o paciente estiver impossibilitado de segurar o copo. Utilizar um canudo para cada líquido. Fornecer um canudo curto para pacientes mais fracos.
11. Conversar com o paciente de forma prazerosa.
12. Encorajar o paciente a comer o quanto conseguir.
13. Limpar a boca do paciente com o guardanapo.
14. Observar o quanto e quais alimentos o paciente comeu.
15. Medir e registrar a ingestão, se prescrito.
16. Remover a bandeja.
17. Realizar a higiene oral. (Usar luvas para este procedimento.)

PÓS-PROCEDIMENTO

18. Certificar-se de que o paciente está confortável e deixar a campainha de chamada ao seu alcance.
19. Lavar as mãos.
20. Relatar as observações à enfermeira:
    - A quantidade e o tipo de comida ingeridas pelo paciente.
    - Queixas de náusea ou disfagia – dificuldade ou desconforto (*dis*) em engolir (*fagia*).

Perguntar ao paciente em que ordem deseja que se ofereça a comida e os líquidos.

Pacientes com distúrbios visuais possuem o sentido olfativo freqüentemente aguçados em relação ao odor da comida e podem identificar os alimentos pelo cheiro. Sempre informar ao paciente quais as comidas e líquidos que estão sendo servidos e o que lhe está sendo oferecido. Se o paciente não precisar ser alimentado, identificar o alimento e os líquidos e sua localização na bandeja. Usar a imagem dos ponteiros e dos números no relógio para identificar a localização da comida (Fig. 16-5).

Alimentação entre as refeições (lanches)

Muitas dietas especiais requerem que seja oferecido um lanche entre as refeições, o qual é composto por bolachas *cracker*, leite, suco, *milkshake*, bolo, bolachas doces, sanduíche, gelatina e manjar, devendo ser servidos logo quando chegam à Enfermaria.

Utilização de outros métodos para suprir as necessidades de dietas e líquidos

Muitos pacientes não podem beber ou comer, pois estão doentes ou sofreram cirurgias ou lesões. Assim é necessário encontrar outros métodos para satisfazer suas necessidades de alimentação e líquidos. Tais métodos são prescritos pelo médico.

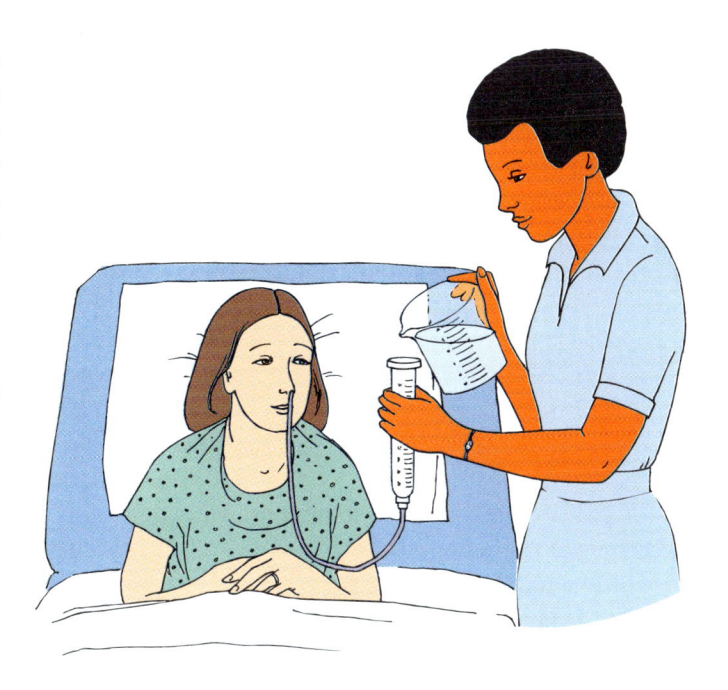

Figura 16-8
A enfermeira administra alimentação pela sonda. Uma seringa é conectada ao final da SNG. O líquido (gavagem) é colocado na seringa.

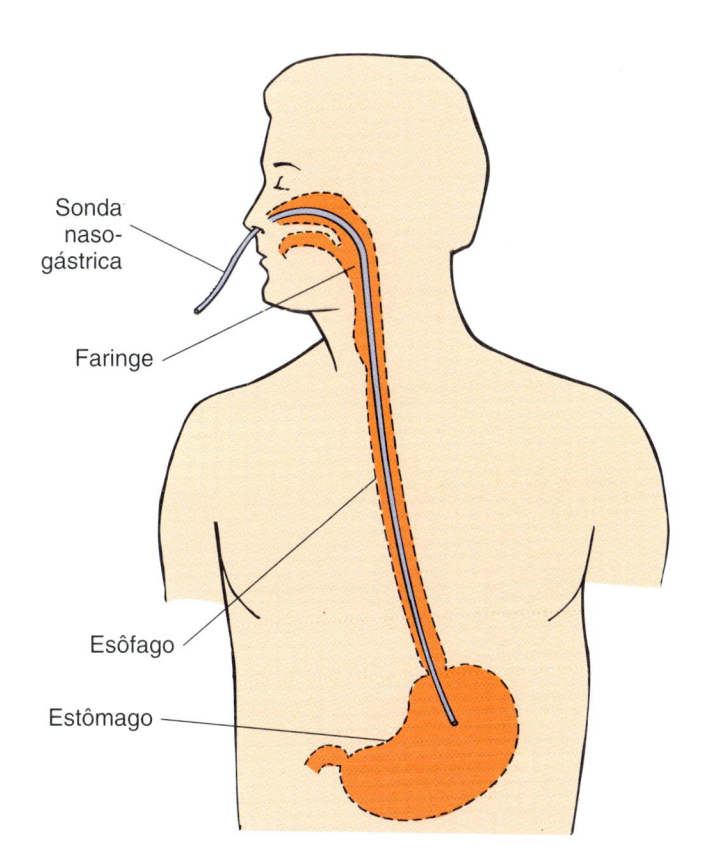

Figura 16-7
Uma sonda nasogástrica é inserida pelo nariz até o estômago.

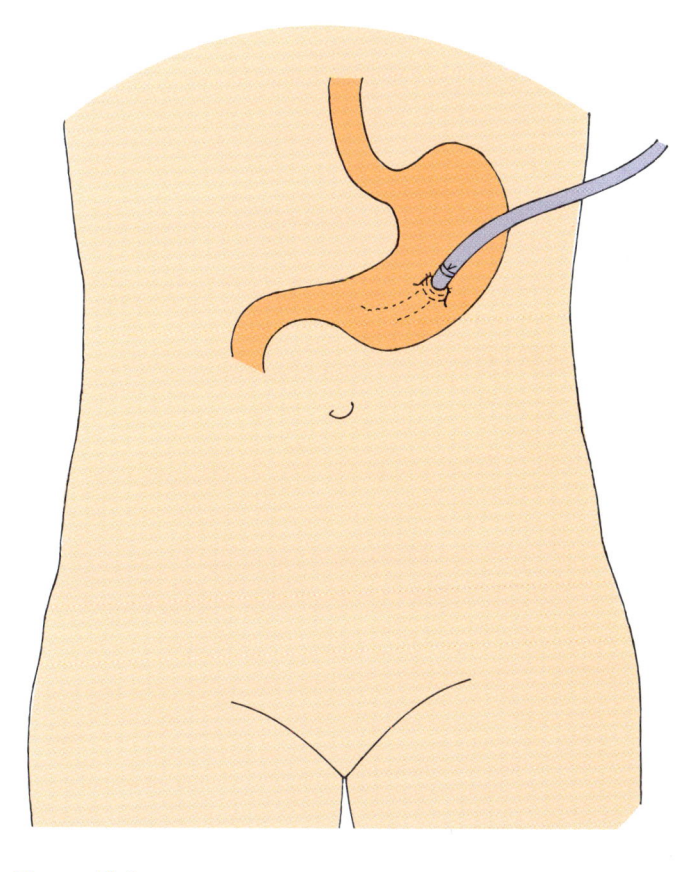

Figura 16-9
Uma sonda de gastrostomia

Sonda de alimentação. A enfermeira insere a sonda nasogástrica (SNG) pelo nariz até o estômago (Fig. 16-7). Os líquidos misturados ou batidos são infundidos através de uma sonda até o estômago. A alimentação pode ser oferecida em intervalos esquematizados com o uso de uma seringa (Fig. 16-8), ou, ainda, por bombas eletrônicas de alimentação, se for necessário manter uma alimentação contínua.

A gastrostomia é uma abertura criada cirurgicamente (*ostomia*) no estômago (*gastro*). Um tubo é inserido na abertura (Fig. 16-9). Os alimentos batidos ou industrializados são infundidos através da sonda para o estômago. O paciente com a gastrostomia não pode comer ou beber líquidos. A gastrostomia pode ser temporária ou permanente.

Quando o paciente for alimentado por meio de sonda, deve ser mantido ou colocado em posição de Fowler, o que favorece o fluxo do líquidos pela sonda e também previne uma possível aspiração pulmonar. O paciente permanece sentado, na posição de Fowler, ou semi-Fowler, pelo menos por mais 30 minutos após a alimentação, facilitando o movimento do líquido pelo sistema gastrintestinal e previnindo a aspiração.

Terapia intravenosa. Muitos pacientes recebem líquidos através de um cateter inserido na veia. IV, terapia IV e infusão IV são termos freqüentemente usados para referir-se à terapia intravenosa. O líquido fica em um frasco ou bolsa plástica. Um equipo IV estéril conecta o frasco à agulha na veia (Fig. 16-10). A quantidade de líquido que deve ser infundida por hora é prescrita pelo médico. A enfermeira ou o membro da equipe de enfermagem responsável precisa ter certeza de que a quantidade prescrita foi administrada, o que é feito por meio do controle de número de gotas (velocidade do fluxo) por minuto. Outras funções na terapia IV serão discutidas posteriormente, no Capítulo 21.

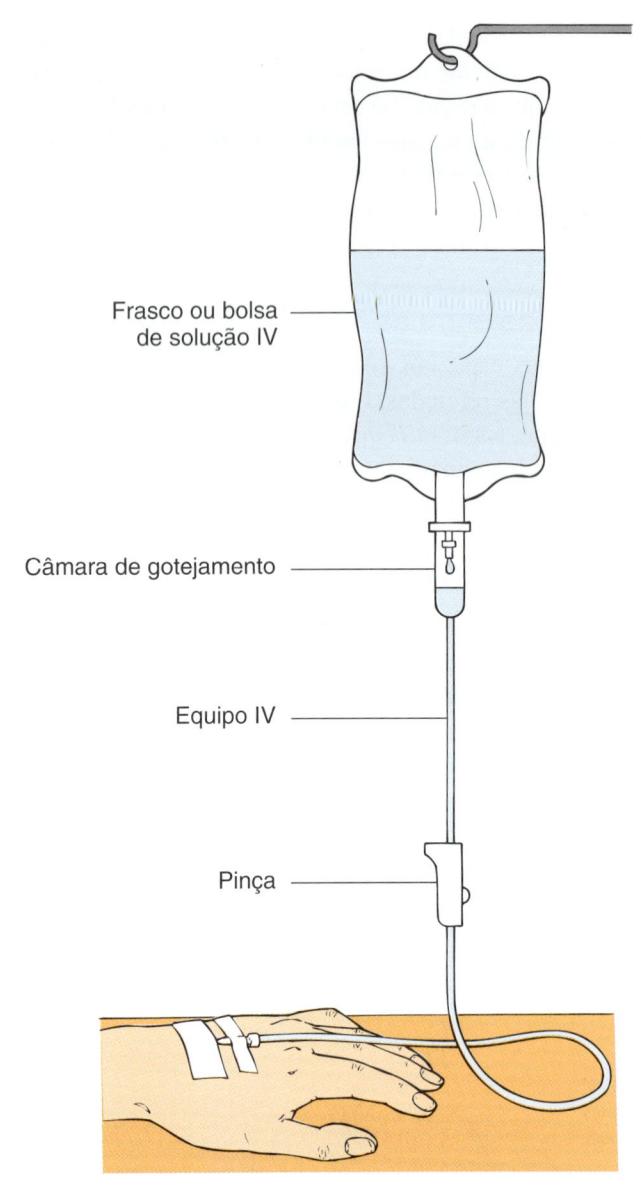

Figura 16-10
Terapia intravenosa. O cateter é inserido na veia do braço ou da mão. O cateter é acoplado ao frasco ou à bolsa por meio do equipo.

QUESTÕES DE REVISÃO

Circular a mais adequado resposta

1 Nutrição é:
   a Lipídios, proteínas, carboidratos, vitaminas e minerais.
   b Os muitos processos envolvidos na ingestão, digestão, absorção e uso do alimento e líquidos pelo corpo.
   c A Pirâmide de Orientação Alimentar.
   d O equilíbrio entre os líquidos adquiridos e eliminados pelo corpo.

2 A Pirâmide de Orientação Alimentar encoraja:
   a Uma dieta pobre em gorduras.
   b Uma dieta alta em gorduras.
   c Uma dieta pobre em fibras.
   d Uma dieta pobre em sal.

QUESTÕES DE REVISÃO — CONTINUAÇÃO

3 Quantas porções diárias de pães, cereais, arroz e massas são recomendadas?
  a 6 a 11.
  b 3 a 5.
  c 2 a 4.
  d 2 a 3.

4 Quais grupos de comida contêm mais gorduras?
  a Pães, cereais, arroz e massa.
  b Frutas.
  c Leite, iogurte e queijos.
  d Carnes, frangos, peixes, feijões secos, ovos e nozes.

5 Quais alimentos fornecem mais proteínas?
  a Manteiga e creme.
  b Tomates e batatas.
  c Carnes e peixes.
  d Milho e alface.

6 Sr. Bonner está com uma dieta de restrição em sódio. Ele pediu um pouco de sal no seu frango. O profissional deveria trazer o sal.
  a Verdadeira.
  b Falsa.

7 A dieta para diabéticos controla a quantidade de:
  a Água.
  b Sódio.
  c Carboidratos.
  d Nutrientes.

8 Uma paciente está em jejum total. O profissional deveria:
  a Fornecer uma variedade de líquidos.
  b Oferecer líquidos em pequenos recipientes e em pequenas quantidades.
  c Remover a jarra de água e o copo.
  d Não realizar uma boa higiene oral no paciente.

9 Quais alimentos não são computados como líquidos?
  a Café, chás, sucos e refrigerantes.
  b Manteiga, molho de espaguete, queijo derretido.
  c Sorvete, sorvete feitos à base de água, manjar e pudins.
  d Gelatina, picolés, sopas e cereais em creme.

10 Qual destas frases sobre a alimentação é falsa?
  a Perguntar se o paciente quer rezar antes de comer.
  b Um garfo é utilizado para oferecer a comida ao paciente.
  c Deve-se perguntar ao paciente qual a seqüência desejada para servir a comida.
  d Engajar o paciente em um diálogo agradável.

Respostas

1 b   2 a   3 a   4 c   5 c   6 b   7 c   8 c   9 b   10 b

Controle de Sinais Vitais 17

OBJETIVOS

- Definir os termos-chave listados neste capítulo.
- Explicar por que os sinais vitais são mensurados, bem como os fatores que os afetam.
- Identificar os parâmetros normais de temperatura oral, retal, axilar e timpânica.
- Saber quando controlar a temperatura oral, retal, axilar e timpânica.
- Identificar os locais para controlar o pulso.
- Saber os parâmetros de normalidade do pulso para diferentes grupos etários.
- Descrever respirações normais.
- Saber o parâmetro de normalidade da pressão arterial em adultos.
- Descrever as técnicas que devem ser realizadas para controlar a pressão arterial.
- Realizar os procedimentos descritos neste capítulo.

TERMOS-CHAVE

Déficit de pulso – Diferença entre as freqüências dos pulsos apical e radial.

Freqüência de pulso – Número de batidas do coração ou pulso contados em um minuto.

Hipertensão – Medidas persistentes de pressão sangüínea acima das pressões sistólica normal (140 mmHg) ou diastólica (90 mmHg).

Hipotensão – Condição na qual a pressão sangüínea sistólica está abaixo de 90 mmHg e a diastólica está abaixo de 60 mmHg.

Pressão arterial – Quantidade de força exercida pelo sangue contra as paredes de uma artéria.

Pressão diastólica – Pressão nas artérias quando o coração está em repouso.

Pressão sistólica – Quantidade de força necessária para bombear o sangue para fora do coração na circulação arterial.

Pulso apical-radial – Controle dos pulsos apical e radial ao mesmo tempo.

Pulso – Batida do coração sentida em uma artéria como uma onda de sangue que passa pela artéria.

Respiração – Movimento dos pulmões de respirar o ar para dentro (inspirar) e colocá-lo para fora (expirar).

Sinais vitais – Temperatura, pulso, respiração e pressão sangüínea.

Temperatura do corpo – Quantidade de calor do corpo; é o equilíbrio entre a quantidade de calor produzida e a quantidade perdida.

Os sinais vitais refletem o funcionamento de três processos corporais essenciais para a vida: regulação da temperatura corporal, respiração e funcionamento do coração. Os quatro parâmetros de sinais vitais do funcionamento do corpo são temperatura, pulso, respiração e pressão sangüínea.

CONTROLANDO E RELATANDO OS SINAIS VITAIS

Os sinais vitais de um paciente, durante o período de 24 horas, variam dentro de certos limites. Muitos fatores afetam os sinais vitais e incluem sono, atividade, alimentação, clima, barulho, exercícios, medicamentos, medos, ansiedades e doenças. Os sinais vitais são aferidos para detectar mudanças no funcionamento normal do corpo e permitem que se controle como o paciente está respondendo ao tratamento, possibilitando, ainda, reconhecer situações de risco de vida.

A enfermeira orientará quando for necessário verificar os sinais vitais. A menos que seja feita outra recomendação, os sinais vitais geralmente devem ser verificados com o paciente deitado ou sentado. O paciente deveria estar em posição de repouso durante o controle dos sinais vitais.

Os sinais vitais refletem qualquer alteração mínima nas condições do paciente, sendo essencial medir com precisão. Se não estiver seguro quanto às medidas aferidas, torne a refazê-las. Os sinais vitais precisam ser também anotados e relatados acuradamente. Qualquer sinal vital que tenha se alterado em relação a uma medida prévia, deve ser relatado de imediato à enfermeira. Os sinais vitais que estão acima ou abaixo do normal igualmente devem ser relatados de pronto.

TEMPERATURA DO CORPO

A temperatura corporal é a quantidade de calor produzida pelo corpo; é o equilíbrio entre a quantidade de calor produzida e a perdida pelo corpo. O calor é produzido assim que os alimentos são utilizados para obtenção de energia. E é perdida pela pele, respiração, urina e fezes. A temperatura corporal permanece normalmente estável, mais baixa pela manhã e mais alta à tarde e à noite. Os fatores que afetam a temperatura do corpo incluem idade, tempo, exercício, gravidez, ciclo menstrual, emoções, estresse e doenças.

Temperatura normal do corpo

As escalas Fahrenheit (F) e Centígrados ou Celsius (°C) são utilizadas para medir a temperatura. No Brasil, a escala adotada é de graus Celsius (°C). Os locais comuns para medir a temperatura corporal são: boca, reto, axila e ouvido (timpânica). A temperatura normal do corpo depende do local de medida e via de regra permanece na faixa normal (Tabela 17-1). Os termômetros são utilizados para medir a temperatura.

Termômetros de vidro

O termômetro de vidro é um tubo de vidro oco com um bulbo cheio de mercúrio (Fig. 17-1). Quando aquecido, o mercúrio se expande e move-se para a parte superior do tubo. Quando o tubo esfria, o mercúrio se contrai e move-se para baixo. Os termômetros com ponta fina ou longa são

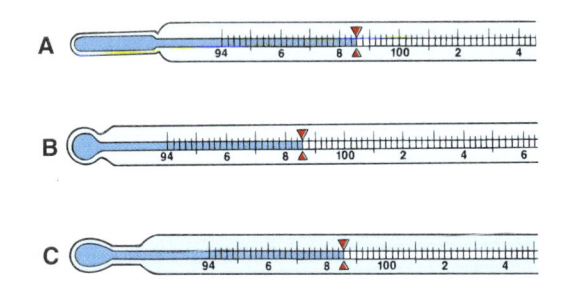

Figura 17-1
*Tipos de termômetros de vidro. **A**, O tipo ponta fina ou longa. **B**, O tipo curto e grosso (termômetro retal). **C**, A ponta em forma de pêra.*

TABELA 17-1 TEMPERATURA NORMAL DO CORPO PARA ADULTOS SAUDÁVEIS

Local	Linha de base	Faixa normal
Oral	37° C	36,5 a 37,5° C
Retal	37,5° C	37,0 a 38,1° C
Axilar	36,5° C	36,0 a 37,0° C
Timpânico	37° C	37° C

usados para temperaturas axilar e oral. Há ainda os termômetros com pontas curtas e grossas e em forma de pêra. Os termômetros retais possuem pontas curtas e grossas que são codificada e pintadas de vermelho.

Os termômetros de vidro são reutilizáveis, entretanto apresentam algumas desvantagens:

- Demoram longo tempo para registrar – 3 a 10 minutos, dependendo do local. As temperaturas orais levam de 2 a 3 minutos, a temperatura retal leva 2 minutos e as temperaturas axilares demoram de 5 a 10 minutos.
- Quebram com facilidade. Os termômetros retais quebrados podem causar lesão no reto ou no cólon.
- O paciente pode morder o termômetro e quebrá-lo. As membranas mucosas da boca podem ser cortadas. Qualquer mercúrio engolido pode causar problemas de envenenamento.

Como fazer a leitura do termômetro de vidro – Termômetros em centígrados possuem linhas longas e curtas. Cada linha longa representa 1 grau de 34 a 42° C. Cada linha curta representa 0,1 (um décimo) do grau (Fig. 17-2). Fazer o seguinte para ler um termômetro de vidro:

- Segurar o termômetro na base (Fig. 17-3). Trazê-lo para perto dos olhos.
- Rodar o termômetro até que seja possível ver os números nas linhas longas e curtas.
- Virar o termômetro para trás e para frente lentamente até a linha do mercúrio prata (ou vermelha) poder ser visualizada.
- Ler o termômetro no grau mais próximo (risco longo). Ler o décimo de grau mais próximo (risco curto).

Uso de termômetro de vidro – As seguintes precauções devem ser adotadas quando for utilizar um termômetro de vidro.

- Usar apenas o termômetro do paciente.
- Enxaguar o termômetro sob água corrente fria se estiver imerso em desinfetante. Secar da base em direção ao bulbo com toalhas de papel.
- Verificar se o termômetro não está quebrado ou lascado.

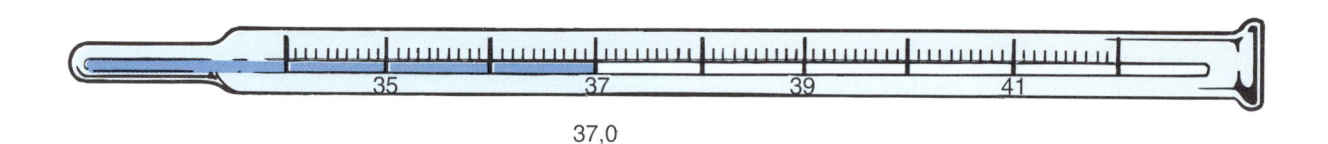

Figura 17-2
Termômetro em centígrados.

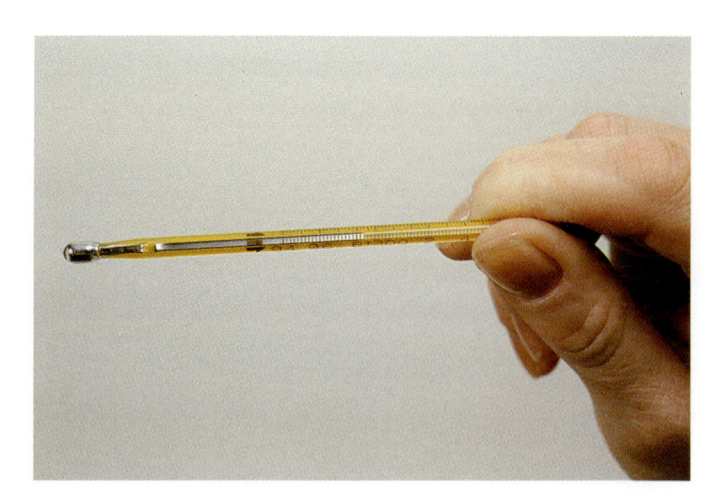

Figura 17-3
O termômetro está sendo segurado pela base com o dedo polegar e a ponta dos dedos indicador e médio.

- Balançar o termômetro até o mercúrio ficar abaixo das linhas e números. Segurar o termômetro pela base, longe de paredes, mesas ou outras superfícies duras. Flexionar e estender o pulso até o mercúrio ir para baixo (Fig. 17-4).
- Limpar e guardar o termômetro de acordo com a rotina do Serviço. Primeiro, embrulhar com toalha para remover o muco ou as fezes. Não usar água quente para limpeza, pois isso faz com que o mercúrio expanda-se demais, provocando a quebra do termômetro.
- Protetores plásticos podem ser utilizados (Fig. 17-5). Um protetor é utilizado somente uma vez e depois descartado. O termômetro é colocado no protetor e verificada a temperatura. O protetor é retirado para a leitura do termômetro. O termômetro não toca a paciente.
- Aplicar a técnica de assepsia e de precauções-padrão.

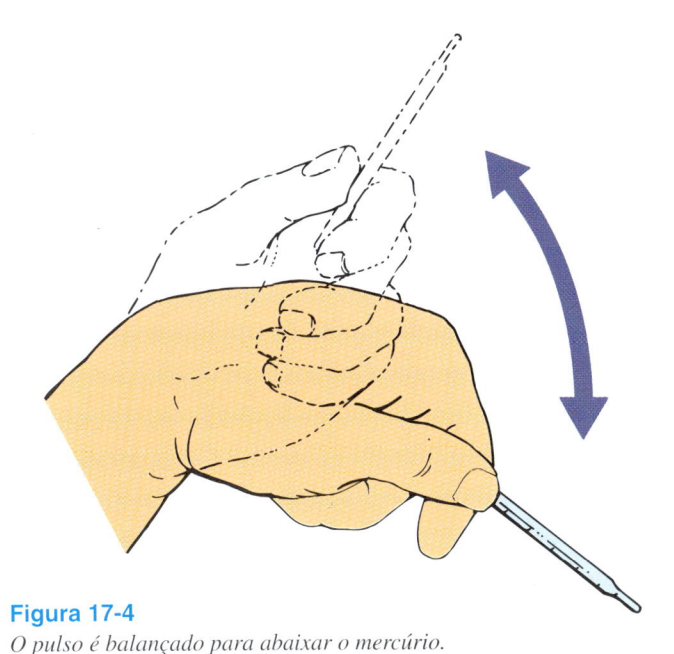

Figura 17-4
O pulso é balançado para abaixar o mercúrio.

Verificação de temperatura oral

As temperaturas orais são verificadas em crianças maiores e adultos. O termômetro de vidro permanece no local cerca de 2 a 3 minutos ou como preconiza a rotina do serviço. As temperaturas não são aferidas por via oral se o paciente:

- For um bebê ou tiver menos de 4 ou 5 anos de idade.
- Estiver inconsciente.
- Tiver feito uma cirurgia ou tenha uma lesão na face, pescoço, nariz ou boca.
- Estiver recebendo oxigênio.
- Respirar pela boca.
- Estiver com uma SNG.
- Estiver delirando e movimentando-se muito, confuso ou desorientado.
- Estiver com um lado do corpo paralisado.
- Estiver com a boca ressecada.
- Tiver um histórico de crises convulsivas.

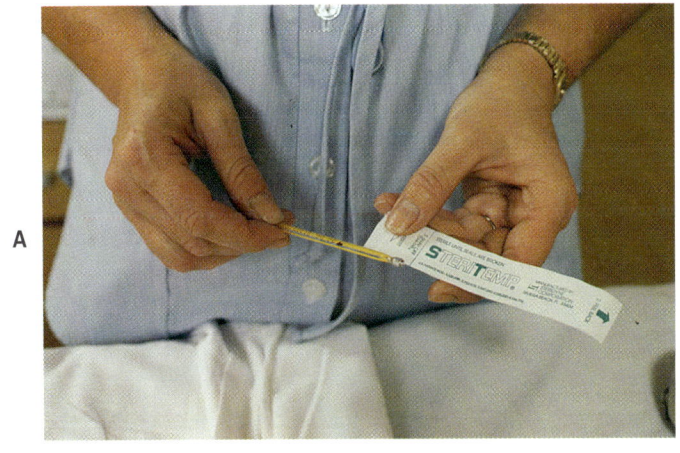

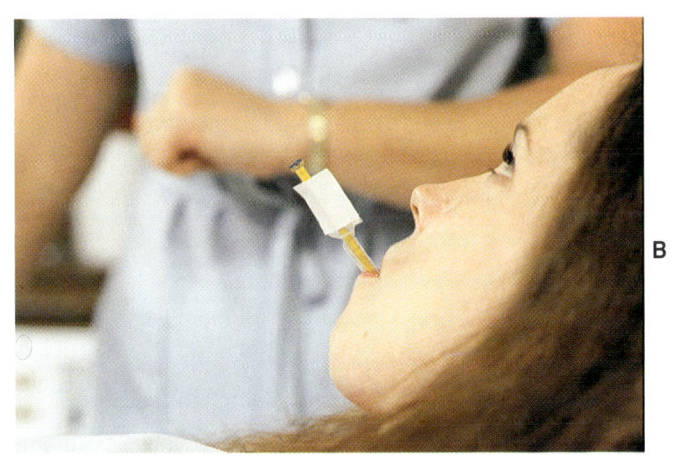

Figura 17-5
A, O termômetro é inserido em um protetor plástico. B, A temperatura do paciente é verificada com o termômetro no protetor plástico.

VERIFICANDO A TEMPERATURA ORAL COM TERMÔMETRO DE VIDRO

PRÉ-PROCEDIMENTO

1 Explicar o procedimento ao paciente. Solicitar-lhe para não comer, beber, fumar, mascar chiclete, pelo menos durante 15 minutos.
2 Providenciar o seguinte:
   - Termômetro oral e recipiente.
   - Toalhas.
   - Protetores plásticos, se utilizado.
   - Luvas descartáveis.
3 Lavar as mãos.
4 Identificar o paciente. Checar a pulseira de identificação e chamar o paciente pelo nome.
5 Propiciar privacidade.

Verificando a temperatura oral com termômetro de vidro — continuação

Procedimento

6. Calçar as luvas.
7. Enxaguar o termômetro em água fria, se estiver imerso em desinfetante. Secá-lo com toalha.
8. Checar se o termômetro não está quebrado ou lascado.
9. Abaixar a linha de mercúrio do termômetro.
10. Colocar o protetor, se for utilizado.
11. Solicitar ao paciente para umedecer os lábios.
12. Colocar o bulbo do termômetro embaixo da língua do paciente (Fig. 17-6).
13. Solicitar ao paciente para segurar o termômetro com os lábios, para que este não saia do lugar, e para não conversar enquanto estiver com o termômetro.
14. Deixar o termômetro por 2 ou 3 minutos ou como preconizado pela rotina do serviço.
15. Remover o termômetro segurando-o pela base.
16. Usar toalhas de papel para remover o protetor. Limpar o termômetro com a toalha, da base para o bulbo, se não estiver utilizando o protetor.
17. Ler o termômetro.
18. Registrar o nome do paciente e a temperatura em seu prontuário.
19. Abaixar a linha de mercúrio do termômetro.
20. Limpar o termômetro de acordo com as rotinas do serviço.

Pós-procedimento

21. Certificar-se de que o paciente está confortável e deixar a campainha de chamada ao seu alcance.
22. Retirar os acessórios utilizados para manter a privacidade da paciente.
23. Remover as luvas e lavar as mãos.
24. Relatar qualquer temperatura anormal. Registrar a temperatura na ficha do paciente.

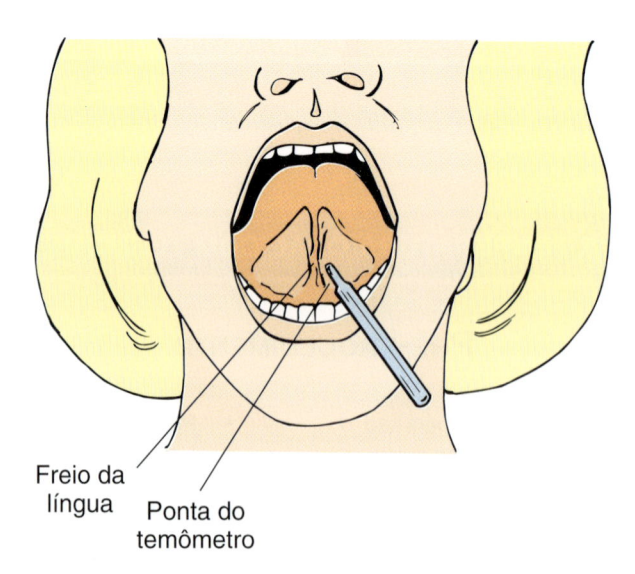

Figura 17-6
O termômetro é posicionado na base da língua, próximo ao freio da língua.

VERIFICANDO A TEMPERATURA RETAL COM TERMÔMETRO DE VIDRO

PRÉ-PROCEDIMENTO

1. Explicar o procedimento ao paciente.
2. Providenciar o seguinte material:
   - Termômetro retal e recipiente.
   - Toalha de tecido.
   - Protetor plástico, se estiver usando.
   - Luvas descartáveis.
   - Lubrificante solúvel em água.
3. Lavar as mãos.
4. Identificar o paciente. Checar a pulseira de identificação. Chamar a paciente pelo nome.
5. Favorecer a privacidade.

PROCEDIMENTO

6. Enxaguar o termômetro em água corrente fria, se estiver imerso em desinfetante. Secar com toalhas.
7. Checar se o termômetro não está quebrado ou lascado.
8. Abaixar a linha de mercúrio do termômetro.
9. Colocar o protetor de plástico, caso seja utilizado.
10. Posicionar o paciente na posição de Sims.
11. Calçar as luvas.
12. Colocar uma pequena quantidade de lubrificante na toalha. Lubrificar o bulbo do termômetro.
13. Dobrar o lençol para expor a área anal.
14. Levantar a nádega de cima para expor o ânus (Fig. 17-7).
15. Inserir 2,5 cm do termômetro no reto.
16. Segurar no local por 2 minutos ou como preconizado pela rotina do serviço.
17. Retirar o termômetro
18. Retirar o protetor plástico. Limpar o termômetro com toalha, da base para o bulbo, se o protetor não foi utilizado.
19. Colocar o papel higiênico sobre uma toalha de papel ou várias folhas de papel higiênico. Colocar o termômetro sobre papéis limpos.
20. Limpar a área anal para remover o excesso de lubrificante e quaisquer fezes. Cobrir o paciente.
21. Ter certeza de que a paciente esteja confortável e deixar a campainha de chamada ao seu alcance.
22. Jogar fora o papel.
23. Ler o termômetro. Registrar o nome do paciente e anotar a temperatura no prontuário. Escrever R para indicar a temperatura retal.
24. Abaixar a linha de mercúrio do termômetro.
25. Limpar o termômetro de acordo as rotinas do serviço.

PÓS-PROCEDIMENTO

26. Remover as luvas e lavar as mãos.
27. Retirar os acessórios utilizados para manter a privacidade da paciente.
28. Relatar qualquer anormalidade de temperatura. Registrar a medida com um R no local apropriado.

Verificação de temperatura retal com termômetro de vidro

As temperaturas retais são verificadas quando a via oral não pode ser utilizada. Temperaturas retais não são verificadas caso o paciente esteja com diarréia, doença ou lesão retal, doença do coração ou tenha sido submetido à cirurgia retal.

O termômetro retal é lubrificado para facilitar sua introdução e prevenir lesões teciduais. O termômetro é mantido fixo no local, para não ser perdido ou quebrado dentro do reto. O vidro do termômetro é mantido dentro do reto por 2 minutos ou conforme recomendação do serviço.

A privacidade é importante. Como as nádegas e ânus estão expostos, muitos pacientes ficam constrangidos com o procedimento.

Verificação de temperatura axilar

É uma medida menos confiável do que a oral, retal ou timpânica, utilizada quando outros meios não podem ser usados. A axila precisa estar seca para a verificação. Esse local

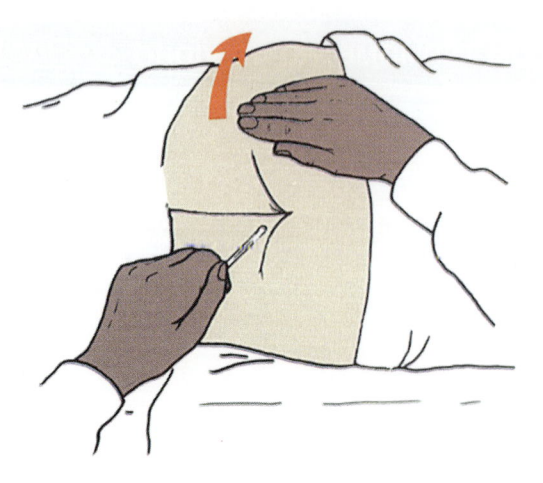

Figura 17-7
A temperatura retal é obtida com a paciente na posição de Sims. As nádegas são afastadas para expor a região anal.

não deve ser utilizado logo após o banho. O termômetro é instalado no local para que permaneça em uma posição correta. O termômetro de vidro é mantido por 5 a 10 minutos ou conforme rotina do serviço.

Termômetros eletrônicos

São operados por baterias e medem a temperatura em poucos segundos. A temperatura aparece no visor à frente do termômetro. A unidade portátil é para manter a bateria carregando, quando não está sendo usada.

Termômetros eletrônicos possuem probes orais e retais. Um dispositivo de proteção (estojo) cobre o probe. Os protetores descartáveis que o acompanham são utilizados somente uma vez e desprezados, prevenindo a proliferação de infecção, assim como, também, o uso de técnica asséptica e precauções-padrão.

VERIFICANDO A TEMPERATURA AXILAR COM TERMÔMETRO DE VIDRO

PRÉ-PROCEDIMENTO

1. Explicar o procedimento ao paciente.
2. Providenciar o seguinte:
   - Termômetro de vidro oral e um recipiente.
   - Protetores plásticos, se utilizados.
   - Lenços.
   - Toalhas.
3. Lavar as mãos.
4. Identificar o paciente. Checar a pulseira de identificação e chamá-lo pelo nome.
5. Propiciar privacidade.

PROCEDIMENTO

6. Enxaguar o termômetro em água fria, se estiver imerso em desinfetante. Secar com toalhas.
7. Checar se o termômetro não está quebrado ou lascado.
8. Abaixar a linha de mercúrio do termômetro.
9. Colocar o protetor, caso seja utilizado.
10. Ajudar a paciente a tirar o braço do roupão. Não expor o paciente.
11. Secar a axila com a toalha.
12. Colocar o bulbo no centro da axila.
13. Solicitar ao paciente para colocar o braço sobre o peito, a fim de fixar o termômetro no local (Fig. 17-8). Segurar o braço no local, caso o paciente não possa ajudar ou se for um bebê ou uma criança muito pequena.
14. Deixar o termômetro no local por 5 a 10 minutos, ou como recomendado pelo serviço.
15. Remover o termômetro do protetor. Limpar com os lenços da base para o bulbo, se o protetor não foi utilizado.
16. Ler o termômetro.
17. Registrar o nome do paciente e temperatura com um A (para axilar) no prontuário.
18. Ajudar o paciente a vestir-se novamente.
19. Certificar-se de que o paciente está confortável e deixar a campainha ao seu alcance.
20. Abaixar a linha de mercúrio do termômetro.
21. Enxaguar e lavar o termômetro. Colocar no recipiente com desinfetante ou protetor plástico.

VERIFICANDO A TEMPERATURA AXILAR COM TERMÔMETRO DE VIDRO — CONTINUAÇÃO

PÓS-PROCEDIMENTO

22 Retirar os acessórios utilizados para manter a privacidade da paciente.
23 Seguir as recomendações da serviço quanto ao lençol úmido utilizado.
24 Lavar as mãos.
25 Relatar qualquer anormalidade de temperatura. Registrar com um A no local apropriado.

VERIFICANDO A TEMPERATURA COM TERMÔMETRO ELETRÔNICO

PRÉ-PROCEDIMENTO

1 Explicar o procedimento ao paciente. Pedir-lhe para não comer, beber, fumar ou mascar chiclete, pelo menos por 15 minutos, se for verificar a temperatura oral.
2 Providenciar o seguinte material:
  - Termômetro eletrônico.
  - Probe (azul para temperatura oral ou axilar; vermelho para temperatura retal).
  - Protetores descartáveis de probe.
  - Papel higiênico (para temperaturas retais).
  - Lubrificante solúvel em água.
  - Luvas descartáveis.
3 Conectar o probe no termômetro.
4 Lavar as mãos.
5 Identificar o paciente. Checar a pulseira de identificação e chamá-lo pelo nome.

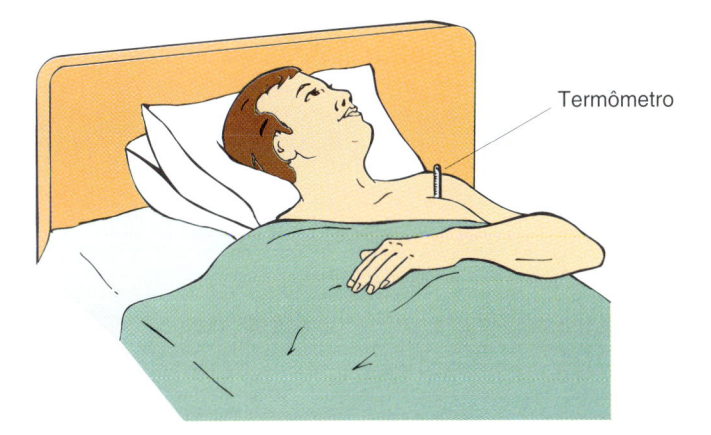

Figura 17-8
O termômetro é colocado na axila, trazendo o braço do paciente sobre o peito.

Verificação de temperatura da membrana timpânica

Os termômetros timpânicos medem a temperatura na membrana timpânica (Fig. 17-10). O probe é protegido e suavemente inserido no ouvido. A temperatura é verificada em cerca de 1 ou 3 segundos. Estes termômetros são operados por baterias, as quais precisam estar sempre carregadas, e usam protetores de probes descartáveis.

Os termômetros timpânicos são confortáveis para o paciente e não são invasivos como o retal. Eles são melhores para as crianças devido a sua velocidade e conforto. Há menos micróbios no ouvido do que na boca ou no reto, por isso o risco de infecção é menor, mas não devem ser utilizados se houver alguma secreção no ouvido.

VERIFICANDO A TEMPERATURA COM TERMÔMETRO ELETRÔNICO — CONTINUAÇÃO

PROCEDIMENTO

6. Propiciar a privacidade. Posicionar o paciente para a temperatura oral, axilar ou retal.
7. Calçar as luvas, se for ter contato com fluidos ou substâncias do corpo.
8. Colocar o protetor no probe.
9. Para a temperatura oral:
   a. Solicitar ao paciente para abrir a boca e levantar a língua.
   b. Colocar o probe na base da língua em qualquer lado (Fig. 17-9).
   c. Pedir ao paciente para abaixar a língua e fechar a boca.

   Para a *temperatura retal*:
   a. Lubrificar a ponta do probe, colocando o lubrificante no lenço de papel.
   b. Dobrar o lençol para expor a área anal.
   c. Levantar a nádega de cima para expor o ânus.
   d. Inserir o probe no reto, aproximadamente 1,5 cm.

   Para a *temperatura axilar*:
   a. Ajudar o paciente a remover o braço do roupão, evitando a exposição do paciente.
   b. Secar a axila com a toalha.
   c. Colocar o probe na axila, colocando o braço da paciente sobre o peito.
10. Segurar o probe no lugar até ouvir o alarme ou ver um *flash* ou a luz permanecer estável.
11. Ler a temperatura no mostrador. Um alarme ou um *flash* ou sinal de luz estável significa que a temperatura foi medida.
12. Remover o probe. Apertar o botão ejeção para desconectar o probe.
13. Registrar o nome do paciente e a temperatura no registro de anotações.
14. Recolocar o probe no estojo.
15. Certificar-se de que o paciente está confortável. Ajudá-lo a vestir-se caso tenha verificado a temperatura axilar. Para *temperatura retal*:
    a. Limpar a região anal com lenço de papel para remover o lubrificante.
    b. Cobrir a paciente.
    c. Descartar o lenço utilizado.
    d. Remover as luvas.

PÓS-PROCEDIMENTO

16. Colocar a campainha de chamada ao alcance do paciente.
17. Retirar os acessórios utilizados para manter a privacidade do paciente.
18. Remover as luvas e lavar as mãos.
19. Conectar o termômetro na unidade de recarga.
20. Lavar as mãos.
21. Relatar qualquer temperatura anormal. Registrar a medida em ficha apropriada. Anotar qual o tipo de temperatura obtida.

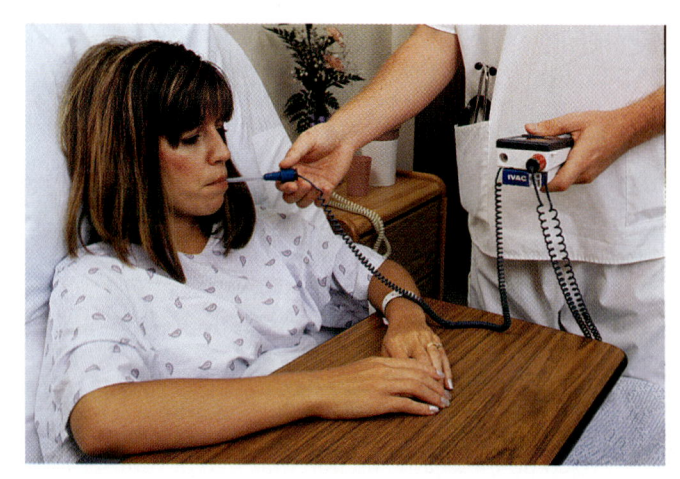

Figura 17-9
O probe protegido do termômetro eletrônico é inserido sob a língua.

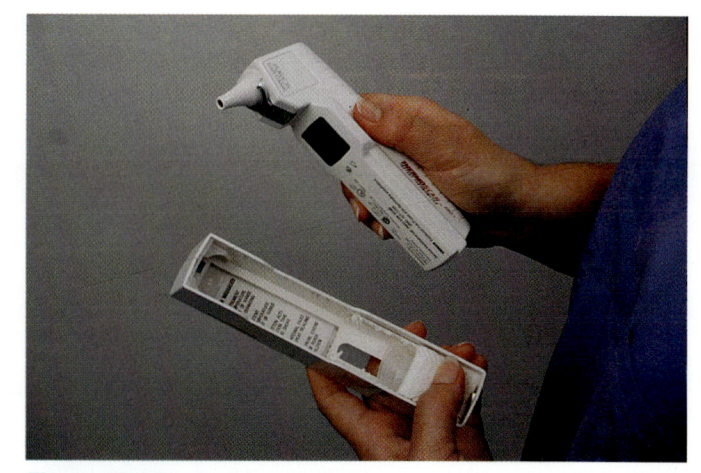

Figura 17-10
Termômetro de ouvido. (Cortesia de Thermoscan, Inc, San Diego, California.)

VERIFICANDO A TEMPERATURA DA MEMBRANA TIMPÂNICA

PRÉ-PROCEDIMENTO

1. Explicar o procedimento ao paciente.
2. Pegar o termômetro timpânico e o protetor do probe.
3. Lavar as mãos.
4. Identificar o paciente. Checar a pulseira de identificação e chamá-lo pelo nome.
5. Propiciar privacidade.

PROCEDIMENTO

6. Solicitar ao paciente para virar sua cabeça, a fim de que o ouvido fique de frente para o profissional.
7. Inserir o probe levemente. Puxar para cima a orelha para endireitar o canal (Fig. 17-11).
8. Apertar o botão de iniciar.
9. Ler a temperatura quando ouvir o alarme ou ver o *flash* da luz.
10. Remover o probe do ouvido.
11. Registrar o nome do paciente e a temperatura no prontuário. Anotar que foi usada a temperatura timpânica.
12. Apertar o botão ejeção e descartar o protetor.

PÓS-PROCEDIMENTO

13. Certificar-se de que o paciente está confortável e deixar a campainha de chamada ao seu alcance.
14. Retirar os acessórios utilizados para manter a privacidade do paciente.
15. Conectar o termômetro na unidade de recarga.
16. Lavar as mãos.
17. Relatar qualquer temperatura anormal. Registrar a medida na ficha apropriada. Anotar que foi verificada a temperatura timpânica.

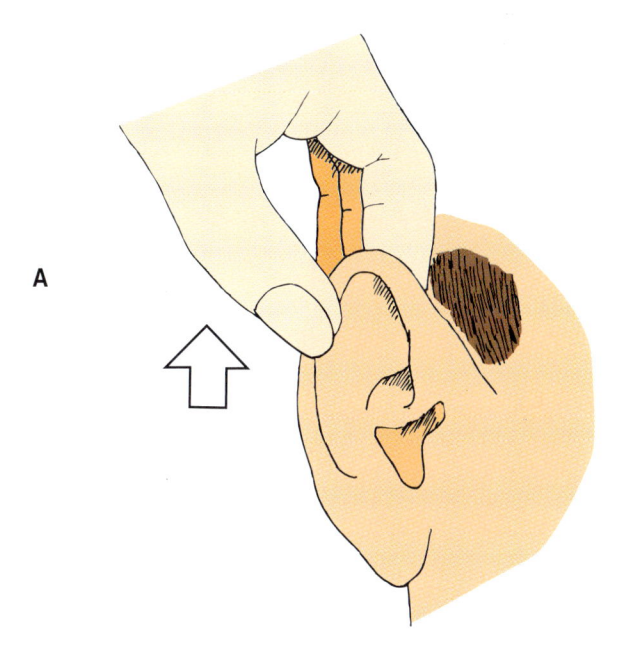

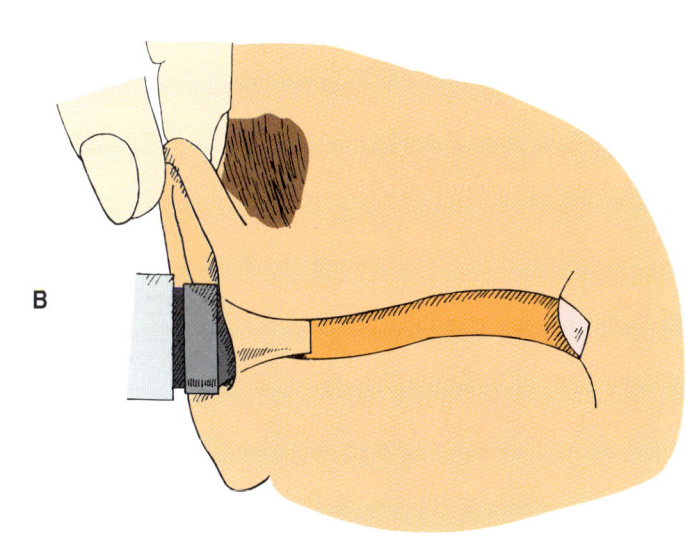

Figura 17-11
***A**, A orelha é puxada para cima. **B**, O pobre é inserido no canal auditivo.*

PULSO

O pulso é definido como a batida do coração sentida em uma artéria, como uma onda de sangue passando pela artéria. O pulso pode ser sentido toda vez que o coração bate.

Locais para aferição do pulso

Os pulsos temporal, carótido, braquial, radial, femoral, poplíteo e dorsal do pé (pedioso) são obtidos em ambos os lados do corpo (Fig. 17-12). O radial é freqüentemente o local mais utilizado, pois é fácil conseguir palpá-lo e pode ser verificado sem expor o paciente. O pulso apical é sentido acima do ápice (topo) do coração.

Uso de estetoscópio

O estetoscópio é um instrumento usado para ouvir os sons produzidos pelo coração, pulmões e outros órgãos do cor-

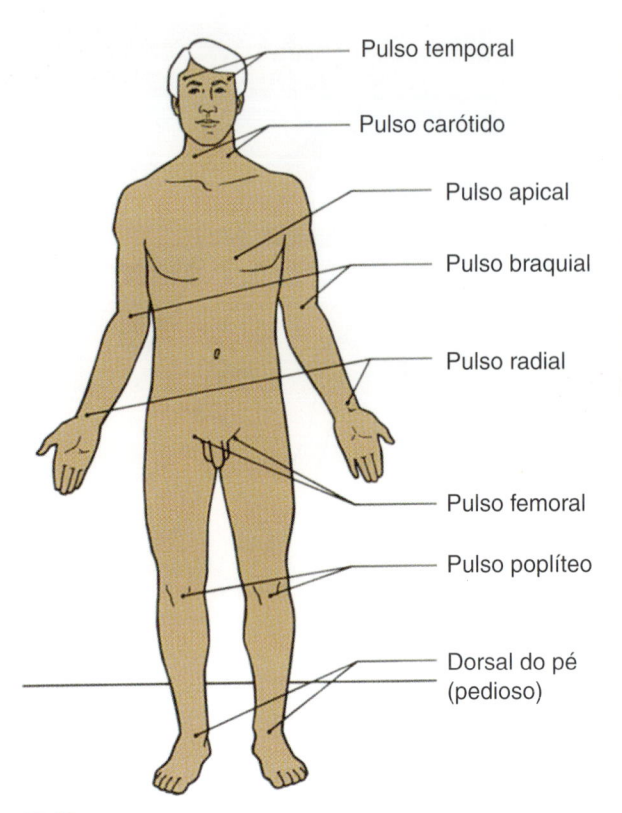

Figura 17-12
Os locais do pulso.

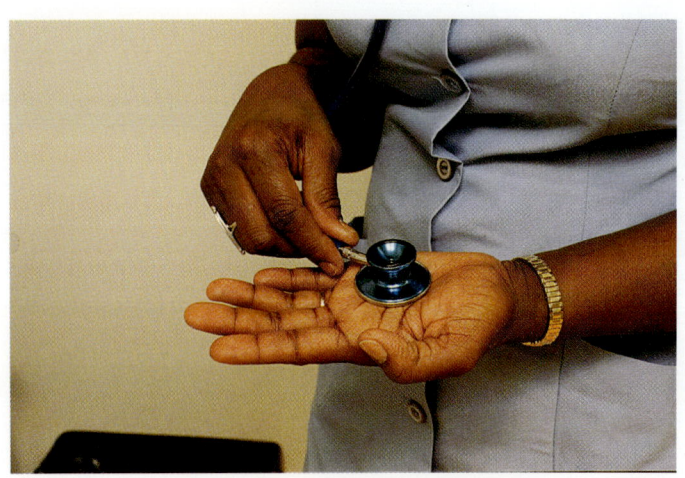

- Pulso temporal
- Pulso carótido
- Pulso apical
- Pulso braquial
- Pulso radial
- Pulso femoral
- Pulso poplíteo
- Dorsal do pé (pedioso)

Figura 17-3
O diafragma do estetoscópio é aquecido na palma da mão.

po. É também utilizado para verificar o pulso apical e para medir a pressão sangüínea. O estetoscópio amplifica o som de forma que possa ser ouvido mais facilmente.

Os estetoscópios estão em contato com muitos pacientes e profissionais. Portanto, é importante o controle da infecção. As peças do ouvido e do diafragma são limpos antes e depois do uso.

As seguintes medidas devem ser seguidas quando usar o estetoscópio:

- Limpar as peças do ouvido e diafragma com lenços ou algodão umedecidos em álcool.
- Aquecer a peça do diafragma com a mão (Fig. 17-13).
- Colocá-lo no ouvido, de forma que o ângulo das pontas fique para fora. As peças do ouvido devem vedar os sons externos, sem causar dores ou desconforto.
- Colocar a peça do diafragma sobre a artéria. Segurar no local como na Figura 17-14.
- Prevenir o barulho. Não deixar nada tocar o estetoscópio. Solicitar ao paciente para manter-se em silêncio durante o procedimento.
- Limpar as peças do ouvido e do diafragma com lenços ou algodão embebidos em álcool, quando tiver terminado o procedimento.

Freqüência do pulso

A freqüência do pulso é o número de batidas do coração sentidas em um minuto. A freqüência varia para diferentes grupos etários (Tabela 17-2), além de ser influenciada por vários fatores, incluindo temperatura elevada do corpo (febre), exercício, medo, ansiedade, excitação, calor, posição e dor. Estes e outros fatores fazem com que o coração bata mais rápido. Alguns medicamentos também aumentam a velocidade do pulso, enquanto outros a diminuem.

A freqüência de pulso do adulto é entre 60 e 100 batimentos por minuto. Uma freqüência menor que 60 e maior que 100 é considerada anormal e deve ser relatada à enfermeira imediatamente.

Ritmo e amplitude do pulso

O ritmo do pulso deve ser regular, isto é, um pulso deve ser sentido em um mesmo padrão, ou seja, o mesmo intervalo

TABELA 17-2 PARÂMETROS DE PULSO PARA DIFERENTES IDADES

Idade	Velocidades por minuto
Nascimento até 4 semanas	80-180
4 semanas a 1 ano	80-160
1 a 2 anos	80-130
2 a 6 anos	80-120
6 a 12 anos	70-110
12 anos em diante	60-100

deve ocorrer entre as batidas. Denomina-se pulso irregular quando os intervalos das batida são irregulares e as batidas são arrítmicos. A amplitude está relacionada à força. Um pulso forte é fácil de sentir e é descrito como forte, cheio ou delimitado. Os pulsos que são difíceis de sentir são descritos como fraco ou fino.

Verificação de pulso radial

O pulso radial é utilizado como rotina de sinais vitais. Os três primeiros dedos da mão são colocados sobre o local da artéria radial, a qual se localiza no lado do dedo polegar do pulso (Fig. 17-15). Não usar seu polegar para medir o pulso, pois pode sentir seu próprio pulso. O pulso do seu polegar poderia ser confundido com o pulso do paciente. O pulso é contado por 30 segundos e o número é multiplicado por dois para obter o número de batidas por minuto. Se o pulso estiver irregular, deve ser contado por todo um minu-

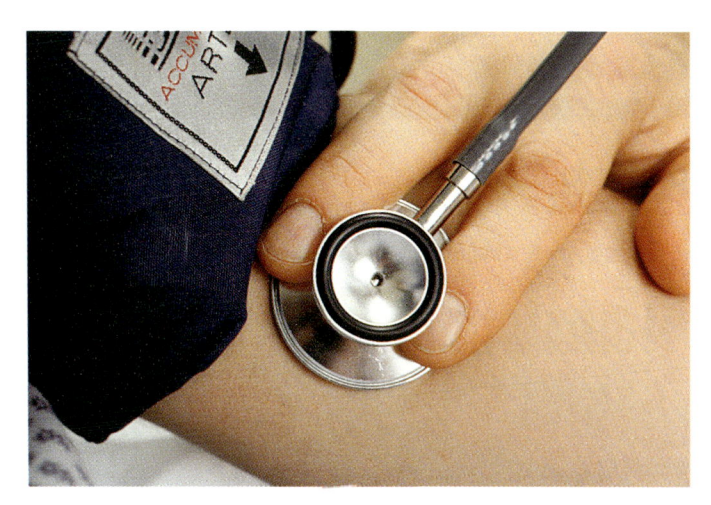

Figura 17-4
O estetoscópio é colocado no local com as pontas dos dedos indicador e médio.

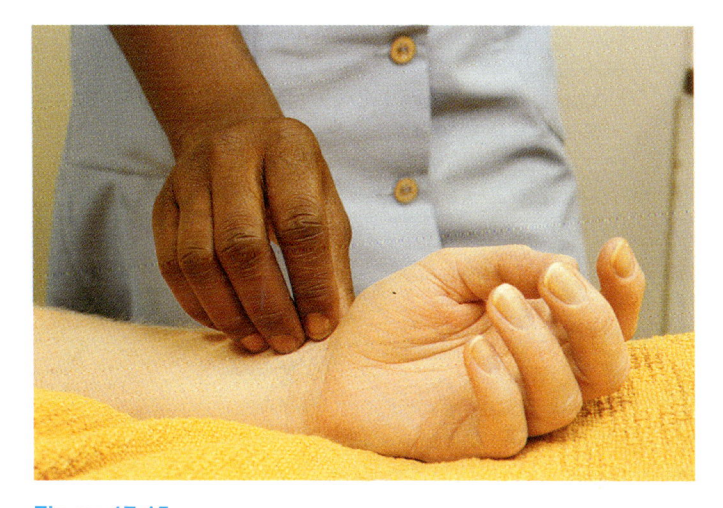

Figura 17-15
Os três dedos médios são utilizados para localizar o pulso radial, ao lado do polegar do pulso do paciente.

VERIFICANDO UM PULSO RADIAL

PRÉ-PROCEDIMENTO

1. Lavar as mãos.
2. Identificar a paciente. Checar a pulseira de identificação do paciente e chamá-lo pelo nome.
3. Explicar o procedimento ao paciente.
4. Propiciar privacidade.

PROCEDIMENTO

5. Deixar o paciente sentado ou deitado.
6. Localizar o pulso radial, com os três dedos médios (ver Fig. 17-15).
7. Observar se o pulso está forte ou fraco, regular ou irregular.
8. Contar o pulso por 30 segundos. Multiplicar o número de batidas por dois. Ou contar o pulso durante um minuto, se for rotina do serviço.
9. Contar o pulso por um minuto, se ele for irregular.
10. Registrar o nome do paciente e seu pulso na ficha de registro. Fazer anotação sobre a amplitude do pulso e se estava regular ou irregular.

PÓS-PROCEDIMENTO

11. Certificar-se de que o paciente está confortável e deixar a campainha de chamada ao seu alcance.
12. Retirar os acessórios utilizados.
13. Lavar as mãos.
14. Relatar o seguinte à enfermeira:
    - Freqüência do pulso menor que 60 e maior que 100 por minuto, imediatamente.
    - Se o pulso estava regular ou irregular.
    - A freqüência do pulso.
    - A amplitude do pulso (forte, fraco, cheio, bem delimitado, fino).
15. Registrar a freqüência do pulso na ficha apropriada.

to. Alguns serviços exigem que todos os pulsos radiais sejam verificados durante um minuto.

Verificação do pulso apical

O pulso apical é obtido com o uso do estetoscópio, método este utilizado em bebês e crianças com aproximadamente 3 anos de idade. O pulso apical também é verificado em pacientes com doenças coronárias ou que tomam medicamentos que possam afetar o coração. O pulso apical está localizado no lado esquerdo do peito, um pouco abaixo do mamilo (Fig. 17-16). O pulso apical é contado por um minuto.

Os sons da batida do coração parecem um *tum–tá*. Cada *tum-tá* é contado como uma batida. Não conte o *tum* como uma batida e o *tá* como outra.

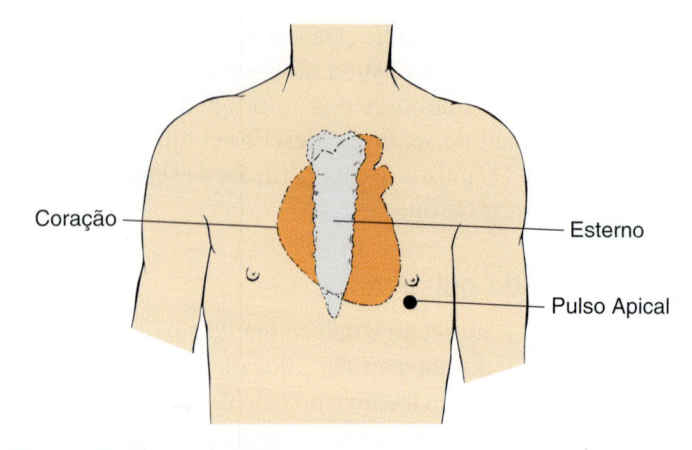

Figura 17-16
O pulso apical é localizado de 5 a 7,5 cm para a esquerda do esterno (osso do peito) e abaixo do mamilo esquerdo.

VERIFICANDO UM PULSO APICAL

PRÉ-PROCEDIMENTO

1. Providenciar o seguinte material:
   - Estetoscópio com diafragma.
   - Lenços umedecidos em álcool.
2. Lavar as mãos.
3. Identificar o paciente. Checar a pulseira de identificação e chamá-lo pelo nome.
4. Explicar o procedimento ao paciente.
5. Propiciar privacidade.

PROCEDIMENTO

6. Limpar o estetoscópio com os lenços ou algodão umedecidos em álcool.
7. Colocar o paciente sentado ou deitado.
8. Expor a área do mamilo, do lado esquerdo do peito.
9. Aquecer o diafragma na palma da mão.
10. Colocar o estetoscópio no ouvido.
11. Localizar o pulso apical. Colocar o diafragma 5 a 7,5 cm à esquerda do osso esterno e abaixo do mamilo (ver Fig. 17-16).
12. Contar o pulso por um minuto. Observar se é regular ou irregular.
13. Cobrir o paciente. Remover o estetoscópio.
14. Registrar o nome do paciente e seu pulso na ficha de anotações. Anotar se o pulso estava regular ou irregular.
15. Certificar-se de que o paciente está confortável e deixar a campainha de chamada ao seu alcance.
16. Retirar os acessórios utilizados para manter a privacidade do paciente.
17. Limpar as peças do ouvido e diafragma do estetoscópio com lenços umedecidos.
18. Recolocar o estetoscópio no local apropriado.

PÓS-PROCEDIMENTO

19. Lavar as mãos.
20. Relatar o seguinte à enfermeira:
    - Velocidade menor que 60 e maior que 100 batidas por minuto deve ser relatada imediatamente.
    - Se o pulso era regular ou irregular.
    - A freqüência do pulso.
    - Quaisquer sons do coração anormais.
21. Registrar a freqüência do pulso em seu local apropriado com *Ap* para pulso apical.

Verificação do pulso apical-radial

A freqüência do pulso apical-radial deve ser igual. Algumas vezes, as contrações do coração não são fortes o suficiente para criar pulsos na artéria radial. Portanto, o pulso radial pode ser menor que o apical. Para checar a diferença entre ambos, os pulsos são verificados ao mesmo tempo por dois funcionários. Isto é chamado de pulso apical-radial. O déficit de pulso é a diferença entre a taxa do pulso apical e do radial. Para obter o déficit do pulso, subtrair a freqüência do pulso radial da do pulso apical. A freqüência do pulso apical nunca é menor que a freqüência do pulso radial.

VERIFICANDO UM PULSO APICAL-RADIAL

PRÉ-PROCEDIMENTO

1. Pedir para a enfermeira ou outro auxiliar que o ajudem.
2. Providenciar o estetoscópio e lenços umedecidos.
3. Lavar as mãos.
4. Identificar o paciente. Checar a pulseira de identificação e chamá-lo pelo nome.
5. Explicar o procedimento para o paciente.
6. Propiciar privacidade.

PROCEDIMENTO

7. Limpar as peças do ouvido e do diafragma com os lenços umedecidos.
8. Colocar o paciente sentado ou deitado.
9. Aquecer o diafragma com a palma da sua mão.
10. Expor o mamilo esquerdo do paciente.
11. Colocar o aparelho nos ouvidos.
12. Localizar o pulso apical. Deixar que o ajudante localize o pulso radial (Fig. 17-17).
13. Dar o sinal para iniciar a contagem.
14. Contar o pulso durante um minuto.
15. Dar o sinal para parar a contagem.
16. Cobrir o paciente. Retirar o estetoscópio do ouvido.
17. Registrar o nome do paciente e os pulsos apical e radial na ficha de anotação. Subtrair o pulso radial do apical em casos de déficit. Anotar se o pulso estava regular ou irregular.
18. Certificar-se de que o paciente está confortável e deixar a campainha de chamada ao seu alcance.
19. Limpar as peças do ouvido e do diafragma com os lenços ou algodão umedecidos.
20. Recolocar o estetoscópio em local apropriado.

PÓS-PROCEDIMENTO

21. Lavar as mãos.
22. Relatar o seguinte à enfermeira:
    - A freqüência do pulso apical menor que 60 e maior que 100, deve ser relatado imediatamente.
    - As freqüências dos pulsos apical e radial.
    - O déficit do pulso.
    - Se o pulso estava regular ou irregular.
23. Registrar os pulsos na ficha apropriada. Indicar que os pulsos apical e radial foram verificados.

RESPIRAÇÕES

Respirar é o ato de levar o ar para dentro (inspiração) e para fora dos pulmões (expiração). Cada respiração envolve uma inspiração e uma expiração. O peito sobe na inspiração e desce na expiração.

O adulto saudável tem uma respiração de 10 a 20 por minuto. A freqüência respiratória é afetada por vários fatores que alteram a temperatura do corpo e o pulso. As doenças respiratórias e coronárias via de regra provocam um aumento da freqüência respiratória por minuto. As respira-

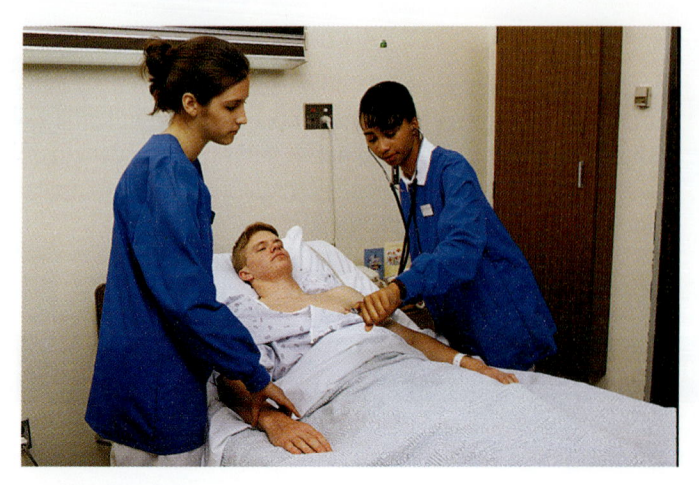

Figura 17-17
Dois profissionais verificando o pulso apical e radial – um funcionário verifica o pulso apical e outro verifica o radial.

ções normalmente são silenciosas, sem esforço e regulares. Ambos os lados do peito sobem e descem de forma similar.

As respirações devem ser contadas imediatamente após a verificação do pulso. Os dedos ou o estetoscópio devem ser mantidos sobre o local do pulso. A respiração é contada pela observação da elevação e abaixamento do peito por 30 segundos. O número é multiplicado por dois para obter-se o total de respirações em um minuto. Se for observado um padrão anormal, a respiração deve ser contada por um minuto.

PRESSÃO SANGÜÍNEA

Pressão sangüínea é a quantidade de força exercida pelo sangue contra as paredes da artéria. O músculo do coração se contrai e relaxa. O período de contração do músculo cardíaco é chamado de sístole, enquanto o de relaxamento muscular é denominado diástole.

Tanto as pressões sistólica como diastólica são verificadas. A pressão sistólica é a mais alta e representa a quantidade de força necessária para bombear o sangue para fora do coração na circulação arterial. A diastólica é a pressão mais baixa e reflete a pressão nas artérias quando o coração está em descanso. A pressão arterial é medida em milímetros (mm) de mercúrio (Hg). A pressão sistólica é registrada antes da diastólica. Em média, os adultos têm a pressão sistólica de 120 mmHg e a diastólica de 80 mmHg, sendo registrada como 120/80 mmHg.

Fatores que afetam a pressão arterial

A pressão arterial pode mudar de minuto a minuto. Como a pressão pode variar facilmente, há uma faixa de normalidade. A pressão sistólica entre 100 e 140 mmHg é considerada normal e a pressão diastólica normal fica entre 60 e 90 mmHg.

Medidas maiores e persistentes das pressões sistólica e diastólica são anormais e chamadas de **hipertensão**. Quando a pressão sistólica estiver acima de 140 mmHg deve ser relatado à enfermeira imediatamente, assim como a pressão diastólica acima de 90 mmHg. **Hipotensão** ocorre quando as pressões sistólicas e diastólica encontram-se abaixo

VERIFICANDO A FREQÜÊNCIA RESPIRATÓRIA

PROCEDIMENTO

1. Continuar a segurar o pulso depois de medir o pulso radial. Manter o estetoscópio no local em que foi verificado o pulso apical.
2. Não dizer ao paciente que contará as respirações.
3. Iniciar a contagem quando o peito subir. Contar cada subida e descida como uma respiração.
4. Observar se as respirações são regulares e iguais dos dois lados. Também observar a expansibilidade pulmonar e se o paciente tem qualquer dor ou dificuldade para respirar.
5. Contar as respirações por 30 segundos, multiplicando por dois.
6. Contar as respirações por um minuto, se forem anormais ou irregulares.
7. Registrar o nome do paciente, freqüência respiratória e outra observações na ficha.

PÓS-PROCEDIMENTO

8. Certificar-se de que o paciente está confortável e deixar a campainha de chamada ao seu alcance.
9. Lavar as mãos.
10. Relatar o seguinte à enfermeira:
    - A freqüência da respiração.
    - Igualdade e profundidade das respirações.
    - Regularidade ou irregularidade das respirações.
    - Se o paciente apresentou dores ou dificuldades respiratórias.
    - Qualquer sons respiratórios.
    - Qualquer padrão anormal de respiração.
11. Registrar a freqüência respiratória na ficha própria.

de 90 mmHg e 60 mmHg, respectivamente. Quando isto ocorrer também é imprescíndivel relatar à enfermeira.

Equipamentos

Um estetoscópio e um esfingmomanômetro são os equipamentos utilizados. Um esfingnomanômetro consiste de um manguito e um aparelho de medida. Há três tipos de esfingmomanômetro. O tipo **aneróide** tem um mostrador redondo com uma agulha que aponta a calibração (Fig. 17-18 A). O manômetro de mercúrio é mais preciso que o **aneróide**. O tipo mercúrio tem uma coluna de mercúrio com um tubo calibrado (Fig. 17-18 B). São comuns os manômetros de mercúrio fixados na parede.

Esfigmomanômetros eletrônicos mostram as pressões arteriais sistólicas e distólicas no visor do instrumento (Fig. 17-19). O pulso geralmente também pode ser visualizado. Se o equipamento de pressão arterial eletrônico for utilizado no local de trabalho, o profissional deve pedir à enfermeira para mostrar-lhe como ele funciona. O manual de instruções também pode ser útil.

O manguito do aparelho de pressão arterial envolve a parte superior do braço do paciente. Um tubo conecta o manguito à "pêra". Uma válvula conectada à "pêra" é rosqueada para o manguito inflar enquanto a "pêra" é apertada. O manguito inflado causa pressão sobre a artéria braquial. A válvula é rosqueada para o outro lado para desinsuflar.

Os sons são produzidos assim que o sangue flui pelas artérias. O estetoscópio é usado para ouvir os sons na artéria braquial, assim que o manguito é desinsuflado. Estetoscópios não são necessários em esfigmomanômetros eletrônicos.

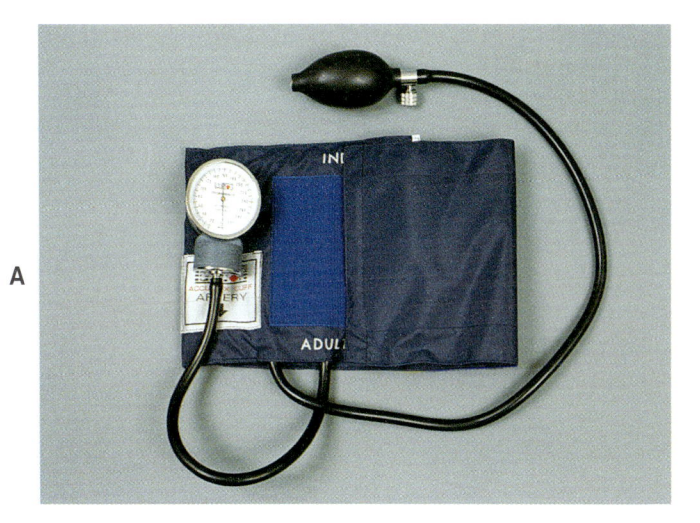

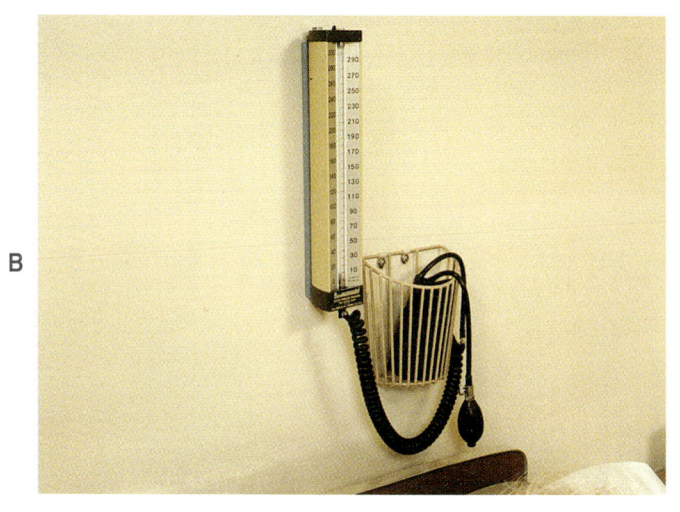

Figura 17-18
A, Manômetro aneróide e manguito. B, Manômetro de mercúrio e manguito.

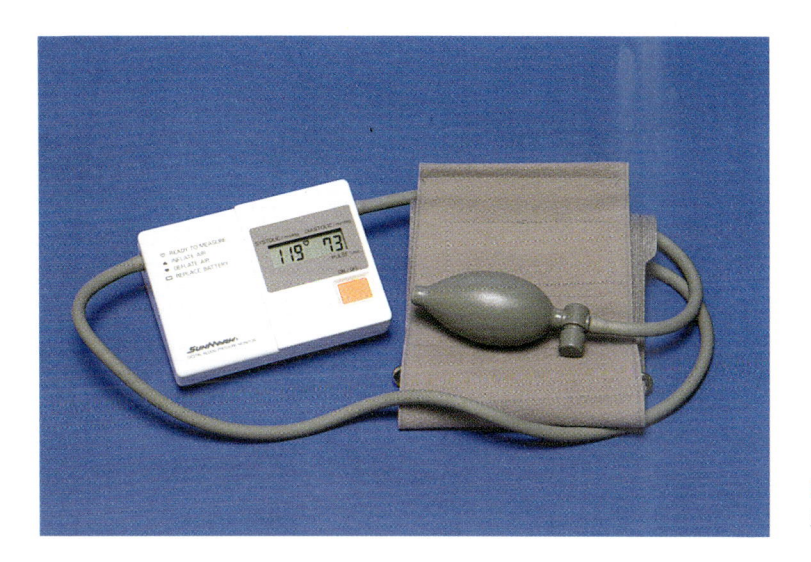

Figura 17-19
Esfigmomanômetro eletrônico.

Verificar a pressão arterial

A pressão arterial é verificada geralmente na artéria braquial. O Quadro 17-1 relaciona as orientações para verificação da pressão arterial.

QUADRO 17-1 ORIENTAÇÕES PARA VERIFICAR A PRESSÃO ARTERIAL

- A pressão arterial não pode ser verificada no braço em que a paciente estiver recebendo infusões IV ou tiver um gesso ou uma lesão. Se o paciente realizou uma cirurgia de mama, a pressão não é verificada naquele lado.
- Deixar o paciente descansar por 10 a 20 minutos antes de verificar a pressão.
- A pressão é verificada com o paciente sentado ou deitado. Algumas vezes, o médico prescreve a verificação da pressão em pé.
- O manguito é colocado de forma que a parte superior do braço fique exposta.
- O manguito deve estar confortável. Manguitos frouxos podem causar leituras imprecisas.
- O diafragma do estetoscópio é colocado firmemente sobre a artéria.
- O quarto deve estar silencioso para que a pressão possa ser ouvida.
- O esfingmomanômetro precisa estar em posição visível.
- Se não estiver seguro da leitura, verificar a pressão novamente. Esperar por 30 a 60 segundos antes de repetir a verificação.
- Notificar a enfermeira imediatamente, se não for possível ouvir a pressão arterial.

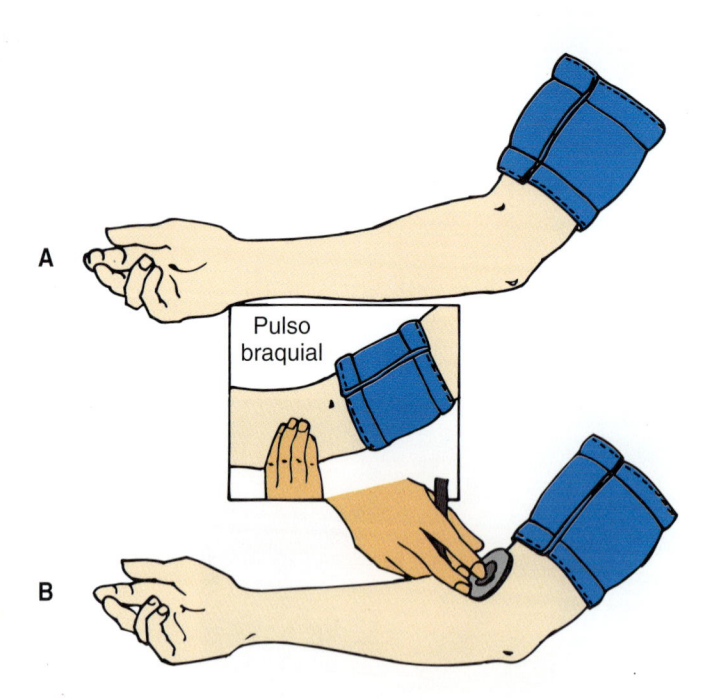

Figura 17-20
A, O manguito é colocado acima da artéria braquial. B, O diafragma do estetoscópio está sobre a artéria braquial.

VERIFICANDO A PRESSÃO SANGÜÍNEA

PRÉ-PROCEDIMENTO

1 Providenciar o seguinte:
   - Esfigmomanômetro (manguito de pressão sangüínea).
   - Estetoscópio.
   - Lenços umedecidos.
2 Lavar as mãos.
3 Identificar a paciente. Checar a pulseira de identificação e chamá-lo pelo nome.
4 Explicar o procedimento ao paciente.
5 Propiciar privacidade.

PROCEDIMENTO

6 Limpar as peças do ouvido e o diafragma com os lenços umedecidos.
7 Deixar o paciente sentado ou deitado.
8 Posicionar o braço do paciente na altura do coração. A palma da mão deve estar para cima.
9 Não ficar mais que 99 cm longe do esfingmomanômetro. O aparelho de mercúrio deve estar na posição vertical, em uma superfície lisa. Colocar o tipo aneróide bem para a frente.
10 Expor a parte superior do braço.
11 Apertar o manguito, para tirar qualquer resíduo de ar. Fechar a válvula da "pêra".
12 Encontrar a artéria braquial na parte interna do cotovelo.
13 Colocar a borracha do manguito sobre a artéria braquial (Fig. 17-20 A). Envolver a parte superior do braço com o manguito, pelo menos 2,5 cm acima do cotovelo. Ele deve estar plano e firme.
14 Colocar o estetoscópio nos ouvidos.
15 Localizar a artéria radial. Insuflar o manguito até a artéria não poder ser sentida. Insuflar o manguito 30 mmHg acima do ponto no qual sentir o pulso pela última vez.
16 Posicionar o diafragma sobre a artéria braquial (Fig. 17-20, B).
17 Desinsuflar o manguito a uma velocidade de 2 a 4 milímetros por segundo. Vire a válvula do manômetro de contagem para desinsuflar o manguito.
18 Observar na escala, o local em que se ouve o primeiro som. Esta é a leitura sistólica. Ela deve ser próxima do local onde o pulso radial sumiu.
19 Continuar a desinsuflar o manguito. Observar o ponto onde o som desaparece para leitura diastólica.
20 Desinsuflar o manguito completamente. Removê-lo do braço do paciente. Remover o estetoscópio.
21 Registrar o nome do paciente e a pressão sangüínea na ficha de anotações.
22 Recolocar o manguito no estojo ou no suporte de parede.

PÓS-PROCEDIMENTO

23 Certificar-se de que o paciente está confortável e deixar a campainha de chamada ao seu alcance.
24 Retirar os acessórios utilizados para manter a privacidade do paciente.
25 Limpar as peças do ouvido e o diafragma com os lenços umedecidos com álcool.
26 Recolocar o equipamento no local apropriado.
27 Lavar as mãos.
28 Relatar a pressão arterial e registrar na ficha apropriada.

QUESTÕES DE REVISÃO

Circular a mais adequada resposta.

1 Qual das frases é falsa?
   a Os sinais vitais são a temperatura, o pulso, a respiração e a pressão arterial.
   b Os sinais vitais detectam a mudança do funcionamento do corpo.
   c Os sinais vitais mudam somente com a doença.

QUESTÕES DE REVISÃO – CONTINUAÇÃO

    d Dormir, exercícios, medicamentos, emoções e barulho afetam os sinais vitais.

2 Qual temperatura o profissional deve relatar imediatemente?
    a Uma temperatura oral de 37ºC.
    b Uma temperatura retal de 38,6ºC.
    c Uma temperatura axilar de 36,5ºC.
    d Uma temperatura oral de 37ºC.

3 Qual é o local normalmente utilizado para verificar o pulso?
    a O pulso apical.
    b O pulso braquial.
    c O pulso radial.
    d O pulso apical-radial.

4 O que deve ser relatado imediatamente à enfermeira?
    a Um adulto com um pulso de 120 batimentos por minuto.
    b Uma criança com um pulso de 130 batimentos por minuto.
    c Um adulto com um pulso de 80 batimentos por minuto.
    d Todas as anteriores.

5 Qual das frases sobre o pulso apical-radial é verdadeira?
    a O pulso apical-radial é verificado apenas por um paciente.
    b O pulso apical e o radial são sempre iguais.
    c O pulso radial pode ser maior que o apical.
    d O pulso apical pode ser maior que o pulso radial.

6 As freqüências respiratória normais são:
    a Entre 10 e 20 por minuto.
    b Silenciosa e sem esforço.
    c Regular com os dois lados do peito subindo e descendo de forma igual.
    d Todas as anteriores.

7 Qual pressão arterial é normal?
    a 88/54 mmHg.
    b 210/100 mmHg.
    c 130/82 mmHg.
    d 152/90 mmHg.

8 Quando o profissional está verificando a pressão arterial, deve fazer o seguinte, exceto:
    a Verificar a pressão no braço com infusão IV.
    b Colocar o manguito no local que apareça um pouco da parte superior do braço.
    c Desligar a televisão e o rádio.
    d Localizar a artéria braquial.

9 Qual é a pressão sistólica?
    a O ponto em que o pulso não é mais sentido.
    b O ponto em que o primeiro som é ouvido.
    c O ponto em que o último som é ouvido.
    d O ponto 30 mmHg acima, de onde o pulso foi sentido.

Respostas

1 c   2 b   3 c   4 a   5 d   6 d   7 c   8 a   9 b

Exercícios e Atividades

18

OBJETIVOS

- Definir os termos-chave listados neste capítulo.
- Explicar como prevenir atrofia muscular e contraturas.
- Descrever os dispositivos utilizados para suporte e manutenção do alinhamento corporal.
- Descrever os exercícios motores.
- Realizar os exercícios motores.
- Ajudar o paciente a andar.
- Explicar como auxiliar um paciente após uma queda.
- Descrever os aparelhos utilizados para andar.
- Explicar por que as atividades de recreação são importantes para o idoso.

TERMOS-CHAVE

Atrofia – Diminuição em tamanho ou perda de tecido.

Contratura – Encurtamento anormal de um músculo.

Faixa de movimentação – Movimento da articulação até uma extensão possível, sem provocar dor.

Pé eqüino – Flexão plantar.

Atividades são importantes para o bem-estar físico e mental do indivíduo. Doenças, cirurgias e dores podem provocar limitações de atividades. Alguns pacientes portadores de doenças crônicas tornam-se fracos com a doença, enquanto outros ficam confinados à cama e/ou com uma paralisia permanente. A inatividade afeta todo o sistema corporal, o que interfere diretamente no bem-estar mental.

INATIVIDADE

A permanência prolongada na cama, assim como a falta de exercício e de atividades podem trazer sérias complicações para o indivíduo, tais como úlceras de pressão, constipação e fezes impactadas, além de formação de coágulos sangüíneos, infecções urinárias, cálculos renais (pedras no rim) e pneumonia (infecção pulmonar). Podem ainda ocorrer contraturas e atrofias musculares. A contratura é um encurtamento anormal do músculo. O músculo contraído fixa-se em uma posição deformada e não pode ser alongado (Fig. 18-1). O paciente fica permanentemente deformado e incapacitado. Assim, atrofia muscular é a diminuição no tamanho ou o enfraquecimento do músculo (Fig. 18-2). Tais complicações necessitam ser prevenidas para que se mantenha a movimentação normal do corpo.

As complicações são prevenidas por meio de um bom cuidado de enfermagem como posicionamento do corpo em um alinhamento correto e realização de exercícios motores.

Posicionamento

O alinhamento corporal e o posicionamentos já foram discutidos no Capítulo 9. O uso de aparelhos de apoio servem para dar suporte e manter o paciente em uma posição o mais correta possível.

- **Tábuas (pranchas) de cama** são colocadas sob o colchão. Mantém o paciente em alinhamento, pois previnem o arqueamento do colchão (Fig. 18-3).
- **Tala para os pés** previne a **flexão plantar (pé eqüino)**. Na flexão plantar o pé (plantar) está curvado (flexiona-

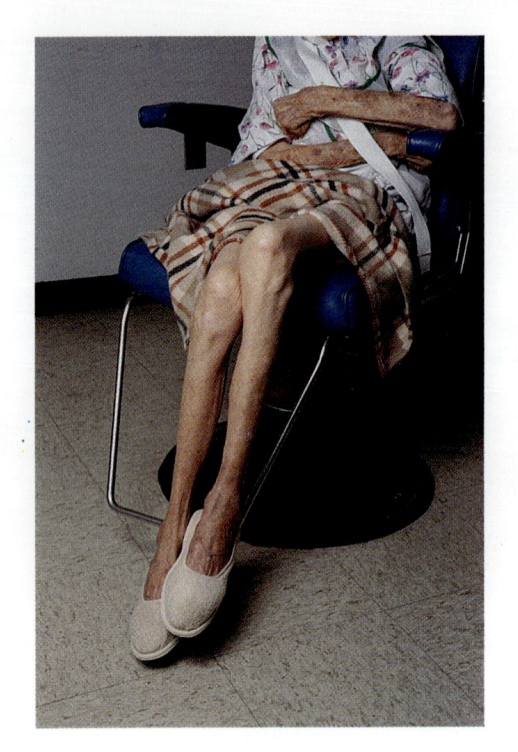

Figura 18-2
Atrofia muscular.

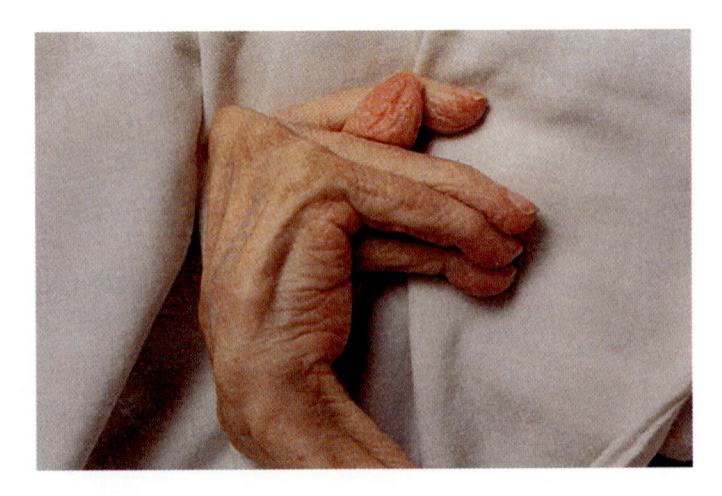

Figura 18-1
Contratura.

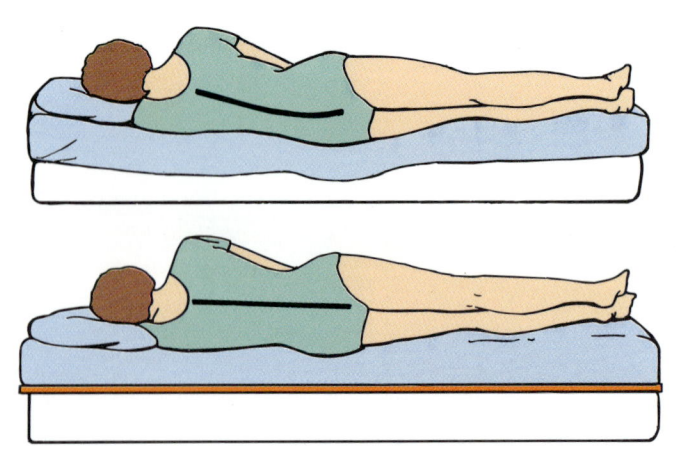

Figura 18-3
A, O colchão arqueado, sem tábua (prancha) de cama. B, Tábua de cama, sob o colchão. Não ocorre o arqueamento.

do). Os pés ficam posicionados contra a tábua de apoio (Fig. 18-4).

- **Coxim para trocanter** (Fig. 18-5) previne que os quadris e as pernas fiquem virados para fora (rotação externa). Uma toalha de banho é dobrada no comprimento desejado, enrolada e colocada sob o paciente, do quadril em direção as pernas. Esse rolo deve apoiar o corpo em toda a sua extensão.
- **Coxim para abdução do quadril** mantém os quadris abduzidos (virados para fora do corpo). O calço é posicionado entre as pernas do paciente (Fig. 18-6). São utilizados geralmente após uma cirurgia para reposicionamento de quadril.
- **Coxins para mão ou suporte para as mãos** previne contraturas de dedos, polegar e pulso. São comuns os coxins industrializados para as mãos (Fig. 18-7). Mas também podem ser utilizadas as esponjas enroladas, esponjas de borracha e bolas de borracha.
- **Halo para cama** impede a pressão do lençol sobre os pés (ver Fig. 12-28). O peso do lençol pode causar pé eqüino e úlcera de pressão.

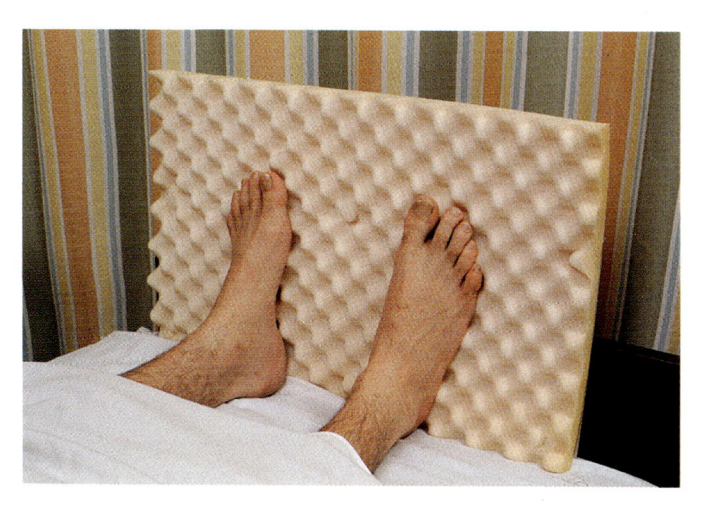

Figura 18-4
Tala para os pés. Os pés apoiados no quadro para manter um alinhamento normal.

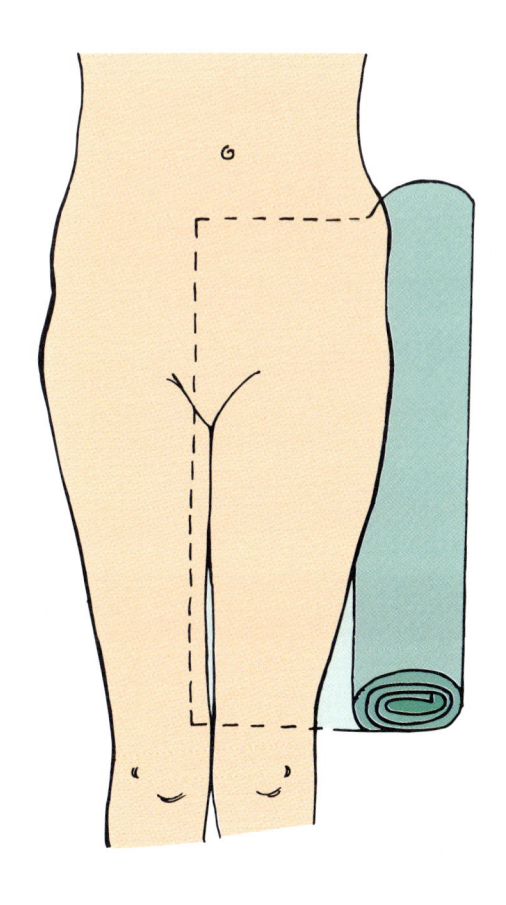

Figura 18-5
Coxim para trocanter é feito com uma toalha de banho estendida dos quadris em direção ao joelho.

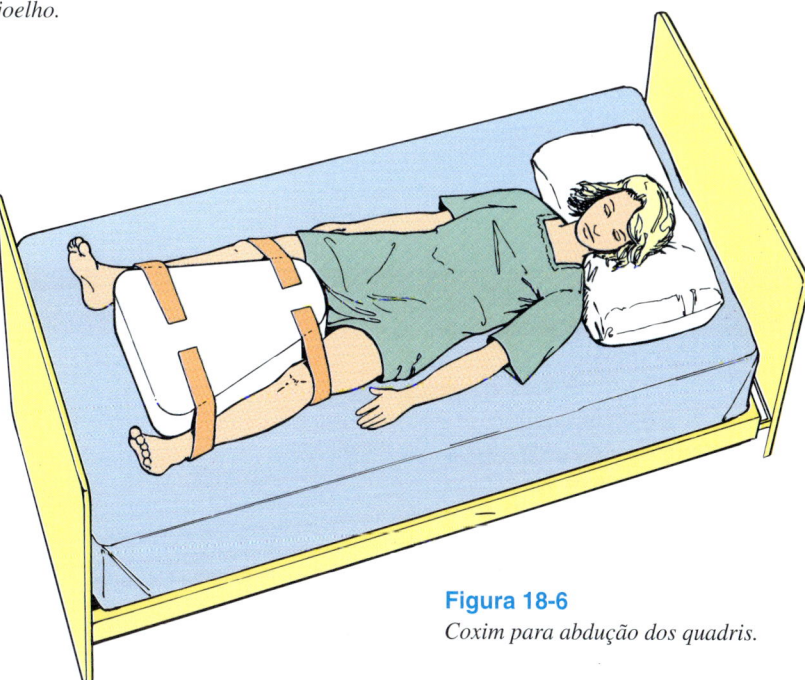

Figura 18-6
Coxim para abdução dos quadris.

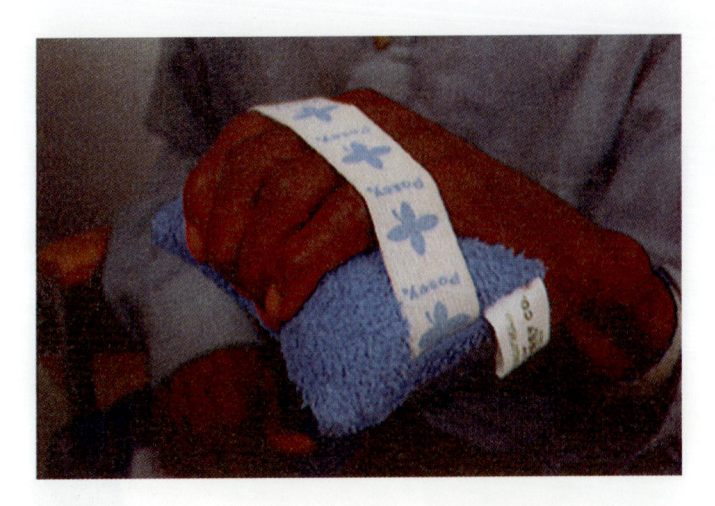

Figura 18-7
Coxim para a mão. (Cortesia do J.T. Posey Company, Arcadia, Calif.)

Exercícios motores

O movimento da articulação para o máximo de extensão possível sem provocar dor é um exercício motor para articulação. Os exercícios motores envolvem exercitar as articulações até uma extensão completa de sua movimentação (Quadro 18-1). Os exercícios são geralmente realizados duas vezes ao dia.

- Exercícios motores ativos são feitos pelo paciente.
- Exercícios motores passivos são realizados por outra pessoa, que move as articulações do paciente até o completo movimento de extensão.
- Movimento de extensão ativo-assistido é quando o paciente faz exercícios com alguma assistência.

Exercícios motores podem causar lesões se não forem realizados adequadamente. Portanto, deve-se seguir os passos do Quadro 18-2. A enfermeira informará se os exercícios devem ser ativos, passivos ou ativos-assistidos.

QUADRO 18-1 MOVIMENTOS DAS ARTICULAÇÕES

Abdução	Movimentar uma parte do corpo em direção contrária ao corpo.	**Dorsoflexão**	Inclinar para trás.
Adução	Mover uma parte do corpo em direção ao próprio corpo.	**Rotação**	Rodar a articulação.
		Rotação interna	Rodar a articulação para dentro.
Extensão	Esticar uma parte do corpo.	**Rotação externa**	Rodar a articulação para fora.
Flexão	Curvar uma parte do corpo.	**Pronação**	Virar para baixo.
Hiperextensão	Estiramento excessivo de uma parte do corpo.	**Supinação**	Virar para cima.

QUADRO 18-2 PASSOS PARA REALIZAR EXERCÍCIOS DE MOVIMENTOS DE EXTENSÃO

- Exercitar apenas as articulações indicadas pela enfermeira.
- Expor apenas a parte do corpo a ser exercitada.
- Usar uma boa mecânica corporal.
- Dar suporte à extremidade a ser exercitada.
- Mover a articulação lenta e suavemente.
- Não forçar a articulação, além da movimentação de extensão ou até o ponto de dor.
- Realizar exercícios de movimentos para extensão do pescoço, apenas se for permitido pela instituição. Em alguns serviços, os exercícios de extensão para o pescoço são realizados apenas por fisioterapeutas ou terapeutas ocupacionais, devido ao risco de lesões.

REALIZANDO EXERCÍCIOS MOTORES

PRÉ-PROCEDIMENTO

1 Identificar o paciente. Checar a pulseira de identificação do paciente e chamá-lo pelo nome.
2 Explicar o procedimento ao paciente.
3 Lavar as mãos.
4 Obter uma toalha de banho.
5 Favorecer privacidade.
6 Elevar a cama até um nível adequado para uma boa mecânica corporal.

PROCEDIMENTO

7 Abaixar as grades laterais.
8 Posicionar o paciente em posição supina e em bom alinhamento.
9 Cobrir o paciente com a toalha de banho. Dobrar o lençol em direção ao pé da cama.
10 Exercitar o pescoço (Fig. 18-8). Colocar as mãos sobre as orelhas do paciente, para apoiar sua cabeça.
   a Flexão – Trazer a cabeça para a frente, de forma que o queixo toque no peito.
   b Extensão – Endireitar a cabeça.
   c Hiperextensão – Levar a cabeça para trás, até o queixo ficar apontado para cima.
   d Rotação – Virar a cabeça de um lado para o outro.
   e Flexão lateral – Mover a cabeça para a direita e para a esquerda.
   f Repetir os movimentos de flexão, extensão, hiperextensão, rotação e flexão lateral, cinco vezes cada.
11 Exercitar o ombro (Fig. 18-9). Segurar o punho com uma mão e o cotovelo com a outra.
   a Flexão – Levantar o braço, alinhado à frente e sobre a cabeça.
   b Extensão – Trazer o braço para baixo e para o lado.
   c Hiperextensão – Mover o braço para trás do corpo (O paciente precisa estar em pé ou sentado numa cadeira reta).
   d Abdução – Mover o braço alinhado para fora do corpo.
   e Adução – Mover o braço alinhado para o lado do corpo.
   f Rotação interna – Dobrar o cotovelo e colocá-lo no mesmo nível do ombro. Mover o antebraço para baixo em direção ao corpo.
   g Rotação externa – Mover o antebraço em direção à cabeça.
   h Repetir a flexão, extensão, hiperextensão, abdução, adução e rotação interna e externa, cinco vezes.
12 Exercitar o cotovelo (Fig. 18-10) – Segurar o punho com uma mão e o cotovelo com a outra.
   a Flexão – Dobrar o braço, de forma que o ombro do mesmo lado seja tocado.
   b Extensão – Alinhar o braço.
   c Repetir a flexão e extensão, cinco vezes.
13 Exercitar o antebraço (Fig.18-11).
   a Pronação – Virar a mão, de forma que a palma fique para baixo.
   b Supinação – Virar a mão, de forma que a palma fique para cima.
   c Repetir cinco vezes os exercícios mencionados.
14 Exercitar o punho (Fig. 18-12). Segurar o punho com as duas mãos.
   a Flexão – Dobrar a mão para baixo.
   b Extensão – Alinhar a mão.
   c Hiperextensão – Dobrar a mão para trás.
   d Flexão radial – Virar a mão em direção ao polegar.
   e Flexão ulnar – Virar a mão, em direção ao dedo mínimo.
   f Repetir flexão, extensão, hiperextensão e flexão ulnar e radial, cinco vezes.
15 Exercitar o polegar (Fig. 18-13). Segurar a mão do paciente com uma das mãos e o polegar com a outra mão. Movimentar.
   a Abdução – Mover o polegar para o lado contrário à parte interna do dedo indicador.
   b Adução – Mover o polegar para trás, próximo ao dedo indicador.
   c Oposição – Tocar cada ponta do dedo com o polegar.
   d Flexão – Dobrar o polegar para dentro da mão.
   e Extensão – Mover o polegar para fora e para os lados dos dedos.
   f Repetir flexão, extensão, abdução, adução e oposição, cinco vezes.
16 Exercitar os dedos (Fig. 18-14).
   a Abdução – Estender os dedos e o polegar separados.
   b Adução – Trazer os dedos e o polegar juntos.
   c Extensão – Alinhar os dedos de forma que eles, as mãos e os braços estejam na mesma posição.
   d Flexão – Fechá-los.

Realizando exercícios motores – continuação

Procedimento – continuação

    e Repetir abdução, adução, extensão e flexão, cinco vezes.
17 Exercitar os quadris (Fig. 18-15). Colocar uma mão sobre o joelho e a outra sobre o tornozelo.
    a Flexão – Levantar a perna.
    b Extensão – Esticar a perna.
    c Abdução – Mover a perna para os lados.
    d Adução – Mover a perna em direção à outra perna.
    e Rotação interna – Virar a perna para o lado de dentro.
    f Rotação externa – Virar a perna para o lado de fora.
    g Repetir flexão, extensão, abdução, adução e rotação para dentro e para fora, cinco vezes.
18 Exercitar os joelhos (Fig. 18-16). Colocar uma mão sob o joelho e a outra sob o tornozelo.
    a Flexão – Dobrar a perna.
    b Extensão – Alinhar a perna.
    c Repetir a flexão e a extensão do joelho, cinco vezes.
19 Exercitar o tornozelo (Fig. 18-17). Colocar uma mão sob o pé e a outra sob o tornozelo.
    a Dorsoflexão – Puxar o pé para fora e empurrar o calcanhar para baixo, ao mesmo tempo.
    b Flexão plantar – Virar o pé para baixo ou apontar os dedos dos pés.
    c Repetir os exercícios acima, cinco vezes.
20 Exercitar o pé (Fig. 18-18).
    a Pronação – Virar o lado externo do pé para cima e a parte interna para baixo.
    b Supinação – Virar o lado interno do pé para cima e o lado externo para baixo.
    c Repetir pronação e supinação, cinco a seis vezes.
21 Exercitar os dedos dos pés (Fig. 18-19).
    a Flexão – Girar os dedos.
    b Extensão – Alinhar os dedos.
    c Abdução – Separar os dedos.
    d Adução – Puxar os dedos juntos.
    e Repetir flexão, extensão, abdução e adução, cinco vezes.
22 Cobrir a perna e levantar a grade lateral.
23 Ir para o outro lado. Abaixar a grade lateral.
24 Repetir os passos 11 ao 21.

Pós-procedimento

25 Certificar-se de que o paciente está confortável. Cobri-lo e remover a toalha.
26 Levantar ou abaixar as grades laterais, conforme instruções da enfermeira. Abaixar a cama para sua posição normal.
27 Colocar a campainha de chamada ao alcance do paciente.
28 Retirar os acessórios utilizados.
29 Recolocar a toalha de banho em local apropriado.
30 Lavar as mãos.
31 Relatar o seguinte à enfermeira:
- Horário em que os exercícios foram realizados.
- As articulações que foram trabalhadas.
- O número de vezes que os exercícios foram realizados em cada articulação.
- Qualquer queixa de dor ou sinais de rigidez ou espasmo.
- O grau em que a paciente participou dos exercícios.

FUNDAMENTOS PARA O AUXILIAR DE ENFERMAGEM **273**

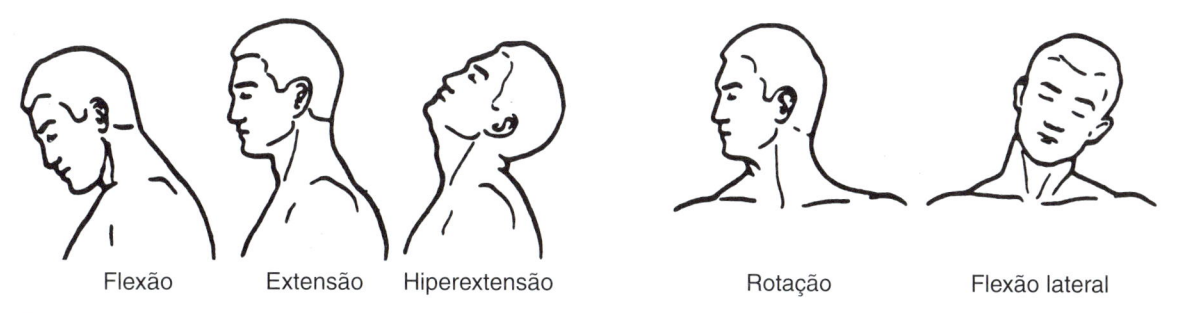

Flexão   Extensão   Hiperextensão   Rotação   Flexão lateral

Figura 18-8
Exercícios motores para o pescoço. (Figuras 18-8 a 18-19 de Phipps WJ, Long BC, Woods, NF: Medical-surgical nursing: concepts and clinical practice, *ed. 5, St. Louis 1995, Mosby-Year Book.)*

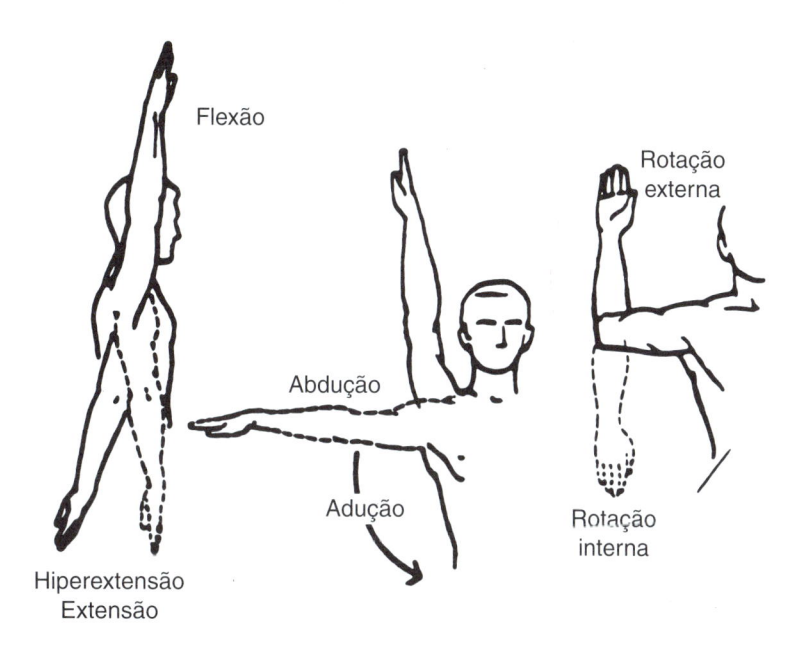

Flexão
Abdução
Adução
Rotação externa
Rotação interna
Hiperextensão
Extensão

Figura 18-9
Movimentos de extensão para o ombro.

Flexão
Extensão

Supinação Pronação

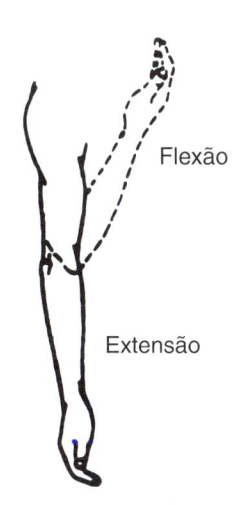

Hiperextensão
Extensão
Flexão
Flexão ulnar
Flexão radial

Figura 18-10
Exercícios motores para o cotovelo.

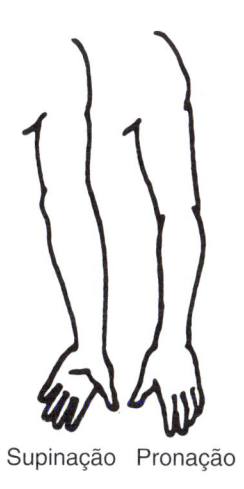

Figura 18-11
Exercícios motores para o antebraço.

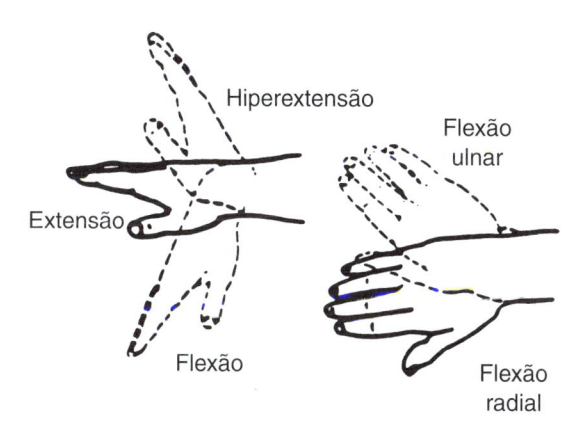

Figura 18-12
Exercícios motores para o punho.

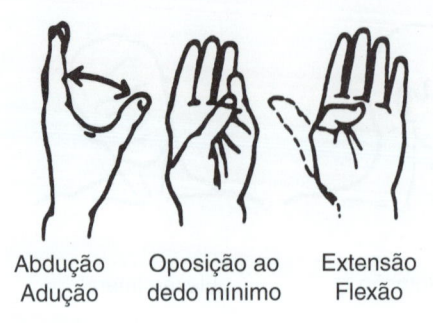

Figura 18-13
Exercícios motores para o polegar. (Abdução/Adução, Oposição ao dedo mínimo, Extensão/Flexão)

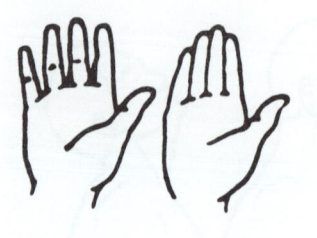

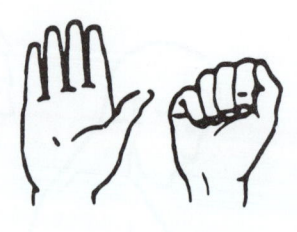

Figura 18-14
Exercícios motores para os dedos. (Abdução, Adução, Extensão, Flexão)

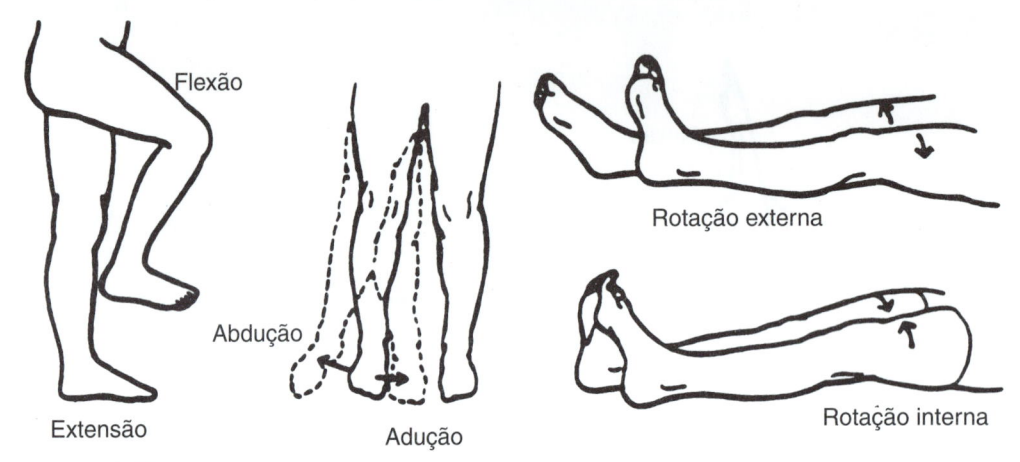

Figura 18-15
Exercícios motores para os quadris. (Flexão, Extensão, Abdução, Adução, Rotação externa, Rotação interna)

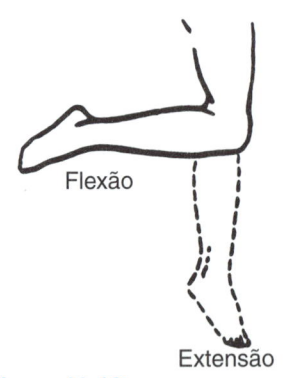

Figura 18-16
Exercícios motores para os joelhos. (Flexão, Extensão)

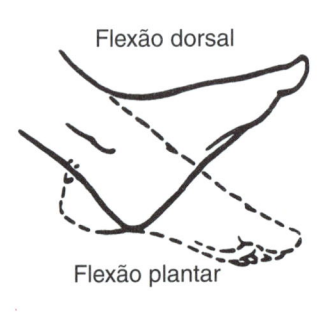

Figura 18-17
Exercícios motores para o tornozelo. (Flexão dorsal, Flexão plantar)

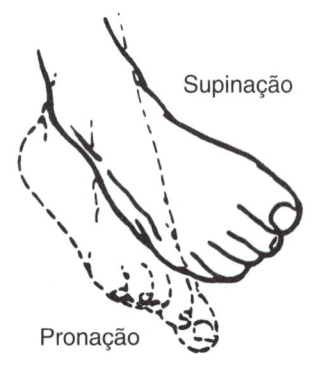

Figura 18-18
Exercícios motores para os pés. (Supinação, Pronação)

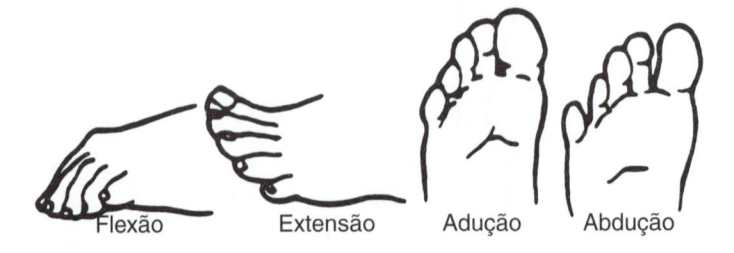

Figura 18-19
Exercícios motores para os dedos dos pés. (Flexão, Extensão, Adução, Abdução)

DEAMBULAÇÃO

A deambulação, o ato de andar, não é um problema se forem prevenidas possíveis complicações. As contraturas e as atrofias musculares são prevenidas pelo posicionamento adequado e exercícios.

Os pacientes podem estar fracos e instáveis devido ao repouso, à cirurgia ou à lesão e é necessário que o profissional os auxilie a andar. Utilizar um cinto de andar (transporte ou de segurança) se o paciente estiver fraco e instável. Um suporte adicional é oferecido pelo corrimão ao longo da parede.

AUXILIANDO NA DEAMBULAÇÃO

PRÉ-PROCEDIMENTO

1. Explicar o procedimento ao paciente.
2. Lavar as mãos.
3. Providenciar o seguinte:
    a. Roupão e sapatos.
    b. Toalha de papel ou lençóis para proteger os lençóis debaixo
    c. Cinto de transporte (para andar ou de segurança).
4. Identificar o paciente. Checar a pulseira de identificação e chamá-lo pelo nome.
5. Propiciar privacidade.

PROCEDIMENTO

6. Remover os móveis, se necessário, para que se tenha um espaço maior.
7. Abaixar a cama até o nível mais baixo. Travar as rodas da cama.
8. Dobrar os lençóis, em direção aos pés da cama.
9. Colocar toalhas de papel ou lençóis, sob os pés do paciente, para proteger o lençol debaixo dos sapatos. Calçar os sapatos no paciente.
10. Ajudar o paciente e manter-se em equilíbrio.(ver p. 123).
11. Ajudar o paciente a vestir o roupão.
12. Aplicar o cinto de segurança (ver p. 125).
13. Ajudar a paciente a levantar-se (ver p. 126).
14. Levantar um lado do paciente, enquanto ele ou ela adquiri equilíbrio. Não deixar escorregar o cinto de segurança. Apertar o cinto do lado e atrás.
15. Encorajar o paciente a ficar ereto, com a cabeça para cima e reta.
16. Ajudar o paciente a andar. Andar ao seu lado e propiciar segurança com o cinto de transporte (Fig. 18-20).
17. Encorajar o paciente a andar normalmente. O calcanhar do pé encosta primeiro no piso. Desencorajá-lo de arrastar ou escorregar os pés pelo piso ou caminhar nas pontas dos dedos.
18. Se o paciente puder tolerar a atividade, deverá andar apenas a distância solicitada. Não apressar o paciente.
19. Ajudar o paciente a voltar para a cama.
20. Abaixar a cabeceira da cama. Ajudar o paciente a ficar no centro da cama.
21. Remover os sapatos, a toalha de papel ou lençóis colocados sobre o lençol debaixo.

PÓS-PROCEDIMENTO

22. Certificar-se de que o paciente está confortável. Cobrir o paciente.
23. Colocar a campainha de chamada ao seu alcance.
24. Levantar ou abaixar as grades laterais da cama, de acordo com as instruções da enfermeira.
25. Recolocar o roupão e os sapatos em local apropriado.
26. Recolocar os móveis no local apropriado.
27. Retirar os acessórios utilizados.
28. Lavar as mãos.
29. Relatar o seguinte à enfermeira:
    - Como a paciente tolerou a atividade
    - A distância caminhada.

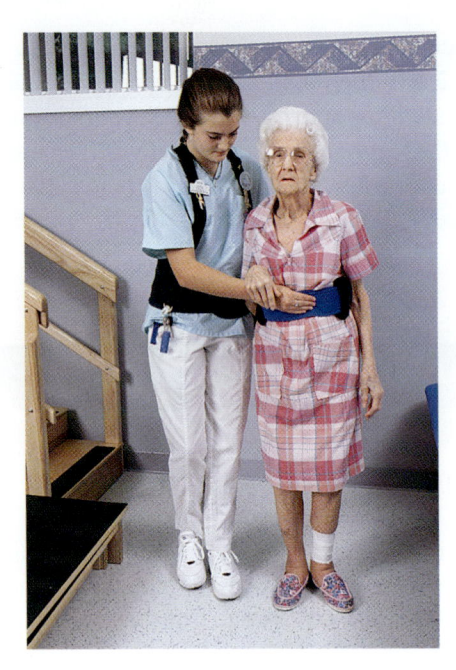

Figura 18-20
A auxiliar de enfermagem anda ao lado da paciente. Um cinto de transporte (segurança) é utilizado para dar segurança ao paciente.

Andadores

Os aparelhos que ajudam na deambulação oferecem apoio ao corpo e são prescritos pelo médico. O fisioterapeuta ou a enfermeira ensina o paciente a utilizar o andador.

Muletas São utilizadas quando o paciente não pode usar uma perna ou quando uma ou ambas as pernas precisam ganhar força. Alguns pacientes com fraqueza permanente na perna usam a muleta.

A segurança é importante, pois o paciente corre o risco de cair. Algumas medidas de segurança podem ser adotadas, tais como:

- A enfermeira ou fisioterapeuta mede e adapta a altura da muleta à do paciente.
- Os protetores de borracha na ponta das muletas precisam estar bem-adaptados e não podem ser gastos ou estarem molhados.
- Devem ser verificados possíveis defeitos nas muletas. Checar se as muletas de madeira não estão quebradas ou as de alumínio encurvadas. Em ambos os tipos, os protetores das pontas precisam estar firmes.
- É necessário o uso de sapatos. Eles precisam ser baixos e com solados antiderrapantes.
- As roupas precisam estar bem-ajustadas. Roupas folgadas precisam ficar ajustadas entre a muleta e o antebraço, pois o paciente pode andar inclinado para frente e bloquear a visão do pé e da ponta da muleta.
- É importante que as medidas de segurança para prevenção de quedas sejam aplicadas (ver Capítulo 7).

Quedas

Os pacientes podem cair quando estão em pé ou andando. Eles podem estar fracos, com tonturas ou com vertigem, o que pode provocar desmaios. Lesões na cabeça, quadris e joelhos são fáceis de ocorrer por causa de quedas. Se um paciente começar a cair, o profissional controla sua ida para o chão. Isto permite o controle da direção da queda, podendo proteger a cabeça do paciente.

AUXILIANDO O PACIENTE DURANTE A QUEDA

PROCEDIMENTO

1. Ficar em pé, com as pernas separadas. Ficar reto.
2. Puxar o paciente para perto do corpo rapidamente. Usar o cinto de marcha ou colocar o braço ao redor da cintura do paciente, podendo também segurá-lo por baixo dos braços.
3. Mover a sua perna, de forma que as nádegas do paciente fiquem apoiadas nela (Fig. 18-21, A).
4. Abaixar o paciente até o chão. Deixar que o paciente escorregue por sua perna até o chão (Fig. 18-21, B). Curvar os quadris e joelhos assim que abaixar o paciente.
5. Chamar a enfermeira para examinar o paciente.
6. Ajudar a enfermeira a recolocar o paciente na cama. Chamar outros pacientes para ajudar, se necessário.
7. Relatar o seguinte à enfermeira:
   - Como ocorreu a queda.
   - Qual a distância caminhada pelo paciente.
   - Qual atividade foi tolerada antes da queda.
   - Qualquer queixas antes da queda.
   - A quantidade de assistência de que o paciente necessitou enquanto andava.
8. Completar o relatório do incidente.

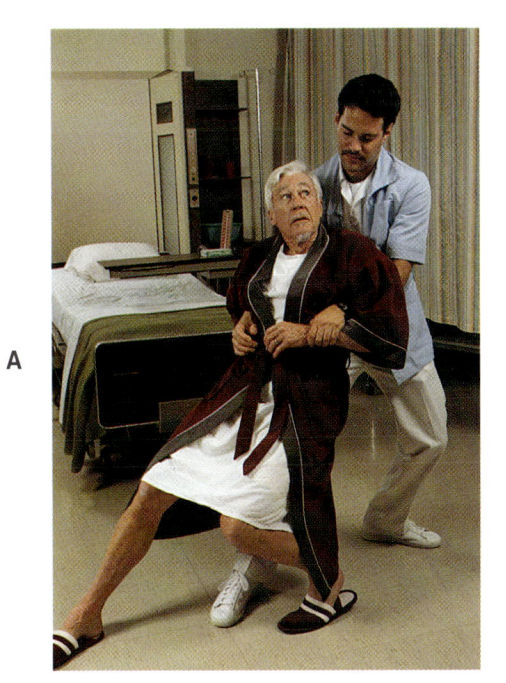

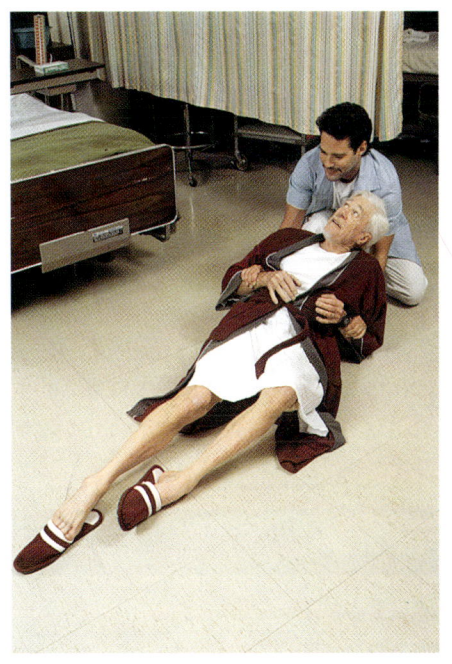

Figura 18-21
A, As nádegas do paciente estão sobre as pernas do profissional. B, O paciente é movido cuidadosamente para o chão, sobre a perna do profissional.

Bengalas As bengalas são utilizadas quando há um enfraquecimento de um dos lado do corpo (Figura 18-22).

A bengala é segurada pelo lado mais forte do paciente. (Se a perna esquerda está fraca, a bengala é segurada pela mão direita e vice-versa.) A ponta da bengala deve ficar cerca de 15 a 25cm para o lado e aproximadamente 15cm em frente ao pé. A outra ponta deve ficar na altura do quadril. O paciente deve andar da seguinte maneira:

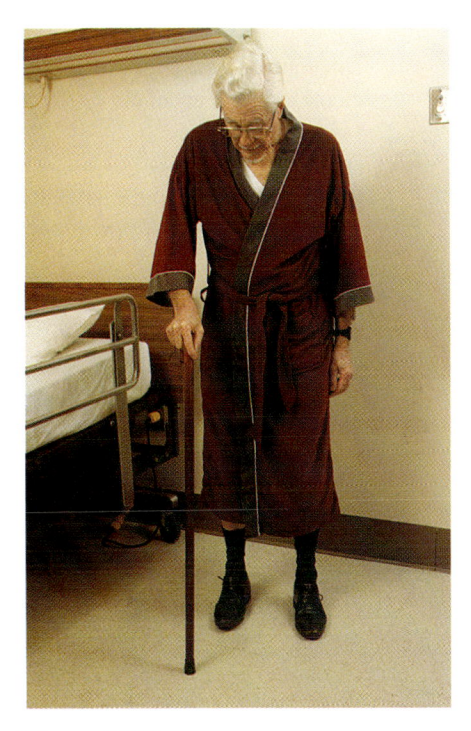

Figura 18-22
Um paciente andando com a bengala.

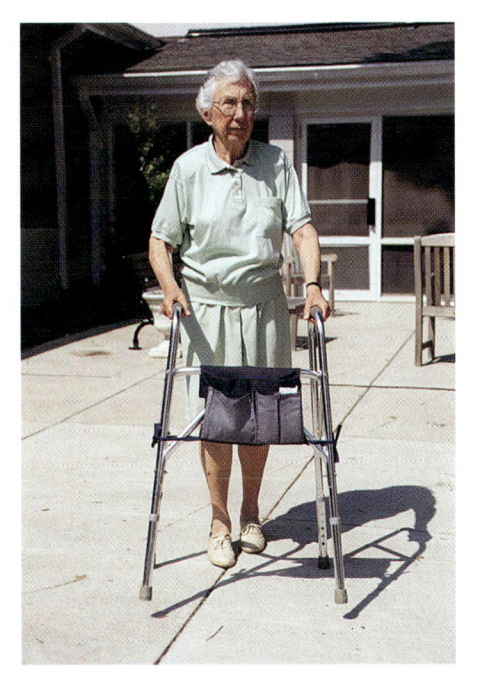

Figura 18-23
Um andador. Este andador tem uma bolsa presa, para que o paciente possa carregar itens pessoais.

Passo A – A bengala é movida para frente, aproximadamente 30cm.
Passo B – A perna fraca (oposta à bengala) É movida para frente até ficar próxima à bengala.
Passo C – A perna forte é trazida para frente, ultrapassando a bengala e a perna fraca.

Andadores Um andador oferece um apoio maior do que a bengala (Fig. 18-23). O andador é levantado e movido aproximadamente 15 cm, na frente do paciente. O paciente então move o pé direito e depois o esquerdo, em direção ao andador.

ATIVIDADES RECREACIONAIS

É importante que se ofereçam atividades que promovam o bem-estar físico, intelectual, social e emocional dos pacientes, principalmente para pacientes idosos que permanecem em casas de repouso. Bingo, cinemas, danças, grupos de exercícios, visitas a shoppings, museus, concertos e visitas devem sempre ser programadas. Algumas instituições promovem desfiles de moda, jantares, piqueniques com familiares ao ar livre e atividades de jardinagem. Grupos de escolas musicais podem ser convidados para fazerem apresentações nas unidades de internação.

QUESTÕES DE REVISÃO

Circule a mais adequada resposta.

1. O que ajuda a prevenir a flexão plantar?
   a Tábua para cama.
   b Tábua para os pés.
   c Coxim para trocanter.
   d Coxim de mão.

2. O que ajuda a prevenir que o quadril vire para fora?
   a Tábua para cama.
   b Tábua para os pés.
   c Coxim para trocanter.
   d Todos os anteriores.

3. Exercícios motores passivo são realizados pelo.
   a Paciente.
   b Membros da equipe.
   c Paciente com a assistência de outros.
   d Paciente com o uso de coxim de mão.

4. Exercícios motores são prescritos ao Sr. Parker. O profissional deveria fazer o seguinte, exceto:
   a Oferecer apoio à extremidade que est· sendo exercitada.
   b Mover a articulação lenta, suave e calmamente.
   c Forçar a articulação, até a extensão máxima de movimentação.
   d Exercitar apenas as articulações indicadas pela enfermeira.

5. A flexão envolve:
   a Curvar uma parte do corpo.
   b Esticar uma parte do corpo.
   c Mover uma parte do corpo em direção ao corpo.
   d Mover uma parte do corpo em direção contrária ao corpo.

Circule V, se a resposta for verdadeira e F, se for falsa.

6. V F Um cinto de transporte é usado quando o paciente que está andando, está fraco ou instável.
7. V F Aparelhos para andar podem ser necessário permanente ou temporariamente.
8. V F Uma bengala é segura pelo lado mais fraco do paciente.
9. V F O Sr. Parker usa um andador. Primeiro ele move o andador na frente dele. Então move sua perna direita e esquerda para a frente.
10. V F O Sr Parker começou a cair. O profissional deve tentar prevenir a queda.

Respostas

1 b 2 c 3 b 4 c 5 a 6 Verdadeiro 7 Verdadeiro 8 Falso 9 Verdadeiro 10 Falso

Admissões, Transferências e Altas

19

OBJETIVOS

- Definir os termos-chave listados neste capítulo.
- Preparar o quarto do paciente.
- Explicar como admitir o paciente na enfermaria.
- Saber como cuidar das roupas do paciente e de seus pertences.
- Medir a altura e o peso.
- Explicar por que um paciente pode ser transferido para outra enfermaria.
- Explicar como o paciente é preparado para a alta.

TERMOS-CHAVE

Admissão – Entrada oficial de um paciente de uma instituição ou enfermaria.

Alta – Saída oficial de um paciente de uma instituição ou enfermaria.

Transferência – Mudança do paciente de um quarto da enfermaria ou de uma instituição para outra.

A admissão em instituições de cuidado de saúde causam ansiedade e medo sobretudo aquele relacionado à dor. Os pacientes e familiares preocupam-se com a necessidade de tratamento ou cirurgia e seus resultados. Muitos temem não poder voltar mais para casa, pois não estão familiarizados com as instituições de cuidados de saúde e se preocupam sobre onde ir, o que esperar, sons e locais estranhos. Preocupações similares também podem ocorrer quando são transferidos para outras unidades ou serviços. Altas geralmente trazem alívio e felicidade.

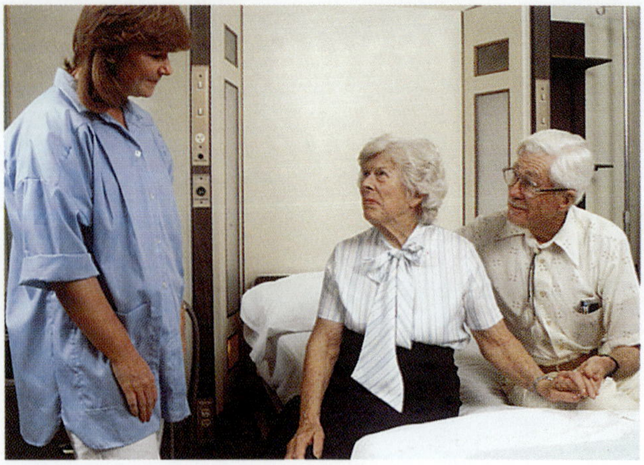

ADMISSÕES

A admissão é a entrada oficial de um paciente em uma instituição ou enfermaria. O funcionário responsável pela admissão ou a enfermeira obtém as informações de identificação (nome completo, data de nascimento, nome do médico, dados do convênio e religião), os quais são registradas no prontuário de admissão. Nessa oportunidade, o paciente recebe um número e uma pulseira de identificação.

Um funcionário do setor de admissão acompanha o paciente até a enfermaria. O quarto precisa sempre estar pronto para receber um novo paciente. Normalmente, as responsabilidades do profissional são:

- Saber qual o quarto e a cama que deve preparar.
- Providenciar o equipamento e os suprimentos, conforme orientado pela enfermeira e colocá-los no quarto.
- Abrir a cama. Abaixar a cama, se o paciente estiver andando ou chegando em cadeira de rodas. Levantar a cama até o nível mais alto, se estiver chegando de maca.
- Prender a campainha de chamada nos lençóis.

Admissão do paciente

É da responsabilidade da enfermeira receber o paciente quando este é admitido na unidade, verificar suas condições e se não apresenta desconforto ou angústia sérios (Fig. 19-1).

- Cumprimentar o paciente, chamando-o pelo nome (após haver consultado o prontuário de admissão), perguntando o nome pelo qual ele prefere ser chamado.
- Apresentar-se para o paciente, parentes ou amigos que possam estar presentes. Informar que é um auxiliar de enfermagem e que ajudará a enfermeira nos cuidados.
- Apresentar a copeira, a faxineira, etc.
- Chamar a enfermeira imediatamente se o paciente tiver qualquer queixa de dor ou parecer angustiado.
- Propiciar privacidade. Solicitar aos familiares ou amigos para saírem do quarto. Diga-lhes quanto tempo vai necessitar e onde podem aguardar confortavelmente. (Se o paciente preferir, permita que um familiar ou amigo permaneça no quarto.)
- Vestir o roupão ou pijamas e ajudá-lo, se necessário. Assegurar-se de que o paciente esteja confortável.
- Preencher a lista de vestuário e pertences de valor. Pendurar as roupas no armário. Colocar os pertences nos cabides ou no móvel ao lado da cama.
- Controlar os sinais vitais. Pesar e medir o paciente. Obter uma amostra de urina, se orientado pela enfermeira (ver Capítulo 14).
- Orientar o paciente quanto aos móveis e equipamentos do quarto. Também explicar os horários de visita e das refeições assim como o local da enfermaria para descanso, recreação e lanchonete, dentre outros.
- Encher a jarra de água, se forem permitidos líquidos orais.
- Deixar a campainha de chamada, controles e outros itens pessoais ao seu alcance.
- Deixar a cama na posição mais baixa, manter as grades laterais elevadas ou abaixadas, conforme instruções da enfermeira.

Controle de peso e altura

O paciente somente deve vestir o roupão ou pijama quando estiver sendo medido e pesado. As roupas aumentam o peso e os sapatos ou chinelos aumentam o peso e a altura. O paciente deve urinar antes de ser pesado, pois uma bexiga cheia afeta o controle do peso. Se for necessário colher uma amostra de urina nesse momento.

Cadeiras e balanças com sistema de elevação são utilizadas para pacientes que não podem ficar de pé. Seguir as instruçõesdos fabricantes quando for utilizar tais acessórios.

Figura 19-1
O auxiliar de enfermagem apresenta-se ao paciente e a seus parentes.

MEDINDO O PESO E A ALTURA

PRÉ-PROCEDIMENTO

1. Explicar o procedimento ao paciente.
2. Pedir ao paciente para urinar.
3. Lavar as mãos.
4. Providenciar o seguinte:
   a. Balança portátil.
   b. Toalhas de papel.
5. Identificar o paciente. Checar a pulseira de identificação e chamá-lo pelo nome.
6. Propiciar privacidade.

PROCEDIMENTO

7. Colocar as toalhas de papel na plataforma da balança.
8. Levantar a haste de altura.
9. O paciente deve remover o roupão e os chinelos. Ajudá-lo, se necessário.
10. Ajudar o paciente a ficar em pé na plataforma da balança. Os braços devem ficar ao lado do corpo.
11. Mover os pesos até o ponteiro da balança apontar o meio (Fig. 19-2).
12. Registrar o peso na ficha de controle.
13. Solicitar ao paciente para ficar bem reto.
14. Abaixar a haste de altura, até ficar reta com a cabeça do paciente (Fig. 19-3).
15. Registrar a altura na ficha de controle.
16. Ajudar o paciente a vestir-se e calçar-se, se for ficar em pé. Ajudar o paciente a voltar para a cama, se necessário. Assegurar-se de que o paciente esteja confortável.

PÓS-PROCEDIMENTO

17. Colocar a campainha de chamada ao alcance do paciente.
18. Retirar os acessórios utilizados para manter a privacidade do paciente.
19. Descartar as toalhas de papel.
20. Lavar as mãos.

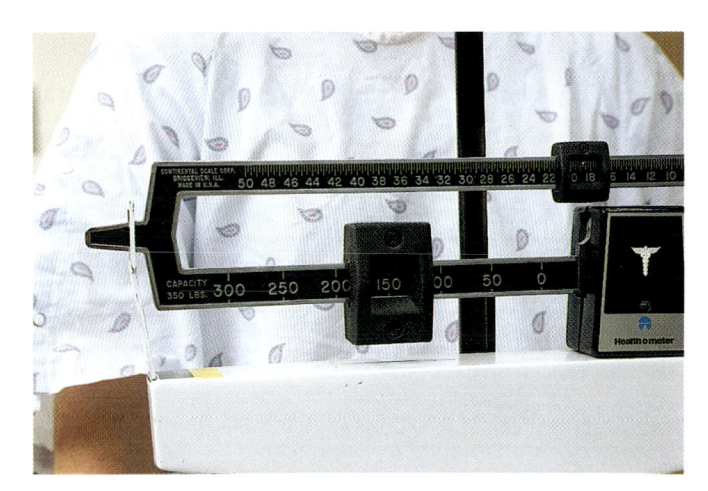

Figura 19-2
O peso é aferido quando o ponteiro da balança apontar o meio.

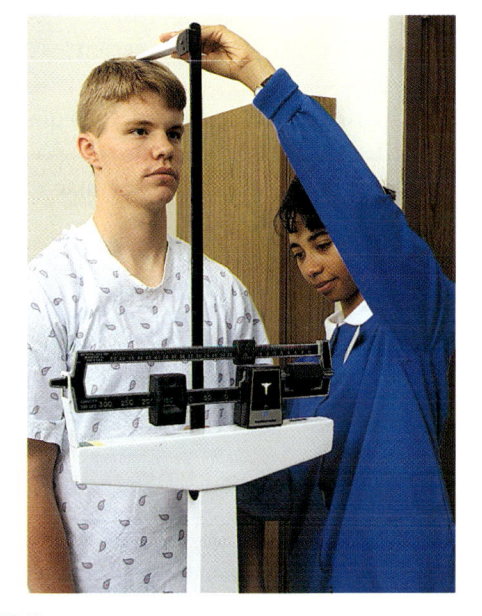

Figura 19-3
Aferição da altura.

Roupas e pertences

Os pertences de valor precisam ficar guardados em local seguro. Normalmente são enviados para casa com a família no momento da admissão. Deve-se preencher a lista de roupas, identificando cada item e descrevendo-os, a qual é assinada pelo paciente e pelo funcionário. Em uma enfermaria, as roupas também podem ser identificadas com etiquetas com o nome do paciente. Dinheiro e jóias devem ser guardados em envelopes próprios contendo a descrição de cada peça e os valores das notas. Descrever o que enxergar, por exemplo: um brinco, com uma pedra branca com seis pontas em um aro amarelo. Não arriscar dizendo que a pedra é um diamante em ouro. Colocar cada peça de ouro e o dinheiro contado no envelope, na presença do paciente. O envelope é selado e assinado da mesma maneira que a lista de roupas. O envelope é entregue à enfermeira, que deve colocá-lo em um local seguro ou enviá-lo para casa, por familiar.

Dentaduras, óculos, lentes de contato, relógios e rádios são mantidos ao lado da cama. Alguns pacientes deixam dinheiro para revistas e outras necessidades. A quantidade de dinheiro mantida pelo paciente deve ser anotado no prontuário.

TRANSFERÊNCIAS

Uma transferência é a mudança de um paciente de um quarto, enfermaria ou de uma instituição para outra. A enfermeira também notifica a família e o setor de internação. O auxiliar de enfermagem deve ajudar na transferência.

- Conseguir uma maca ou cadeira de rodas, toalha de banho e um carrinho para carregar os pertences do paciente (se necessário).
- Recolher os pertences do paciente e os equipamentos que ficam ao lado da cama, colocando-os no carrinho.
- Ajudar o paciente a ir para a cadeira ou maca. Transportar o paciente para o local designado.
- Trazer os pertences do paciente e equipamento para o novo quarto, auxiliando a organizar seus pertences.
- Abrir a cama, limpar o quarto e arrumar a cama.

ALTA

A alta é a saída oficial do paciente de uma instituição ou de uma enfermaria. Este é um momento alegre, se o paciente está indo para casa. Alguns pacientes têm alta para outro hospital ou para uma outra enfermaria e alguns necessitam de cuidado em casa. O médico, a enfermeira, a nutricionista, a auxiliar social e outros membros da equipe planejam a alta do paciente.

O médico necessita prescrever a ordem de alta antes do paciente ter a permissão de sair. A enfermeira deve informará quando o paciente poderá sair e como ele será transportado.

Um paciente pode querer sair da unidade sem a permissão do médico. Esta situação é controlada pela enfermeira. Informar imediatamente à enfermeira se o paciente manifestar algum desejo ou intenção de sair.

Quando o paciente está de alta, as responsabilidades são:

- Ajudar o paciente a vestir-se, se necessário.
- Ajudar o paciente a arrumar suas coisas. Checar todos os cabides e armários para ter certeza de que todos os itens foram recolhidos.
- Checar a lista de roupas. Solicitar ao paciente para assinar o formulário assegurando-se de que todos os itens foram devolvidos.
- Informar a enfermeira quando o paciente estiver pronto para a visita final.
- Conseguir uma cadeira de rodas e o carrinho para os pertences do paciente.
- Levar o paciente para a área de saída. Ajudar o paciente a sair da cadeira de rodas e entrar no carro.
- Tirar a roupa de cama, limpar o quarto e fechar a cama.

QUESTÕES DE REVISÃO

Circular V para verdadeiro e F para falso.

1. V F As informações de identificação do paciente são obtidas quando de sua chegada na enfermaria.
2. V F O paciente é chamado pelo nome, quando admitido na enfermaria.
3. V F A amostra de urina pode ser necessária na admissão.

QUESTÕES DE REVISÃO — CONTINUAÇÃO

4 V F O auxiliar de enfermagem não é responsável por orientar o paciente com relação ao novo ambiente.

5 V F O paciente usa um roupão e chinelos quando for medido e pesado.

6 V F Uma lista das roupas e pertences de valor do paciente deve ser feita durante o processo de admissão.

7 V F A condição do paciente pode requerer uma transferência para outra enfermaria

8 V F É necessário uma prescrição médica para alta de uma instituição de saúde.

Respostas

1 Falso   2 Verdadeiro
3 Verdadeiro   4 Falso
5 Falso   6 Verdadeiro
7 Verdadeiro   8 Verdadeiro

Aplicações de Calor e Frio

20

OBJETIVOS

- Definir os termos-chave listados neste capítulo.
- Identificar os objetivos, efeitos e complicações de aplicações de calor e frio.
- Explicar as diferenças entre aplicações de calor e frio, úmido e seco.
- Descrever os passos para aplicação de calor e frio.
- Realizar os procedimentos descritos neste capítulo.

TERMOS-CHAVE

Cianose – Coloração azulada da pele.

Constrição – Estreitar.

Dilatação – Expandir ou abrir mais.

As aplicações de calor ou de frio são prescritos pelos médicos para promover cura e conforto, bem como para a redução de áreas de inchaço (edema). Calor e frio têm efeitos opostos no funcionamento do corpo, podendo provocar lesões severas e alterações no funcionamento do corpo, com riscos significativos.

Muitas instituições permitem que auxiliares de enfermagem façam aplicação de calor e frio, sob orientação da enfermeira. O auxiliar de enfermagem precisa compreender claramente os objetivos, efeitos e complicações do tratamento e deve revê-lo com a enfermeira antes de realizá-lo. Uma enfermeira precisa supervisionar de perto o tratamento e os efeitos do procedimento no paciente.

APLICAÇÕES DE CALOR

Aplicações de calor podem ser feitas em praticamente qualquer parte do corpo e em pequenas regiões. São freqüentemente prescritas para lesões ou problemas musculoesqueléticos (deslocamentos, artrites), pois aliviam a dor, relaxam os músculos, promovem cicatrização, reduzem edema tecidual e diminuem enrijecimento nas articulações.

Efeitos

Quando o calor é aplicado sobre a pele, as veias se dilatam, isto é, exapandem-se ou aumentam a abertura (Fig. 20-1). Um fluxo maior de sangue ocorre nas veias e mais oxigênio e nutrientes ficam disponíveis para a cicatrização tecidual. O excesso de fluido é removido rapidamente da área lesada, deixando a pele avermelhada e morna.

Complicações

Altas temperaturas podem causar queimaduras. Dores, vermelhidão excessiva e bolhas são sinais de perigo e devem ser relatadas imediatamente. Observe também se a pele torna-se pálida, pois quando o calor é aplicado por muito tempo, os vasos sangüíneos se contraem (estreitam) (ver Fig. 20-1) e, ao se contraírem, provocam diminuição na quantidade de sangue disponível para os tecidos, acarretando danos teciduais. Bebês, crianças pequenas, pacientes com pele clara e idosos são pacientes de risco para essas complicações, pois têm a pele delicada e frágil, facilmente queimada. Pacientes com sensibilidade diminuída para calor ou frio são também considerados de risco para complicações. Lesões do SNC, idade, perda de consciência e distúrbios circulatórios interferem na sensibilidade e podem levar a lesões e a dores fortes.

Pacientes com implante de metal igualmente apresentam risco, pois o metal conduz calor. Tecidos profundos podem sofrer queimaduras. Marcapasso e algumas próteses para substituição de articulações são feitos de metais e o calor não deve ser aplicado no local de implante. O calor também não é aplicado ao abdômen de mulheres grávidas, pois pode afetar o crescimento fetal.

Aplicações de calor úmidas e secas

Uma aplicação de calor úmido significa que a água, condutora do calor, está em contato com a pele. Os efeitos do calor úmido são maiores e ocorrem mais rapidamente do que as aplicações secas, pois o calor penetra mais profundamente com a aplicação úmida. Para prevenir lesões, as temperaturas de aplicações úmidas devem ser mais baixas do que as aplicações secas de calor, visto que neste procedimento a água não fica em contato com a pele. Algumas vantagens do calor seco são:

- A aplicação permanece na temperatura desejada por mais tempo.
- O risco de queimaduras é menor. O calor seco, não penetra tão profundamente como o úmido.

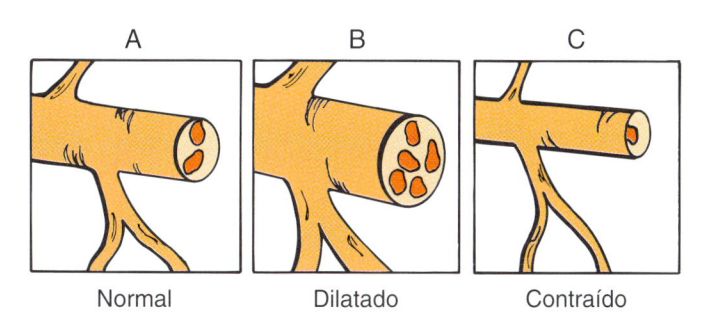

Figura 20-1
A, Vaso sangüíneo sob condições normais. B, Vaso sangüíneo dilatado.
C, Vaso sangüíneo contraído.

Como não é utilizada água, são necessárias altas temperaturas de calor seco para obter-se o resultado desejado. Portanto, ainda há risco de queimaduras.

O paciente precisa estar protegido de possíveis lesões durante a aplicação de calor local. Os passos estão listados no Quadro 20-1 e devem ser realizados para prevenir queimaduras e outras complicações.

Compressas e chumaços quentes

Compressas e chumaços quentes de calor são aplicações de calor úmidas e consistem de toalha pequena, esponja ou gaze. Uma compressa é aplicada em uma área pequena. Chumaços são aplicados em grandes áreas. A aplicação permanece no local por 20 minutos. Algumas vezes uma almofada térmica é colocada sobre a compressa ou o chumaço para manter a temperatura.

QUADRO 20-1 PASSOS PARA APLICAÇÃO DE CALOR

- Medir a temperatura para aplicação de calor úmido. Usar um termômetro de banheira.
- Seguir as medidas de segurança para garantir parâmetros seguros de temperaturas.
  As seguintes temperaturas podem servir de orientação:
  * Morno – 37 a 40º C
  * Quente – 40 a 46º C
  * Muito quente – acima de 46º C
- Não aplicar temperatura muito quente (acima 46º C), pois pode provocar lesões teciduais. Cabe à enfermeira realizar esta aplicação.
- Perguntar qual deve ser a temperatura da aplicação. Temperaturas mais baixas são usadas para pacientes com risco de queimaduras.
- Saber o local exato da aplicação de calor. Pedir à enfermeira para que mostre o local exato.
- Proteger as aplicações secas antes de iniciá-las. Coberturas de flanela são freqüentemente utilizadas.
- Observar a pele para sinais de complicações. Relatar imediatamente dores, dormência, queimaduras, vermelhidão excessiva, bolhas, palidez, brancura ou pele acizentada, cianose e tremor.
- Não deixar o paciente aumentar a temperatura do calor.
- Perguntar à enfermeira quanto tempo a aplicação deve permanecer no local. Controlar o tempo cuidadosamente. Não aplicar o calor por mais de 30 minutos.
- Seguir as medidas para segurança elétrica quando usar aparelhos elétricos de calor.
- Expor apenas a parte do corpo onde o calor será aplicado. Garantir privacidade cobrindo o paciente adequadamente.
- Deixar a campainha de chamada ao alcance do paciente.
- Relatar o seguinte à enfermeira: a hora, o local e a extensão da aplicação; observações da pele e a resposta do paciente.

APLICANDO COMPRESSA DE CALOR

PRÉ-PROCEDIMENTO

1 Explicar o procedimento ao paciente.
2 Lavar as mãos.
3 Providenciar o seguinte:
  - Bacia.
  - Termômetro de banheira.
  - Toalha pequena, esponja ou gaze.
  - Plástico para proteção ou almofada térmica.
  - Amarras, fitas ou gaze.
  - Toalha de banho.
  - Protetor de cama a prova d'água.
4 Identificar o paciente. Checar, a pulseira de identificação em relação à prescrição do tratamento.
5 Garantir privacidade.

APLICANDO COMPRESSA DE CALOR – CONTINUAÇÃO

PROCEDIMENTO

6. Colocar o protetor sob a parte do corpo.
7. Encher a bacia com um meio ou dois terços de sua capacidade com água quente. A temperatura da água deveria ficar entre 40,5 a 46,1° C.
8. Colocar a compressa na água.
9. Torcer a compressa.
10. Aplicar a compressa no local. Observar o horário.
11. Cobrir a compressa rapidamente. Realizar um dos seguintes passos ou conforme orientado pela enfermeira:
    a. Cobrir com plástico e então com uma toalha de banho (Fig. 20-2). Fixar a toalha no local com fitas, amarras ou gaze.
    b. Cobrir com almofada térmica.
12. Colocar a campainha ao alcance do paciente. Elevar ou abaixar as grades laterais conforme orientado pela enfermeira.
13. Checar a área a cada 5 minutos. Verificar se há vermelhidão e queixas de dor, desconforto ou dormência. Remover a compressa, se algo ocorrer. Comunicar a enfermeira imediatamente.
14. Mudar a compressa, quando ela esfriar.
15. Remover a compressa depois de 20 minutos ou como orientado pela enfermeira. Secar a área com uma toalha. (Abaixar as grades laterais para este passo.)

PÓS-PROCEDIMENTO

16. Certificar-se de que o paciente está confortável e descoberto.
17. Elevar ou abaixar as grades laterais, conforme as instruções da enfermeira.
18. Deixar a campainha de chamada ao alcance do paciente.
19. Limpar o equipamento. Dispensar os itens descartáveis. Seguir as instruções do serviço para lençóis sujos.
20. Lavar as mãos.
21. Relatar as observações à enfermeira.

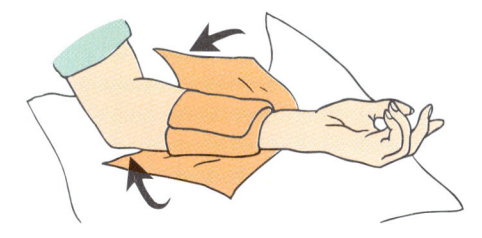

Figura 20-2
Uma compressa quente é recoberta com plástico e uma toalha de banho para mantê-la aquecida.

Banho de imersão quente

É a imersão de uma parte do corpo na água. Freqüentemente é utilizado para pequenas partes, tais como a mão, a parte inferior do braço, os pés ou parte inferior da perna (Fig. 20-3). A imersão deve durar de 15 a 20 minutos. O conforto do paciente e o alinhamento corporal devem ser mantidos durante o banho de imersão quente.

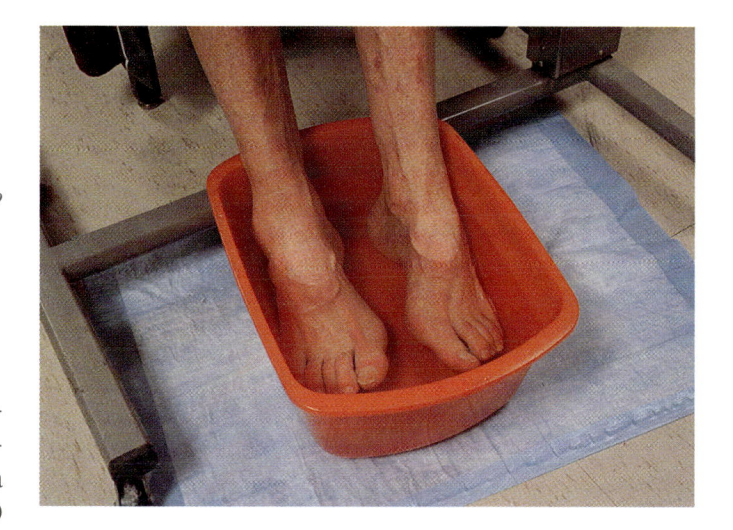

Figura 20-3
Banho de imersão quente.

REALIZANDO UM BANHO DE IMERSÃO QUENTE

PRÉ-PROCEDIMENTO

1. Explicar o procedimento ao paciente.
2. Lavar as mãos.
3. Providenciar o seguinte:
   - Bacia de água ou vasilhame para banho de mão ou pé.
   - Termômetro de banheira.
   - Toalha de banho.
   - Protetores à prova d'água.
4. Identificar o paciente. Checar a pulseira de identificação com relação à prescrição de tratamento.
5. Propiciar privacidade.

PROCEDIMENTO

6. Posicionar o paciente para tratamento. Colocar a campainha de chamada ao alcance do paciente.
7. Colocar o protetor a prova d'água, sob a área.
8. Encher o recipiente, até a metade, com água quente. Medir a temperatura da água. Ela deve estar entre 40,5 a 43,3° C ou como especificado pelo tratamento.
9. Expor a área. Evitar exposição desnecessária.
10. Colocar a região imersa na água. Proteger a borda do recipiente com uma toalha. Observar a hora.
11. Cobrir com uma toalha de banho para um aquecimento extra.
12. Checar a área a cada 5 minutos, verificando vermelhidão e queixas de dores, dormência ou desconforto. Remover a parte do banho de imersão, se qualquer destas queixas ocorrer. Envolver o local com toalha e informar à enfermeira imediatamente.
13. Checar a temperatura da água a cada 5 minutos. Mudar a água conforme necessário. Envolver a região com toalha, enquanto troca a água.
14. Remover a parte imersa na água após 15 a 20 minutos. Secar, usando uma toalha.

PÓS-PROCEDIMENTO

15. Certificar-se de que o paciente esteja confortável e retirar os acessórios utilizados para manter a sua privacidade.
16. Deixar a campainha de chamada ao alcance do paciente.
17. Elevar ou abaixar as grades laterais, de acordo com as instruções da enfermeira.
18. Limpar o equipamento. Dispensar os itens descartáveis. Seguir as normas do serviço, quanto aos lençóis sujos.
19. Lavar as mãos.
20. Relatar as observações à enfermeira.

O banho de assento

O banho de assento é a imersão da região pélvica em água morna ou quente por 20 minutos. Banhos de assento são prescritos para limpar feridas anais ou perineais, promover a cicatrização, aliviar a dor ou incômodo, aumento de circulação ou estimular a eliminação. Eles são comuns após cirurgia pélvica feminina ou retal, para hemorróidas e após o parto.

Os recipientes descartáveis para banhos de assento são encaixados no assento sanitário (Fig. 20-4). Um banho de assento é realizado utilizando-se um recipiente fundo. O paciente senta-se em um assento preenchido com água (Fig. 20-5).

O fluxo sangüíneo na região pélvica é aumentado e menos sangue flui para outra partes do corpo. O paciente pode tornar-se fraco ou desmaiar. O efeito relaxante do tratamento pode causar sonolência. Deve-se observar o paciente quanto a sinais de fraqueza, tontura ou fadiga e também protegê-lo de lesões. Observá-lo freqüentemente e manter a campainha de chamada ao seu alcance, prevenindo resfriamento e queimaduras.

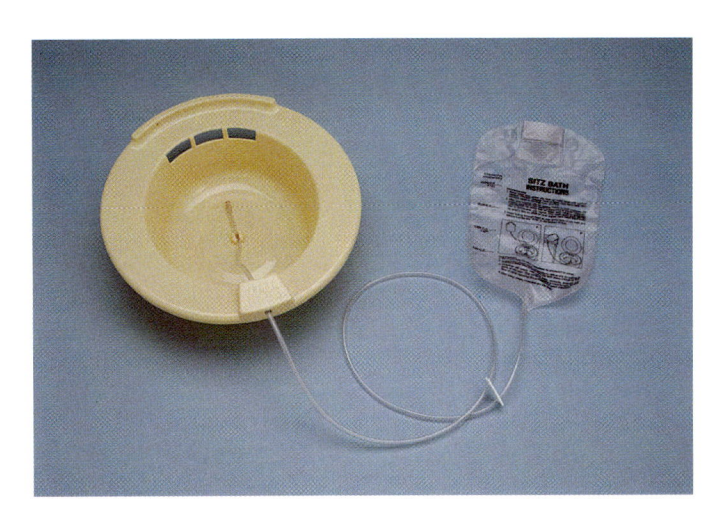

Figura 20-4
Um banho de assento descartável.

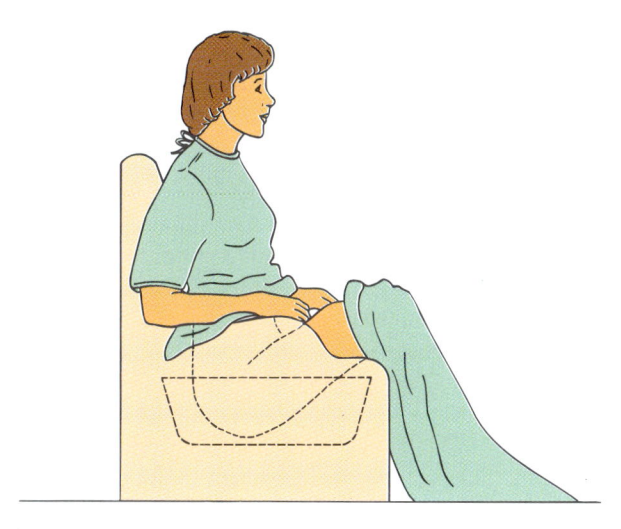

Figura 20-5
Um recipiente para banho de assento industrializado.

AUXILIANDO O PACIENTE NO BANHO DE ASSENTO

PRÉ-PROCEDIMENTO

1 Explicar o procedimento ao paciente.
2 Lavar as mãos.
3 Providenciar o seguinte:
   - Bacia descartável para banho de assento ou cadeira de rodas, em caso de realizar o banho de assento no sanitário.
   - Termômetro para banheira.
   - Recipiente grande com água.
   - Duas toalhas de banho, panos e um roupão limpo.
   - Um apoio para os pés, se o paciente for baixo.
   - Solução desinfetante.
4 Identificar o paciente. Checar a pulseira de identificação com o prontuário de tratamento.
5 Propiciar privacidade.

PROCEDIMENTO

6 Realizar os seguintes passos:
   a Colocar o recipiente descartável para banho de assento no assento sanitário.
   b Transportar o paciente em cadeira de rodas para o assento no banheiro.
7 Encher o recipiente de banho de assento com dois terços de sua capacidade com água. Seguir as rotinas do serviço para aquecimento da água. Geralmente a temperatura é:
   a 36,7 a 40,7° C para limpar o períneo.
   b 40,5 a 43,3° C para aumentar a circulação.
8 Travar as rodas da cadeira de banho de assento portátil.
9 Usar as toalhas de banho para proteger a região que entrará em contato com o metal.
10 Levantar o roupão e segurar acima da cintura.
11 Ajudar o paciente a sentar-se no assento.
12 Colocar um pano ao redor dos ombros. Colocar outro sobre as pernas do paciente para que se mantenha aquecido.
13 Propiciar um apoio para os pés, caso o assento provoque pressões sob os joelhos.
14 Certificar-se de que a campainha de chamada está ao alcance do paciente e que está confortável.
15 Permanecer junto ao paciente que for fraco ou instável.
16 Observar o paciente a cada 5 minutos em relação a queixas de fraqueza, tontura e sonolência. Verificar se o pulso está rápido. Se algo ocorrer, peça ajuda para colocar o paciente de volta na cama.
17 Ajudar o paciente a sair do banho após 20 minutos ou como orientado pela enfermeira.
18 Ajudar o paciente a enxugar-se e a vestir-se.
19 Ajudar o paciente a voltar para a cama.
20 Certificar-se de que o paciente está confortável e retirar os acessórios utilizados para manter a sua privacidade.

Auxiliando o paciente no banho de assento — continuação

Pós-procedimento

21. Deixar a campainha de chamada ao alcance do paciente.
22. Elevar ou abaixar as grades laterais de acordo com orientações da enfermeira.
23. Limpar a banheira de assento e desinfetar.
24. Recolocar os itens reutilizáveis no local apropriado. Seguir as normas do serviço para lençóis sujos.
25. Lavar as mãos.
26. Relatar sua observações à enfermeira.

Almofada térmica

A almofada térmica (Aqua-K, K-pad®) é um aparelho elétrico usado para aquecimento seco. Os tubos dentro da bolsa são preenchidos com água destilada e acoplados a uma unidade de aquecimento na cama que também é preenchida com água destilada. A água aquecida flui para a bolsa através de uma mangueira conectada (Fig. 20-6), enquanto outra mangueira retorna a água para a unidade de aquecimento. A água é reaquecida e enviada de volta para a almofada.

A unidade de aquecimento é conectado às mangueiras e mantida no nível da almofada. A água deve fluir livremente. As mangueiras precisam estar sem dobras ou bolhas de ar. A temperatura é regulada para 40,5º C por meio de uma chave. Então a chave é removida a fim de evitar que qualquer pessoa possa mudar a temperatura.

As seguintes medidas de segurança devem ser utilizadas:

- Seguir as precauções para segurança elétrica (ver Capítulo 7).
- Colocar a unidade de aquecimento em uma superfície lisa e limpa para evitar quedas ou esbarrões na unidade de aquecimento.
- Usar um lençol para cobrir e isolar a almofada, o que também serve para absorver perspiração na aplicação local de calor.
- Não colocar a almofada direta sob o paciente ou sob a região do corpo, o que impede o escape do calor e pode resultar em queimaduras se não houver fuga de calor.

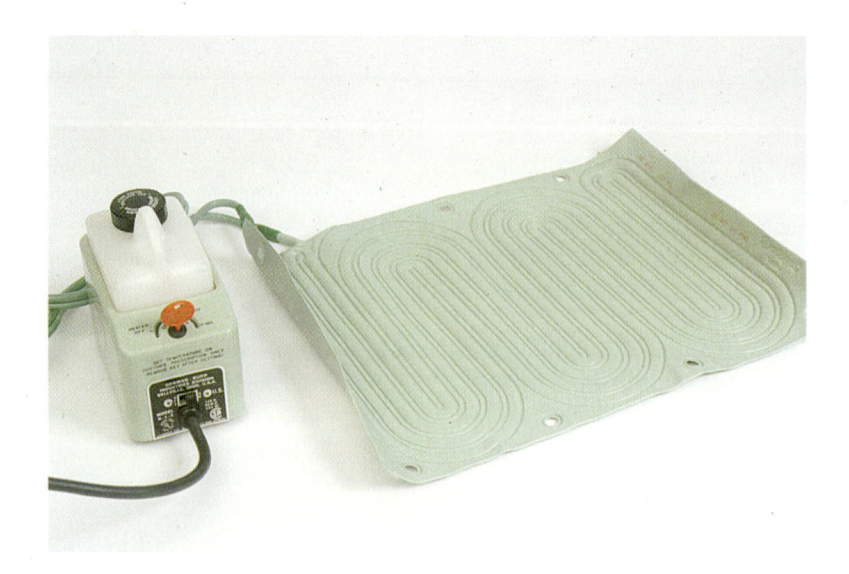

Figura 20-6
A almofada térmica e a unidade de aquecimento.

APLICANDO UMA ALMOFADA TÉRMICA

PRÉ-PROCEDIMENTO

1. Explicar o procedimento ao paciente.
2. Lavar as mãos.
3. Providenciar o seguinte:
   - Almofada térmica e unidade de aquecimento.
   - Água destilada.
   - Lençol protetor.
   - Amarras, fitas ou rolos de gaze.
4. Identificar o paciente. Checar a pulseira de identificação com a prescrição de tratamento.
5. Propiciar privacidade.

PROCEDIMENTO

6. Encher a unidade de aquecimento com dois terços de água destilada.
7. Remover as bolhas de ar. Colocar a almofada e o tubo abaixo da unidade de aquecimento. Balançar a unidade de um lado para o outro.
8. Regular a temperatura conforme orientado pela enfermeira (geralmente 40,5° C. Remover a chave (dar para a enfermeira quando terminar o procedimento).
9. Envolver a almofada com o lençol de proteção.
10. Ligar a unidade. Deixar a água morna.
11. Regular a unidade de aquecimento na mesa de cabeceira. Manter a bolsa e conectar o nível da mangueira com a unidade. Mangueiras precisam ser livres de dobras.
12. Colocar a almofada na região prescrita. Observar o horário.
13. Fixar a almofada no lugar com tiras, fitas ou rolos gaze. Não usar alfinetes.
14. Retirar os acessórios utilizados para manter a privacidade do paciente. Ter certeza de que a campainha de chamada está ao alcance do paciente.
15. Elevar ou abaixar as grades laterais da cama, conforme orientação da enfermeira.
16. Checar a pele para vermelhidão, inchaço e bolha. Perguntar sobre dor, desconforto ou diminuição de sensibilidade. Remover a almofada. Relatar à enfermeira imediatamente.
17. Remover a almofada no horário (abaixar as grades laterais para esta etapa).
18. Certificar-se de que o paciente está confortável e retirar os acessórios utilizados para manter a sua privacidade.

PÓS-PROCEDIMENTO

19. Elevar ou abaixar as grades laterais, conforme orientado pela enfermeira.
20. Colocar a campainha de chamada ao alcance do paciente.
21. Limpar e recolocar o equipamento em local apropriado.
22. Lavar as mãos.
23. Relatar suas observações à enfermeira.

APLICAÇÕES DE FRIO

As aplicações de frio são freqüentemente usadas para tratar deslocamentos e fraturas, pois reduzem dores, previnem inchaço, diminuem a circulação e, conseqüentemente, o sangramento.

Efeitos

O frio tem o efeito contrário ao do calor. Quando o frio é aplicado na pele, os vasos sangüíneos se contraem (ver Fig. 20-1, C), resultando em uma diminuição do fluxo sangüíneo. Menos oxigênio e nutrientes são levados até os tecidos. As aplicações de frio são úteis logo após uma lesão. A diminuição da circulação reduz a quantidade de sangramento e também o acúmulo de fluido nos tecidos. O frio tem um efeito de adormecimento na pele, o que ajuda a diminuir a dor na região afetada.

Complicações

As complicações incluem dores, queimaduras de bolhas, bem como de cianose (coloração azulada da pele). Queimaduras e bolhas podem ocorrer diante da exposição a frio intenso. Tais complicações também podem ocorrer quando a aplicação de frio seco entra em contato direto com a pele. Quando o frio é aplicado por um longo período, os vasos sangüíneos dilatam-se e o fluxo sangüíneo aumenta. A aplicação prolongada de frio tem os mesmos efeitos de aplicações de calor locais.

Bebês, crianças pequenas, idosos e pacientes com a pele clara são indivíduos de alto risco para complicações, tanto quanto pacientes com transtornos mentais ou problemas sensoriais.

Aplicações úmidas e secas

As aplicações de frio podem ser úmidas ou secas. A bolsa de gelo e o colar de gelo são aplicações de frio seco, enquanto as compressas frias são aplicações úmidas. As aplicações úmidas penetram mais profundamente que as secas. Portanto, as temperaturas de aplicações úmidas não devem ser tão baixas quanto as das aplicações secas.

O paciente precisa ser protegido de lesões provocadas por aplicações de frio. Os passos para aplicação de frio estão relacionadas no Quadro 20-2.

QUADRO 20-2 PASSOS PARA APLICAÇÃO DE FRIO

- Medir a temperatura para aplicação úmida de frio. Usar um termômetro de banheira.
- Usar as rotinas do serviço para parâmetros de temperaturas. As orientações são as seguintes:
  * *Muito frio* – abaixo 15º C
  * *Frio* – 15 a 18º C
  * *Fresco* –18 a 27º C
- Não fazer aplicações com temperatura de muito frio, pois pode causar lesões ao tecido. A enfermeira deve realizar este procedimento.
- Perguntar à enfermeira qual deve ser a temperatura das aplicações. Temperaturas mais elevadas são usadas para pacientes expostos a maiores riscos.
- Saber a localização precisa para aplicação de frio. Pedir à enfermeira que mostre o local.
- Proteger as aplicações de frio antes de realizá-las. Lençóis para proteção devem ser usados.
- Relatar imediatamente à enfermeira a ocorrência de queixas de dormência, dores ou queimaduras; bolhas, palidez, pele branca ou acinzentada, cianose e calafrio.
- Não deixar o paciente abaixar a temperatura da aplicação.
- Perguntar à enfermeira quanto tempo a aplicação deve ser deixada. Cuidadosamente, controle o tempo. O frio nunca é aplicado por mais de 30 minutos.
- Expor apenas a região do corpo onde o frio é aplicado. Garantir privacidade por meio de proteção adequada.
- Deixar a campainha de chamada ao alcance do paciente.
- Relatar o seguinte para a enfermeira: horário, local e extensão da aplicação, além das observações que fez da pele e da resposta do paciente.

Bolsa de gelo, colar de gelo e bolsas de frio descartáveis

Uma bolsa ou colar de gelo são aplicações de frio secas. Os colares de gelo são aplicados ao redor do pescoço. A bolsa ou o colar é preenchido com gelo picado e envolvida em um protetor. Se o protetor tornar-se úmido, é removido e um seco é recolocado.

Bolsas de gelo industrializadas são mantidas congeladas até que sejam necessárias, podendo ser recongeladas para reutilização. Lençóis protetores também são necessários com colar de gelo ou bolsas de gelo industrializadas.

Bolsas de gelo descartáveis são utilizadas uma única vez e descartadas. São apresentadas em vários tamanhos e agumas têm protetores externos de forma que podem ser aplicados diretamente sobre a pele. Caso contrário, utiliza-se um lençol como proteção.

APLICANDO UMA BOLSA DE GELO, COLAR DE GELO OU BOLSA DE FRIO DESCARTÁVEL

PRÉ-PROCEDIMENTO

1. Explicar o procedimento ao paciente.
2. Lavar as mãos.
3. Providenciar um saco de gelo descartável ou o seguinte:
   - Bolsa de gelo ou colar.
   - Gelo picado.
   - Cobertura de flanela.
   - Toalhas de papel.

PROCEDIMENTO

4. Fazer o seguinte, para aplicar uma bolsa de gelo ou colar:
   a. Encher o saco de gelo com água. Colocar a rolha. Virar a bolsa para checar vazamentos.
   b. Esvaziar a bolsa.
   c. Encher dois terços ou metade do saco com gelo picado ou lascas de gelo (Fig. 20-7).
   d. Remover o excesso de ar. Curvar, chacoalhar ou apertar a bolsa, ou apertá-la contra uma superfície dura.
   e. Colocar a tampa ou rolha, com segurança.
   f. Secar a bolsa com lençol.
5. Fazer o seguinte para aplicar a bolsa de gelo descartável:
   a. Apertar, amassar ou bater o pacote de gelo, conforme orientação do fabricante. Isto libera o frio.
   b. Cobrir o pacote com lençol.
6. Identificar o paciente. Checar a pulseira de identificação com a prescrição de tratamento.
7. Garantir privacidade.
8. Aplicar a bolsa de gelo na área. Fixá-la no local, utilizando fita ou gaze, se necessário. Observar a hora.
9. Colocar a campainha de chamada ao alcance do paciente. Elevar ou abaixar as grades laterais, conforme as orientações da enfermeira.
10. Checar a pele a cada 10 minutos, verificando bolhas, palidez, pele acinzentada ou branca, cianose e calafrio. Perguntar sobre dormência, dor ou queimação. Remover a bolsa. Comunicar a enfermeira imediatamente.
11. Remover a bolsa após 30 minutos ou como orientado pela enfermeira.

PÓS-PROCEDIMENTO

12. Certificar-se de que o paciente está confortável e retirar os acessórios utilizados para manter a sua privacidade.
13. Colocar a campainha de chamada ao alcance do paciente.
14. Elevar ou abaixar as grades laterais, conforme as instruções da enfermeira.
15. Limpar o equipamento. Colocar o lençol junto com a roupa suja.
16. Lavar as mãos.
17. Relatar as observações à enfermeira.

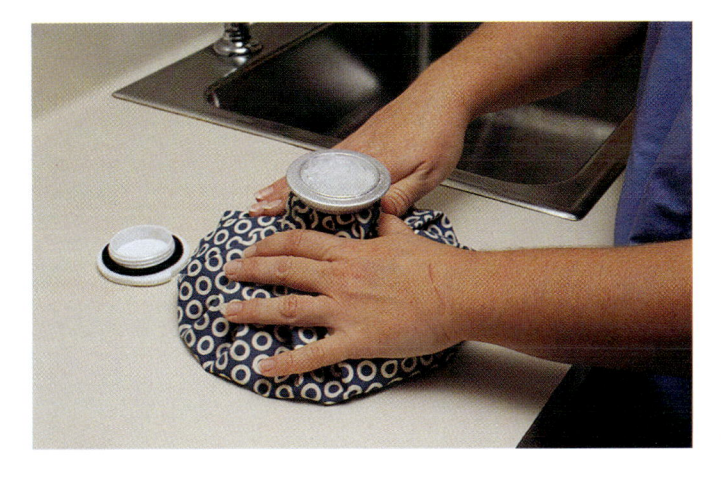

Figura 20-7
A bolsa de gelo é preenchida até a metade ou até dois terços de sua capacidade com gelo.

Compressas frias

A aplicação de uma compressa fria deve ser feito como como a de uma compressa quente. A compressa fria é uma aplicação úmida. Compressas frias úmidas não devem permanecer mais do que 20 minutos.

APLICANDO COMPRESSA FRIA

PRÉ-PROCEDIMENTO

1. Explicar o procedimento ao paciente.
2. Lavar as mãos.
3. Providenciar o seguinte:
   - Bacia grande com gelo.
   - Bacia pequena com água gelada.
   - Gazes, esponjas ou toalhas pequenas.
   - Colchão a prova d'água.
   - Toalha de banho.
4. Identificar o paciente. Checar a pulseira de identificação com a pescrição de tratamento.
5. Garantir privacidade.

PROCEDIMENTO

6. Colocar uma bacia pequena com água fria em uma bacia grande com gelo.
7. Colocar compressas na água fria.
8. Colocar o protetor de cama embaixo da região do corpo afetada. Expor a área.
9. Torcer a compressa para a água não escorrer.
10. Aplicar a compressa no local. Anotar o horário.
11. Checar a área a cada 5 minutos. Checar bolhas, pele pálida, branca ou acinzentada; cianose ou calafrio. Perguntar sobre dormência, dor ou queimação. Remover a compressa se alguma delas ocorrer. Relatar à enfermeira imediatamente.
12. Trocar a compressa quando ela aquecer. Geralmente as compressas são trocadas a cada 5 minutos.
13. Remover as compressas após 20 minutos ou conforme orientação da enfermeira.
14. Secar a área com tapinhas, usando uma toalha de banho.

PÓS-PROCEDIMENTO

15. Certificar-se de que o paciente está confortável e retirar os acessórios utilizados para manter a sua privacidade.
16. Elevar ou abaixar as grades laterais, conforme orientações da enfermeira.
17. Colocar a campainha de chamada ao alcance do paciente.
18. Limpar o equipamento. Seguir as rotinas do serviço para roupas sujas.
19. Lavar as mãos.
20. Relatar as observações à enfermeira.

QUESTÕES DE REVISÃO

Circular a melhor resposta.

1. Calor local tem os seguintes efeitos, exceto:
   a. Alívio da dor.
   b. Relaxamento muscular.
   c. Cicatrização.
   d. Diminuição do fluxo sangüíneo.

2. Dentre as complicações de calor, quais as de maior risco?
   a. Infecção.
   b. Queimadura.
   c. Arrepio.
   d. Úlceras de pressão.

3. Dentre as aplicações de calor local, quem tem um maior risco de complicações?
   a. Um menino de 10 anos de idade.
   b. Um adolescente.
   c. Uma mulher de 40 anos de idade.
   d. Uma paciente idosa.

4. As seguintes frases são sobre aplicações de calor úmido. Qual é a falsa?
   a. A água fica em contato com a pele.
   b. Os efeitos da aplicação do calor úmido são menores do que os de calor seco.
   c. O calor úmido penetra mais profundamente que o calor seco.
   d. A temperatura da aplicação de calor úmido é mais baixa que a de calor seco.

5. A temperatura de aplicação de calor é geralmente entre:
   a. 18 a 26°C
   b. 33 a 36,6°C
   c. 36,6 a 42°C
   d. 40 a 43°C

6. Estas frases são sobre banho de assento. Qual é a falsa?
   a. A área pélvica é imersa em água morna ou quente por 20 minutos.
   b. O banho de assento dura de 25 a 30 minutos.
   c. Eles podem ser usados para limpar o períneo, aliviar a dor, aumentar a circulação ou estimular a eliminação.
   d. Fraqueza e tontura podem ocorrer.

7. O Sr. Parks está usando uma almofada térmica. Qual é a falsa?
   a. A almofada térmica é uma aplicação de calor seco.
   b. A temperatura de um almofada térmica é geralmente regulada a 40,5°C.
   c. Precauções de segurança elétrica precisam ser praticadas quando usar um almofada térmica.
   d. Alfinetes fixam o almofada térmica no local.

8. Aplicação de frio local:
   a. Reduz a dor, previne o inchaço e diminui a circulação.
   b. Dilata os vasos sangüíneos.
   c. Previne a proliferação de microrganismos.
   d. Todas as anteriores.

9. Dentre as complicações a seguir, destaque a que não é relacionada à aplicação de frio local:
   a. Dor.
   b. Queimações e bolhas.
   c. Cianose.
   d. Infecção.

10. Antes de aplicar uma bolsa de gelo:
    a. A bolsa é colocada no *freezer*.
    b. A temperatura da bolsa é verificada.
    c. A bolsa é colocada em uma proteção de flanela.
    d. É solicitado ao paciente para urinar.

11. Compressas úmidas de frio são colocadas no local por não mais que:
    a. 20 minutos.
    b. 30 minutos.
    c. 45 minutos.
    d. 60 minutos.

Respostas

1d 2b 3d 4b 5d 6b 7d 8a 9d 10c 11b

Procedimentos Especiais e Tratamentos

21

OBJETIVOS

- Definir os termos-chave listados neste capítulo.
- Descrever como realizar um cuidado seguro para um paciente com uma infusão IV.
- Explicar os objetivos e os passos da oxigenioterapia.
- Descrever as origens e os aparelhos usados para administrar oxigênio.
- Colher amostra de escarro.
- Explicar as responsabilidades do profissional antes, durante e depois do exame físico.

TERMOS-CHAVE

Cateter nasal – Dispositivo com dois tubos, inseridos nas narinas, usado para administração de oxigênio.

Escarro – Muco secretado pelos pulmões, brônquios e traquéia nas doenças ou distúrbios respiratórios.

Máscara facial – Dispositivo usado para administrar oxigênio; cobre a boca e o nariz.

A terapia intravenosa (IV) e a oxigenioterapia envolvem princípios complexos. Os riscos para o paciente são grandes e você precisa saber como realizar um tratamento seguro para o paciente que está recebendo estas terapias. O auxiliar de enfermagem também pode ser solicitado para colher amostra de escarro ou ajudar no exame físico.

TERAPIA INTRAVENOSA

Uma infusão IV é a administração de fluido através de um cateter na veia. O profissional pode cuidar de pacientes que estejam recebendo infusão intravenosa e deve realizar um cuidado seguro. Portanto, precisa compreender os princípios básicos de terapia IV e as medidas necessárias de segurança.

Objetivos

O médico prescreve a quantidade e o tipo de solução IV a ser administrada. Terapias intravenosas são prescritas por uma ou mais das seguintes razões:

- Fornecer fluidos necessários, quando o paciente não puder ingerir líquidos via oral.
- Repor minerais e vitaminas perdidos, por doença ou lesões.
- Fornecer glicose para produção de energia.
- Administrar medicamentos e sangue.

Medidas de segurança

O auxiliar de enfermagem precisa saber dois aspectos da terapia intravenosa (ver Fig. 16-10). Uma é o equipamento de gotejamento. O fluido goteja na câmara de gotejamento e pela observação direta se pode dizer se o fluido está sendo administrado corretamente. Se o fluido não está gotejando, deverá ocorrer intervenção de imediato. O segundo aspecto é o *clamp* (pinça) do equipo utilizado para regular a velocidade de fluxo (número de gotas por minuto). Verificar a posição do *clamp* (pinça) com freqüência e somente modificá-la se for necessário um novo posicionamento.

As bombas de infusão são freqüentemente utilizadas para controlar a velocidade do fluxo (Fig. 21-1), a qual é programada, e um alarme soa de pronto, caso ocorra algum problema no fluxo. Observar todas as conexões e ajustar o controle novamente.

O profissional é responsável por iniciar, manter ou descontinuar uma infusão IV, além de regular a velocidade do fluxo e trocar os frascos IV, tubos ou curativos. Igualmente, deve auxiliar pacientes em terapia intravenosa a realizar higiene pessoal e atividades de movimentação. Complicações podem ocorrer na terapia IV. Relatar sinais e sintomas

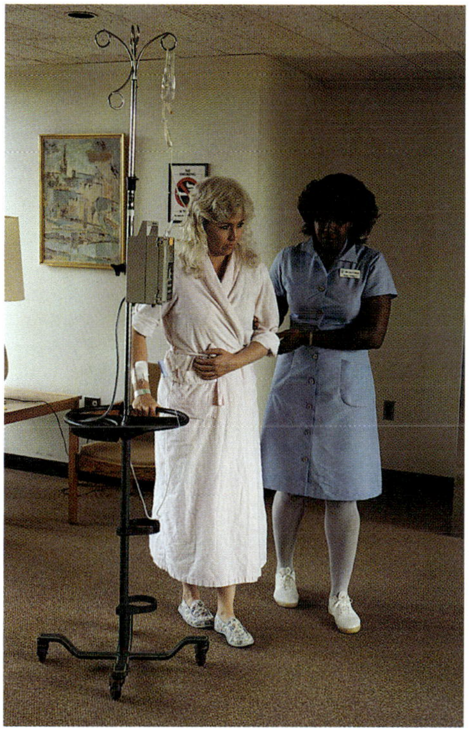

Figura 21-1
Uma pessoa deambulando com um dispositivo IV. Uma bomba de infusão controla o fluxo IV.

de complicações imediatamente à enfermeira. Tais complicações incluem: perda de consciência, sangramentos, edemas (inchaço), pele pálida ou avermelhada, dor e coceira. Mudanças nos sinais vitais também são relatados: uma queda na pressão, velocidade de pulso maior que 100 batidas por minuto e dificuldades respiratórias.

OXIGENIOTERAPIA

Oxigênio, um gás sem gosto, odor e cor, é necessário para a sobrevivência. Se um paciente pára de respirar, pode ir a óbito em 4 minutos. Problemas sérios de saúde aparecem quando um paciente não recebe oxigênio suficiente. Durante uma doença, a quantidade de oxigênio no sangue pode ser menor do que o normal e o médico prescreve oxigênio suplementar.

O oxigênio é tratado como uma droga. O médico prescreve a quantidade de oxigênio a ser adminstrada e o aparelho utilizado para administrá-lo.

Aparelhos utilizados para administrar oxigênio

O oxigênio é fornecido por canaletas na parede e tanques (torpedos). Pelo dispositivo de parede (Fig. 21-2), o oxigênio chega ao quarto do paciente a partir de uma fonte central, enquanto o torpedo é portátil, trazido para o quarto

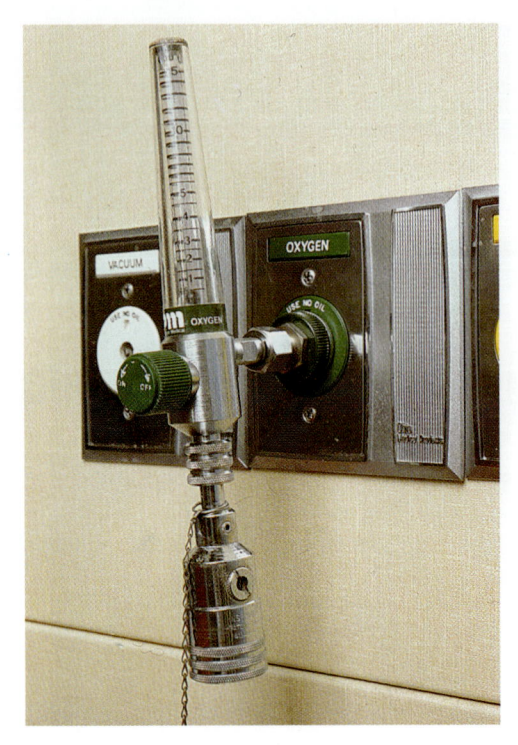

Figura 21-2
Painel de oxigênio de parede.

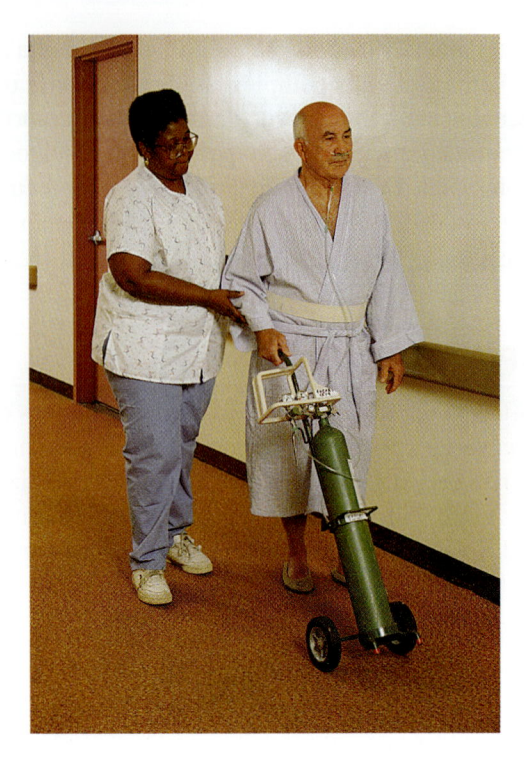

Figura 21-3
Cilindro de oxigênio portátil usado durante a deambulação.

quando o médico prescreve oxigenioterapia. Alguns pacientes de ambulatório precisam utilizar oxigênio contínuo. Cilindros de oxigênio portáteis são utilizados mesmo quando os pacientes estão deambulando (Fig. 21-3).

Dois dispositivos são normalmente utilizados para administrar oxigênio.

- **Cateter nasal** (Fig. 21-4, A) – Dois tubos projetam-se do cateter e são inseridos a uma pequena distância dentro das narinas. Um elástico passa pela cabeça e por trás das orelhas para manter a cânula no lugar. A cânula é simples de ser usada. O paciente pode comer e falar. Pode ocorrer irritação nasal se os tubos estiverem muito apertados, bem como pressões nos ouvidos.

- **Máscara facial** (Fig. 21-4, B) – Cobre o nariz e a boca. Há pequenos furos nos lados para que o dióxido de carbono saía durante a expiração e o ar ambiente entre du-

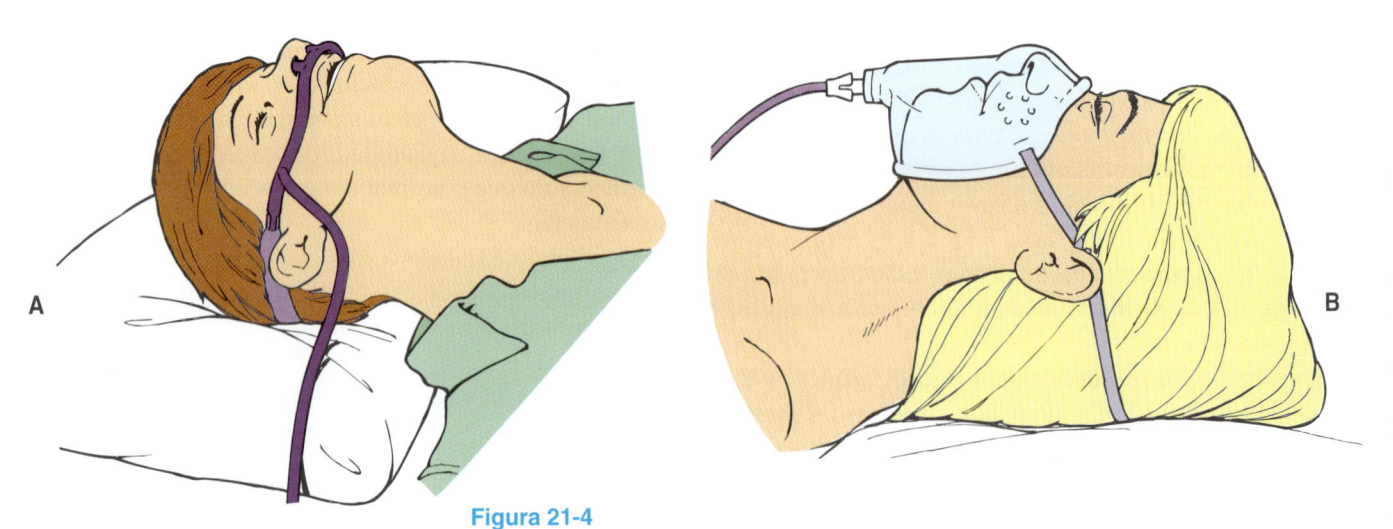

Figura 21-4
A, Cateter nasal. B, Máscara facial de oxigênio.

rante a inalação. A máscara é retirada na hora de o paciente comer e beber e deve-se utilizar uma cânula nasal durante as refeições. Muitos pacientes experienciam pavor e sensação de sufocamento com as máscaras faciais. Conversar pode ser difícil para eles. A face do paciente deve ser mantida limpa e seca, para prevenir irritação pela pressão da máscara.

O auxiliar de enfermagem precisa realizar cuidados seguros para pacientes que recebem oxigenioterapia.

- Seguir as precauções de segurança para riscos de incêndio com o uso de oxigênio (ver Capítulo 7).
- Nunca remover o dispositivo (cateter ou máscara) usado para administração de oxigênio.
- Nunca interromper o fluxo de oxigênio da parede ou do tanque.
- Realizar a higiene oral, conforme orientado pela enfermeira.
- Passar uma fita ou prender com um alfinete a conexão do cateter no roupão do paciente. O cateter precisa estar fixo no local.
- Certificar-se de que não há dobras no cateter.
- Certificar-se de que o paciente não está deitado sobre qualquer parte do cateter.

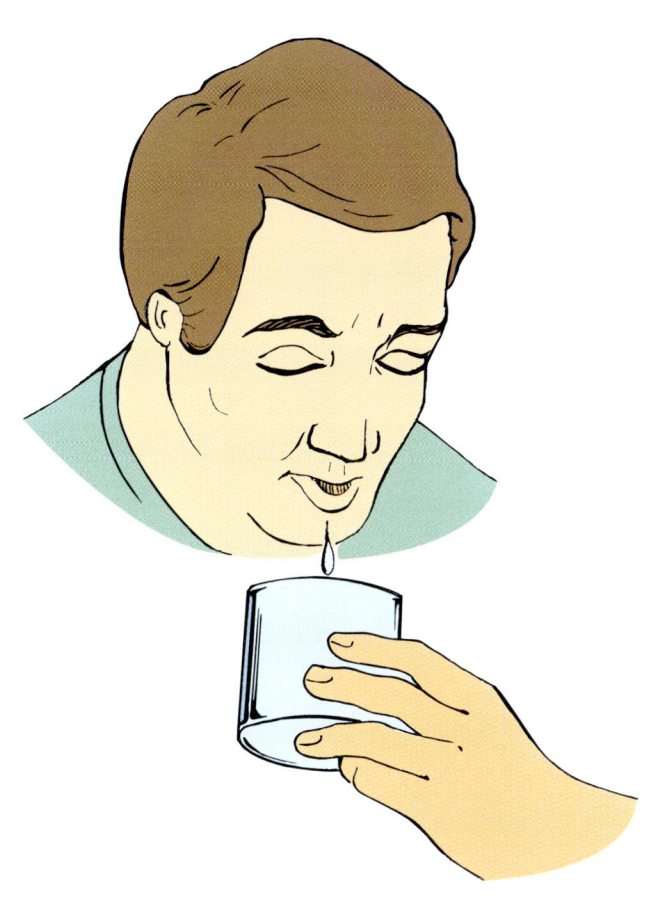

Figura 21-5
O paciente expectora diretamente no meio do frasco coletor de amostra.

COLETA DE AMOSTRA DE ESCARRO

Distúrbios respiratórios causam produção de muco nos pulmões, brônquios e traquéia. Esse muco é chamado de escarro quando expectorado (expelido) pela boca (Fig. 21-5). Nas amostras de escarro são pesquisados a presença de sangue, microrganismos e células defeituosas.

A tosse e a expectoração de escarro são freqüentemente dolorosos e difíceis. A coleta de amostra é mais fácil de manhã cedo, pois há um acúmulo maior de secreções ao acordar. O paciente deve enxaguar a boca com água para diminuir a quantidade de saliva e remover as partículas de comida. Não deve lavar a boca antes do procedimento, pois assim destrói alguns micróbios que ali se encontram.

Colher a amostra de escarro pode ser embaraçoso para o paciente. Outros pacientes próximos podem ficar perturbadas ou nauseadas pelos sons de tosse e expectoração, além do que o escarro não é agradável de ser visto. Assim, deve-

COLETANDO AMOSTRA DE ESCARRO

PRÉ-PROCEDIMENTO

1. Explicar o procedimento ao paciente.
2. Lavar as mãos.
3. Providenciar o seguinte:
   - Recipiente coletor de amostra com protetor.
   - Lenços.
   - Etiquetas.
   - Requisição do laboratório.
   - Saco plástico descartável.
   - Luvas descartáveis.

Coletando amostra de escarro — continuação

Procedimento

4. Etiquetar o recipiente.
5. Identificar o paciente. Checar a pulseira de identificação com a requisição.
6. Garantir a privacidade. Se o paciente deambular, levá-lo até o banheiro para obter a amostra.
7. Solicitar ao paciente para enxaguar a boca com água.
8. Calçar as luvas.
9. Pedir ao paciente para segurar o frasco. Tocar apenas no lado de fora do frasco.
10. Solicitar ao paciente para cobrir a boca e o nariz com lenço quando tossir.
11. Solicitar ao paciente para inspirar profundamente duas ou três vezes e tossir o escarro.
12. Fazer com que o paciente expectore, diretamente no frasco (ver Fig. 21-5). O escarro não deve tocar o lado de fora do frasco.
13. Colher uma medida de uma a duas colheres de sopa de escarro, a menos que orientem para que seja colhido mais.
14. Colocar a tampa do frasco imediatamente.
15. Colocar o frasco no saco. Juntar e fixar a requisição no saco.
16. Remover as luvas.

Pós-procedimento

17. Certificar-se de que o paciente está confortável e descoberto.
18. Lavar as mãos.
19. Levar o saco ao laboratório.
20. Lavar as mãos.
21. Relatar o seguinte à enfermeira:

- Horário em que a amostra foi colhida e enviada ao laboratório.
- Quantidade de amostra coletada.
- Dificuldade para o paciente realizar o procedimento.
- Consistência e aparência da secreção (espessa, clara, branca, verde, amarela ou tingida de sangue).
- Qualquer outra observação.

---

se garantir a privacidade do paciente durante o procedimento. O frasco coletor de amostra é protegido e colocado em um saco. Algumas unidades possuem protetores de frascos coletores de amostra para esconder o conteúdo.

AUXÍLIO DURANTE O EXAME FÍSICO

Exames de saúde rotineiros são realizados para promover a saúde. Exames físicos são também feitos para diagnosticar e tratar uma doença. O auxiliar de enfermagem pode ser solicitado a ajudar na realização de exame físico.

Preparo do paciente

O exame físico causa ansiedade e as pessoas ficam receosas dos possíveis resultados. Há preocupações sobre desconforto, vergonha e exposição. O profissional precisa ser sensível aos sentimentos e dúvidas do paciente e explicar o objetivo do exame e o que é esperado.

Geralmente todas as roupas são removidas para um exame completo. O paciente é coberto com um lençol ou roupão do hospital ou um avental para exame e apenas a região do corpo a ser examinada deve estar exposta. É preciso proteger a privacidade do paciente utilizando um biombo ou mantendo a porta fechada.

O paciente urina antes do exame, pois a bexiga precisa estar vazia para que o médico possa sentir os órgãos abdominais. Se for necessária uma amostra de urina, obtê-la neste momento.

O médico precisa saber a altura, o peso e os sinais vitais aferidos que devem ser obtidos e registrados antes de iniciar o exame. Quando o paciente estiver pronto, chamar a enfermeira e o médico pela campainha. Não deixar o paciente sem assistência. Quando o examinador chegar, o paciente é posicionado para o exame (Fig. 21-6). O auxiliar de enfermagem pode ser solicitado a ajudar o médico ou enfermeira durante o exame.

Quando for ajudar no exame, o auxiliar de enfermagem precisa:

- Utilizar técnica asséptica e seguir recomendações de precauções-padrão e de patógenos veículados pelo sangue.
- Garantir privacidade durante o exame.
- Ajudar o paciente a assumir posições como indicada pelo examinador.
- Colocar os instrumentos e equipamentos em um local conveniente para o examinador.
- Permanecer na sala durante o exame se for uma mulher (a menos que seja um homem). Quando uma mulher é examinada por um homem, outra mulher deve ser a assistente. Esta conduta tem a finalidade de proteger legalmente a mulher e o examinador homem. Esta assistência também garante o conforto psicológico da mulher.
- Proteger o paciente de quedas.

Após o exame

Após o exame, o paciente retorna ao quarto. Na clínica, o paciente veste-se novamente na sala de exame. A assistência é fornecida de acordo com a necessidade de cada um. Para o exame vaginal ou retal é utilizado lubrificante e a área deve ser limpa antes de o paciente vestir-se ou retornar para o quarto.

Os itens descartáveis são dispensados e os reutilizáveis, limpos de acordo com as rotinas do serviço. A mesa de exame é coberta com um lençol ou papel limpo e a bandeja de exame é reequipada. Todas as amostras são etiquetadas e enviadas ao laboratório. A unidade do paciente ou a sala de exame deve ser limpa e posta em ordem após cada exame. Seguir as rotinas do serviço para materiais sujos.

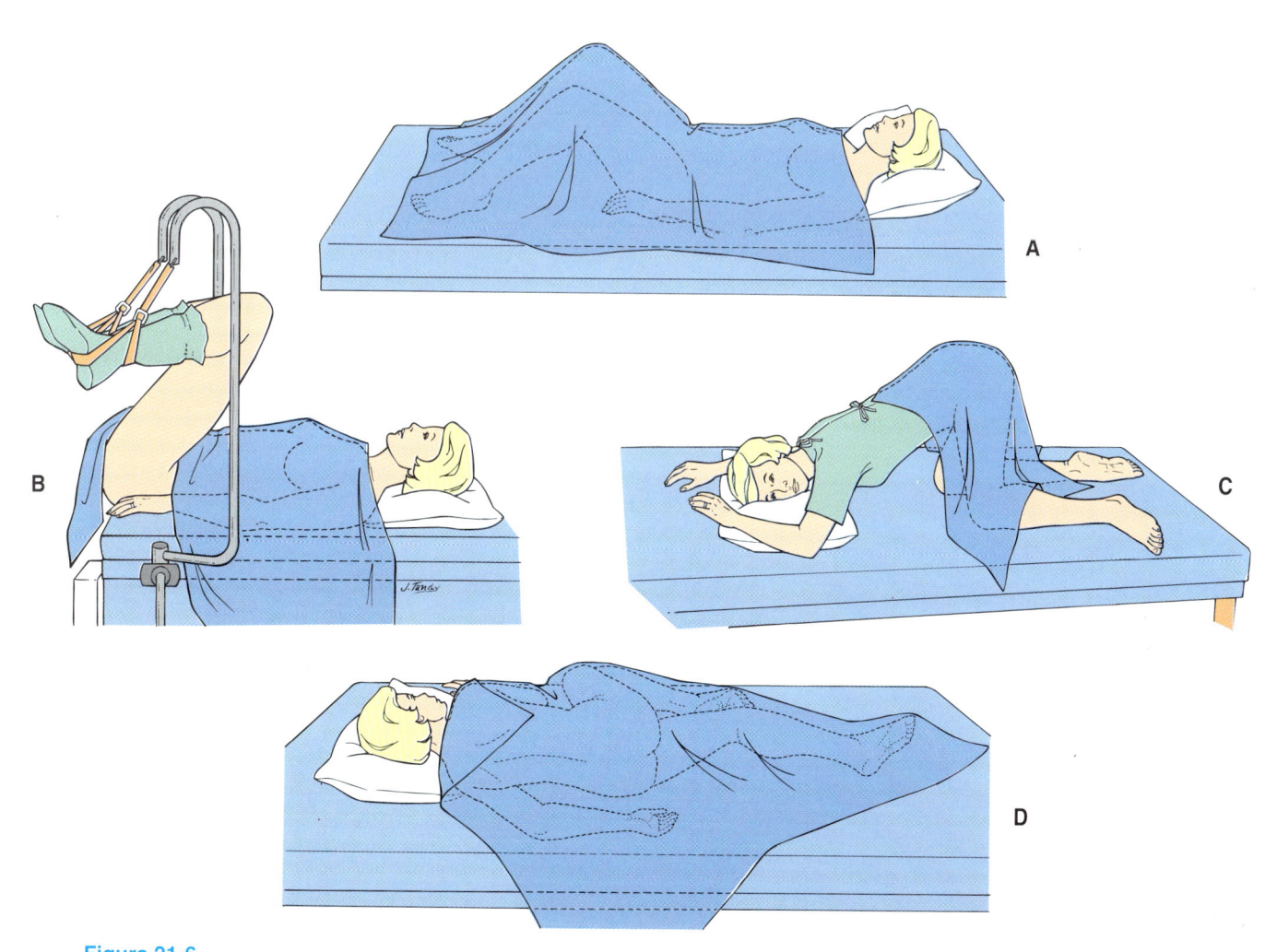

Figura 21-6

*Posicionando e cobrindo o paciente para exame físico. **A**, Posição de decúbito dorsal. **B**, Posição litotômica. **C**, Posição joelho-peito. **D**, Posição de Sims.*

QUESTÕES DE REVISÃO

Circule a melhor resposta.

1. Cora Jones tem uma infusão IV. O auxiliar de enfermagem deveria:
   a. Não adicionar um novo frasco.
   b. Checar o equipamento de gotejamento para verificar se o fluido está pingando.
   c. Nunca usar o *clamp* (pinça) para controlar a velocidade de fluxo.
   d. Mudar o equipo diariamente.

2. Estes aparelhos são usados para administrar oxigênio. Qual permite comer e falar?
   a. Painel de O_2.
   b. Cateter nasal.
   c. Máscara facial.
   d. Torpedo de oxigênio.

3. Cora Jones está recebendo oxigênio suplementar. O profissional deveria fazer o seguinte, exceto:
   a. Seguir as medidas de segurança relacionadas ao fogo e ao uso de oxigênio.
   b. Remover o dispositivo de administração durante as refeições.
   c. Realizar a higiene oral de acordo com as orientações da enfermeira.
   d. Ter certeza de que não há dobras no cateter.

4. O auxiliar de enfermagem deverá colher amostra de escarro. Qual é falso?
   a. Uma amostra pela manhã bem cedo é o melhor.
   b. Garantir a privacidade.
   c. O paciente deve usar um produto para lavar a boca antes de escarrar.
   d. O escarro deve ser expectorado diretamente no frasco coletor.

5. O auxiliar de enfermagem está preparando o Sra. Porter para um exame. Ele deve fazer o seguinte, com exceção:
   a. Paciente deve urinar.
   b. Solicitar à paciente para tirar a roupa.
   c. Cobrir a paciente.
   d. Ir até a enfermeira quando a paciente estiver pronta.

6. Qual a parte do exame da Sra. Porter que o auxiliar de enfermagem pode realizar?
   a. Examinar seus olhos e orelhas.
   b. Inspecionar a boca, dentes e garganta.
   c. Medir sua altura, peso e sinais vitais.
   d. Observar o períneo e o reto.

7. Mary Adams, uma auxiliar de enfermagem, ajudará no exame de Sra. Porter. Qual é falsa?
   a. As mãos devem ser lavadas antes e depois do exame.
   b. Instrumentos devem ser colocados próximo do examinador.
   c. A auxiliar de enfermagem sai do quarto, enquanto a paciente é examinada.
   d. Proteger sua privacidade por biombo, fechando a porta e cobrindo-a adequadamente.

Respostas

1b 2b 3b 4c 5d 6c 7c

O Paciente Submetido a Cirurgia

22

OBJETIVO

- Definir os termos-chave listados neste capítulo.
- Explicar como os pacientes são preparados psicologicamente para a cirurgia.
- Descrever como preparar a sala para o paciente no pós-operatório.
- Relacionar os sinais e os sintomas observados para imediatamente relatar à enfermeira durante o período pós-operatório.
- Explicar a importância de virar, reposicionar, tossir e respirar profundamente após a cirurgia.
- Explicar o objetivo dos exercícios de perna e das meias elásticas.
- Descrever os tipos de cintas e seus objetivos.
- Explicar por que uma deambulação precoce é importante após a cirurgia.
- Descrever como identificar as necessidades dos pacientes cirúrgicos para nutrição, fluidos, eliminação e higiene.
- Realizar os procedimentos descritos neste capítulo.

TERMOS-CHAVE

Anestesia – Perda das sensações e dos sentidos produzida por uma droga.

Anestesia geral – Inconsciência e perda dos sentidos ou das sensações produzida por uma droga.

Anestesia local – Perda de sensação em uma pequena área.

Anestesia regional – Perda da sensação ou dos sentidos em uma parte do corpo produzida pela injeção de uma droga; o paciente não perde a consciência.

Êmbolo – Coágulo de sangue que viaja através do sistema vascular até alojar-se em uma veia sangüínea distante.

Pós-operatório – Período após uma operação ou cirurgia.

Pré-operatório – Período anterior a uma operação ou cirurgia.

Trombo – Coágulo de sangue.

A cirurgia é feita para remover um órgão doente ou parte do corpo, um tumor ou reparar um tecido lesionado. A cirurgia é feita também para diagnosticar uma doença, melhorar a aparência e aliviar os sintomas. O paciente é preparado física e psicologicamente para o que acontece antes, durante e depois da cirurgia, conforme o necessário.

CUIDADO PSICOLÓGICO

O paciente que precisa realizar uma cirurgia tem muitos medos (Quadro 22-1). A preparação psicológica é importante, razão pela qual a equipe precisa mostrar-lhe calor humano, sensibilidade e cuidado.

O que o paciente precisa saber

O médico explica a necessidade da cirurgia. O paciente e a família recebem a informações sobre os riscos, o procedimento e as possíveis complicações. Os riscos prováveis de não se fazer a cirurgia também são explicados, bem como sobre o seu tempo de duração. As instruções sobre o cuidado são realizadas. Todas as informações antes da cirurgia são realizadas pelo médico e a enfermeira.

Depois da cirurgia, o médico relata ao paciente e à família a respeito dos resultados. O médico decide o que e quando dizer a eles. Normalmente a equipe fica sabendo dos resultados antes do paciente, o qual, junto com seus familiares, fica em geral ansioso para ter informações. Eles freqüentemente perguntam às enfermeiras, auxiliares de enfermagem e outros funcionários de saúde. Saber o que foi dito ao paciente é muito importante. O auxiliar de enfermgem não deve contar nada sobre o diagnóstico ou dar qualquer informação imprecisa ou incompleta. A enfermeira fala para o auxiliar o que e quando o paciente e a família devem saber.

Responsabilidades do auxiliar de enfermagem

O auxiliar de enfermagem pode ajudar no cuidado psicológico do paciente.

- Ouvir quais os medos ou preocupações do paciente sobre a cirurgia.
- Referir qualquer questão sobre a cirurgia ou os resultados para a enfermeira.
- Explicar os procedimentos que irá realizar no paciente e por que estão sendo feitos.
- Seguir os passos de comunicação (ver Capítulo 3).
- Usar a comunicação verbal e não-verbal para se relacionar com o paciente (ver Capítulo 4).
- Relatar qualquer indicação verbal ou não-verbal de medo ou ansiedade à enfermeira.
- Relatar à enfermeira um pedido do paciente para ver um membro do clero.

QUADRO 22-1 MEDOS COMUNS DE PACIENTES CIRÚRGICOS

- Medo de câncer.
- Medo de desfiguramento do corpo e cicatrizes.
- Medo de inabilidade.
- Medo da dor durante a cirurgia.
- Medo de morrer durante a cirurgia.
- Medo da anestesia e seus efeitos.
- Medo de dor severa e desconforto depois da cirurgia.
- Medo da recuperação prolongada.
- Medo de que mais cirurgias ou tratamentos sejam necessários.
- Medo de ficar separado da família e dos amigos.

O PERÍODO PRÉ-OPERATÓRIO

O período pré-operatório (antes da cirurgia) pode ser realizado em muitos dias ou poucos minutos. O paciente é preparado para os efeitos da anestesia e da cirurgia. Uma boa preparação pré-operatória previne complicações no pós-operatório.

Orientando no pré-operatório

A enfermeira faz orientações pré-operatórias sobre:

- Atividades pré-operatórias.
- Respiração profunda, tosse e exercícios com as pernas.
- Virar, mudar de decúbito e iniciar a deambulação após a cirurgia.
- Sinais e sensações esperados quando o paciente retoma a consciência.
- Explicar sobre a unidade de recuperação, para quando o paciente acordar.
- A medida freqüente dos sinais vitais no pós-operatório.
- Explicar o tipo e a intensidade da dor esperada e que medicações para dor serão administradas para seu maior conforto.
- Tratamentos e equipamentos que podem ser necessários p. ex., infusão IV, sonda urinária, sonda nasogástrica, oxigênio, compressão de ferida, gesso ou tração).
- Atividades ou restrições do posicionamento.

Nutrição e fluidos

O paciente é submetido ao jejum oral, por volta de 6 a 8 horas antes da cirurgia, o que reduz o risco de vômitos e aspiração durante a anestesia e após a cirurgia.

Eliminação

Um supositório ou enema pode ser aplicado na noite anterior ou na manhã da cirurgia. Cirurgias abdominais quase sempre requerem um enema no pré-operatório. Sondagens são prescritas para algumas cirurgias. A sonda vesical mantém a bexiga vazia durante a cirurgia.

Cuidado pessoal

O cuidado pessoal antes da cirurgia geralmente envolve:

- Um banho completo no leito, no chuveiro ou na banheira, na noite anterior ou na manhã da cirurgia. Um sabonete ou solução especial pode ser prescrito. Um *xampu* é incluído. O banho e a lavagem dos cabelos reduzem o número de microrganismos no corpo antes da cirurgia. Maquiagem e esmaltes são removidos. A cor e a circulação do paciente devem ser observadas durante e depois da cirurgia.
- Todos os grampos, clipes e itens similares são removidos. Uma touca mantém os cabelos fora da face e da área a ser operada.
- Higiene oral é realizada para promover conforto, pois o jejum oral deixa o paciente com muita sede e a boca seca. O paciente não deve engolir água durante o procedimento.
- Dentaduras são removidas antes dos medicamentos pré-operatórios serem administrados. Elas são limpas e mantidas em um copo com solução, o qual é guardado em um lugar seguro.

Pertences

Os pertences, incluindo óculos, lentes de contato, aparelho auditivo e jóias, são removidos para um lugar seguro. Uma anotação é feita no prontuário do paciente sobre os pertences que foram removidos e onde eles foram guardados. O paciente pode pedir para ficar com a aliança ou medalhas religiosas. Os itens são colocados em lugar seguro de acordo com as orientações locais.

Preparo da pele

A pele é preparada para a cirurgia pela realização de limpeza e tricotomia. A pele e pêlos contêm microrganismos que podem entrar no corpo via incisão cirúrgica. A pele não pode ser esterilizada. Entretanto, o número de microrganismos pode ser reduzido com o preparo da pele.

A área de incisão e uma grande parte ao redor da cirurgia são preparadas (Fig. 22-1). Um *kit* de preparação descartável é usado. A pele é ensaboada, depilada em direção ao crescimento do cabelo. Qualquer área de continuidade na pele é um possível sítio de infecção. Seja muito cuidadoso para não cortar ou arranhar a pele. Seguir recomendações das precauções-padrão e de patógenos veiculados pelo sangue.

PREPARANDO A PELE PARA CIRURGIA

PRÉ-PROCEDIMENTO

1. Explicar o procedimento ao paciente.
2. Lavar as mãos.
3. Providenciar o seguinte:
    - Dispor do *kit* de tricotomia.
    - Toalha de banho.
    - Água morna.
    - Luvas descartáveis.
    - Protetor impermeável.
4. Identificar o paciente. Checar a pulseira de identificação
5. Garantir privacidade.

PROCEDIMENTO

6. Certificar-se de que existe uma boa iluminação. Não deve haver reflexo de luz.
7. Elevar a cama a um melhor nível para manter uma boa mecânica corporal. Abaixar as grades laterais.

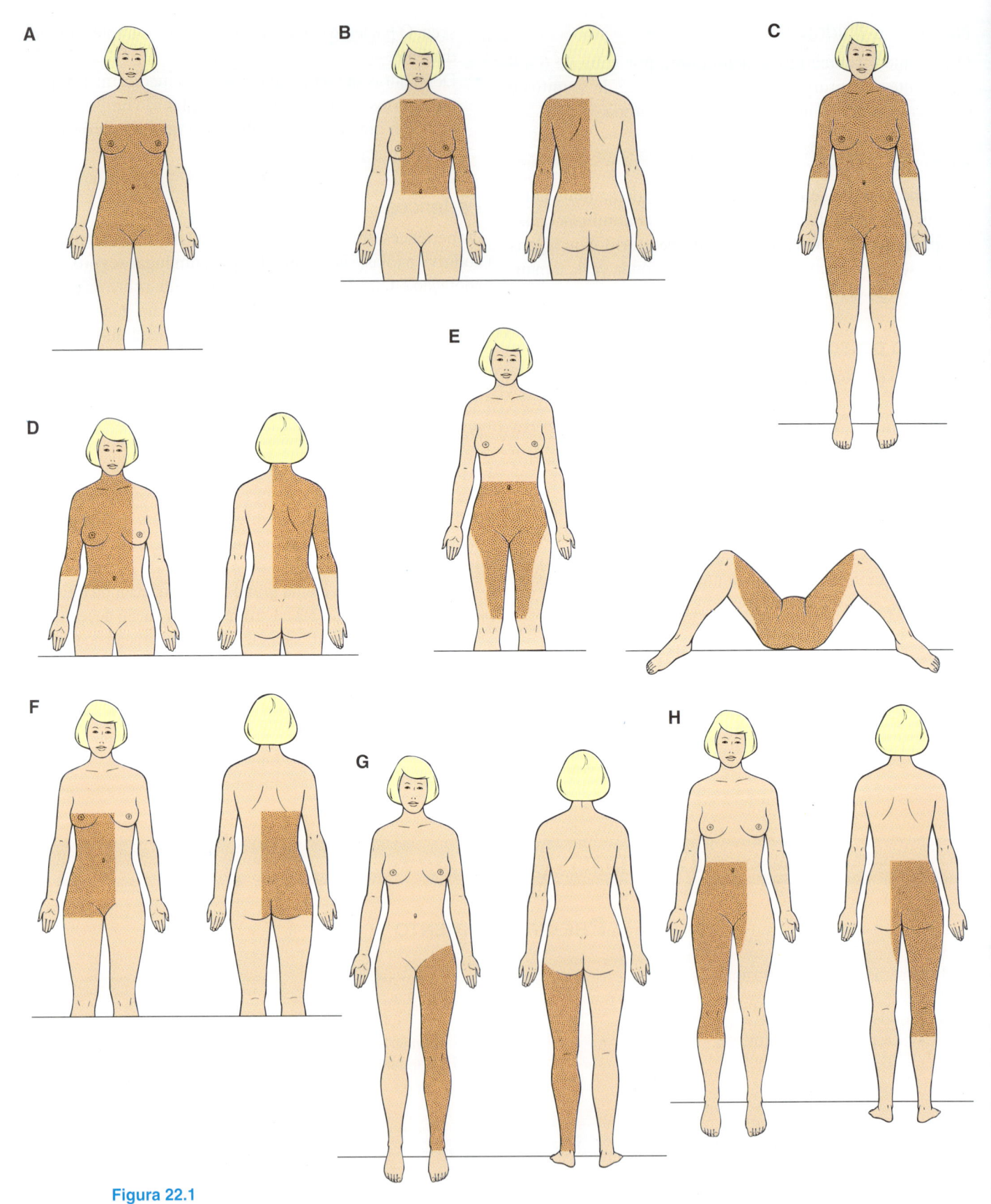

Figura 22.1
*Locais de preparo da pele para cirurgias em várias áreas do corpo. A área sombreada indica o local que deve ser depilado.
A, Cirurgia abdominal. **B**, Cirurgia do tórax e pulmão. **C**, Cirurgia aberta cardíaca. **D**, Cirurgia de mama. **E**, Cirurgia perineal. **F**, Cirurgia de rins. **G**, Cirurgia de joelho. **H**, Cirurgia de quadril e nádegas.*

PREPARANDO A PELE PARA CIRURGIA – CONTIINUAÇÃO

PROCEDIMENTO – CONTINUAÇÃO

8. Cobrir o paciente com uma toalha. Dobrar os lençóis para os pés da cama.
9. Colocar o protetor impermeável, sob a área a ser depilada.
10. Abrir o *kit* de preparação da pele.
11. Posicionar o paciente para a preparação da pele. Vestir o paciente com uma roupa descartável.
12. Adicionar água morna na bacia. Calçar as luvas.
13. Aplicar sabão na pele com a esponja. Deixar bastante espuma.
14. Segurar a pele firmemente. Depilar no sentido do crescimento dos pêlos (Fig. 22-3).
15. Depilar para fora do centro, usando movimentos curtos.
16. Enxaguar o aparelho freqüentemente.
17. Certificar-se de que toda a área está sem cabelo. Não deve haver cortes, arranhaduras ou entalhes.
18. Enxaguar toda a pele. Secar com cuidado.
19. Remover a roupa e o protetor de cama. Remover as luvas.
20. Retornar os lençóis. Remover a toalha.

PÓS-PROCEDIMENTO

21. Certificar-se de que o paciente está confortável.
22. Abaixar a cama para a posição mínima. Deixar a campainha de chamada ao alcance do paciente. Retirar os acessórios utilizados e manter a privacidade do paciente.
23. Retornar o equipamento para o local apropriado. Descartar os itens descartáveis. Seguir as orientações locais quanto ao lençol sujo.
24. Lavar as mãos.
25. Relatar o seguinte à enfermeira:
    - O horário em que o procedimento foi completado.
    - A área preparada.
    - Qualquer corte, arranhadura ou entalhe.
    - Qualquer outra observação.

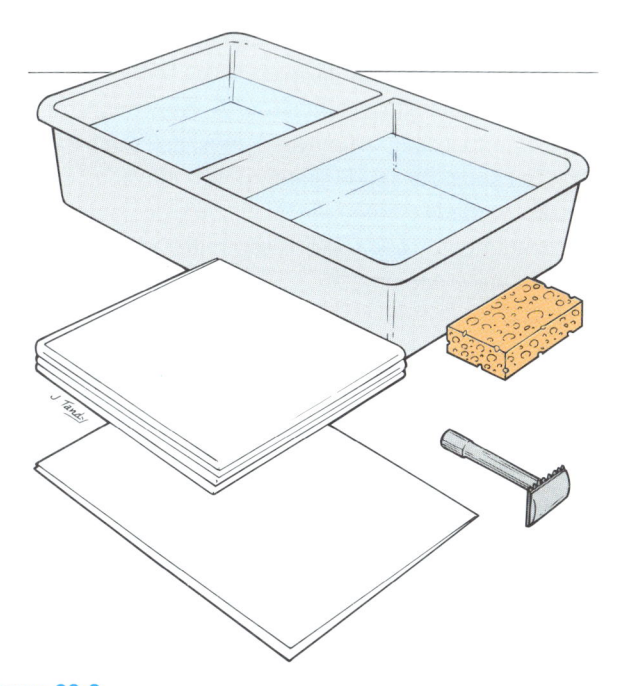

Figura 22-2
Kit *de preparo da pele.*

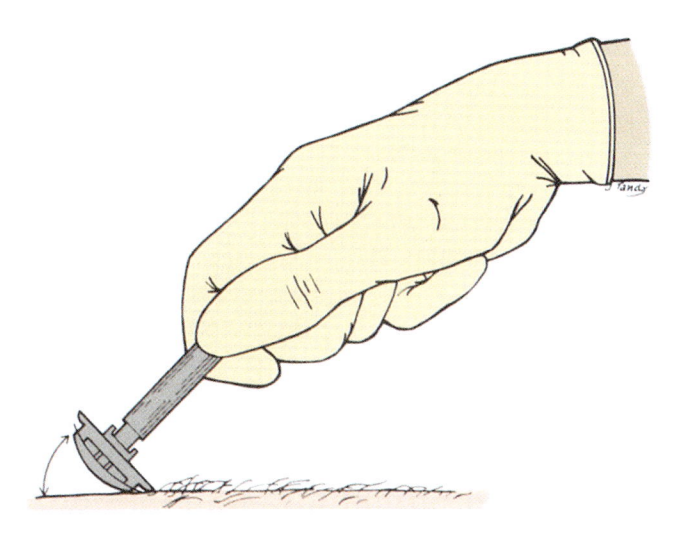

Figura 22-3
A pele é segura com firmeza. A depilação é feita em direção ao crescimento do pêlo.

O consentimento para a cirurgia

O paciente precisa consentir a cirurgia. O médico é responsável em assegurar um consentimento por escrito do paciente. Entretanto, normalmente esta responsabilidade é delegada à enfermeira. O auxiliar de enfermagem nunca é responsável em obter o consentimento por escrito do paciente para a cirurgia.

A checagem de lista no pré-operatório

Ela é completada pela enfermeira, que pode pedir ao auxiliar que execute alguns itens da lista. Ele precisa avisar prontamente quando completar cada atividade. Toda a checagem de lista deve ser concluída antes da medicação pré-operatória ser administrada.

Medicação pré-operatória

Medicações pré-operatórias são adminstradas aproximadamente uma hora antes da cirurgia. Esta medicação tem por finalidade ajudar o paciente a relaxar. Outras medicações ajudam a diminuir as secreções respiratórias para prevenir aspiração. Queixas quanto a sonolência, sede e boca seca são normais e esperadas.

Quedas e acidentes são prevenidos. Grades laterais são levantadas e o paciente não pode sair da cama. Portanto, pede-se ao paciente para ir ao banheiro, antes de a medicação ser administrada. Uma vez que a medicação foi administrada, é usado o urinol.

A cama é elevada para a posição mais alta. O paciente é transferido da cama para a maca a fim de ser transportado para a sala de operação.

ANESTESIA

Há três tipos de anestésico:

- **Anestesia geral** produz inconsciência e perda de sensação ou sentidos. Uma droga é adminstrada intravenosamente ou um gás é inalado (inspirado).
- **Anestesia regional** produz perda de sensação ou sentidos em uma área grande do corpo. O paciente não perde a consciência. Uma droga é injetada em uma parte do corpo.
- **Anestesia local** produz perda de sensação em uma pequena área. Uma droga é injetada em um local específico.

O PERÍODO PÓS-OPERATÓRIO

Depois da cirurgia (pós-operatório) o paciente é levado para a sala de recuperação (SR) ou sala de pós-anestesia (SPA) para recuperação da anestesia, o que pode demorar de 1 a 2 horas. O paciente é observado continuamente, sendo seus sinais vitais medidos e observado com freqüência.

Preparando o quarto do paciente

O quarto precisa estar pronto para quando o paciente retornar da sala de recuperação. O quarto é preparado assim que o paciente sair da sala de operação. A preparação inclui:

- Preparar uma cama cirúrgica.
- Colocar os equipamentos e suprimentos no quarto.
  * Termômetro.
  * Estetoscópio.
  * Esfingmomanômetro.
  * Cuba-rim.
  * Lenços.
  * Protetor de cama impermeável.
  * Ficha para sinais vitais.
  * Prontuário para ingestão e excreção.
  * Suporte para medicações intravenosas (IV).
  * Outros itens de acordo com orientações da enfermeira.
- Elevar a cama para o mais alto nível; as grades laterais precisam estar abaixadas.
- Tirar a mobília do caminho para que a maca possa ser trazida para a sala.

Recebendo o paciente da sala de recuperação

O paciente é transportado de volta ao seu quarto pelas enfermeiras da sala de recuperação. A enfermeira do andar recebe o paciente. O auxiliar de enfermagem pode ser solicitado a ajudar a transferir o paciente da maca para a cama, assim como ter de posicioná-lo.

Os sinais vitais são verificados. A enfermeira checa o curativo quanto a sangramentos. Tubos, cateteres e infusão IV são checados. As grades laterais são elevadas e a campainha de chamada é colocada ao alcance do paciente. Cuidados e tratamentos necessários são realizados. Então a família pode ver o paciente.

Medidas e observações

O auxiliar de enfermagem pode ser designado para verificar os sinais vitais e observar a condição do paciente. A enfermeira dirá qual será a freqüência de checagem do paciente. Esta é uma responsabilidade importante. Ele precisa estar alerta para os sinais e sintomas relacionados no Quadro 22-2, os quais devem ser relatados à enfermeira imediatamente.

Posicionamento

O posicionamento apropriado promove conforto e previne complicações. O tipo de cirurgia afeta o posicionamento.

QUADRO 22-2 OBSERVAÇÕES PÓS-OPERATÓRIAS: O QUE RELATAR À ENFERMEIRA

- Asfixia.
- Pressão alta ou baixa.
- Aparência de sangue vermelho vivo da incisão, drenos ou tubos de sucção.
- Freqüência de pulso maior que 100 ou menor que 60 batidas por minuto; um pulso irregular ou fraco.
- Queda ou subida de temperatura.
- Respiração superficial, lenta, rápida, sôfrega ou difícil.
- Tosse fraca.
- Queixa de sede.
- Impaciência.
- Pele fria, úmida, pálida.
- Cianose nos lábios e unhas.
- Aumento de drenagem sob ou sobre o curativo ou lençóis (incluindo lençóis de baixo, forros, fronhas).
- Queixas de dor ou náuseas.
- Vômitos.
- Confusão ou desorientação.
- Medidas adicionais e observações.
  * Quantidade, característica e horário da primeira eliminação (urina) após a cirurgia.
  * Ingestão e excreção.
  * Velocidade de fluxo IV.
  * Aparência da drenagem da sonda urinária, sonda nasogástrica ou drenos de aspiração.
  * Qualquer outra observação que possa ser importante para a condição do paciente.

Restrições de posição podem ser prescritas. O paciente é geralmente posicionado para facilitar e deixar a respiração confortável. Também é prevenida pressão na incisão. Quando o paciente está em posição supina, a cabeceira da cama é via de regra um pouco levantada. A cabeça do paciente pode ser virada para um lado. Esta posição previne aspiração, se ocorrer vômito.

A enfermeira dirá quando o paciente deve ser reposicionado e quais as posições permitidas. Reposicionamento é normalmente feito a cada 1 ou 2 horas. O paciente pode não querer virar por causa da dor. Propiciar o apoio e virar o paciente com movimentos suaves. Usar travesseiros e outros materiais para posicionar de acordo com orientações da enfermeira.

Tosse e respiração profunda

Exercícios de tosse e inspiração profunda ajudam a prevenir complicações respiratórias. Os exercícios podem ser dolorosos, especialmente após cirurgias de peito e abdômen. O paciente pode ter medo de abrir as incisões na tosse.

REALIZANDO EXERCÍCIOS DE TOSSE E RESPIRAÇÃO PROFUNDA

PRÉ-PROCEDIMENTO

1 Explicar o procedimento ao paciente.
2 Identificar o paciente. Checar a pulseira de identificação com o cartão de tratamento.
3 Garantir privacidade.

PROCEDIMENTO

4 Ajudar o paciente a ficar numa posição confortável: semi-Fowler ou posição de Fowler.
5 Fazer com que o paciente respire profundamente:
   a Pedir ao paciente para colocar as mãos sobre a caixa torácica.
   b Pedir ao paciente para expirar. Explicar que ele deve expirar até as costelas se moverem o mais baixo possível.
   c Pedir ao paciente inspirar profundamente. Ele deve fazer o mais profundamente possível. Lembrá-lo de que ele deve inspirar pelo nariz.

REALIZANDO EXERCÍCIOS DE TOSSE E RESPIRAÇÃO PROFUNDA — CONTINUAÇÃO

PROCEDIMENTO

d. Pedir ao paciente para segurar a respiração por 3 segundos.
e. Pedir ao paciente para expirar lentamente pelos lábios protruídos (Fig. 22-4). Ele deve expirar até a costela movimentar-se para baixo ao máximo.
f. Repetir mais quatro vezes.

6. Pedir ao paciente para tossir:
   a. Pedir ao paciente para entrelaçar os dedos sobre a incisão (Fig. 22-5, B).
   b. Pedir ao paciente para inspirar profundamente como no passo 5.
   c. Pedir ao paciente para tossir fortemente com a boca aberta, duas vezes.

PÓS-PROCEDIMENTO

7. Ajudar o paciente a ficar em uma posição confortável.
8. Elevar ou abaixar as grades laterais conforme orientações da enfermeira.
9. Deixar a campainha de chamada ao alcance do paciente.
10. Descobrir o paciente.
11. Relatar suas observações para a enfermeira:
    - Número de vezes em que o paciente inspirou profundamente e tossiu.
    - Como o paciente tolerou o procedimento

A enfermeira dirá quando será necessário trabalhar com tosse e inspiração profunda. O auxiliar de enfermagem também deverá ser informado da quantidade de tosse e inspiração que o paciente necessitará fazer. Lembrar-se de que eles só serão realizados quando a enfermeira recomendar esse tipo de procedimento.

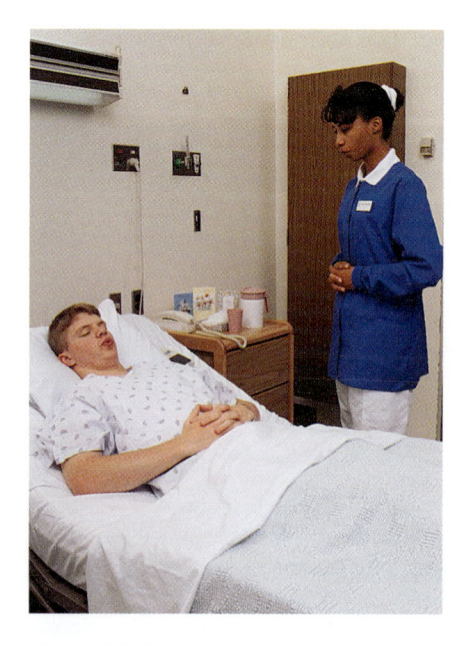

Figura 22-4
O paciente expira pelos lábios protruídos durante o exercício de respiração forçada.

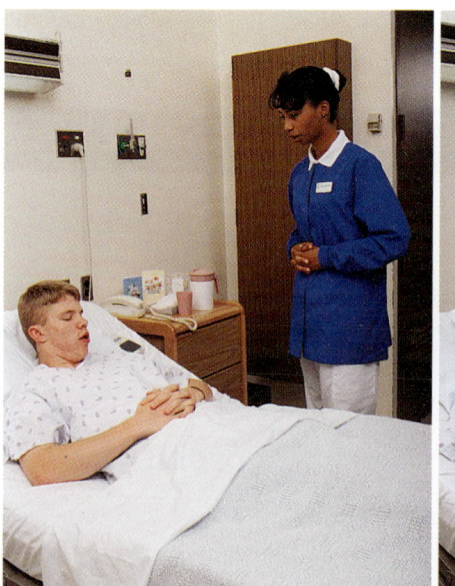

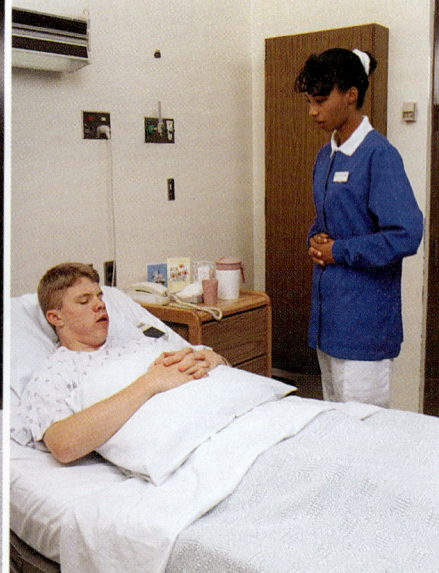

Figura 22-5
A incisão é suportada no exercício de tosse. **A,** *Dedos entrelaçados sobre a área da incisão* **B,** *Um pequeno travesseiro é colocado sobre a incisão.*

Exercícios para a perna

Depois da cirurgia, a circulação precisa ser estimulada, sendo muito importante para manter o fluxo de sangue nas extremidades. Se o fluxo do sangue é lento, coágulos de sangue podem se formar em veias profundas da perna (Fig. 22-6 A). Um coágulo de sangue pode se desprender e percorrer a corrente sangüínea até alojar-se em uma veia (Fig. 22-6, B), transformando-se em um êmbolo. Um êmbolo de uma veia eventualmente se aloja no pulmão (embolia pulmonar), podendo causar um problema respiratório severo e morte.

Exercícios com as pernas aumentam o fluxo de sangue venoso e ajudam a prevenir trombose. A enfermeira deverá dizer quando os exercícios devem ser feitos, mas pelo menos a cada 1 ou 2 horas, enquanto o paciente está acordado. Os seguintes exercícios devem ser feitos cinco vezes:

- Pedir ao paciente para fazer círculos com os dedos, o que ajuda na rotação do tornozelo.
- Ajudar o paciente a fazer com o pé a flexão dorsal e a flexão plantar (ver Capítulo 18).
- Solicitar ao paciente para flexionar e estender um joelho e depois o outro.
- Pedir ao paciente para levantar e abaixar uma perna da cama (Fig. 22-8). Repetir este exercício com a outra perna.

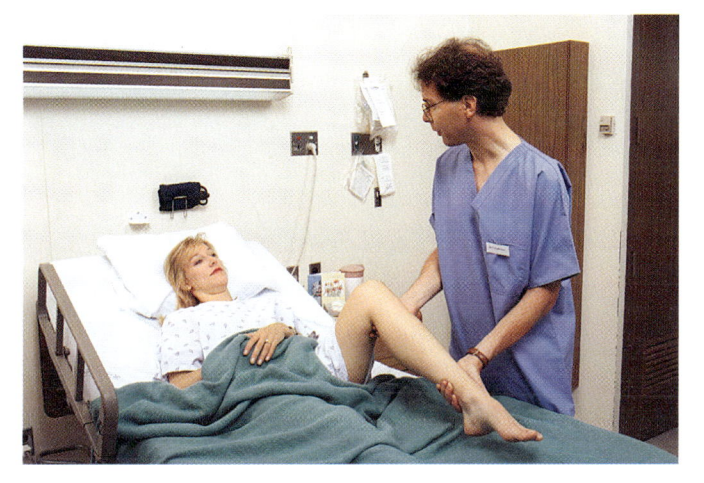

Figura 22-7
O joelho é flexionado e estendido durante exercícios pós-operatórios para a perna.

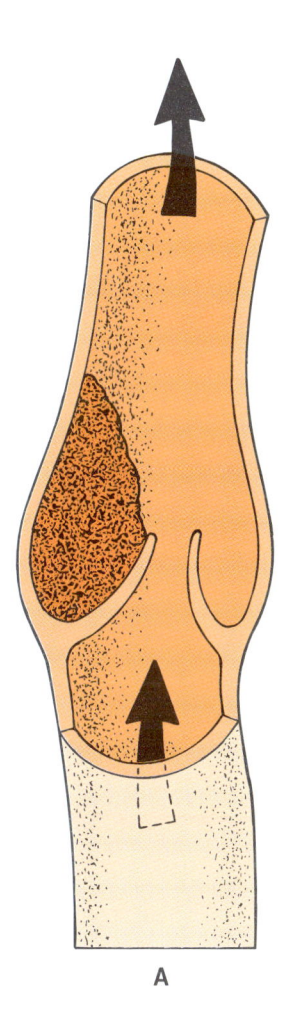

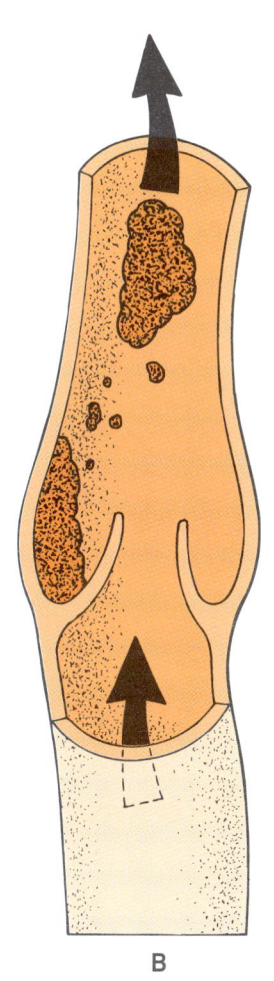

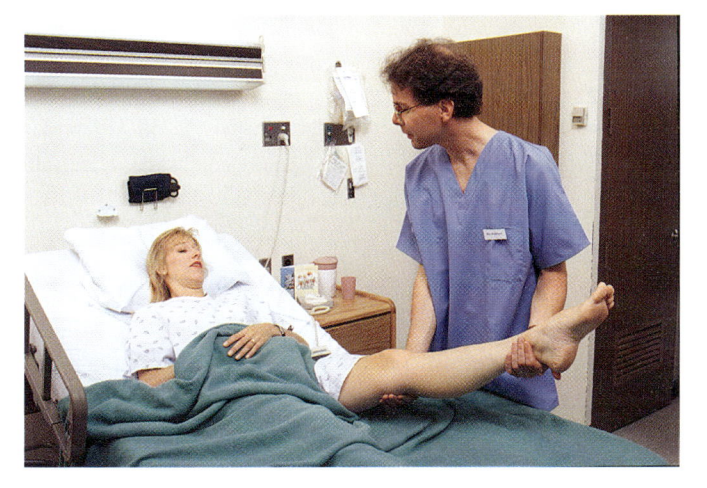

Figura 22-6
A, Um coágulo de sangue está preso à parede da veia. A flecha indica a direção do fluxo de sangue. B, Parte do trombo desprende-se. O trombo percorrerá a corrente sangüínea até alojar-se em uma veia distante. (Modificado de Phipps WJ, Long BB, Woods NF: Medical-surgical nursing: concepts and clinical practice, ed 5, St. Louis, 1995, Mosby-Year-Book.)

Figura 22-8
A auxiliar de enfermagem ajuda o paciente a levantar e abaixar a perna em outro exercício pós-operatório para a perna.

Meias elásticas

Meias elásticas ajudam a prevenir a formação de trombose. O elástico exerce pressão sobre as veias, promovendo fluxo de sangue venoso para o coração. A enfermeira mede o paciente para determinar o tamanho correto. As meias são removidas pelo menos duas vezes por dia. Elas são colocadas antes do paciente levantar-se da cama.

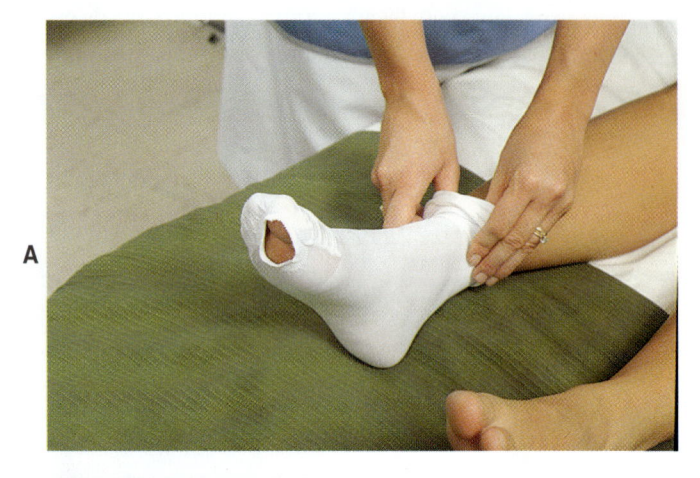

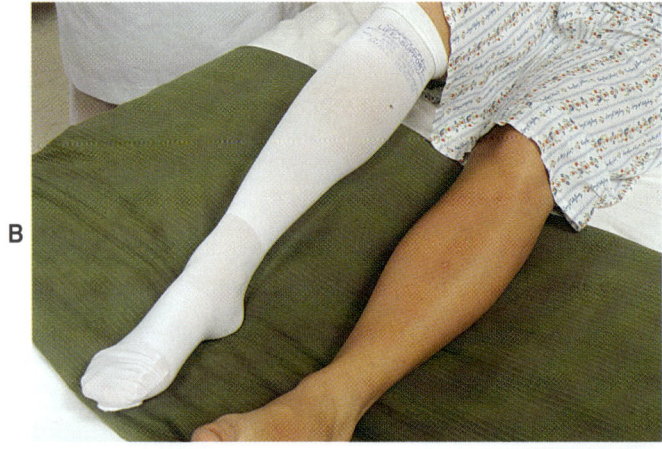

Figura 22-9
A, A meia é colocada sobre os dedos, pé e calcanhar. B, A meia é puxada para cima.

Cintas

Cintas são utilizadas no abdômen, tórax ou área perineal. São usadas para:

- Promover conforto e prevenir lesões.
- Promover circulação e cicatrização.
- Propiciar suporte e pressão.
- Segurar os curativos no local.

CALÇANDO MEIAS ELÁSTICAS

PRÉ-PROCEDIMENTO

1. Explicar o procedimento ao paciente.
2. Lavar as mãos.
3. Obter as meias elásticas de tamanho certo.
4. Identificar o paciente. Checar a pulseira de identificação com o cartão de tratamento.
5. Garantir privacidade.
6. Elevar a cama no melhor nível para uma boa mecânica.

PROCEDIMENTO

7. Abaixar as grades laterais.
8. Posicionar o paciente em posição supina.
9. Expor as pernas. Dobrar os lençóis em direção ao paciente.
10. Segurar o pé e o calcanhar da meia, segurando o resto.
11. Dar suporte ao pé do paciente na altura do calcanhar.
12. Calçar o pé da meia sobre os dedos, pé e calcanhar (Fig. 22-9, A).
13. Puxar a meia para cima, cuidadosamente (Fig. 22-9, B).
14. Certificar-se de que a meia não está virada e de que não há dobras ou vincos.
15. Repetir os passos 10 a 14, da outra perna.
16. Retornar os lençóis para sua posição adequada. Ajudar o paciente a ficar confortável.

PÓS-PROCEDIMENTO

17. Abaixar a cama ao nível mínimo. Deixar a campainha de chamada ao alcance do paciente.
18. Levantar ou abaixar as grades laterais da cama, conforme instruções da enfermeira.
19. Manter o paciente livre das restrições utilizadas anteriormente durante a realização do procedimento.
20. Lavar as mãos.
21. Informar à enfermeira que as meias foram calçadas. Relatar a hora da colocação.

Cintas abdominais retas propiciam suporte abdominal e seguram os curativos no lugar (Fig. 22-10). A cinta é aplicada com o paciente em posição supina. A parte de cima é posicionada na cintura do paciente. A parte de baixo é colocada sobre as costelas. A cinta é fixada no lugar com ganchos apropriados ou velcro.

Cintas torácicas sustentam o peito após cirurgia de tórax (Fig. 22-11) e também aplicam pressão sobre os seios após o parto. Se a mãe não for amamentar o filho, a pressão ajuda a secar o leite. A cinta também promove conforto e propicia suporte para os seios após o parto. A mulher fica em posição supina quando a cinta para o tórax é colocada. A cinta é puxada de maneira confortável transversalmente ao peito e fixada no local.

Cintas T seguram os curativos no lugar após cirurgias retais ou perineais. A cinta T única é usada por mulheres (Fig. 22-12, A), enquanto fita T dupla é usada por homens (Fig. 22-12, B). As bandas da cintura são passadas ao redor desta e presas na frente. As pontas são trazidas entre as pernas do paciente e para cima, presas no lugar, na banda da cintura.

Deambulação precoce

A deambulação precoce previne muitas complicações pós-operatórias, incluindo trombose, complicações respiratórias, constipação e infecções do trato urinário. O paciente normalmente deambula no próprio dia da cirurgia ou no dia seguinte. O paciente senta-se primeiro. A pressão

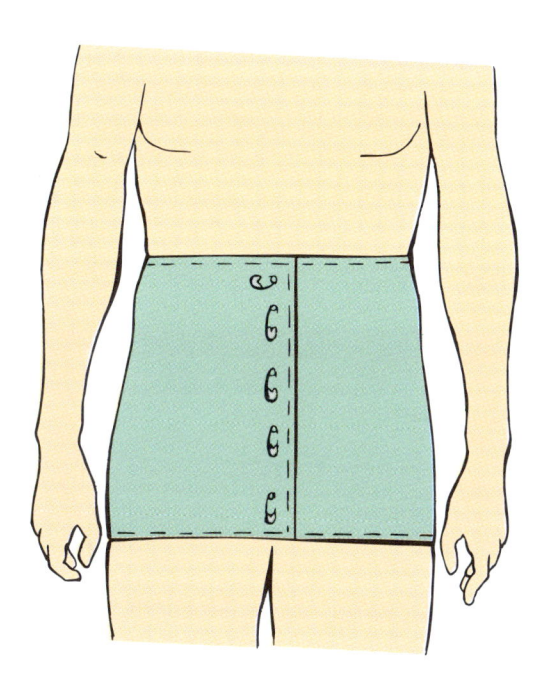

Figura 22-10
Cintas abdominais retas.

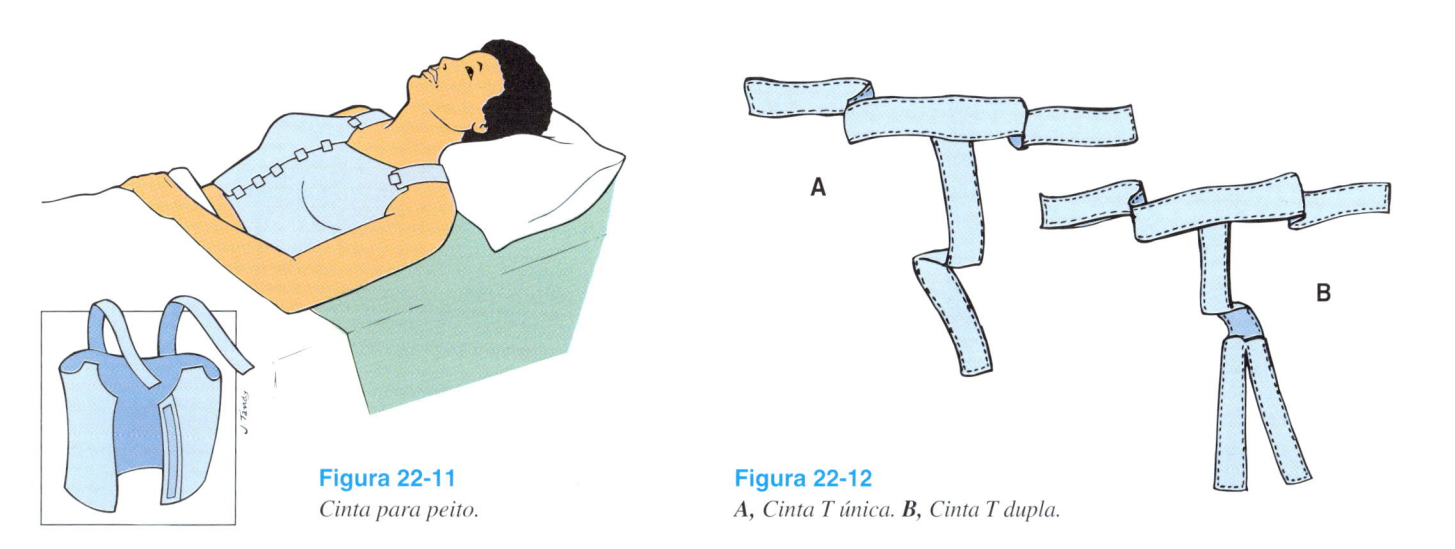

Figura 22-11
Cinta para peito.

Figura 22-12
A, Cinta T única. B, Cinta T dupla.

sangüínea e o pulso são medidos. Se o paciente encontrar-se estável, é então auxiliado a sair da cama. Em geral não anda muito longe, normalmente poucos passos na sala. A distância aumenta conforme o paciente ganha força.

Nutrição e fluidos

O paciente tem uma infusão IV após a cirurgia. A dieta do paciente progride de jejum para líquidos claros, para todos os líquidos, para um dieta leve e para uma dieta regular.

Eliminação

Anestesia, a cirurgia por si e a manutenção do jejum afetam a eliminação urinária e intestinal normal. Muitas medicações para dor podem causar constipação. As medidas para promover eliminação são praticadas como indicadas pela enfermeira (ver Capítulos 14 e 15).

Ingestão e excreção (ganhos e perdas, G & P) devem ser medidas. O paciente precisa urinar após 8 horas da cirurgia. O auxiliar de enfermagem precisa relatar a primeira eliminação do paciente. Se o paciente não urinar em 8 horas, uma sondagem é geralmente prescrita. Alguns pacientes têm sondas após a cirurgia (ver Capítulo 14).

Conforto e repouso

Dor é comum após a cirurgia. O grau de dor depende da extensão da cirurgia, do local da incisão e da presença de drenos e cateteres, de moldes ou de outros aparelhos. O médico prescreve medicamentos para dor aos pacientes e a enfermeira planeja medidas para promover conforto e repouso.

Higiene do paciente

Drenagem de ferida e soluções usadas para preparação da pele podem irritá-la e causar desconforto. O jejum causa boca seca e odores de respiração. Higiene oral freqüente, cuidado com o cabelo e um banho de leito completo no dia seguinte à cirurgia ajudam a refrescar e a renovar o paciente física e psicologicamente. O roupão deve ser trocado sempre que ficar molhado ou manchado.

QUESTÕES DE REVISÃO

Circule a resposta adequada.

1 O auxiliar de enfermagem pode ajudar na preparação psicológica de Sr. Moore, explicando:
   a A razão da cirurgia.
   b Os procedimentos e por que eles estão sendo feitos.
   c Os riscos e possíveis complicações da cirurgia.
   d O que esperar durante o período pré e pós-operatórios.

2 No período pré-operatório, é permitido ao Sr. Moore:
   a Jejum.
   b Apenas água.
   c Um café da manhã regular.
   d Colocar a sonda.

3 O que não é feito no pré-operatório?
   a O cabelo não é lavado.
   b Esmalte e maquiagem são retirados.
   c Pertences de valor são removidos.
   d O cabelo será tirado da face para cirurgia com grampos, clipes ou pregador.

4 A preparação da pele do Sr. Moore é feita no pré-cirúrgico para:
   a Completar o banho do corpo.
   b Esterilizar a pele.
   c Reduzir o número de micróbios na pele.
   d Destruir neuropatógenos e patógenos.

5 Quando depilando a pele antes da cirurgia:
   a Depilar no sentido contrário do crescimento dos pêlos.
   b Depilar ao redor do centro da área específica.
   c Tomar cuidado para não cortar, arranhar ou fazer entalhes.
   d Todas as anteriores.

6 A medicação pré-cirúrgica do Sr. Moore foi adminstrada. Ele deve:
   a Permanecer na cama.
   b Permanecer com as dentaduras.
   c Usar o papagaio para eliminação.
   d Beber apenas goles d'água.

7 Anestesia geral.
   a É uma enfermeira especialmente educada.
   b Produz inconsciência e perda da sensação e sentimento em uma parte do corpo.
   c É um médico especialmente educado.
   d Produz a perda de sensação ou sentimento em uma parte do corpo.

QUESTÕES DE REVISÃO — CONTINUAÇÃO

8 O Sr. Moore deve tossir e respirar profundamente após cirurgia para prevenir:
 a Sangramento.
 b Embolia pulmonar.
 c Complicações respiratórias.
 d Dor e desconforto.

9 O Sr. Moore retornou da cirurgia. Qual resposta é falsa?
 a Uma queda na pressão sangüínea é normal após a cirurgia.
 b Ingestão e excreção precisam ser medidas.
 c Sua dieta irá progredir de jejum para todos os líquidos.
 d Ele deveria urinar após 8 horas da cirurgia.

10 Exercícios de perna são prescritos para o Sr. Moore. Qual é verdadeira?
 a Exercícios de perna são feitos para estimular a circulação.
 b Exercícios de perna são feitos para prevenir trombose.
 c Exercícios são feitos cinco vezes a cada 1 ou 2 horas.
 d Todas as anteriores.

11 No pós-operatório, a posição do Sr. Moore é administrada:
 a A cada 2 horas.
 b A cada 3 horas.
 c A cada 4 horas.
 d Todo fim de turno.

12 O Sr. Moore usou meia elástica para:
 a Prevenir coágulos de sangue.
 b Segurar o curativo no lugar.
 c Reduzir inchaço após lesão musculoesquelética.
 d Todas as anteriores.

13 O Sr. Moore tem uma cinta abdominal. Ela é usada para:
 a Prevenir coágulos de sangue.
 b Prevenir feridas de infecção.
 c Propiciar suporte e segurar os curativos no local.
 d Diminuir a circulação e o inchaço.

14 O Sr. Moore irá deambular:
 a Assim que voltar da cirurgia.
 b Antes de comer.
 c No dia ou na noite da cirurgia.
 d Dois dias após a cirurgia.

Respostas

1 b   2 a   3 d   4 c   5 c   6 a   7 b   8 c   9 a   10 d   11 a   12 a   13 c   14 c

Reabilitação e Cuidados de Recuperação

23

OBJETIVOS

- Definir os termos-chave listados neste capítulo.
- Descrever como a reabilitação envolve o paciente saudável.
- Identificar meios para ajudar pacientes com inabilidade de realizar atividades de vida diária.
- Identificar as reações psicológicas comuns da reabilitação.
- Explicar como promover qualidade de vida durante o processo de reabilitação.
- Descrever as responsabilidades de auxiliares de enfermagem na reabilitação.

TERMOS-CHAVE

Atividades de vida diária (AVD) – Atividades de autocuidado que o paciente realiza diariamente.

Prótese – Recolocação artificial de uma parte do corpo perdida.

Reabilitação – Processo de restabelecimento de um paciente com inabilidade para o seu nível funcional mais alto das possibilidades físicas, psicológicas, sociais e econômicas.

Doença, lesões, malformações congênitas e cirurgia podem resultar em perda de funcionamento do corpo ou perda de uma parte dele. A habilidade para cuidar de si e dos outros pode ser afetada seriamente. Assim, o paciente com inabilidade pode depender de outros para algumas ou para todas as necessidades básicas.

Reabilitação é o processo de restabelecimento do paciente com inabilidade para o seu mais alto nível possível de função física, psicológica, social e econômica. O enfoque é melhorar as habilidades dos pacientes, sendo que o retorno ao trabalho é a meta para alguns deles, enquanto que para outros, o autocuidado é o objetivo. Melhoras podem não ser possíveis. Portanto, a finalidade é manter o mais alto nível de funcionamento possível e prevenir posteriores inabilidades.

A REABILITAÇÃO E O PACIENTE COMO UM TODO

A reabilitação ajuda o paciente a ajustar sua inabilidade física, psicológica, social e economicamente. As habilidades devem ser enfatizadas. Entretanto, complicações que podem causar outras inabilidades precisam ser prevenidas. Portanto, a reabilitação começa assim que o paciente procura por cuidado de saúde.

Considerações físicas

Complicações precisam ser prevenidas. Contraturas, feridas por pressão e problemas intestinais e urinários são prevenidos.

O autocuidado é o principal objetivo da reabilitação. Atividades de vida diária (AVD) referem-se a atividades de autocuidado, as quais incluem banho, higiene oral, alimentação, eliminação e movimentação. A habilidade do paciente para realizar atividades de autocuidado e a necessidade de aparelhos que possam ajudá-lo são avaliados.

As mãos, pulsos e braços podem estar afetados. Aparelhos de auto-ajuda podem ser necessários para várias atividades, assim como utensílios para alimentação especial (ver Fig. 16-2). Cabos mais longos podem ser presos a pentes, escovas e esponjas (Fig. 23-1). Há também aparelhos para preparar a comida, uso de utensílios, vestimentas, escrita, digitadores de número de telefone e muitos outros aterfatos (Fig. 23-2).

Alguns pacientes aprendem a andar com um aparelho de suporte ou aprendem a usar a cadeira de rodas. A transferências para o banheiro, banheira, sofá e cadeiras, como entrar e sair do carro, são ensinados (Fig. 23-3).

Uma prótese é uma recolocação artificial de uma parte do corpo perdida. Um paciente pode geralmente ser adaptado a um braço ou perna artificial e ser ensinado a como usar a prótese (Fig. 23-4). O objetivo é que a prótese pareça com a parte perdida em função e aparência.

Considerações sociais e psicológicas

Mudanças na aparência e na função podem causar ao paciente o sentimento de não ser saudável, não ter atrativos, ser sujo ou indesejável. Em primeiro lugar, o paciente pode rejeitar a inabilidade. O paciente pode parecer deprimido, bravo e hostil.

O sucesso da reabilitação depende da atitude do paciente, sua aceitação das limitações e motivação, sendo fundamental voltar-se para as habilidades que permaneceram. O desencorajamento e a frustração são comuns. O progresso pode ser lento ou os esforços sem sucesso. Cada nova tarefa a ser aprendida é uma lembrança da inabilidade. O paciente precisa auxiliar na aceitação da inabilidade e das limi-

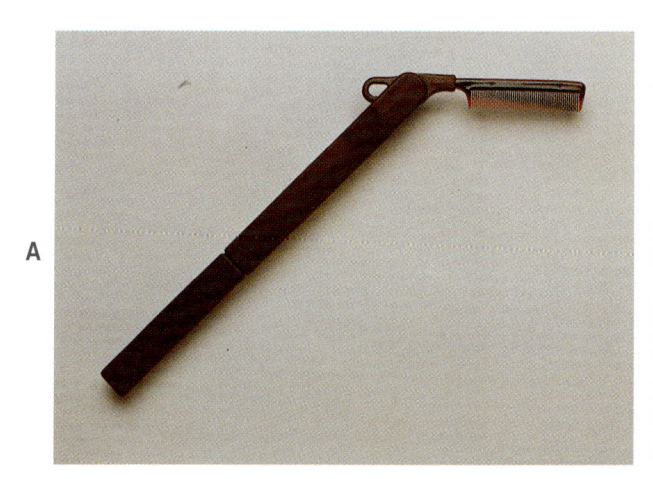

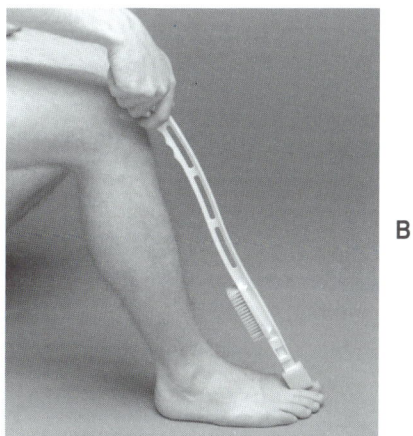

Figura 23-1
A, Um cabo longo para pente para o cuidado do cabelo. B, A escova tem um longo cabo para o banho. (Cortesia de North Coast Medical, Inc, San Jose, California.)

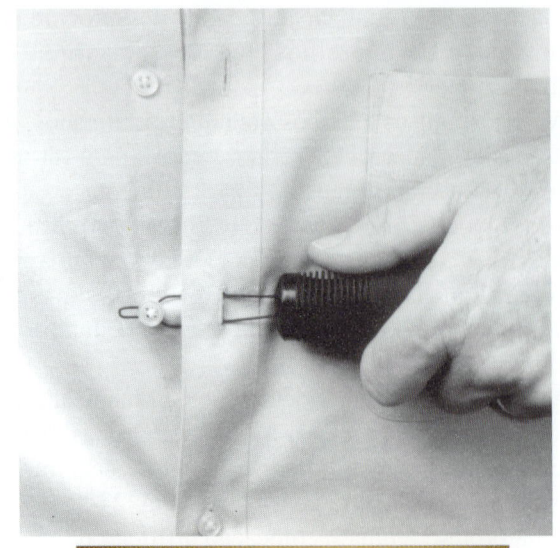

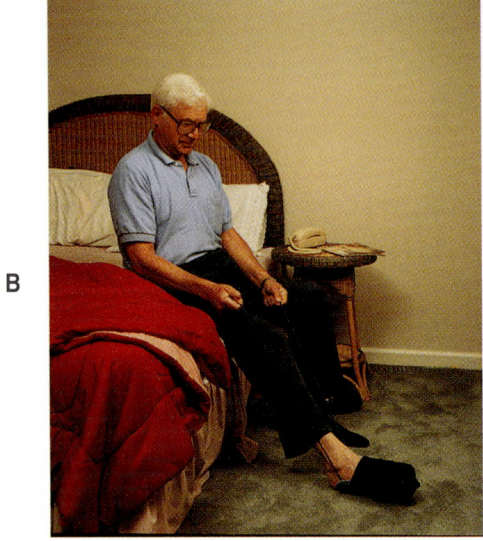

Figura 23-2
A, Um gancho de botão é usado para abotoar e fechar a roupa. *B*, Um puxador de meia é usado para calçar as meias curtas e longas. (*A* e *B*, cortesia de North Coast Meedical, Inc., San Jose, Calif.)

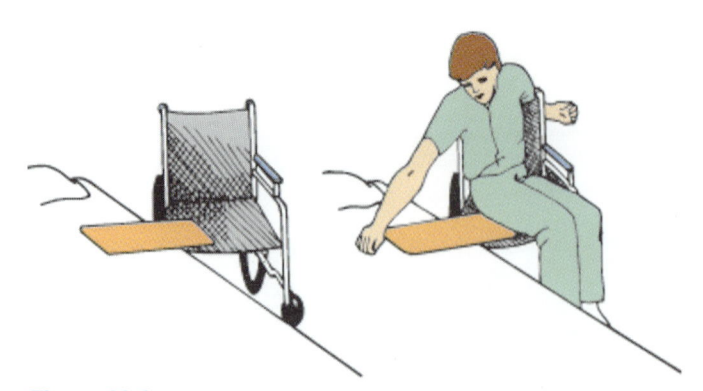

Figura 23-3
O paciente transfere-se da cadeira de rodas para a cama. (De Hoeman SP: Reabillitative/restorative care in the community, *St. Louis, 1990, Mosby-Year Book.)*

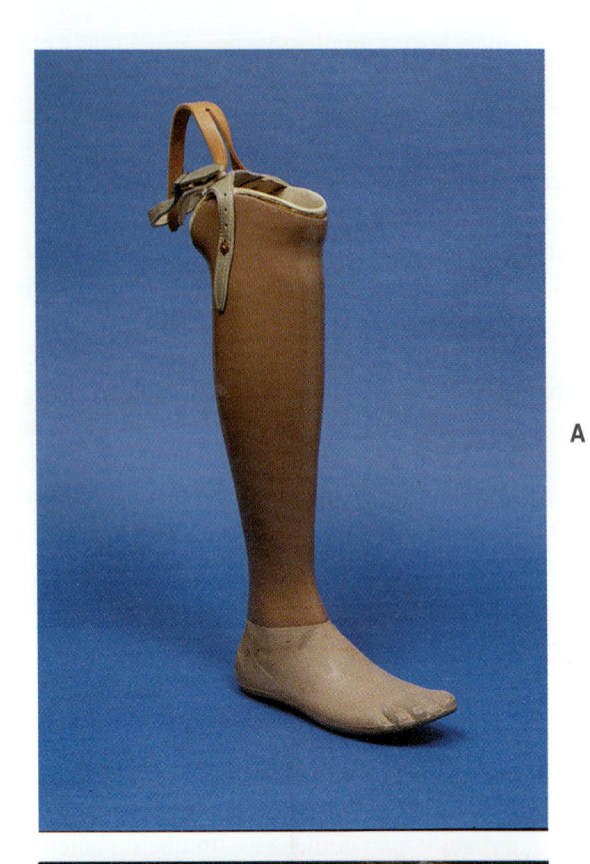

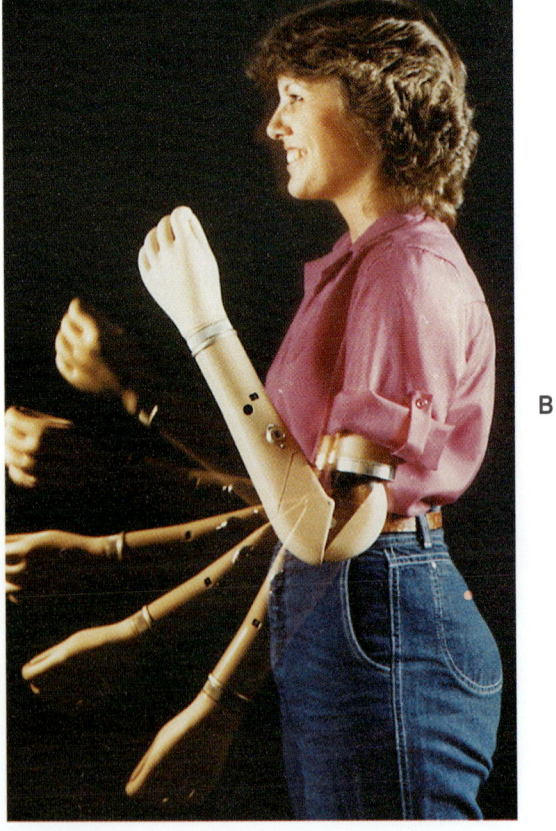

Figura 23-4
A, Prótese de perna. B, Prótese de braço. (*B*, cortesia of Motion Control, Division of IOMED, Inc, Salt Lake City.)

tações. Suporte, reafirmação, encorajamento e sensibilidade da equipe de saúde são fundamentais.

QUALIDADE DE VIDA

A reabilitação com sucesso melhora a qualidade de vida do paciente. Uma atitude de desejo e êxito ajudam a motivá-lo. O profissional pode ajudar o paciente a ter a atitude certa por meio de medidas para promover a qualidade de vida. Os direitos do paciente precisam ser preservados. O paciente deveria ser hábil em reaprender esquemas antigos ou novas habilidades com privacidade, a qual é importante. Ninguém precisa ver os seus erros, falhas, quedas, falta de precisão, raiva ou lágrimas.

Não ter habilidade para controlar os movimentos do corpo ou seu funcionamento é frustrante. Os pacientes têm permissão e são encorajados a controlar outros aspectos de suas vidas da melhor forma possível. Fazendo escolhas próprias os pacientes se auto-ajudam a terem o controle das coisas que os afetam.

A reabilitação pode ser um processo muito lento. Algumas vezes, a melhora não é vista por semanas. O que parece ser muito simples para o profissional, pode ser muito difícil para o paciente. Explicações repetidas e demonstrações podem ter pouco ou nenhum resultado. O profissional pode tornar-se impaciente ou pode ver esse comportamento nos demais funcionários ou familiares. O paciente precisa ser protegido de abuso físico, mental e maus tratos.

O auxiliar de enfermagem precisa aprender a lidar com sua própria raiva e frustração. Lembre-se de que o paciente quer funcionar e controlar os movimentos do corpo, ele não escolhe a perda da função. Se o profissional sentir-se frustrado, pode imaginar como o paciente deve se sentir. É importante discutir os sentimentos com a enfermeira.

O paciente é encorajado a participar de atividades em grupo, pois ele preocupa-se sobre como os outros vêem a inabilidade. O profissional precisa propiciar suporte e segurança para o paciente. Outros pacientes e residentes parecem dar apoio e compreensão por causa de suas próprias inabilidades.

O ambiente do paciente precisa apresentar segurança e reunir suas necessidades. Necessidade de ajuste é recomendada por enfermeiras, terapeutas ocupacionais, fisioterapeutas e outros membros da equipe.

RESPONSABILIDADES DO AUXILIAR DE ENFERMAGEM

Muitos procedimentos e cuidados aprendidos irão fazer parte do cuidado com o paciente com inabilidade. Considerações de segurança, comunicação, legais e éticas aplicam-se à reabilitação. Muitos papéis descritos em todo o livro também se aplicam, dependendo do tipo de problema. O Quadro 23-1 relaciona as responsabilidade na reabilitação.

QUADRO 23-1 RESPONSABILIDADES DO AUXILIAR DE ENFERMAGEM NA REABILITAÇÃO

- Seguir as instruções e orientações planejadas pela enfermeira com muito cuidado.
- Relatar sinais e sintomas precoces de complicações, tais como feridas por pressão, contraturas e problemas intestinais ou urinários.
- Manter o paciente com um bom alinhamento o tempo todo (ver Capítulo 9).
- Praticar medidas para prevenir feridas de pressão (ver Capítulo 12).
- Virar e reposicionar o paciente conforme a orientação (ver Capítulo 9).
- Realizar exercícios de extensão do movimento, conforme a orientação (Capítulo 18).
- Encorajar o paciente a realizar o máximo de atividades de vida diária possível.
- Dar elogio sincero, mesmo quando um pequeno progresso é realizado.
- Propiciar suporte emocional e segurança.
- Saber como aplicar os aparelhos de autocuidado usados pelo paciente.
- Tentar compreender e apreciar a situação dos pacientes, seus sentimentos e preocupações.
- Não sentir compaixão ou simpatia pelo paciente.
- Concentrar-se nas habilidades do paciente, não nas inabilidades que tiver.
- Relembrar que os músculos atrofiam se não forem exercitados.
- Praticar a tarefa que o paciente precisa realizar. Isso ajuda a guiá-lo e orientá-lo.
- Saber como usar e operar o equipamento utilizado no programa de reabilitação.
- Mostrar atitude de esperança para o paciente e sua família.

Questões de Revisão

Circular a resposta verdadeira ou falsa.

1 V F Simpatia e compaixão ajudam o paciente a se adaptar ao problema.
2 V F Uma atitude de esperança precisa ser mostrada para o paciente.
3 V F Terapia fonoaudiológica é requerida depois de um derrame. Ela deve ser providenciada em privacidade.
4 V F Um membro da equipe conta à Sra. Gold que se ela não pode receber a sobremesa enquanto não fizer os exercícios. Isto é um abuso e mau trato.

Circular a resposta mais adequada.

5 Reabilitação é referente a:
   a Inabilidades físicas.
   b Capacidades físicas.
   c Saúde do paciente.
   d Função psicológica, social e econômica.

6 O processo de reabilitação enfatiza o que do paciente:
   a Inabilidade.
   b Limitações.
   c Habilidades.
   d Todas as anteriores.

7 O auxiliar de enfermagem:
   a Planeja o programa de reabilitação.
   b Dá suporte às próteses.
   c Elogia, mesmo quando o paciente faz um pequeno progresso.
   d Faz tudo para o paciente com inabilidade.

8 A Sra. Gold está aprendendo a usar o andador. Ela pede para tocarem música. O auxiliar de enfermagem deve:
   a Dizer que não é permitido música.
   b Escolher alguma música.
   c Dizer a ela para escolher uma música.
   d Solicitar a um paciente no grupo de atividades para escolher uma música.

Respostas

1 Falso 2 Verdadeiro 3 Verdadeiro 4 Verdadeiro 5 c 6 c 7 c 8 c

Problemas Comuns de Saúde

24

OBJETIVOS

- Definir os termos-chaves listados neste capítulo.
- Descrever os problemas comuns de saúde e os pacientes de risco.
- Conhecer os sinais e os sintomas de problemas comuns de saúde.
- Descrever o tratamento e os cuidados de enfermagem de pacientes com problemas comuns de saúde.

TERMOS-CHAVE

Acidente vascular cerebral (AVC) – o suprimento de sangue para uma parte do cérebro é subitamente interrompido; derrame cerebral.

Afasia de expressão – Dificuldade em expressar ou trasmitir pensamentos.

Afasia de recepção – Dificuldade em receber informação.

Afasia de recepção e expressão – Dificuldade em expressar ou emitir pensamentos e dificuldade na recepção da informação.

Artrite – Inflamação (ite) das articulações (artri).

Braile – Método de escrita para cegos; pontos em relevo são dispostos para representar cada letra do alfabeto; as primeiras 10 letras representam também os números de 0 a 9.

Fratura exposta – O osso quebrado exterioriza-se através da pele; fratura aberta.

Fratura fechada – O osso é quebrado, mas a pele permanece intacta; fratura simples.

Fratura – Um osso quebrado.

Hemiplegia – Paralisia de um lado do corpo.

Metástase – A disseminação de um câncer para outras partes do corpo.

Paraplegia – Paralisia das pernas.

Quadriplegia – Paralisia dos braços, pernas e tronco.

Tumor benigno – Tumor que cresce lentamente e em uma área limitada.

Tumor maligno – Tumor que cresce rapidamente e invade outros tecidos; câncer.

Tumor – Um novo crescimento de células; os tumores podem ser benignos ou malignos.

CÂNCER

Este capítulo traz informações básicas sobre problemas comuns de saúde, pois o conhecimento sobre distúrbios faz com que os cuidados necessários sejam significativos. Caso maiores informações sejam necessárias, aconselha-se pedir à enfermeira explicações adicionais. Uma revisão do Capítulo 5 auxiliará no estudo deste capítulo.

CÂNCER

Um tumor é um crescimento anormal de células. Os tumores são benignos ou malignos (Fig. 24-1). Tumores benignos crescem lentamente e em uma área localizada, enquanto o maligno (câncer) cresce de modo rápido e invade os tecidos saudáveis. Metástase é a disseminação do câncer para outras partes do corpo, podendo ocorrer praticamente em todo o organismo. Pulmões, colo, reto, seio, próstata e uretra são locais comuns. O câncer é, por exemplo, a segunda causa de morte nos Estados Unidos.

As causas exatas do câncer são desconhecidas. Entretanto, certos fatores contribuem para o seu desenvolvimento, incluindo história familiar, exposição à radiação (incluindo o sol) ou certos produtos químicos, cigarros, álcool, dieta rica em lipídios, conservantes de alimentos e viroses.

O câncer pode ser tratado e controlado quando detectado no início. Existem sete sinais de identificação, segundo a Sociedade Americana de Câncer, que estão listados no Quadro 24-1.

Há três tratamentos para o câncer: cirurgia, radioterapia (radiação terapêutica) e quimioterapia. A cirurgia envolve a retirada do tecido maligno e é feita para tentar curar o paciente do câncer ou para aliviar dores dele advindas, embora algumas sejam desfigurantes.

A radioterapia e a quimioterapia são utilizadas para tentar curar do câncer ou para controlar o crescimento das células cancerígenas. As dores podem ser aliviadas ou prevenidas pelo controle do crescimento celular. A radioterapia envolve raio X direcionado ao tumor e pode causar desconforto, náuseas e vômito como efeitos colaterais comuns, além de fissuras na pele, que podem ocorrer na área exposta. A quimioterapia envolve o uso de drogas que matam as células. Seus efeitos colaterais podem ser severos: o trato gastrintestinal fica irritado, podendo resultar em náusea, vômito e diarréia, bem como inflamação da boca, perda de cabelos e diminuição da produção de células sangüíneas. O paciente corre o risco de ter sangramento e infecção.

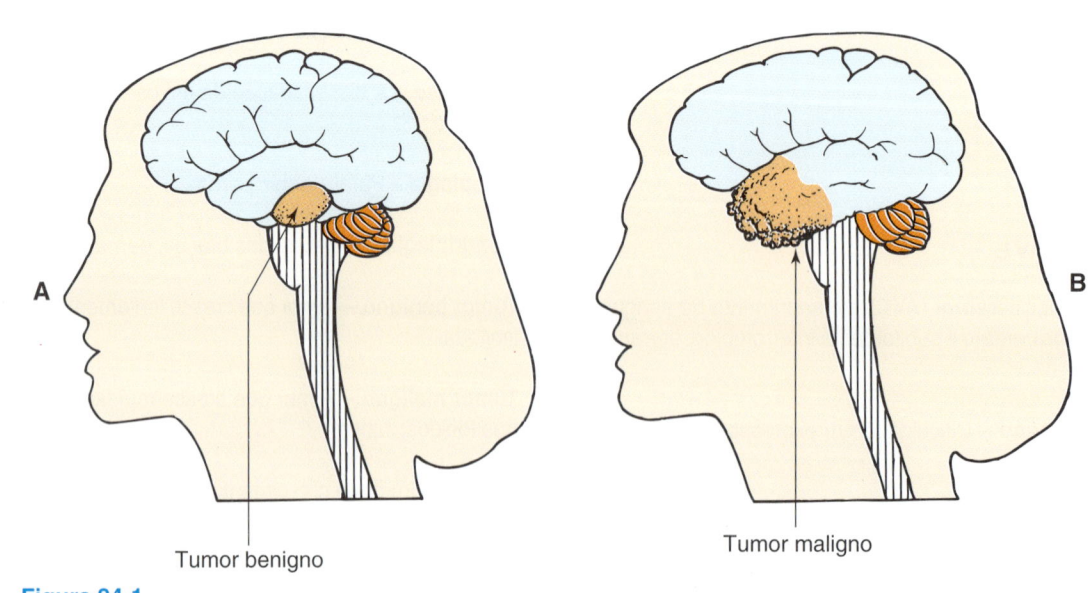

QUADRO 24-1 SETE SINAIS DE ALERTA AO CÂNCER

- Mudança dos hábitos de urinar e evacuar.
- Ferida que não cicatriza.
- Sangramento ou supuração não usual de uma abertura do corpo.
- Espessamento ou protuberância no seio ou em outra parte do corpo.
- Indigestão ou dificuldade de engolir.
- Mudança visível na verruga ou parte mole.
- Tosse incômoda ou rouquidão.

Figura 24-1
A, Tumores benignos crescem em uma área localizada. B, Tumores malignos invadem outros tecidos.

O paciente com câncer tem muitas necessidades, incluindo controle de dor, repouso e exercícios adequados, fluidos e nutrição. Fissuras de pele podem ser prevenidas. A constipação é um efeito colateral das medicações para dor, enquanto a diarréia ocorre com a quimioterapia. São tomadas medidas para amenizar os efeitos colaterais da radioterapia e da quimioterapia.

O paciente apresenta necessidades psicológicas e sociais, pode apresentar raiva, medo ou depressão. Pode haver desfiguramento decorrente da cirurgia. O paciente pode se sentir doente, não-atraente ou sujo. A possibilidade de morte pode ser real. O profisional não deve ter medo de conversar com o paciente, tampouco evitá-lo. Tocá-lo e ouvi-lo com atenção para comunicar o cuidado é importante. Em geral o paciente precisa conversar e ter alguém para ouvi-lo. O profissional não terá que dizer nada. Apenas estar lá para ouvir.

DISTÚRBIOS MUSCULOESQUELÉTICOS

Distúrbios musculoesqueléticos afetam a habilidade de movimento. Alguns são decorrentes de lesões, outros resultam da idade.

Artrite

Artrite significa inflamação (ite) da articulação (arti). Dores e diminuição da mobilidade ocorrem em articulações afetadas. Osteoartrite (doença degenerativa das articulações) ocorre devido à idade, lesões na articulação e obesidade. Quadris, joelhos, dedos, polegar e articulações espinhais são freqüentemente afetados. Podem ocorrer rigidez nas articulações e dores. O tratamento envolve alívio da dor e da rigidez. Calor ou frio local podem ser prescritos, assim como bengala ou andador, além de cirurgia de recolocação de articulação.

A artrite reumatóide é uma doença crônica, podendo ocorrer em qualquer idade. A doença afeta o coração, os pulmões, os olhos, os rins e a pele. Entretanto, as articulações são as mais afetadas. Articulações menores nos dedos, mãos e pulsos são afetadas primeiramente (Fig. 24-2). Eventualmente, articulações maiores estão envolvidas. Inflamações severas podem causar muitas dores e inchaços nas articulações. Assim que a doença progride, mais e mais articulações são envolvidas. Mudanças em outros órgãos também podem ocorrer.

O repouso pode ser recomendado se várias articulações estiverem envolvidas e quando a febre está presente. Mudanças de decúbito devem ser realizadas a cada 2 horas. Um bom alinhamento é essencial. O posicionamento para prevenir contraturas e deformidades também promove conforto. Umas 10 horas de sono à noite, assim como períodos de descanso de manhã e à tarde também são necessários. Exercícios de extensão do movimento são feitos. Aparelhos para andar podem ser desejáveis. Talas podem ser aplicadas nas partes afetadas. Medidas de segurança para prevenir quedas são praticadas.

Medicações são prescritas para a dor. Calor ou frio local podem ser prescritos. Massagens nas costas são relaxantes e recolocação de articulação cirurgicamente pode ser indicada.

Fraturas

Uma fratura é um osso quebrado, podendo ser fechada ou exposta (Fig. 24-3). Uma fratura fechada (fratura simples)

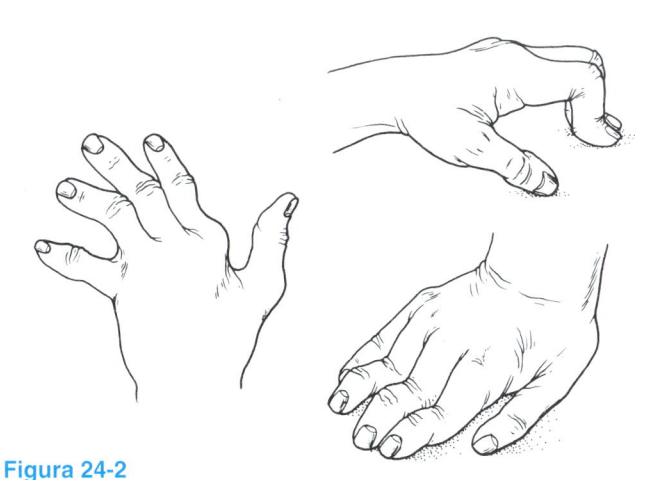

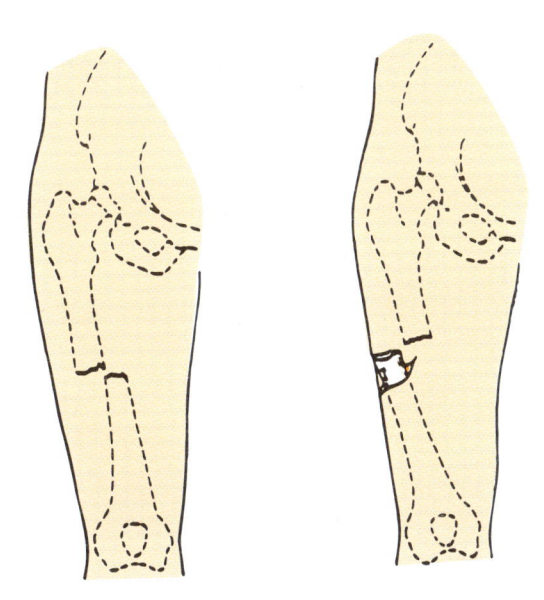

Figura 24-2
Deformidades nos dedos causada por artrite reumatóide. (De Lewis,SH, Collier IC, Heitkemper MM: Medical-surgical nursing: assessment and management of clinical problems, *ed 4, St Louis, 1992, Mosby-Year Book.)*

Figura 24-3
A, *Fratura fechada.* **B,** *Fratura exposta. (From Hood GH, Dincher JR:* Total patient care: foundations and practice of adult health nursing, *ed 8, St Louis, 1992, Mosby-Year Book.)*

significa que o osso está quebrado, mas a pele está intacta, enquanto a fratura combinada (exposta) significa que o osso está quebrado e atravessou a pele.

Os sinais e sintomas da fratura são dor, inchaço, movimento limitado e perda de função. Incapacidade, mudanças na cor da pele e sangramento ocorrem no local da fratura.

Para a cicatrização do osso, as duas pontas do mesmo são trazidas para a posição normal. Isto é chamado de redução. Depois da redução, um gesso ou tração é usado para prevenir o movimento do osso, sendo confeccionados de argamassa, plástico ou fibra de vidro. O gesso cobre toda ou uma parte de uma extremidade. Um gesso de argamassa precisa de 24 a 48 horas para secar. Um gesso seco é inodoro, branco e brilhante. Um gesso molhado é cinza, frio e tem um cheiro de mofo. Talas de plástico ou fibras de vidro secam mais rapidamente. O Quadro 24-2 traz os passos para o cuidado com gessos e talas.

QUADRO 24-2   PASSOS PARA OS CUIDADOS COM GESSO OU TALA

- Não cobrir o gesso com lençol, plástico ou outro material. Um gesso de argamassa aquece conforme seca. Os cobertores não deixam escapar o calor. Queimaduras podem ocorrer com o calor.
- Virar o paciente conforme orientação. Isto expõe toda a superfície de gesso para promover uma boa secagem.
- O gesso precisa preservar a sua forma. Não colocar o gesso molhado em uma superfície dura. Uma superfície dura achata o gesso. Usar almofadas para dar suporte em toda a extensão do gesso (Fig. 24-4). Quando virar e posicionar o paciente, segurar o gesso com as suas mãos (Fig. 24-5). Os dedos podem marcar o gesso. Entalhes podem causar áreas de pressão que podem levar à rachadura da pele.
- Manter o gesso de argamassa seco, pois, se molhado, perde sua forma. A enfermeira precisa aplicar um material à prova d'água, ao redor da área perineal, uma vez que o gesso está seco.
- Não deixar o paciente colocar nada dentro do gesso. Coceira freqüentemente ocorre sob o gesso. A pele pode rachar devido aos itens usados para coçar (lápis, pregadores, agulhas de tricô, coçadores de costas). A área aberta sob o gesso pode ficar infectada. Ela pode causar pressão e causar fissuras na pele.
- Levantar um braço engessado ou perna sobre travesseiros, o que reduz o inchaço.
- Perguntar à enfermeira quais as posições permitidas.
- Solicitar a ajuda necessária quando for virar e reposicionar o paciente.
- Deitar sobre o lado lesionado normalmente não é permitido.
- Relatar os seguintes sinais e sintomas imediatamente:
    * Dor – pode ser um sinal de ferida por pressão, circulação prejudicada ou lesão do nervo.
    * Inchaço e gesso apertado – o fluxo sangüíneo local pode estar afetado.
    * Pele pálida – fluxo de sangue reduzido no local.
    * Cianose – fluxo de sangue reduzido no local.
    * Odor – uma infecção pode estar presente.
    * Inabilidade para movimentar os dedos – o gesso pode causar pressão em um nervo.
    * Dormência – causada por pressão no nervo ou diminuição do fluxo de sangue na área.
    * Mudanças de temperatura – pele fria significa circulação prejudicada; pele quente significa inflamação.
    * Drenagem sob ou sobre o gesso – pode haver uma infecção sob o gesso.
    * Arrepios, febre, náusea e vômito – pode haver uma infecção sob o gesso.

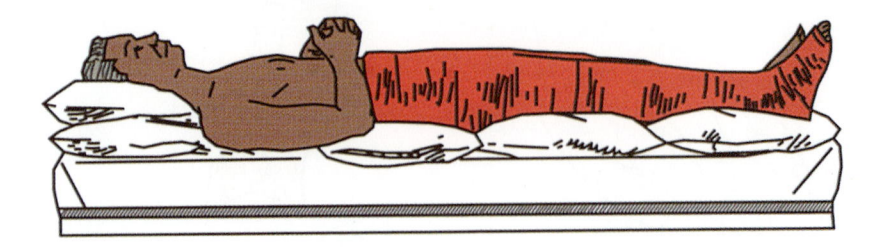

Figura 24-4
Travesseiros dão suporte em todo o comprimento do gesso molhado.

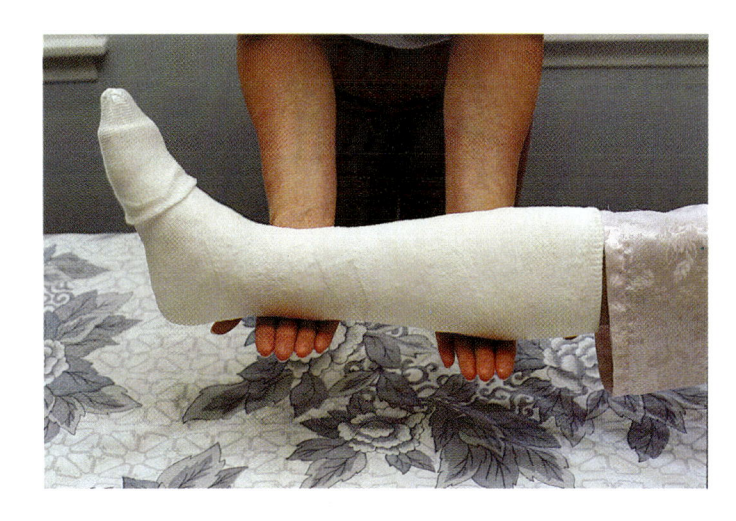

Figura 24-5
O gesso tem suporte das palmas das mãos da assistente durante o levantamento.

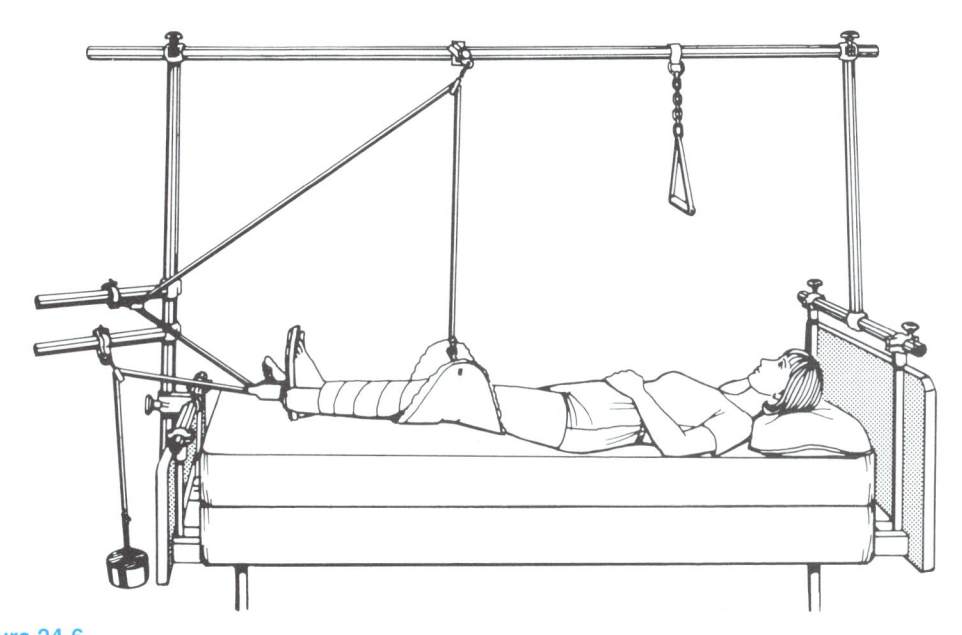

Figura 24-6
Montagem de tração – Observar os pesos, cabos e roldanas. (De Long BC, Phipss WJ, Cassmeyer VL: Medical-surgical nursing: a nursing process approach, ed 3, St Louis, 1993, Mosby-Year Book.)

QUADRO 24-3 CUIDADOS COM O PACIENTE COM TRAÇÃO

- Manter o paciente em bom alinhamento no leito.
- Não remover a tração.
- Manter os pesos longe do chão. Eles precisam ficar pendurados livres da montagem de tração (ver Fig. 24-6).
- Não remover pesos da montagem de tração.
- Não adicionar pesos à montagem de tração.
- Realizar exercícios de extensão de movimento para as partes não-lesadas do corpo conforme orientação da enfermeira.
- Perguntar à enfermeira sobre mudanças de decúbito. Geralmente só é permitida a posição dorsal.
- Providenciar o urinol para eliminação.
- Realizar continuamente cuidados de pele.
- Colocar os lençóis da cama da cabeceira para baixo.
- Observar os sinais e sintomas listados no quadro de cuidados com o gesso. Relatar essas observações imediatamente para a enfermeira.

A tração é usada para reduzir e imobilizar fraturas. Uma tração estável em duas direções mantém o osso fraturado no lugar. Pesos, cabos e roldanas são empregados (Fig. 24-6). A tração pode ser aplicada no pescoço, braços, pernas ou pelve. Os passos a serem seguidos estão no Quadro 24-3.

Fraturas de quadris – Fraturas de quadris são comuns em idosos. Redução aberta é geralmente requerida. A fratura é fixada na posição com um pino, garra, placa, parafuso ou próteses (Fig. 24-7). Um gesso ou tração pode ser usado após a cirurgia. Portanto, o cuidado do paciente com um gesso ou em uma tração pode ser requerido. O paciente também precisará dos cuidados conforme do Quadro 24-4.

Osteoporose

Osteoporose é um distúrbio do osso (ósteo). O osso torna-se poroso e frágil (porose). Ossos da espinha, quadris e pulsos são freqüentemente afetados. É comum em idosos e nas mulheres após a menopausa. Sinais e sintomas incluem dores nas costas na parte inferior, perda de altura e postura inclinada. Os ossos podem estar tão frágeis que o menor estresse pode ocorrer uma fratura, até mesmo virar-se na cama ou levantar-se de uma cadeira pode provocar uma fratura, sobretudo se o paciente cai ou sofre um acidente.

A osteoporose é tratada com cálcio e vitamina suplementar. Estrógeno pode ser administrado para às mulheres. Exercícios, boa postura e uma cinta para as costas também

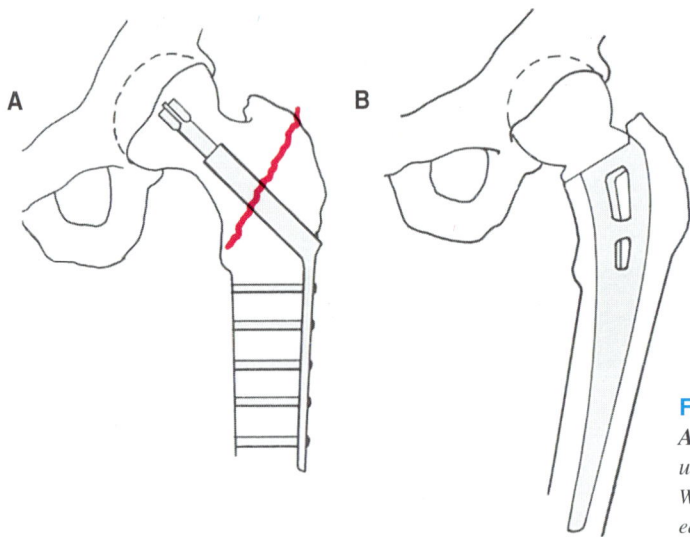

Figura 24-7
A, Garra utilizada para reparar uma fratura de quadril. B, Prótese usada para reparar uma fratura de quadril. (De Long BC, Phipps WJ, Cassmeyer VL: Medical-surgical nursing: a nursing process approach, *ed 3, St Louis, 1993, Mosby-Year Book.)*

QUADRO 24-4 CUIDADOS COM O PACIENTE COM FRATURA DE QUADRIL

- Realizar um bom cuidado de pele. Fissuras de pele podem aparecer rapidamente.
- Realizar mudança de decúbito do paciente, conforme orientação. Isso dependerá do tipo de fratura e cirurgia realizada. Manter a perna operada abduzida todas as vezes (Fig. 24-8, A). Usar travesseiros ou talas de abdução conforme orientado (Fig. 24-8, B).
- Prevenir rotação externa do quadril. Usar rolos no trocanter ou talas de abdução conforme orientação (ver Capítulo 18).
- Realizar exercícios de extensão de movimento conforme orientado. Não exercitar a perna afetada.
- Providenciar uma cadeira com encosto reto e descanso para os braços quando o paciente precisar ser levantado.
- Colocar a cadeira no lado que não está afetado.
- Ajudar a enfermeira na transferência do paciente da cama para a cadeira, conforme orientado.
- Não deixar o paciente em pé sobre a perna operada, a menos que seja permitido pelo médico.
- Dar suporte e elevar a perna, conforme orientado quando o paciente estiver na cadeira.

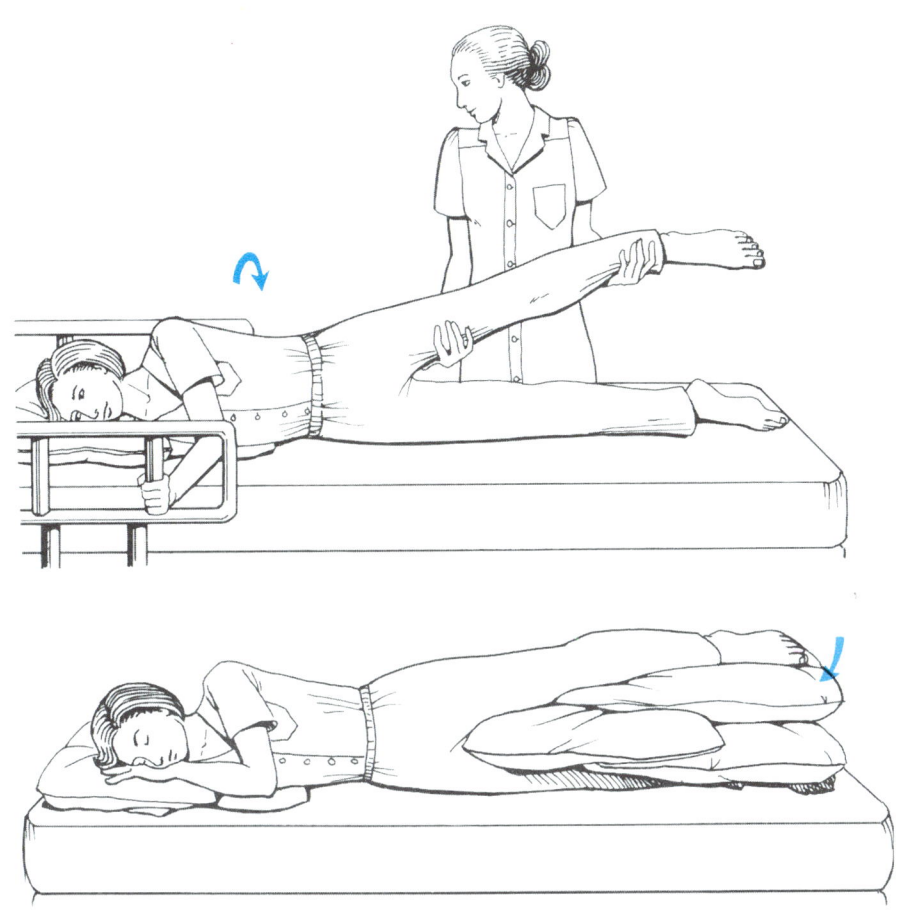

Figura 24-8
A, O quadril está abduzido quando o paciente está virado. B, Travesseiros são usados para manter o quadril em abdução. (De Long BC, Phipps WJ, Cassmeyer VL: Medical-surgical nursing: a nursing process approach, ed 3, St Louis, 1993, Mosby-Year Book.)

são importantes. Aparelhos para andar podem ser necessários. Repouso na cama não é recomendado. Deve-se ter cuidado quando estiver virando ou posicionando o paciente, o qual precisa estar protegido de quedas e acidentes (ver Capítulo 7).

DISTÚRBIOS DO SISTEMA NERVOSO

Distúrbios do sistema nervoso podem afetar as funções físicas e mentais. A habilidade para falar, compreender, sentir, ver, ouvir, tocar, pensar, controlar os esfincteres ou movimentar-se pode estar afetada.

Acidente vascular cerebral

Acidente Vascular Cerebral (AVC) ou derrame ocorre quando o suprimento do sangue para uma parte do cérebro é subitamente interrompido. Ocorre uma hemorragia (sangramento excessivo) no cérebro ou um coágulo de sangue obstrui o fluxo sangüíneo do cérebro, podendo causar lesões no mesmo.

Derrames são mais comuns em idosos, sendo uma causa comum a hipertensão (pressão sangüínea elevada). Outros fatores de risco incluem a diabete, obesidade, histórico familiar de derrame, artérias endurecidas, fumo e estresse.

Os sinais e os sintomas variam. Algumas vezes há um sinal: o paciente pode sentir vertigem, ter um zumbido nos ouvidos, uma dor de cabeça, náusea, vômito e perda de memória. Fraqueza em um lado do corpo é freqüentemente um sinal. O derrame pode ser súbito. Inconsciência, respiração ruidosa, pressão sangüínea elevada, pulso lento, vermelhidão no rosto, apreensão e paralisia em um lado do corpo (hemiplegia) igualmente podem ocorrer. O controle de bexiga e intestino e a habilidade para falar pode ser perdido. Afasia é a inabilidade para falar.

Afasia de expressão relaciona-se à dificuldade em expressar ou descrever pensamentos. Há problemas em falar, soletrar, contar, gesticular ou escrever. O paciente pode rir e chorar sem razão. Afasia de recepção, por sua vez, diz respeito à recepção de informação. O paciente tem dificuldade em compreender o que é dito. Para a comunicação ocorrer, a mensagem emitida precisa ser recebida e corretamente interpretada. O paciente com afasia de recepção simplesmente não pode interpretar a mensagem recebida. O paciente com afasia de expressão não pode enviar mensagens. Alguns pacientes apresentam os dois tipos de afasia, expressiva e receptiva, o que é chamado de afasia expressivo-receptiva.

Se o paciente sobrevive, alguma lesão cerebral pode permanecer. As funções perdidas dependem das áreas atingidas pelas lesões no cérebro (Fig. 24-9). O paciente pode parcial ou totalmente depender de outros para cuidados. Medidas de cuidados comuns são listadas no Quadro 24-5.

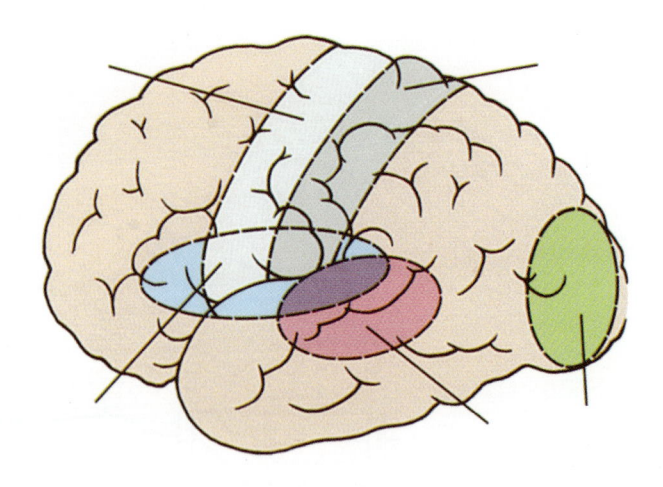

Figura 24-9
As funções perdidas em um derrame dependem das áreas atingidas pela lesão cerebral. (De Milliken ME, Campbell G: Essential competencies for patient care, *St Louis, 1985, Mosby-year Book.)*

Doença de Parkinson

Doença de Parkinson é um distúrbio lento, progressivo e incurável que ocorre na senilidade, quando uma parte de células do cérebro degeneram-se. Os sinais e sintomas são falta de expressão facial, tremor, "movimento de enrolar um objeto com os dedos", marcha arrastada, postura inclinada, rigidez muscular, fala monótona e lenta e salivação excessiva. A função mental não é afetada a princípio. Conforme a doença progride, confusão e esquecimento podem ser desenvolvidos.

Esclerose múltipla

A esclerose múltipla (EM) é uma doença progressiva ou crônica degenerativa. Os impulsos nervosos não são enviados para o cérebro de uma maneira normal. Os sintomas começam no adulto jovem. Há uma visão turva ou dupla, dificuldade com o equilíbrio e a marcha. Tremores, dormência, fraqueza, vertigem, incontinência, constipação, mudanças no comportamento e incoordenação podem eventualmente ocorrer. As condições do paciente pioram com o passar dos anos. Cegueira, contratura, paralisia, incontinência urinária e intestinal e fraqueza respiratória muscular são alguns problemas. O paciente depende de outros para cuidados.

Lesão da coluna vertebral

Lesão da coluna vertebral pode deixar um problema permanente no sistema nervoso. Normalmente ocorre devido

---

QUADRO 24-5 CUIDADOS PARA O PACIENTE COM ACIDENTE VASCULAR CEREBRAL

- A posição lateral é adotada para evitar aspiração.
- Tosse e respiração profunda são estimuladas.
- A cama é mantida na posição de semi-Fowler.
- As grades laterais ficam elevadas, a não ser quando o cuidado está sendo realizado.
- Mudança de decúbito deve ser realizada a cada 2 horas.
- Meias elásticas previnem trombose (coágulo de sangue) nas pernas.
- Exercícios de extensão de movimento previnem contraturas.
- Uma sonda pode ser inserida ou iniciado programa de treino de bexiga.
- Um programa de treino de bexiga pode ser necessário.
- Precauções de segurança podem ser praticadas.
- Assistência é administrada para atividades de autocuidado. O paciente faz o que pode.
- Métodos de comunicação são estabelecidos. Quadros mágicos, caneta e papel, um quadro para desenho ou outros métodos podem ser utilizados.
- Bom cuidado de pele previne feridas por pressão.
- Fonoterapia, fisioterapia e terapia ocupacional podem ser prescritos.
- Suporte emocional e encorajamento são oferecidos. Elogio é feito mesmo para um pequeno acompanhamento.

a ferimentos de bala ou faca, acidentes, quedas ou lesões em esportes. Tração cervical é freqüentemente necessária.

Quanto mais alto o nível da lesão, maior a perda da função (Fig. 24-10). Pacientes com lesões na região lombar ou torácica são paraplégicos. Paraplegia é a paralisia nas pernas. Leões cervicais podem resultar na perda da função dos braços, peito e todos os músculos situados abaixo do peito. Pode ocorrer quadriplegia – paralisia dos braços, pernas e tronco. Se o paciente sobrevive, a reabilitação é necessária. Pacientes paralisados geralmente precisam de cuidados listados no Quadro 24-6.

Deficiência auditiva

A faixa de deficiência auditiva varia de perda auditiva leve à completa surdez. A fala clara, resposta aos outros, segurança e consciência dos arredores requerem audição. Os bebês com deficiência auditiva freqüentemente têm dificuldades para aprender a falar. A falta de atenção e o déficit de aprendizagem são sinais precoces de dificuldades de audição em crianças. Sinais óbvios de deficiência auditiva em crianças e adultos incluem:

- Falar muito alto.
- Inclinar-se para frente para ouvir.
- Virar-se e cobrir o melhor ouvido em direção ao falante.
- Perguntar questões ou responder impropriamente.
- Pedir para repetir as palavras.

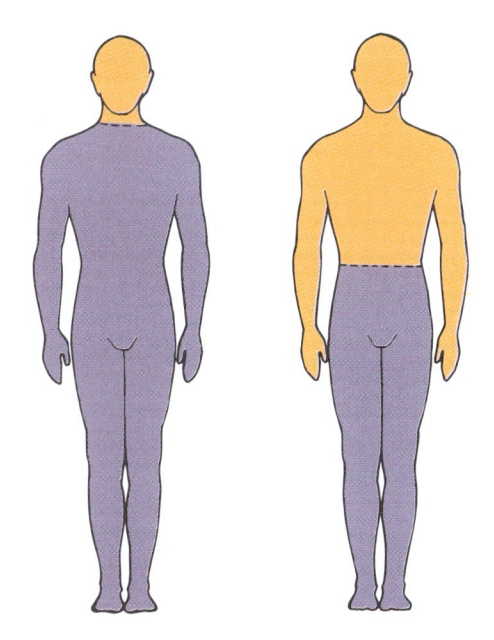

> **QUADRO 24-6 CUIDADO DE PACIENTES COM PARALISIA**
>
> - Proteger o paciente de quedas. Manter as grades laterais levantadas, a cama em sua posição baixa e a campainha de chamada ao alcance.
> - Proteger contra queimaduras. Água de banho, aplicação de calor e comida precisam estar em temperatura apropriada.
> - Realizar mudanças de decúbito a cada 2 horas.
> - Prevenir feridas de pressão.
> - Manter um bom alinhamento constantemente. Usar aparelhos de suporte conforme necessidade.
> - Realizar programas de treino de bexiga e intestino.
> - Realizar exercícios de extensão de movimento e outros exercícios, conforme prescrito.
> - Ajudar com alimentos e fluidos, conforme necessidade. Aparelhos para alimentação e autoajuda podem ser necessários.
> - Dar suporte emocional e psicológico.
> - Fisioterapia, terapia ocupacional e reabilitação são prescritas.

Pacientes com deficiência auditiva podem usar prótese auditiva ou fazer leitura labial. Eles também observam a expressão facial, gestos, a linguagem corporal para compreender o que está sendo dito. A linguagem de sinais pode ser necessária para pacientes totalmente surdos (Fig. 24-11). Alguns possuem cães treinados que alertam o paciente para algumas coisas, tais como telefone, campainha, sirenes ou carros que estejam vindo em sua direção. O Quadro 24-7 relaciona as medidas necessárias com o paciente.

Próteses auditivas amplificam o som, mas não curam ou corrigem o problema de audição, porém o paciente ouve melhor com a prótese auditiva. Lembrar-se de que a prótese auditiva não torna a fala mais clara, apenas mais intensa. As medidas para se comunicar com deficientes auditivos aplica-se àqueles com o aparelho de amplificação sonora.

As próteses auditivas operam com baterias. Há um botão para desligar e ligar. Algumas vezes, as próteses parecem não trabalhar adequadamente. Com freqüência apenas medidas simples são necessárias para conseguir lidar com elas.

- Checar se o aparelho está ligado.
- Checar a posição da bateria.
- Inserir uma nova bateria, se necessário.
- Limpar o molde do ouvido, se necessário.

Figura 24-10
As áreas sombreadas indicam a área de paralisia. (De Milliken ME, Campbell G: Essential competencies for patient care, *St. Louis, 1985, Mosby-Year Book.)*

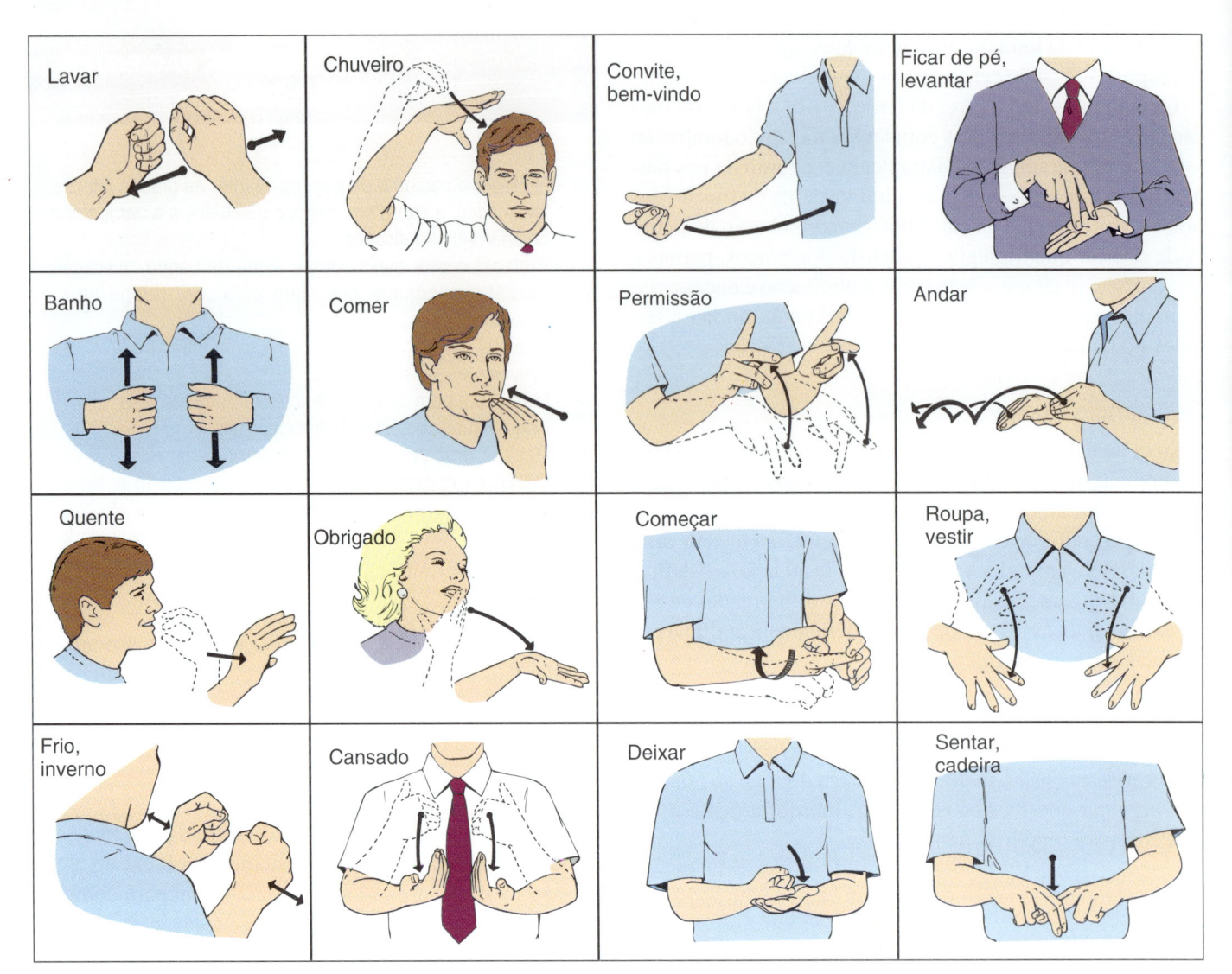

Figura 24-11
Linguagem de sinais.

QUADRO 24-7   COMUNICANDO-SE COM UM PACIENTE DEFICIENTE AUDITIVO

- Receber atenção e alertar o paciente para a sua presença. Levantar o braço ou a mão ou tocar levemente no braço do paciente. Não assustar ou aproximar-se do paciente por trás.
- Olhar diretamente para o paciente quando estiver falando com ele. Não se virar ou andar enquanto estiver falando.
- Ficar de pé ou sentar-se com uma boa luminosidade. Raios de sol e clarões afetam a habilidade do paciente de ver o profissional com nitidez.
- Falar clara, distinta e lentamente.
- Falar em um tom normal de voz. Não gritar.
- Não cobrir sua boca, fumar ou mascar chiclete enquanto estiver falando. Os movimentos da boca podem ficar comprometidos.
- Ficar de pé ou sentar-se, próximo ao melhor do ouvido.
- Estabelecer o tópico da conversa antes.
- Usar frases curtas e palavras simples.
- Escrever palavras e nomes importantes.
- Dizer as palavras de formas diferentes, se o paciente demonstrar não estar compreendendo.
- Manter conversações curtas, para evitar cansar o paciente.
- Repetir e reelaborar frases, de acordo com a necessidade.
- Controlar a expressão facial, gestos e linguagem corporal.
- Reduzir ou eliminar ruídos de fundo.

Próteses auditivas são caras. Elas precisam ter um bom manuseio e cuidado. Checar com a enfermeira antes de lavar a prótese auditiva. Apenas o molde é lavado (Fig. 24-12), normalmente, todos os dias, com água sabão. Secar totalmente, antes de retorná-la para o seu local. As baterias são removidas à noite. Quando não estiver usando, o aparelho deve ser desligado.

Deficiência visual

Problemas visuais ocorrem em qualquer idade. A perda da visão pode ser gradual ou de início súbito. Um ou ambos os olhos podem ser afetados. Cirurgia, óculos ou lentes de contato são freqüentemente necessários.

Glaucoma

Com o glaucoma, a pressão nos olhos é aumentada, lesando a retina e o nervo óptico. O resultado é perda visual com cegueira eventual, de início gradual ou súbito. Os sinais e sintomas incluem visão de túnel (Fig. 24-13), visão embaçada e halo azul-verde ao redor da luz. Com o início súbito, há também uma dor no olho severa, náusea e vômito. O glaucoma é a principal causa de cegueira. Pacientes com idade acima de 40 anos constituem grupo de risco. A causa é desconhecida.

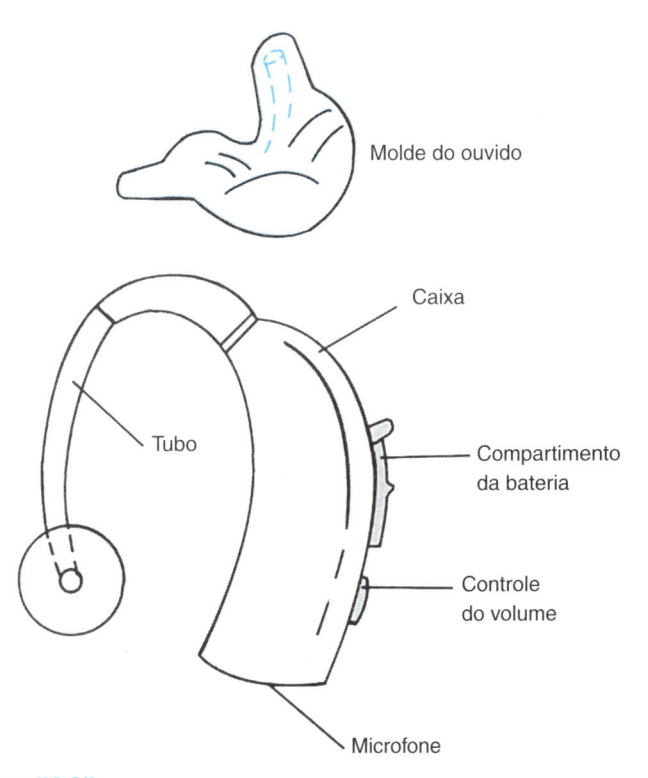

Figura 24-12
Partes de um aparelho auditivo. (De Long BC, Phipss WJ, Cassmeyer VL: Medical-surgical nursing: a nursing process approach, ed 3, St Louis, 1993, Mosby-Year Book.)

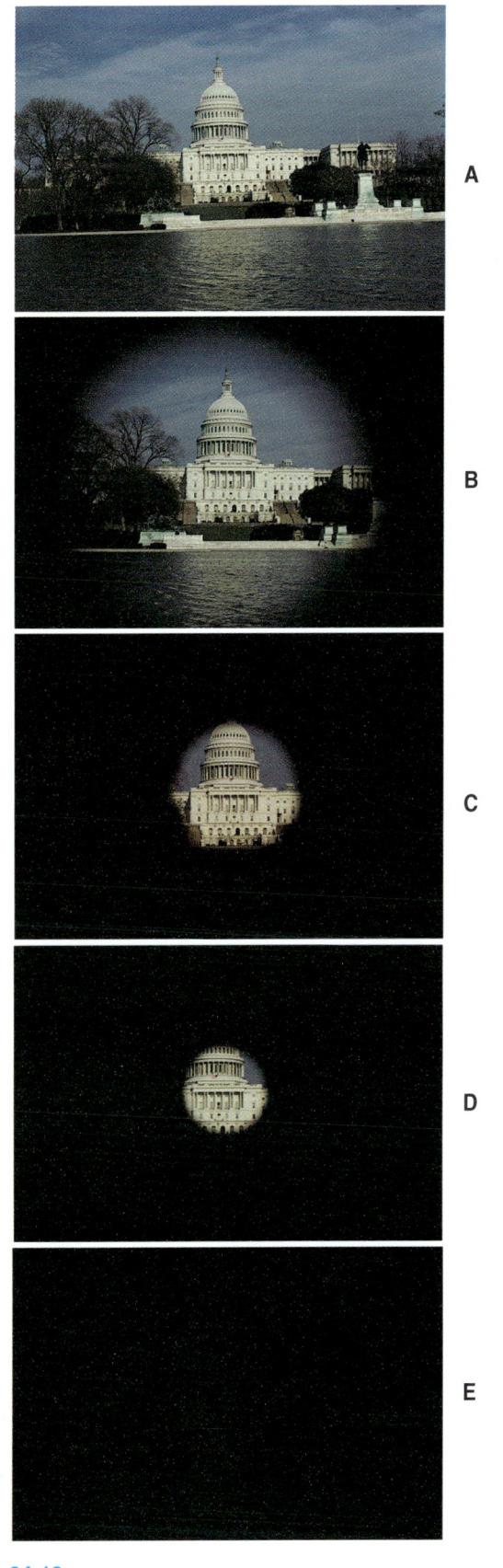

Figura 24-13
A, Visão normal. B, Visão de túnel. C a E, Perda de visão contínua, com eventual cegueira.

Catarata

Catarata é um distúrbio que afeta um ou ambos os olhos tornando a visão nebulosa (opaca) devido à idade. Essa nebulosidade não permite que a luz penetre no olho (Fig. 24-14). Opacidade gradual e ofuscamento da visão ocorrem. Um ou ambos os olhos podem ser afetados. A cirurgia é o único tratamento.

O paciente pode usar um escudo ou tampão sobre um ou ambos os olhos por vários dias após a cirurgia a fim de protegê-los de lesões. Medidas para pacientes cegos são usadas quando usa-se um tampão. Mesmo que apenas um tampão seja usado, há uma perda visual no outro olho da formação de catarata ou por outras causas.

Uma lente é geralmente implantada durante a cirurgia. A visão retorna quase ao normal. Se um implante não é realizado, o paciente usa lentes corretivas após a cirurgia.

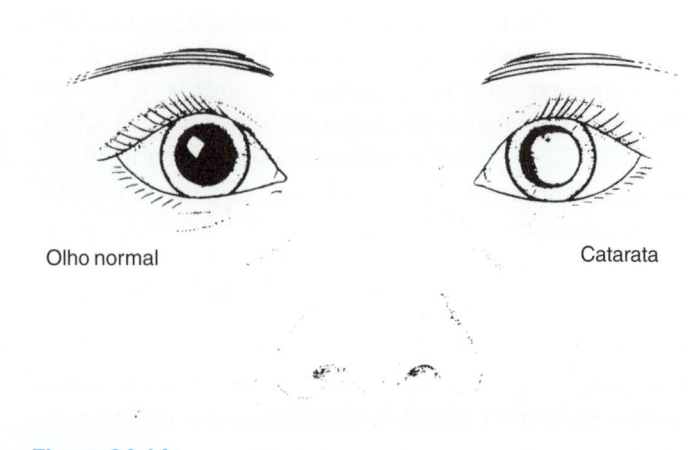

Necessidades especiais do paciente cego

A cegueira tem muitas causas, como defeitos de nascimento, acidentes e doenças de olhos são comuns, assim como pode ser decorrente de complicações de doenças que afetam outros órgãos. A vida de um paciente é seriamente afetada pela perda da visão. Ajustes psicológicos e físicos são difíceis e longos.

Braille é um método de escrita para cegos que usa pontos em relevo, os quais são dispostos para representar cada letra do alfabeto. As primeiras 10 letras também representam os números de 0 a 9 (Fig. 24-15). O paciente sente a disposição dos pontos com os dedos (Fig. 24-16). Muitos livros, revistas e jornais estão disponíveis em Braille. Livros inteiros e artigos estão disponíveis em CDs e fitas cassetes. Eles podem ser comprados ou emprestados em livrarias. Há também digitadores de braile e teclados de computador.

O paciente cego aprende a mover-se usando uma bengala branca com uma ponta vermelha ou um cão-guia, o qual serve de olhos ao deficiente visual. O cachorro reconhece o perigo e orienta o paciente a trafegar.

O profissional precisa tratar o cego com dignidade e respeito – nunca com piedade. As práticas listadas no Quadro 24-8 são praticadas quando um paciente cego está sob cuidados.

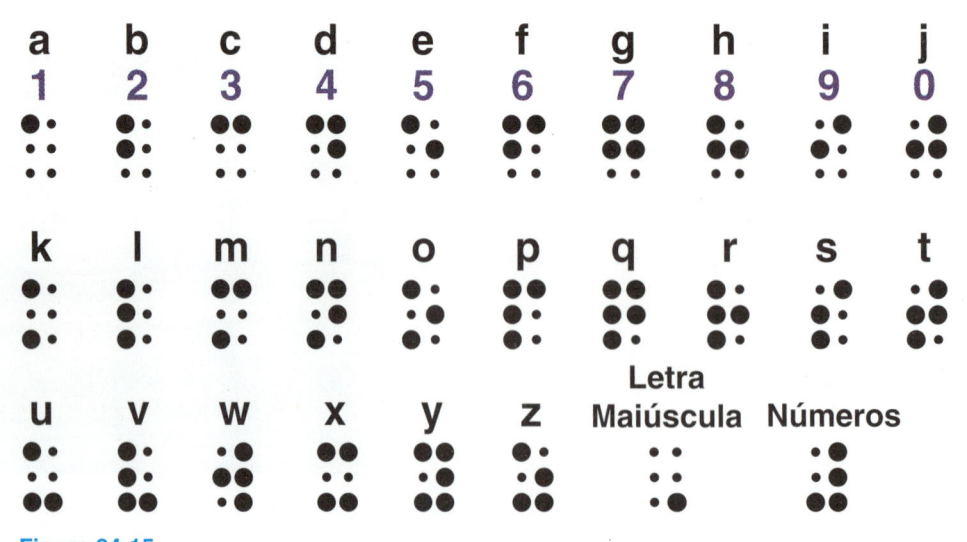

Figura 24-14
Uma catarata no olho esquerdo. (De Long BC, Phipss WJ, Cassmeyer VL: Medical-surgical nursing: a nursing process approach, ed 3, St Louis, 1993, Mosby-Year Book.)

Figura 24-15
Braille.

QUADRO 24-8 — CUIDANDO DE UM PACIENTE CEGO

- Identificar-se quando for entrar no quarto. Dizer o nome, o cargo e a razão de estar lá. Não tocá-lo até ter-se identificado.
- Orientar o paciente no quarto, identificar o local e o objetivo de cada móvel e equipamento.
- Deixar o paciente mover-se, tocar e localizar os móveis e o equipamento, se for possível.
- Não mudar os móveis e equipamentos de lugar.
- Dar explicações passo-a-passo de procedimentos que for realizar, indicando quando acabar o procedimento.
- Informar ao paciente quando for sair da sala.
- Manter as portas abertas ou fechadas, nunca parcialmente abertas.
- Ajudar o paciente na deambulação, caminhando um pouco na frente dele (Fig. 24-17). O paciente toca no braço do auxiliar levemente. Nunca empurrar ou guiar o paciente cego com ele à sua frente.
- Informar o paciente sobre os passos, portas, móveis, guias e outros obstáculos, quando o estiver auxiliando na deambulação.
- Ajudar na seleção de comida e doces na bandeja. Usar a representação do relógio (ver Fig. 16-5) ou orientar a mão do paciente para cada item na bandeja.
- Cortar a carne, abrir os frascos, manteiga e realizar outras atividades, se necessário.
- Deixar a campainha de chamada ao alcance do paciente.
- Providenciar um rádio, toca CDs ou gravador, televisão e publicações em Braille, conforme necessidade.
- Não gritar ou falar alto. Cegueira não implica em perda de audição.
- Deixar o paciente realizar seus autocuidados, se possível.

DISTÚRBIOS RESPIRATÓRIOS

O sistema respiratório traz oxigênio para os pulmões e remove o dióxido de carbono do corpo. Distúrbios respiratórios interferem nesta função e colocam a vida em risco.

Doença pulmonar obstrutiva crônica (DPOC)

Três doenças são agrupadas nas DPOCs: bronquite, asma e enfisema.

Bronquite crônica – Trata-se de uma inflamação dos brônquios e o hábito de fumar é a principal causa. A tosse do fumante no período da manhã é geralmente o primeiro

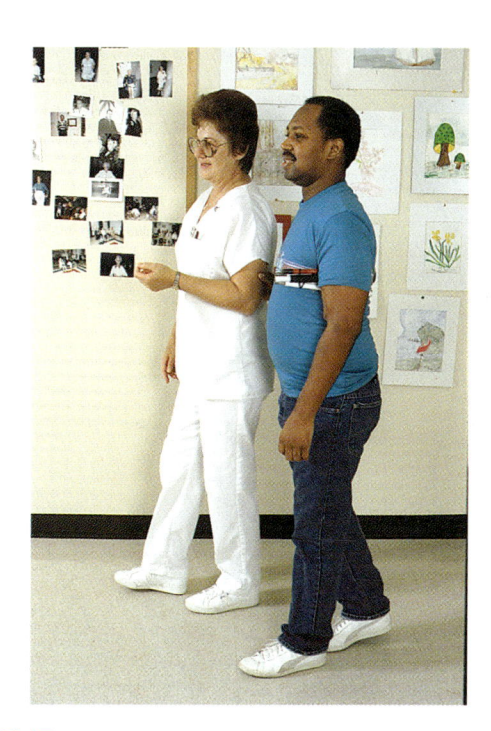

Figura 24-16
O Braille é "lido" com os dedos.

Figura 24-17
O paciente cego anda um pouco para atrás da auxiliar de enfermagem e toca o seu braço levemente.

sintoma. Primeiro a tosse é seca, mas, eventualmente, o paciente pode apresentar tosse com muco que possível de conter pus e sangue. A tosse é mais freqüente quando a doença progride. O paciente tem dificuldade de respirar, pois o muco e as vias respiratórias inflamadas obstruem o fluxo de ar para os pulmões. O corpo não consegue o oxigênio necessário.

Enfisema – No enfisema, o alvéolo aumenta. As paredes do alvéolo não expandem ou diminuem normalmente com a inspiração e expiração. Como resultado, algum ar é mantido dentro dos alvéolo durante a expiração. Mais e mais alvéolos vão se comprometendo, e mais e mais ar é mantido dentro dos alvéolos, sendo que o peito do paciente assemelha-se a um barril (Fig. 24-18). A troca normal de oxigênio e dióxido de carbono não pode ocorrer no alvéolo afetado. Os pacientes precisam manter-se sentado retos e levemente para frente, pois a respiração parece mais fácil nessa posição.

Asma – Na asma, a passagem de ar torna-se estreita resultando em dificuldade para respirar, a respiração é curta, há chiado, tosse, pulso rápido, perspiração e cianose. As causas mais comuns são alergias e estresse emocional. Os episódios ocorrem subitamente e são chamados de ataque de asma.

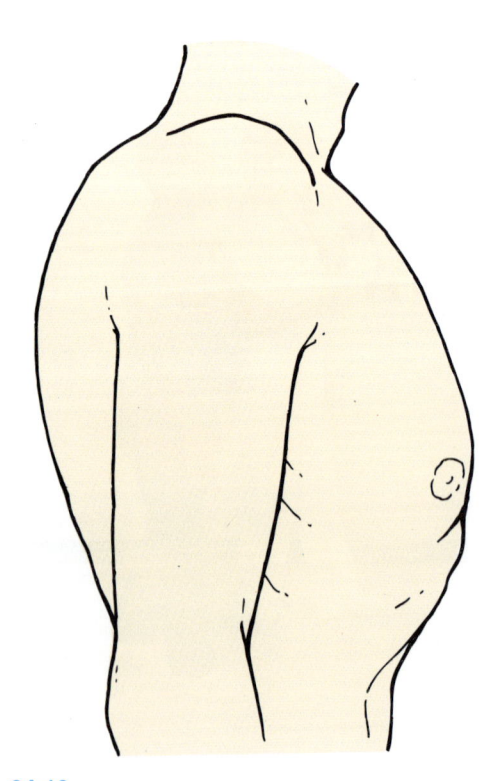

Figura 24-18
Peito de barril do paciente com enfisema.

Pneumonia

É uma inflamação do tecido pulmonar. O alvéolo, na área afetada, fica cheio de líquido. Portanto, o oxigênio e o dióxido de carbono não podem ser trocados normalmente. A pneumonia tem como causa bactérias, vírus, aspiração ou imobilidade. O paciente fica muito debilitado, podendo ser acometido por febre, arrepios, tosse dolorosa, dor ao respirar e pulso rápido. A cianose pode estar presente. O escarro pode ser claro, verde, amarelo ou com cor de ferrugem.

As drogas são prescritas para controlar a infecção e a dor. O médico pode prescrever líquidos em quantidade para a febre e para secreções espessas de muco, as quais são fáceis de expelir. Pode ser necessário o uso de oxigênio. A posição semi-Fowler é preferida para respirar. É importante utilizar as precauções-padrão e cuidados orais.

Tuberculose

É uma infecção bacteriana no pulmão. As bactérias que causam a tuberculose (TB) são espalhadas por gotículas pelo ar (ver Capítulo 8). A bactéria é disseminada quando o paciente tosse, espirra, fala ou canta, podendo a ser inspirada por outras pessoas no ambiente. Indivíduos próximos em contato constante constituem grupos de risco. A TB parece ter uma incidência maior em ambientes fechados e aglomerados.

A infecção pode não se desenvolver durante anos. Os sinais e sintomas precoces são: cansaço, falta de apetite, perda de peso, febre à tarde e transpiração noturna, além de tosse freqüente, aumento na produção de escarro e dores no peito, conforme a progressão da doença.

São administradas drogas específicas para TB. Pessoas com tuberculose precisam cobrir seu nariz e a boca com lenço quando tossem ou espirram. Os lenços devem ser jogados no vaso sanitário ou incinerados. É essencial lavar as mãos após o contato com o escarro. Se for necessária a hospitalização, o paciente usará uma máscara e serão aplicadas as medidas de precauções-padrão e precauções respiratórias.

DISTÚRBIOS CARDIOVASCULARES

Os distúrbios cardiovasculares são a principal causa de morte nos Estados Unidos. Os problemas ocorrem no coração e nas veias sangüíneas.

Hipertensão

A hipertensão (pressão sangüínea alta) é uma condição na qual a pressão sangüínea é anormalmente alta. A pressão sistólica é 140 mmHg ou maior, enquanto a diastólica é 90 mmHg ou maior. Fatores de risco são listados no Quadro

QUADRO 24-9 — FATORES DE RISCO PARA A HIPERTENSÃO

- Idade – o risco é maior a partir dos 35 anos.
- Sexo – homens têm maior risco que as mulheres.
- Raça – negros têm maior risco que brancos.
- História familiar – tendência familiar.
- Obesidade – relacionado à falta de exercícios e aterosclerose.
- Estresse – aumento da atividade simpática do sistema nervoso.
- Cigarro – a nicotina causa estreitamento das veias sangüíneas.
- Dieta rica em sal – O sódio causa retenção de líquidos; o aumento do líquido aumenta o volume do sangue.
- Álcool – Aumento de substâncias químicas no corpo, que eleva a pressão sangüínea.
- Falta de exercício – Leva à obesidade.
- Aterosclerose – As artérias se estreitam por causa da lipídios acumulada nas veias.

24-9. O estreitamento da rede venosa é uma causa comum, assim como doenças renais, dores de cabeça, gravidez e tumores das glândulas supra-renal podem também provocar hipertensão.

No ínicio, pode não haver sinais e sintomas. Entretanto, eles se desenvolvem com a progressão da doença. Dores de cabeça, visão embaçada e vertigens podem ser relatadas. As complicações incluem: derrame, ataque cardíaco, falência renal e cegueira.

Há muitas medicações para diminuir a pressão. O paciente é orientado a parar de fumar, fazer exercícios regularmente e descansar o suficiente. Pode ser prescrita uma dieta com restrição de sal e se o paciente estiver acima do peso, é necessária uma dieta hipocalórica.

Doença das artérias coronárias (DAC)

Na doença das artérias coronárias (DAC), as artérias apresentam-se estreitadas. Portanto, o aporte de sangue para o músculo do coração é reduzido. A causa mais comum é a aterosclerose. (Fig. 24-19). As artérias estreitam-se e obstruem o fluxo de sangue, ocorrendo uma lesão permanente na área do coração que recebe o suprimento de sangue da artéria.

Os fatores de risco incluem: obesidade, fumo, falta de exercício, dieta rica em colesterol e gorduras e hipertensão. A DAC é mais comum em homens e idosos. As duas maiores complicações do DAC são angina *pectoris* e infarto do miocárdio.

Angina pectoris – Angina (dor) pectoris (peito) significa dor no peito, provocada pela redução do fluxo de sangue para a área do músculo cardíaco. A angina ocorre quando o coração precisa de mais oxigênio. Normalmente, o fluxo de sangue para o coração aumenta quando o coração precisa de uma quantidade maior de oxigênio.

O esforço, uma refeição pesada, estresse emocional e excitação aumentam a necessidade de oxigênio pelo coração. Na CAD, as veias estreitadas impedem o aumento de fluxo de sangue.

A dor pode ser um aperto ou desconforto no lado esquerdo do peito e pode irradiar-se para outras regiões (Fig. 24-20). A dor no lado esquerdo da mandíbula e abaixo do lado interno do braço esquerdo são comuns. O paciente pode ficar pálido, ter sensação de desmaio, perspirar e apresentar episódios de dispnéia. O repouso normalmente alivia os sintomas em 3 a 15 minutos.

Uma medicação chamada nitroglicerina é administrada para aliviar a angina. Ela é colocada sob a língua e deve ser mantida ao lado da cama. O paciente toma o medicamento quando é necessário e informa a enfermeira. O paciente sempre deve ter consigo um suprimento de comprimidos de nitroglicerina mesmo quando vai ao refeitório, sala de recreação ou outros locais permitidos.

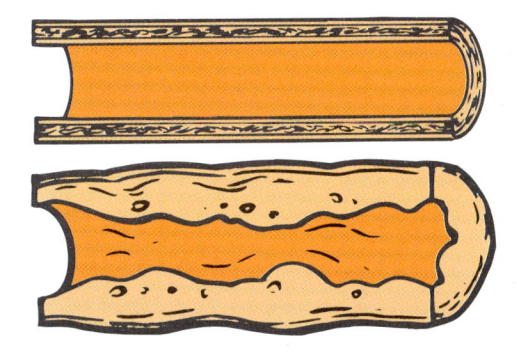

Figura 24-19

A, Artéria normal. B, Gordura depositada nas paredes das artérias na aterosclerose.

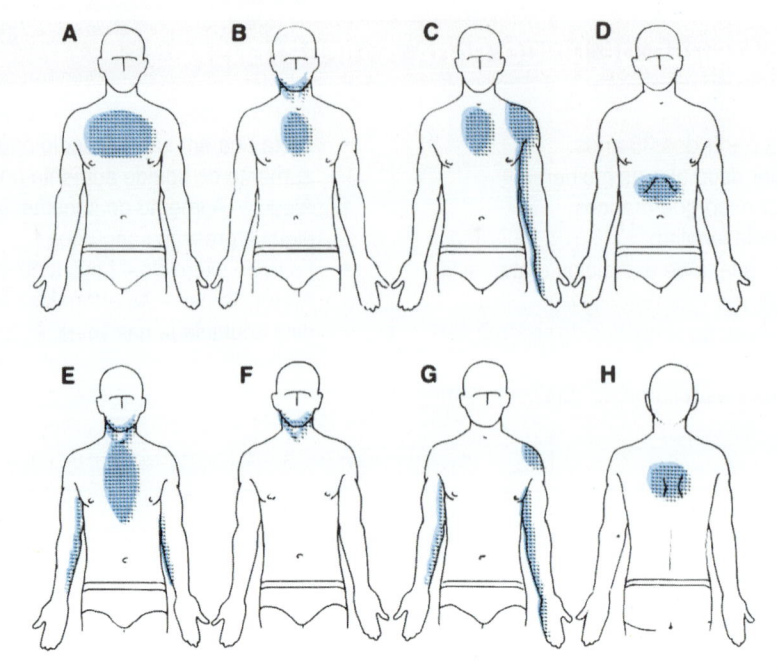

Figura 24-20
Áreas sombreadas mostram onde se localizam as dores de angina pectoris. (De Long BC, Phipss WJ, Cassmeyer VL: Medical-surgical nursing: a nursing process approach, ed 3, St Louis, 1993, Mosby-Year Book.)

As situações que causam a angina pectoris devem ser evitadas. O paciente deve ficar em casa em dias de muito frio ou de muito calor, ou de tempo úmido, desenvolver um programa de exercícios. Pode ser necessária cirurgia nas artérias coronárias.

A angina pectoris freqüentemente leva ao ataque cardíaco. As dores no peito que não são aliviadas com repouso e nitroglicerina podem ter uma causa mais séria.

Infarto do miocárdio (IM) – O ataque cardíaco deve-se à falta de suprimento de sangue no músculo cadíaco (miocárdio), o que provoca a morte tecidual (infarto). O fluxo de sangue para o miocárdio é subitamente interrompido. Geralmente, um coágulo sangüíneo obstrui o fluxo do sangue na artéria e pode levar à morte cardíaca súbita (parada cardíaca) (Capítulo 27).

O paciente pode apresentar um ou mais sinais e sintomas listados no Quadro 24-10. O infarto do miocárdio é uma emergência e deve-se tomar medidas para prevenir complicações de risco de vida.

A realização de um programa de reabilitação cardíaca é importante e inclui exercícios, informações a respeito dos medicamentos e alteração na dieta, havendo também necessidade de mudanças no estilo de vida.

QUADRO 24-10 SINAIS E SINTOMAS DE INFARTO DO MIOCÁRDIO

- Dor severa e súbita no peito.
- A dor é geralmente no lado esquerdo.
- A dor é descrita como comprimida, punhalada ou pressão ou, ainda, como se alguém estivesse sentado sobre o peito.
- A dor pode irradiar-se para o pescoço e mandíbula, embaixo do braço ou outras regiões.
- A dor não diminui com o repouso e nitroglicerina.
- Indigestão.
- Dispnéia.
- Náusea.
- Vertigem.
- Perspiração.
- Palidez.
- Cianose.
- Pele fria e úmida.
- Pressão sangüínea baixa.
- Pulso fraco e irregular.
- Medo e apreensão.
- Sensação de morte.

Insuficiência cardíaca

A insuficiência cardíaca ocorre quando o coração não pode bombear normalmente o sangue, que retorna e provoca congestão de tecidos. A insuficiência cardíaca pode ocorrer no lado esquerdo do coração, no direito ou em ambos.

Quando o lado esquerdo falha, o sangue volta para os pulmões e ocorre a congestão pulmonar. Há dispnéia, aumento de escarro e tosse. O sangue não é bombeado do coração para o resto do corpo em quantidades adequadas e os órgãos não recebem sangue em quantidade suficiente. A diminuição do fluxo sangüíneo para o cérebro provoca confusão, vertigem e desmaio. A diminuição do fluxo sangüíneo para os rins reduz a função renal com conseqüente diminuição na quantidade de urina. A pele fica pálida ou cianótica e há alteração na pressão sangüínea.

Se o lado direito do coração falhar, o sangue volta para o sistema venoso. Os pés e as articulações incham e as veias do pescoço dilatam-se. Ocorre congestão no fígado e sua função diminui. O abdômen fica congestionado por fluido e o lado direito do coração não pode bombear eficientemente o sangue para os pulmões. Assim, não ocorre o fluxo de sangue dos pulmões para o lado esquerdo do coração e uma menor quantidade de sangue é bombeada do lado esquerdo do coração para o resto do corpo. Como o lado esquerdo do coração falha, há uma diminuição no suprimento de sangue para outros órgãos.

São prescritas drogas para fortalecer o coração e diminuir a quantidade de líquido no corpo, dieta com restrição de sódio e administrado oxigênio. A posição de semi-Fowler ou Fowler é preferida para respiração, pois alivia o desconforto. O cuidado do paciente também inclui:

- Manter repouso no leito ou programa de atividade limitado.
- Controle diário de ingestão, excreção e peso.
- Restrição de líquidos, conforme prescrição do médico.
- Realizar um bom cuidado de pele para prevenir lesões.
- Realizar exercícios de movimento de extensão.
- Ajudar com atividades de autocuidado, transferências e deambulação.
- Manter um bom alinhamento corporal.
- Uso de meias elásticas.

DISTÚRBIOS DO SISTEMA URINÁRIO

Os rins, ureteres, bexiga e uretra são as principais estruturas do sistema urinário e podem ocorrer distúrbios em uma ou mais destas estruturas.

Infecção do trato urinário (ITU)

Pode ocorrer infecção na bexiga ou nos rins. A infecção em uma área pode acarretar em infecção de todo o sistema, sendo as causas mais comuns: cateterização e má higiene perineal.

Cistite é uma inflamação (*ite*) da bexiga (*cist*). O paciente pode sentir necessidade de urinar com freqüência e urgência e pode apresentar, também, disúria – dificuldade ou dor (*dis*) para urinar (*uria*), dor, urina com odor forte, hematúria, sangue (*hemato*) na urina (*uria*) e piuria, pus (*pie*) na urina (*uria*). Os antibióticos são o tratamento de escolha.

A pielonefrite é uma inflamação (*ite*) do rim (*nefro*) pelve (*pele*). Arrepios e febre podem somar-se aos sinais e sintomas de cistite. O tratamento consiste de antibiótico e líquidos.

Cálculo renal

Cálculo renal são pedras (*calculi*) nos rins (*renal*). As pedras variam de tamanho e é comum dor severa no flanco, costas, abdômen, coxa e uretra. O paciente pode ter disúria, urinar com freqüência e apresentar hematúria. O tratamento envolve alívio da dor e a ingestão de líquido. O paciente toma aproximadamente 4.000 ml de líquido por dia, pois o líquido em quantidade ajuda a remoção das pedras pela urina. Toda a urina é "coada". Pode ser necessária a remoção cirúrgica dos cálculos.

DISTÚRBIOS DO SISTEMA ENDÓCRINO

O sistema endócrino é formado pelas glândulas endócrinas que secretam hormônios que atuam em órgãos e outras glândulas. O distúrbio endócrino mais comum é o diabete melito.

Diabete melito

A insulina é necessária para o metabolismo apropriado do açúcar (glicose). No diabete melito, o pâncreas não produz insulina suficiente e a presença de açúcar não-metabolizado aumenta no sangue. As células não têm açúcar suficiente para produzir energia. Fatores de risco incluem: história familiar de diabete e obesidade, sendo que o risco aumenta após os 40 anos de idade.

Há dois tipos principais de diabete melito:

- *Diabete insulino-dependente (Tipo I)* – Ocorre mais freqüentemente em crianças e adultos jovens. Como o pâncreas não secreta insulina, o paciente tem que tomar injeções diárias para repor insulina.

- *Diabete não-insulino-dependente (Tipo II)* – Ocorre em adultos. O pâncreas secreta alguma insulina, mas a quantidade secretada não é suficiente para suprir as necessidades do corpo.

Os sinais e sintomas incluem aumento de produção de urina, aumento da sede, fome e perda de peso. Os testes de sangue mostram um aumento de níveis de açúcar. O teste de urina mostra a presença de açúcar na urina (ver Capítulo 14). As complicações incluem cegueira, lesão renal, lesão no SNC e distúrbios circulatórios, os quais incluem: derrame, ataque cardíaco e lenta cicatrização de feridas. Feridas nos pés e pernas são complicações perigosas, pois podem levar à infecção e à gangrena, necessitando de amputação da região afetada.

O diabete insulino-dependente (Tipo I) é tratado com terapia de insulina diária, dieta e exercício. A quantidade de açúcar na dieta é limitada e as refeições devem ser servidas no horário para que haja equilíbrio no nível de insulina. O paciente precisa comer toda a comida que lhe foi servida.

O diabete não-insulino-dependente (Tipo II) é tratado com dieta e exercício. O número de calorias e açúcar na dieta é restrito. Se o paciente está acima do peso, ele precisa emagrecer. Podem ser prescritas medicações orais e alguns pacientes com tipo II de diabete necessitam de insulina.

Ambos os tipos de diabete precisam realizar testes de sangue e urina. Manter um bom cuidado com os pés é importante.

A hipoglicemia (choque de insulina) ocorre quando há presença de muita insulina no sangue. Hipoglicemia significa baixo (*hipo*) açúcar (*glic*) no sangue (*emia*). Hiperglicemia (*coma diabético*) desenvolve-se quando o paciente não consegue secretar uma quantidade suficiente de insulina. Hiperglicemia significa alto (*hiper*) açúcar (*glic*) no sangue (*emia*). A Tabela 24-1 resume as causas e os sinais e sintomas de hipo e hiperglicemia. Ambos podem levar à morte se não forem corrigidos.

DISTÚRBIOS DIGESTIVOS

O sistema digestivo quebra o alimento para que possa ser absorvido pelo corpo. Outra função é a eliminação de restos sólidos. Diarréia, constipação, flatulência, incontinência e cuidado de pacientes com colostomia e ileostomia foram discutidos no Capítulo 15.

DOENÇAS TRANSMISSÍVEIS

Doenças transmissíveis (doença contagiosa ou infecciosa) são transmitidas de um paciente para outro, sendo as mais comuns: sarampo, caxumba, catapora, gonorréia, herpes e sífilis.

TABELA 24-1 HIPOGLICEMIA E HIPERGLICEMIA

Hipoglicemia (choque de insulina)

Causas	Muita insulina
	Omissão de refeição
	Comer pouco
	Exercício aumentado
	Vômito
Sinais e sintomas	Fome
	Fraqueza
	Tremor
	Transpiração
	Dor de cabeça
	Vertigem
	Pulso rápido
	Pressão baixa
	Confusão
	Pele fria
	Convulsões
	Inconsciência

Hiperglicemia

Causas	Diabete não-diagnosticado
	Insulina insuficiente
	Ingestão de grande quantidade de comida
	Pouco exercício
	Estresse de cirurgia, doença, problemas emocionais, etc.
Sinais e sintomas	Fraqueza
	Sonolência
	Sede
	Fome
	Urinar com freqüência
	Rubor na face
	Respiração com odor doce (cheiro de maçã)
	Respirações lentas, profundas e difíceis
	Pulso rápido e fraco
	Pele seca
	Dor de cabeça
	Náusea e vômito
	Coma

Doenças sexualmente transmissíveis

As doenças sexualmente transmissíveis (DSTs) são transmitidas por contato sexual (Tabela 24-2). A área genital está geralmente associada com DSTs. Entretanto, outras partes do corpo podem estar envolvidas, incluindo o reto,

TABELA 24-2 — DOENÇAS SEXUALMENTE TRANSMISSÍVEIS

Doença	Herpes genital
Sinais e sintomas	Dor, feridas cheias de secreção próxima dos genitais
	As feridas podem ter secreção líquida
	Coceira (prurido), queimação e formigamento na área genital
	Febre
	Glândulas inchadas (dilatadas)
Tratamento	Cura desconhecida
	Medicações podem ser adminstradas para controlar o desconforto
Doença	AIDS (Síndrome de imunodeficiência adquirida)
Sinais e sintomas	Ver página 340
Tratamento	Desconhecido até o momento
Doença	Gonorréia
Sinais e sintomas	Queimação quando urina
	Freqüência e urgência em urinar
	Corrimento vaginal na mulher
	Corrimento uretral no homem
Tratamento	Medicações antibióticas

Doença	Sífilis	
Sinais e sintomas	Estágio I –	10 a 90 dias após a exposição; cancro sem dor no pênis, vagina ou genitália; o cancro também pode estar nos lábios ou na cavidade oral ou em qualquer outro lugar do corpo
	Estágio II –	Aproximadamente dois meses após o aparecimento do cancro, fadiga geral, perda de apetite, náusea, febre, dor de cabeça, *rash* cutâneo, dor de garganta, dores nos ossos e articulações, perda de cabelo, lesões nos lábios e genitália.
	Estágio III –	Três a 15 anos após a infecção; lesão no sistema cardiovascular e sistema nervoso central, cegueira
Tratamento	Medicações antibióticas	

orelhas, boca, mamilos, garganta, olhos e nariz. A maioria das DSTs proliferam-se por contato sexual. O uso de condons (camisinha) ajuda a prevenir a proliferação de todas as DSTs, além de prevenir a AIDS. Algumas DSTs são transmissíveis através do contato com lesões da pele, contato com secreções corporais contaminados (sangue, esperma, saliva), sangue contaminado ou agulhas.

É necessário o uso de precauções padronizadas. Lavar as mãos antes e depois do cuidado com o paciente é essencial, bem como seguidas as precauções para patógenos veiculados pelo sangue.

Hepatite

A hepatite é uma doença inflamatória do fígado. O tipo A (hepatite infecciosa) é trasmitida através da rota fecal – oral. O vírus é ingerido quando a pessoa ingere alimentos ou bebidas contaminados ou usa utensílios contaminados com o vírus. As causas são: saneamento básico e condições de vida precárias, má nutrição e má higiene. O profissional deve ter cuidado ao manusear o urinol, fezes e termômetros retais. É fundamental lavar bem as mãos.

A hepatite tipo B é transmitida pelo sangue, saliva, sêmen e urina de pacientes infectados. O vírus é transmitido pelo sangue contaminado, hemoderivados, agulhas e seringas divididas entre usuários de drogas IV. Há uma vacina para prevenir hepatite B (ver Capítulo 8).

A hepatite pode ser leve ou provocar a morte. Há perda de apetite, fraqueza, fadiga, exaustão, náusea e vômito. O indivíduo contaminado pelo vírus da hepatite B tem febre, *rash* cutâneo, urina escura, icterícia (cor da pele amarela) e fezes com cor clara, dor de cabeça, arrepios e dores abdominais.

As pessoas precisam proteger-se do vírus da hepatite. Devem ser seguida as precauções padronizadas para patógenos veículados pelo sangue e precauções de contato.

Síndrome de imunodeficiência adquirida (AIDS)

A síndrome de imunodeficiência adquirida (AIDS) é causada pelo vírus da imunodeficiência humana (HIV), o qual afeta a habilidade do paciente de combater outras doenças. A AIDS leva à morte.

O vírus está presente no sangue e no sêmen, nas secreções e no leite materno de pacientes contaminados. A AIDS á transmitida principalmente por:

- Contato sexual (oral, anal ou vaginal) com um paciente infectado.
- Agulhas divididas entre usuários de drogas.
- Transfusão de sangue infectado.
- Mães HIV positivas, durante ou logo após o parto.

A infecção pode também ocorrer quando fluidos de sangue infectados entram em contato com áreas da pele lesadas.

Pacientes com risco para AIDS são:

- Homens homo ou bissexuais.
- Usuários de drogas intravenosas.
- Parceiros de sexo que sejam homossexuais, bissexuais ou usuários de drogas.
- Bebês nascidos de mães contaminadas.
- Pacientes que receberam sangue ou produtos de sangue contaminado.

Os sinais e sintomas de AIDS estão listados no Quadro 24-11. Alguns pacientes infectados com HIV não desenvolvem AIDS por 10 a 12 anos e podem não apresentar sinais e sintomas da doença, embora carreguem o vírus e possam transmitir a doença aos outros.

Pessoas com AIDS desenvolvem outras doenças, pois seu organismo não possui habilidade para combatê-las. O paciente corre o risco de ter pneumonia, sarcoma de Kaposi (um tipo de câncer) e lesões do sistema nervoso central. O paciente com lesão do SNC pode apresentar perda de memória, da coordenação, paralisia e transtornos mentais.

O profissional pode cuidar de pacientes com HIV ou AIDS (Quadro 24-12), pode ter contato com sangue e secreções com sangue do paciente. Contato boca a boca é possível durante a parada cardiorrespiratória (PCR), sendo necessário proteger-se e aos outros do vírus da AIDS. Seguir recomendações de precauções padrões e de patógenos (ver Capítulo 8).

QUADRO 24-11 Sinais e sintomas de AIDS

- Perda de apetite.
- Perda de mais de 5 kg sem motivo.
- Febre.
- Transpiração noturna.
- Diarréia.
- Cansaço extremo ou constante.
- *Rashs* cutâneos.
- Gânglios inchados no pescoço, axila e virilha.
- Tosse seca.
- Pontos brancos na boca ou na língua.
- Manchas púrpuras na pele que parecem contusão, mas não desaparecem.
- Demência (ver Capítulo 26).

QUADRO 24-12 Cuidando do paciente com AIDS

- Utilizar precauções-padrão (ver Capítulo 8).
- Seguir recomendações sobre precauções de patógenos veiculados pelo sangue (ver Capítulo 8).
- Realizar higiene diária; evitar sabonetes ásperos que irritem a pele.
- Realizar higiene oral antes das refeições e na hora de deitar. O paciente deve usar uma escova com cerdas macias.
- Fornecer líquidos orais, conforme prescrição.
- Controlar e registrar ingestão e excreção.
- Pesar o paciente todos os dias.
- Realizar exercícios de respiração e tosse todos os dias.
- Utilizar medidas para prevenção de feridas.
- Ajudar com exercícios de extensão do movimento e deambulação, conforme prescritos.
- Encorajar o paciente a se cuidar, de acordo com as possibilidades do mesmo.
- Trocar os lençóis, pijamas ou roupões conforme necessário, se houver febre.
- Ser um bom ouvinte e dar apoio emocional.

Questões de revisão

Circule a resposta mais adequada.

1. A proliferação do câncer para outras partes do corpo é:
   a. Um tumor maligno.
   b. Metástese.
   c. Gangrena.
   d. Um tumor benigno.

2. Qual das alternativas abaixo não é sinal para o aparecimento do câncer:
   a. Articulações inchadas e doloridas.
   b. Uma ferida que não cicatriza.
   c. Sangramento não-usual em uma ferida aberta.
   d. Tosse seca ou rouquidão.

3. Marta Powers tem artrite. O cuidado não inclui:
   a. Medidas para prevenir contraturas.
   b. Exercício de extensão do movimento.
   c. Um gesso ou tração.
   d. Auxílio nas atividades de vida diária.

4. O que é necessário para um gesso secar. Assinale a resposta falsa.
   a. Um gesso molhado é coberto com lençóis ou plástico.
   b. O paciente é virado para que o gesso seque livremente.
   c. Todo o comprimento do gesso é sustentado com travesseiros.
   d. O gesso deve ser sustentado com as mãos quando levantados.

5. Um paciente tem um gesso. O profissional precisa relatar imediatamente:
   a. Dores, dormência ou inabilidade para mover os dedos.
   b. Arrepios, febre ou náusea e vômito.
   c. Odor, cianose ou mudanças de temperatura na pele.
   d. Todas as anteriores.

6. Após uma cirurgia para colocação de pino nos quadris, a perna operada fica:
   a. Abduzida todo o tempo.
   b. Aduzida todo o tempo.
   c. Virada externamente todo o tempo.
   d. Flexionada todo o tempo.

7. Um paciente tem um AVC. Qual é resposta falsa?
   a. Pode ocorrer hemiplegia.
   b. Derrame é uma doença progressiva.
   c. Aporte sangüíneo para uma área do cérebro foi interrompida.
   d. Pode ocorrer afasia.

8. Um paciente tem um derrame. Qual procedimento o profissional deve realizar?
   a. Posição semi-Fowler.
   b. Exercícios de extensão do movimento.
   c. Mudança de decúbito e realizar cuidado com a pele a cada 2 horas
   d. Manter a cama na posição mais alta.

9. Um paciente tem doença de Parkinson. Qual é resposta falsa?
   a. A doença de Parkinson afeta o cérebro.
   b. A função mental do paciente é afetada primeiro.
   c. Sinais e sintomas incluem rigidez muscular, lentidão de movimentos e marcha arrastada.
   d. O paciente está protegido de lesões.

10. Um paciente tem esclerose múltipla. Qual é resposta falsa?
    a. Os impulsos nervosos são enviados para e de forma normal para o cérebro.
    b. Os sintomas se iniciam na idade adulta.
    c. Não há cura.
    d. O paciente fica eventualmente paralisado e totalmente dependente de outros para cuidados.

11. O Sr. Young tem deficiência auditiva. Quando falar com ele, o profissional deve, exceto:
    a. Falar clara, distinta e lentamente.
    b. Sentar-se ou ficar de pé, em local com boa iluminação.
    c. Gritar.
    d. Ficar de pé ou sentar-se do lado em que ele ouve melhor.

12. A prótese auditiva do Sr. Young parece não estar funcionando bem. Primeiro, o profissional deve:
    a. Ver se está ligada.
    b. Lavar a prótese com sabão e água.
    c. Arrumá-la.
    d. Remover as baterias.

13. O Sr. Young tem um tampão no olho, após uma cirurgia de catarata. Qual é resposta verdadeira?
    a. O tampão protege o olho de lesões.
    b. Pode haver perda de visão no outro olho.
    c. São utilizados procedimentos para pacientes cegos.
    d. Todas as anteriores.

14. O Sr. Goldman é cego. O profissional deve fazer o seguinte, exceto:
    a. Tocá-lo para conseguir sua atenção.
    b. Trocar os móveis de lugar para variar.
    c. Explicar os procedimentos passo a passo.
    d. Deixá-lo andar um pouco atrás.

QUESTÕES DE REVISÃO — CONTINUAÇÃO

15. Um paciente tem enfisema. Qual é resposta falsa?
    a. O paciente tem dispnéia somente com atividade
    b. Fumar cigarro é a causa mais comum.
    c. O paciente provavelmente terá mais facilidade para respirar se sentar-se reto e inclinado levemente para a frente.
    d. O escarro pode ter pus.

16. Um paciente tem hipertensão. O tratamento envolve o seguinte, exceto:
    a. Não fumar e fazer os exercícios regularmente.
    b. Uma dieta rica em sódio.
    c. Uma dieta baixa em caloria para a pressão sangüínea.
    d. Medicamentos para diminuir a pressão.

17. Um paciente tem angina pectoris. Qual é resposta verdadeira?
    a. Pode ocorrer lesão no músculo do coração.
    b. A dor é descrita como forte compressão, punhalada ou aperto.
    c. A dor é aliviada com repouso e nitroglicerina.
    d. Todas as anteriores.

18. Um paciente tem um infarto do miocárdio. Você sabe que:
    a. O paciente está tendo um ataque cardíaco.
    b. Esta é uma situação de emergência.
    c. O paciente pode ter uma parada cardíaca.
    d. Todas as anteriores.

19. Um paciente tem insuficiência cardíaca. Qual medida o profissional deve questionar?
    a. Ingestão de líquidos em quantidade.
    b. Medir ingestão e excreção.
    c. Pesar diariamente.
    d. Realizar exercícios de extensão.

20. Um paciente tem cistite. Isto é:
    a. Uma infecção nos rins.
    b. Pedras nos rins.
    c. Uma infecção do trato urinário.
    d. Uma inflamação na bexiga.

21. Marta Powers tem diabete. Ela precisa dos seguintes cuidados, exceto:
    a. Refeições servidas no horário.
    b. Bom cuidado com os pés.
    c. Insulina oral.
    d. Dieta.

22. Estas frases são sobre HIV e AIDS. Qual é falsa?
    a. São seguidas precauções-padrão e precauções com patógenos veiculados pelo sangue.
    b. Pode haver sinais e sintomas de dano do sistema nervoso central.
    c. O paciente tem risco para infecção.
    d. O paciente sempre apresenta algum sinal ou sintoma da doença.

Respostas

1 b 2 a 3 c 4 a 5 d 6 a 7 b 8 d 9 b 10 a 11 c 12 a 13 d 14 b 15 a 16 b 17 c 18 d 19 a 20 d 21 c 22 d

Problemas de Saúde Mental

25

OBJETIVOS

- Definir os termos-chave listados neste capítulo.
- Descrever transtornos mentais e suas causas.
- Compreender os mecanismos de defesa usados para aliviar a ansiedade.
- Descrever os transtornos de saúde mental mais comuns.
- Descrever os cuidados requeridos por um paciente com um transtorno de saúde mental.

TERMOS-CHAVE

Alucinação – Ver, ouvir ou sentir algo que não é real.

Ansiedade – Vazio, sentimento de apreensão que ocorre em resposta ao estresse.

Compulsão – Descontrole no desempenho de uma ação/ato.

Estresse – Resposta ou mudança no corpo provocada por um fator emocional, físico, social ou econômico.

Fobia – Medo, pânico ou horror.

Ilusão – Falsa crença.

Ilusão de grandeza – Crença exagerada sobre a própria importância, prosperidade, poder ou talento.

Ilusão de perseguição – Falsa crença de que está sendo maltratado, abusado ou molestado.

Mecanismo de defesa – Reação inconsciente que bloqueia sentimentos desagradáveis ou de risco.

Mental – Relacionado à mente; algo que existe na mente ou é realizado pela mente.

Obsessão – Idéia ou pensamento persistente.

Pânico – Intenso e súbito sentimento de medo, ansiedade, terror ou horror.

Paranóia – Transtorno (*para*) da mente (*noia*); falsas crenças (ilusões) e suspeita sobre uma pessoa ou situação.

Personalidade – Série de atitudes, valores, comportamentos e características de uma pessoa em particular.

Psicose – Transtorno mental severo quando a pessoa não vê ou interpreta corretamente a realidade.

Saúde mental – Estado mental no qual a pessoa se ajusta ao estresse da vida diária de forma aceitável pela sociedade.

Sentimento – Sensações e emoções.

Um indivíduo em sua totalidade possui uma parte física, social, psicológica e espiritual, interdependentes. Assim, um problema físico afeta o indivíduo social, mental e espiritualmente. Da mesma forma, problemas mentais afetam o indivíduo física, social e espiritualmente. Um problema social pode ter efeitos físicos, de saúde mental e espirituais.

CONCEITOS BÁSICOS

Saúde mental e doenças mentais são opostos. Assim como saúde física e a doença, há níveis de comprometimento. Em um extremo há um indivíduo com um resfriado comum e, de outro, há um indivíduo com uma doença de risco de vida. Saúde mental tem os mesmos extremos.

Saúde mental

Mental relaciona-se com a mente. Portanto, saúde mental envolve a mente. A maioria das definições de saúde mental inclui os conceitos de estresse.

- **Estresse** é a resposta ou mudança no corpo, causada por um fator emocional, físico, social ou econômico.
- **Saúde mental** é o estado mental no qual o indivíduo vive com e se ajusta ao estresse da vida diária de maneira aceitável pela sociedade.
- **Doença mental** é um transtorno na habilidade da pessoa de enfrentar ou ajustar-se ao estresse, quando o seu comportamento e funcionamento ficam comprometidos.

Os transtornos de saúde mental têm muitas causas. Algumas vezes, uma pessoa não pode enfrentar ou ajustar-se ao estresse. Outros transtornos são causados por desequilíbrio químico no corpo e alguns são genéticos ou incluem abuso de drogas ou substâncias químicas. Fatores sociais e culturais também podem levar à doença mental.

Personalidade

Personalidade é um conjunto de atitudes, valores, comportamentos e características de um indivíduo em particular. O desenvolvimento da personalidade começa no nascimento. Genética, cultura, ambiente, pais e experiências sociais estão entre os muitos fatores que afetam o desenvolvimento da personalidade.

A teoria de Maslow das necessidades básicas (ver Capítulo 4) afeta o desenvolvimento da personalidade. Os níveis mais baixos de necessidade precisam ser atendidos antes dos níveis mais altos. Uma criança que cresce com fome, negligenciada, com frio ou que foi abusada não se sentirá segura. As necessidades não atendidas em qualquer idade afetarão o desenvolvimento da personalidade.

Ansiedade

Ansiedade é um sentimento vago e de apreensão em resposta ao estresse. O indivíduo pode não saber a causa ou a origem deste sentimento e tem a sensação de perigo ou ameaça que pode ser real ou imaginária. Ansiedade é geralmente uma emoção normal que ocorre quando as necessidades de um indivíduo não são atendidas. A ansiedade é verificada em todos os transtornos de saúde mental. Há muitos sinais e sintomas de ansiedade (Quadro 25-1), que dependem do grau da ansiedade. Pessoas com transtornos de saúde mental têm níveis de ansiedade mais altos.

Os mecanismos de defesa ou de enfrentamento são usados para aliviar a ansiedade. Os mais comuns são comer, beber, fumar, exercitar-se, falar sobre problemas e brigar. Algumas pessoas tocam música, caminham, tomam um banho quente ou querem ficar sozinhas.

Mecanismos de defesa são reações inconscientes que bloqueiam sentimentos de ameaça ou desprazer e são utilizados por qualquer um para aliviar a ansiedade. Pessoas com transtornos de saúde mental usam mecanismos de defesa inadequados. O Quadro 25-2 descreve os mecanismos de defesa comuns.

TRANSTORNOS DE SAÚDE MENTAL

Há muitos tipos de transtornos de saúde mental; alguns afetam os pensamentos, enquanto outros atingem o humor.

QUADRO 25-1 SINAIS E SINTOMAS DE ANSIEDADE

- Sensação de corpo estranho na garganta ou aperto no estômago.
- Pulso e respirações rápidos; aumento de pressão sangüínea.
- Fala rápida ou mudanças no tom de voz.
- Boca seca.
- Transpiração.
- Náusea e diarréia.
- Aumento da freqüência e urgência em urinar.
- Nível de atenção rebaixada; dificuldade em seguir orientações.
- Dificuldade para dormir.
- Perda de apetite.

Transtornos de ansiedade

Pacientes com transtornos de ansiedade são altamente ansiosos. Os sinais e sintomas dependem do nível de ansiedade.

- **Transtornos do pânico** – Pânico é o mais alto nível de ansiedade. O pânico é um intenso e súbito sentimento de medo, ansiedade, terror ou horror que aparece subitamente sem nenhum motivo aparente. O paciente não pode agir e apresenta sinais e sintomas severos de ansiedade.
- **Transtornos fóbicos** – Fobia significa medo, pânico ou horror. O paciente com fobia tem um medo intenso de um objeto ou situação.
- **Transtornos obsessivo-compulsivos** – Obsessão é um pensamento ou uma idéia persistente (fixa). O pensamento ou idéia pode ser violento. Compulsão é o descontrole na execução de um ato. O indivíduo sabe que o ato é errado, mas apresenta um nível de ansiedade grande se esse ato não for realizado. Alguns transtornos alimentares são obsessivos-compulsivos, enquanto outros envolvem atos violentos.

Esquizofrenia

Esquizofrenia significa ruptura (*esquizo*) da mente (*frenia*). Os seguintes termos são importantes para entender a esquizofrenia:

- **Psicose** – Significa um transtorno mental sério. O paciente não vê e não interpreta corretamente a realidade.
- **Ilusão** – É uma crença falsa. Por exemplo: um paciente acredita que é Deus, uma estrela de cinema ou outro paciente.
- **Alucinação** – É ver, ouvir ou sentir algo que não é real. Um indivíduo pode ver animais, insetos ou pessoas que não estão presentes.
- **Paranóia** – Significa um transtorno (*para*) da mente (*noia*). O paciente tem falsas crenças (ilusões) e suspeita sobre outras pessoas ou situação. Por exemplo, o indivíduo acredita que sua bebida ou comida está envenenada.
- **Mania de grandeza** – É uma crença exagerada sobre sua própria importância, bem estar, poder ou talentos. Por exemplo, um homem acredita que é o super-homem e a mulher acredita que é a rainha da Inglaterra.
- **Mania de perseguição** – É uma falsa crença que alguém está sendo mal tratado, abusado ou ameaçado. Por exemplo, uma pessoa que acredita que alguém quer pegá-la.

As respostas do indivíduo são inapropriadas. A comunicação é comprometida e pode vagar ou repetir o que outros dizem e afastar-se de todos e do mundo. Isto é, o indivíduo não se interessa pelos demais e não se sente envolvido com as pessoas e nem com a sociedade. Pode ficar sentado sozinho por horas sem se mover, falar ou responder. Alguns indivíduos regridem (ver Quadro 25-2). Um adulto pode ter um comportamento de criança ou bebê.

QUADRO 25-2 MECANISMOS DE DEFESA

Compensação – Compensar significa compor para, recolocar ou substituir, ou seja, substituir uma força por uma fraqueza. Por exemplo: Joe Williams não é bom para esportes, mas aprende a tocar guitarra com facilidade.

Deslocar – Significa mover ou tirar do lugar. Deslocamento ocorre quando um indivíduo transfere seu comportamento ou emoção de uma pessoa, lugar ou coisa para outra pessoa, lugar ou coisa. O comportamento ou a emoção é direcionado para uma pessoa, lugar ou coisa que parece ser mais segura. Por exemplo o auxiliar de enfermagem está bravo com o seu supervisor e, em vez de discutir com ele, discute com um amigo.

Projeção – Culpar ou transferir a responsabilidade para o outro. Projetar é culpar outra pessoa ou objeto por um comportamento próprio com emoções, idéias ou desejos inaceitáveis. Ex: Molly falha no teste e culpa June por não ajudá-la no estudo.

Regressão – Significa voltar atrás, isto é, voltar para um tempo ou condição anterior em que se sente seguro. Exemplo: Uma criança de 3 anos de idade quer tomar leite na mamadeira quando nasce um novo irmãozinho.

Repressão – Significa conter-se ou "manter guardado". Repressão é manter pensamentos ou experiências de desprazer ou de dor fora da consciência. Tais pensamentos e experiências estão no subconsciente e não podem ser rememorados. Exemplo: Quando tinha 8 anos de idade, Terry Taft sofreu abuso sexual. Hoje, com 33 anos de idade, ela não se lembra do fato.

Transtornos afetivos

Afeto relaciona-se aos sentimentos e emoções. Transtornos afetivos envolvem sentimentos, emoções e humor.

- **Transtornos bipolar** – Bipolar significa dois (bi) pólos ou fins (polar). A pessoa tem tendências extremas de humor. Depressão é um extremo; exultação, outro. Quando está deprimido, o indivíduo fica muito triste e sente-se sozinho, desvalorizado, vazio e desanimado, podendo pensar em suicídio. Durante a fase de exultação, o indivíduo fica excitado, tem muita energia, é muito ocupado, não pode dormir e não tem tempo para comer ou realizar os próprios cuidados. São comuns comportamentos de mania de grandeza.
- **Depressão** – O indivíduo sente-se muito infeliz, sem motivação e rejeitado. Tais sentimentos são extremos e apresentam dificuldade de concentração, além de as funções do corpo ficarem deprimidas.

Transtornos de personalidade

O paciente com transtorno de personalidade apresenta comportamentos rígidos, inflexíveis e mal-adaptativos. Mal-adaptados significa mudar ou ajustar (adaptar) em um caminho errado (mal). Devido a esses comportamentos, os indivíduos com transtornos de personalidade não podem adaptar-se bem na sociedade. Os transtornos incluem:

- **Personalidade abusiva** – A pessoa enfrenta a ansiedade pelo abuso de outros. O comportamento pode ser violento.
- **Personalidade paranóide** – A pessoa é muito desconfiada. Há uma desconfiança em relação aos outros.
- **Personalidade anti-social** – O indivíduo apresenta juízo de valor pobre, faltam-lhe responsabilidades, ética, moral e é hostil. A pessoa acusa os outros de atos e comportamentos, não sente culpa e não aprende com experiências ou punições anteriores. Está sempre em apuros com a polícia.

Abuso de substância

Abuso de substâncias acontece quando uma pessoa depende física e/ou psicologicamente de drogas ou álcool. O álcool é a droga mais comum de abuso do que outras drogas ou substâncias. Tanto o uso de drogas legais quanto ilegais são abusos. Drogas legais são aquelas aprovadas para uso nos países e prescritas pelos médicos. Drogas ilegais são aquelas não aprovadas para uso e obtidas por meios ilegais. Substâncias abusivas afetam o sistema nervoso central, algumas possuem efeito depressivos e outras o estimulam. Todas afetam a mente e o pensamento.

Transtornos alimentares

Há dois tipos mais comuns:

- **Anorexia nervosa** – Ocorre quando um paciente tem um medo anormal de engordar ou de obesidade. Os distúrbios são geralmente vistos em adolescentes do sexo feminino. A pessoa acredita que está gorda, apesar do peso e da aparência. Apresenta uma auto-imagem deturpada e pode ter pensamentos suicidas. O indivíduo com anorexia nervosa está severamente emagrecida (definhada) (Fig. 25-1), em magreza extrema por doença ou má nutrição.
- **Bulimia** – Originária do grego, significa boi (*bous*) e apetite (*limos*). O indivíduo bulímico deseja comida. Come ou finge comer constantemente. Depois de comer, a pessoa induz o vômito. Isto é, o corpo livra-se da comida ingerida.

TRATAMENTO

O tratamento dos transtornos de saúde mental envolve a exploração pelo paciente de seus pensamentos e sentimentos. Psicoterapia, terapia de grupo, terapia ocupacional, arte terapia e terapia familiar permitem e encorajam a expressão dos sentimentos. Medicações para ansiedade ou depressão são freqüentemente prescritas.

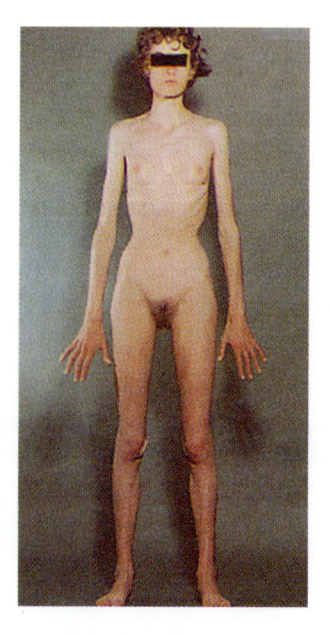

Figura 25-1
Definhação (emagrecimento) e anorexia nervosa. (De Color atlas and text of clinical medicine, *second edition by Forbes & Jackson, 1996, Mosby-Wolfe Limited, London, UK.*)

A necessidade de totalidade (integralidade) do indivíduo deve ser atendida, o que inclui necessidades físicas, de segurança e emocional. A enfermeira divide o cuidado do paciente com o auxiliar de enfermagem. A comunicação é importante no cuidado de pacientes com transtornos mentais (ver Capítulos 3 e 4). O profissional precisa estar alerta para a comunicação não-verbal, que inclui a comunicação não-verbal do paciente e a sua própria.

QUESTÕES DE REVISÃO

Circule a mais adequada resposta.

1. Patty Walls tem um problema de saúde mental. O médico diz que ela está estressada. Estresse é:
   a. A forma como ela enfrenta e ajusta-se às atividades de vida diária.
   b. Uma resposta ou mudança no corpo causada pelo mesmo fator.
   c. Um transtorno mental ou emocional.
   d. Um pensamento ou idéia.

2. Mecanismos de defesa são usados para:
   a. Culpar os outros.
   b. Pedir desculpas pelo comportamento.
   c. Retornar à situação anterior.
   d. Bloquear sentimentos de desprazer.

3. Qual alternativa é falsa:
   a. Pacientes mentalmentes saudáveis não usam mecanismos de defesa.
   b. Mecanismos de defesa protegem o ego.
   c. Mecanismos de defesa aliviam a ansiedade.
   d. Todas as anteriores.

4. Paty também tem fobias. Uma fobia é:
   a. Um transtorno mental sério.
   b. Uma falsa crença.
   c. Um desejo intenso por um objeto ou situação.
   d. Sentimentos e emoções.

5. Paty acredita que é casada com um cantor de *rock*. Ela tenta telefonar para ele constantemente. Este comportamento é:
   a. Mania.
   b. Alucinação.
   c. Compulsão.
   d. Obsessão.

6. Paty acredita que é casada com um cantor de *rock*. Isso é chamado de:
   a. Fantasia.
   b. Mania de grandeza.
   c. Ilusão de perseguição.
   d. Alucinação.

7. Um indivíduo com transtorno bipolar:
   a. É muito desconfiado.
   b. Tem julgamento inadequado, falta de responsabilidade e é hostil.
   c. É infeliz e sente-se rejeitado.
   d. Tem mudanças severas de impulsos.

8. Um indivíduo tem uma personalidade abusiva. O paciente:
   a. Abusa de drogas e álcool.
   b. Tem um transtorno alimentar.
   c. Tem bulimia.
   d. Tem um comportamento violento.

Respostas

1b 2d 3a 4c 5c 6b 7d 8d

Confusão e Demência

26

OBJETIVOS

- Definir os termos-chave listados neste capítulo.
- Descrever confusão e suas causas.
- Listar os procedimentos que ajudam os pacientes confusos.
- Descrever a doença de Alzheimer.
- Descrever os sinais, sintomas e comportamentos associados à doença de Alzheimer.
- Explicar os cuidados requeridos por pacientes com doença de Alzheimer.
- Descrever os efeitos da doença de Alzheimer na família.

TERMOS-CHAVE

Demência – Termo usado para descrever transtornos mentais causados por mudanças no cérebro.

Reação de sol poente – Aumento de sinais, sintomas e comportamentos da doença de Alzheimer durante o horário do anoitecer.

Pseudodemência – Transtorno falso (*pseudo*) da mente (*demência*).

Algumas mudanças no cérebro e no sistema nervoso ocorrem normalmente com o envelhecimento (ver Capítulo 6) e determinados transtornos podem causar alterações no cérebro. Independentemente da causa, alterações no cérebro podem afetar as funções cognitivas do paciente. A cognição está relacionada com conhecimento. Funções cognitivas relaciona-se com a memória, o pensamento, a razão, a habilidade para compreender, fazer julgamento e comportamento.

CONFUSÃO

A confusão tem muitas causas. Doenças, infecção, perda da audição, visão e reações a medicamentos são as principais. Com a idade, há uma redução no suprimento de sangue no cérebro e uma progressiva perda de células cerebrais, o que pode resultar em alterações mentais e de personalidade. A capacidade para fazer julgamentos e a memória são perdidas. O paciente pode não reconhecer as pessoas, o tempo e o ambiente. Pode ocorrer uma perda progressiva na habilidade para realizar atividades de vida diária como também são comuns as alterações de comportamento. Raiva, insônia, impaciência, depressão e irritabilidade podem estar presentes.

Confusão aguda (delírio) ocorre subitamente e é geralmente temporária, podem resultar de infecção, doença, lesões, do uso de medicamentos ou no pós operatório, estando o tratamento direcionado para a causa da confusão.

A confusão provocada por alterações físiológicas podem não ser curadas, mas alguns procedimentos ajudam a melhorar o estado geral do paciente (Quadro 26-1). As necessidades físicas e de segurança precisam ser atendidas.

DEMÊNCIA

A demência descreve as mudanças dos transtornos mentais que são causadas por alterações no cérebro. O prefixo *de* significa ausente, desligado de, para remover. *Mentia* vem do latim mente. As demências são crônicas, não há cura e pioram progressivamente.

Pseudodemência significa falsa (pseudo) demência. Há sinais e sintomas de demência, porém não há alterações no cérebro e pode ocorrer na depressão (ver Capítulo 25).

Há muitas causas e tipos de demência. Lesão cerebral, problemas vasculares, derrames, tumores e infecção são algumas das causas. A demência ocorre nas doenças de Alzheimer e de Parkinson. Alterações no cérebro decorrente da idade também podem ser uma causa. O tratamento depende da causa e de problema. A maioria das demências está relacionada à doença de Alzheimer.

QUADRO 26-1 CUIDADO COM O PACIENTE CONFUSO

- Propiciar segurança ao paciente. Usar uma luz à noite.
- Olhar para o paciente, falar lenta e claramente.
- Chamar o paciente pelo nome toda vez que entrar em contato com ele.
- Dizer-lhe o nome e mostrar-lhe o crachá.
- Fornecer a data e hora todas as manhãs. Repetir a informação toda vez que for necessário.
- Explicar o que vai fazer e por quê. Dar instruções curtas e simples.
- Dar respostas simples e clara para as perguntas.
- Perguntar de forma simples e clara. Dar tempo suficiente para que o paciente responda.
- Manter calendários e relógios com números grandes no quarto do paciente e nos arredores. Relembrar o paciente de feriados, aniversários e outros eventos especiais.
- Encorajar o paciente a usar óculos e prótese auditiva, se necessário.
- Usar o toque na comunicação (ver Capítulo 4).
- Permitir que o paciente coloque objetos familiares e fotografias ao seu redor.
- Providenciar jornais, revistas, televisão e rádio.
- Discutir eventos atuais com o paciente. Ler para o paciente, se necessário.
- Manter um ciclo dia-noite. Abrir cortinas e persianas durante o dia e fechá-las à noite. Encorajar o paciente a trocar de roupa, não usando pijamas durante o dia.
- Manter a calma, o relaxamento e a atmosfera de paz. Evitar sons intensos, pressa nos corredores e salas de alimentação agitadas.
- Manter a rotina do paciente. Refeições, banhos, exercícios, programas de televisão e outras atividades no esquema, pois isto fornece um senso de ordem e o estimula.
- Não mudar os móveis ou os pertences do paciente de lugar.
- Encorajar o paciente a participar nas atividades no autocuidado.
- Ser consistente nas atitudes.

DOENÇA DE ALZHEIMER

Nesta doença progressiva, de causa desconhecida, que acomete homens e mulheres, as células cerebrais que controlam a inteligência estão lesadas. Apesar de ser mais comum em idosos, pode ocorrer também em jovens.

Estágios da doença de Alzheimer

Há três estágios (Quadro 26-2). Os sinais e sintomas tornam-se mais severos em cada estágio. Podem apresentar: perambulação, reação de sol poente, alucinações, ilusões e reações imprevisíveis, agitação, insônia, impaciência e comportamentos agressivos. A doença acaba em morte.

- **Perambulação** – Pacientes com esta doença tornam-se desorientados em relação a pessoas, lugares e tempo. Podem sair e não encontrar o caminho de volta. A capacidade de emitir julgamento é inadequada e não sabe discernir o que é seguro ou perigoso. Se não está apropriadamente vestido, pode-se expor a climas frios.
- **Reação de sol poente** – Ocorre no final da tarde e à noite. À medida que anoitece, a confusão, impaciência e outros comportamentos e sintomas aumentam.
- **Alucinações** – É ver, ouvir ou sentir alguma coisa que não existe. Pacientes afetados podem ver animais, insetos ou pessoas que não estão presentes. Alguns pacientes ouvem vozes.
- **Ilusões** – São crenças falsas. Pacientes com doença de Alzheimer podem pensar que estão em perigo, presos ou que serão assassinados ou atacados. O paciente pode pensar que o responsável por ele é outro paciente.
- **Reações catastróficas** – São respostas extremistas. O paciente reage como se tivesse ocorrido uma tragédia, pode gritar, chorar ou ficar agitado ou agressivo.
- **Agitação e falta de repouso** – O paciente pode ficar andando sem parar, dar socos ou gritar. Tais comportamentos podem ser decorrentes de dor, desconforto, ansiedade, insônia, irritação ou à necessidade de eliminação. Algumas vezes, a agitação e falta de repouso podem ser motivadas pelas pessoas que

---

QUADRO 26-2 ESTÁGIOS DA DOENÇA DE ALZHEIMER

Estágio 1
- Perda da memória – Esquecimento; esquece eventos recentes.
- Julgamento inadequado, más decisões.
- Desorientação no tempo.
- Culpar outros de erro, esquecimento e outros problemas.
- Desânimo.

Estágio 2
- Impaciência; aumenta durante à noite.
- Distúrbios de sono.
- Aumento da perda de memória – Pode não reconhecer família e amigos.
- Diminuição da sensibilidade – Não faz diferença entre calor e frio; não reconhece perigo.
- Incontinência urinária e intestinal.
- Necessita de assistência para atividades de vida diária – Problemas com banho, alimentação e vestuário; medo de banho; não troca de roupas.
- Perde controle do impulso – Pode usar linguagem inadequada, problemas na mesa, ser sexualmente agressivo ou rude.
- Distúrbios de movimento e marcha – Anda lentamente, tem uma marcha arrastada.
- Distúrbios de comunicação – Não consegue seguir direções, tem problemas com leitura, escrita e matemática, fala frases curtas ou palavras isoladas que podem não ter sentido.
- Repete movimentos e frases – Pode trazer coisas de volta e levar para fora constantemente; pode repetir a mesma coisa várias vezes.
- Agitação – O comportamento pode se tornar violento.

Estágio 3
- Apreensão.
- Não pode se comunicar – Pode gemer, resmungar ou gritar.
- Não reconhece a si mesmo e seus familiares.
- Depende totalmente de outros para as atividades de vida diária.
- Desorientado quanto aos pacientes, locais e tempo.
- Apresenta incontinência total (urina e fezes).
- Não pode deglutir – Risco para engasgar e de aspirar.
- Distúrbio do sono aumentado.
- Fica só na cama – Não pode sentar-se ou andar.
- Coma.
- Morte.

cuidam do paciente. O profissional pode apressar o paciente ou ficar irritado com ele. E também a comunicação do profissional pode enviar mensagens verbais e não-verbais ao paciente.

- **Agressão e combatividade** – Pode ser resultante de agitação e da falta de repouso. Exemplos: agressão, bater, morder.

Cuidado ao paciente com doença de Alzheimer

A doença de Alzheimer é frustrante para o paciente, família e profissionais que o atendem. Tanto o próprio paciente quanto sua família precisam de apoio e compreensão. Lembrar-se de que um indivíduo com doença de Alzheimer não escolhe ser distraído, incontinente, agitado ou rude, e também não escolhe ter todos os outros comportamentos nem sinais e/ou sintomas da doença. Tais comportamentos são provocados pela doença. Eles não tem controle sobre o que lhes está acontecendo. Lembrar-se de que a doença é responsável e não o paciente.

É necessário realizar todos os procedimentos de higiene pessoal, nutrição, hidratação, eliminação, conforto, sono e repouso e de segurança. Vários dos procedimentos listados no Quadro 26-3 farão parte do plano de cuidado do paciente.

A observação do profissional que presta cuidados é muito importante, pois o paciente pode desenvolver outros problemas de saúde ou lesões. Uma vez que o paciente pode não saber que tem dor, febre, constipação, incontinência ou outros sinais e sintomas, qualquer alteração no comportamento rotineiro do paciente precisa ser relatado à enfermeira.

A infecção é o maior risco para pacientes com a doença de Alzheimer. Lembrar-se de que a capacidade do paciente em prestar atenção às atividades de vida diária está significativamente reduzida. Ele pode ter infecção devido à falta de higiene, o que inclui cuidados de pele, higiene oral e cuidado perineal após eliminação urinária ou intestinal. A inatividade e a imobilidade podem levar à pneumonia e a úlceras por compressão.

Ao lado dos procedimentos listados no Quadro 26-3, são recomendadas outras atividades e terapias, com o objetivo de fazer o paciente sentir-se útil e ativo. Elas ajudam no aumento da auto-estima do indivíduo e procuram enfocar as capacidades e sucessos da pessoa. Artes, exercícios, canto, lembranças passadas, jogos e atividades domiciliares são algumas atividades planejadas e supervisionadas para o paciente.

A família

Um paciente com doença de Alzheimer pode viver em um ambiente familiar e o cuidado realizado por membros da família no domicílio. O planejamento será feito pelos familiares ou alguém que ficará com o doente. O cuidado é prestado por profissionais de saúde quando os familiares não conseguem lidar com a situação ou atender as necessidades do paciente. O cuidado de saúde domiciliar pode ajudar por um tempo, mas à medida que a doença progride pode ser necessário optar para que os cuidados sejam realizados por profissionais de saúde (ver Capítulo 6).

A família tem necessidades especiais, pois o cuidado do paciente em casa ou na enfermaria é estressante. Há estresse físico, emocional, social e financeiro. As crianças ficam sem espaço, espremidas em uma situação entre serem crianças que precisam de cuidados e um pai doente que também precisa de cuidado, transformam-se em "geração sanduíche". O estresse da família é grande e freqüentemente são necessários profissionais para auxiliar também as crianças.

Realizar cuidados às pessoas amadas pode ser exaustivo e os responsáveis precisam de muito apoio e encorajamento. Há muitos grupos vinculados a hospitais, casas de repouso e associações que dão apoio para pessoas com doença de Alzheimer e seus familiares. As associações de Alzheimer têm sedes em vários locais e oferecem encorajamento e idéias sobre o cuidado. Pacientes em situações similares dividem seus sentimentos, raiva, frustração e outras emoções.

A família sempre sente falta de ajuda. Independentemente do que é feito, o paciente sempre piora. São necessários muito tempo, dinheiro, energia e emoção para cuidá-lo, o que pode resultar em sentimentos de raiva e ressentimentos. A família pode sentir-se culpada por tais sentimentos, pois sabe que o doente não escolheu ter os sinais, sintomas e comportamentos da doença, assim como podem se sentir frustados e tristes porque a pessoa que amam não pode demonstrar amor ou afeição em relação a eles.

QUALIDADE DE VIDA

A qualidade de vida é importante para todos os pacientes que apresentam sinais de confusão e demência. Pacientes confusos e dementes podem não saber ou terem capacidade para exigirem tais direitos. Entretanto, a família deve estar consciente dos direitos do paciente a um atendimento digno e precisam saber que os direitos de seus entes queridos estão protegidos. A família também precisa saber que o paciente está sendo tratado com respeito e dignidade.

Pacientes confusos e dementes têm o direito à privacidade e ao sigilo. O profissional precisa proteger o paciente de exposições. Apenas os profissionais envolvidos no cuidado do paciente devem estar presentes durante a realização de cuidado e procedimentos. O paciente pode receber visitas

QUADRO 26-3   CUIDADOS AOS PACIENTES COM DOENÇA DE ALZHEIMER

Ambiente
- Seguir as rotinas estabelecidas.
- Evitar mudança de quarto e funcionários.
- Colocar figuras de sinais em salas, banheiros, sala de jantar e outras áreas (Fig. 26-1).
- Manter objetos pessoais onde o paciente possa ver.
- Manter-se à vista do paciente.
- Colocar lembretes (relógios grandes e calendários), onde o paciente possa ver.
- Manter níveis baixos de ruídos.
- Permitir que o paciente ouça música e veja filmes relacionados significativamente ao seu passado.
- Permitir que o paciente realize tarefas e atividades simples.

Comunicação
- Aproximar-se do paciente de uma forma calma e tranqüila.
- Seguir os passos para estabelecer comunicação (ver Capítulo 4).
- Utilizar técnicas para promover comunicação (ver Capítulo 4).
- Fornecer explicações simples de todos os procedimentos e atividades.
- Dar respostas consistentes.
- Usar apenas palavras e gestos positivos. Não usar gestos e palavras ameaçadoras.

Segurança
- Remover objetos pontiagudos, perigosos e quebráveis do ambiente (tesouras, vidros, pratos, navalhas e ferramentas).
- Providenciar utensílios plásticos para alimentação. Isto ajuda a prevenir acidentes e cortes.
- Colocar *plugs* de segurança nas tomadas.
- Manter fios e equipamento elétrico fora do alcance.
- Utilizar tampas próprias (segurança infantil) para prevenir acidentes com medicamentos e produtos de limpeza.
- Guardar produtos de limpeza e medicamentos em locais trancados.
- Utilizar medidas de segurança para prevenção de quedas (ver Capítulo 7).
- Utilizar medidas de segurança para prevenção de incêndio (ver Capítulo 7).
- Utilizar medidas de segurança para prevenção de queimaduras (ver Capítulo 7).
- Utilizar medidas de segurança para prevenção de envenenamento (ver Capítulo 7).

Perambulação
- Trancar portas e janelas com trava de segurança. As travas são colocadas no topo e embaixo da porta (Fig. 26-2). O paciente parece não procurar pelas travas nesses lugares.
- Certificar-se de que os alarmes estão ligados. São comuns em enfermarias os alarmes que se desligam quando a porta se abre.
- Certificar-se de que o paciente está usando a pulseira de identificação durante todo o tempo.
- Exercitar o paciente, de acordo com a prescrição. Exercícios adequados diminuem a perambulação.
- Não restringir o paciente. Restrições necessitam de prescrição e tendem a aumentar a confusão e a desorientação (ver Capítulo 7).
- Não argumentar com o paciente que quer sair. Lembrar-se de que o paciente não está compreendendo o que lhe é dito.
- Acompanhar o paciente que quer sair. Assegurar-se de que o paciente está bem vestido. Guiá-lo para o local apropriado após alguns minutos.
- Deixar o paciente andar em lugares fechados. Muitas enfermarias têm áreas fechadas para perambulação (Fig. 26-3).

Reação de sol poente
- Propiciar ambiente calmo, tranqüilo à tarde. Tratamentos e atividades devem ser feitos cedo.
- Não restringir o paciente.
- Encorajar as atividades e exercícios pela manhã.
- Certificar-se de que o paciente está bem alimentado. A fome pode aumentar em função da falta de repouso.
- Facilitar a eliminação. A bexiga cheia ou constipação pode aumentar a impaciência.
- Não explicar "o porquê" ao paciente. Ele não pode compreender o que lhe é dito.
- Não pedir ao paciente para dizer o que o está aborrecendo. Ele tem um distúrbio para se comunicar e não compreende tal pedido. O paciente não pode pensar e falar claramente.

Alucinações e ilusões
- Não argumentar com o paciente. Ele não compreende.
- Tranqüilizar o paciente. Dizer-lhe que o está protegendo.
- Distrair o paciente com uma atividade ou objeto.
- Usar o toque para acalmar e tranqüilizar o paciente.

Necessidades básicas
- Atender as necessidades de alimentação e hidratação do paciente (ver Capítulo 16).
- Realizar um bom cuidado com a pele (ver Capítulo 12). Manter a pele livre de urina e fezes.
- Auxiliar na eliminação urinária e intestinal (Capítulos 14 e 15).
- Realizar os exercícios e atividades durante o dia (ver Capítulo 18), o que ajuda a reduzir comportamentos de peram-

QUADRO 26-3 CUIDADOS AOS PACIENTES COM DOENÇA DE ALZHEIMER — CONTINUAÇÃO

bulação e reação de sol poente. O paciente pode também dormir melhor.
- Reduzir a ingesta de café, chá e refrigerantes à base de coca, pois eles contêm cafeína, que é um estimulante. Falta de repouso, confusão e agitação aumentam por causa da cafeína.
- Propiciar um ambiente quieto e repousante. Música suave é melhor à noite do que programas barulhentos.
- Realizar cuidados de higiene (ver Capítulo 12). Não forçar o paciente a tomar banho. Pacientes com doença de Alzheimer freqüentemente têm medo de banho. Banhá-los quando estão calmos.
- Realizar a higiene oral (Capítulo 12).
- Manter o material sempre pronto para qualquer procedimento, o que diminui o tempo dos procedimentos aos quais o paciente é submetido.
- Proteger o paciente de infecções (ver Capítulo 8).

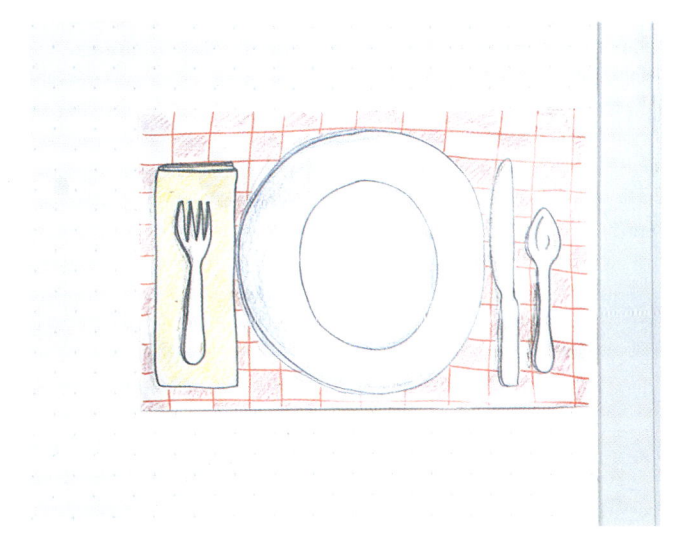

Figura 26-1
O uso de avisos fornecem "dicas" para pessoas com demência.

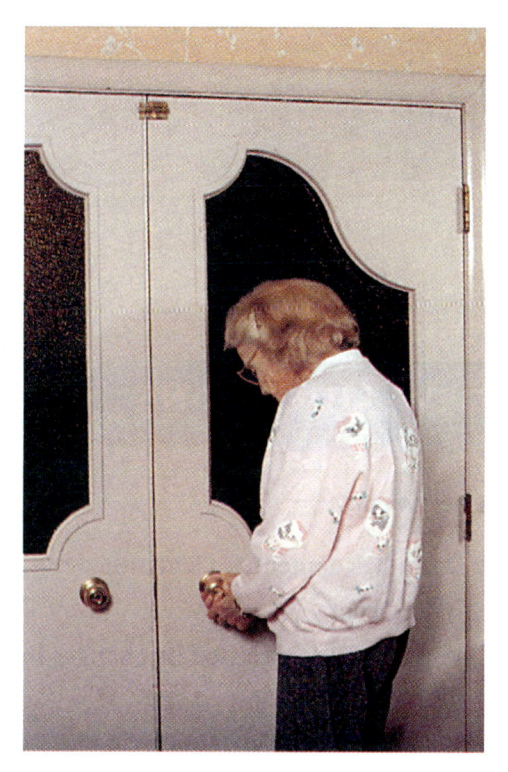

Figura 26-2
Uma trava no topo da porta. O paciente tenta abrir a porta pelo trinco.

em privacidade. Quando recebe visitas de familiares e amigos, deve ter um lugar privativo. O sigilo também é importante, os cuidados realizados com o paciente e suas condições não devem ser discutidos com os outros, fora do ambiente de trabalho.

Mesmo pacientes confusos e dementes têm o direito à escolha pessoal. Alguns ainda podem fazer escolhas simples. Um paciente pode ter capacidade em escolher entre usar um vestido ou calças. Pode optar entre assistir ou não a um programa de televisão. Outros não podem fazer escolhas, assim é a família que orienta e faz as opções de banho, menu, roupas, atividades e outros aspectos de cuidado.

O paciente tem o direito de usar seus pertences pessoais, como também alguns objetos de conforto (travesseiros, lençol ou suéter podem ser importantes para o paciente). Ele pode não ser capaz de dizer como ou por que reconhece este objeto, mas ainda assim é importante. Objetos pessoais mantidos pelo paciente devem estar seguros e o profissional precisa protegê-los de perdas e estragos.

Pacientes confusos e dementes precisam estar livres de abuso, maus tratos e negligência. Cuidar deles pode ser muito frustrante, pois seu comportamento pode dificultar a realização de procedimentos. A família e os funcionários podem tornar-se impacientes e raivosos e o paciente precisa estar protegido de abuso. Ter certeza de relatar para a enfermeira qualquer sinal de abuso. O auxiliar de enfermagem precisa estar calmo e controlado quando cuidar desses pacientes, devendo conversar com a enfermeira quando sentir-se frustrado. Às vezes, é necessário fazer um rodízio de paciente.

Todos os pacientes têm o direito de permanecerem livres de restrições. Lembrar-se de que as restrições são adequadas somente quando forem para proteger o paciente e não devem ser usadas por conveniência da equipe. As restrições podem piorar comportamentos de confusão e demência. A enfermeira deve dizer ao auxiliar de enfermagem quando o paciente necessitar de restrição.

Atividade e ambientes seguros promovem qualidade de vida. O Quadro 26-3 identifica medidas de segurança para pacientes confusos e dementes, os quais também precisam de atividades que lhes proporcionem calma e silêncio, além de fazer parte do plano de como cuidá-los.

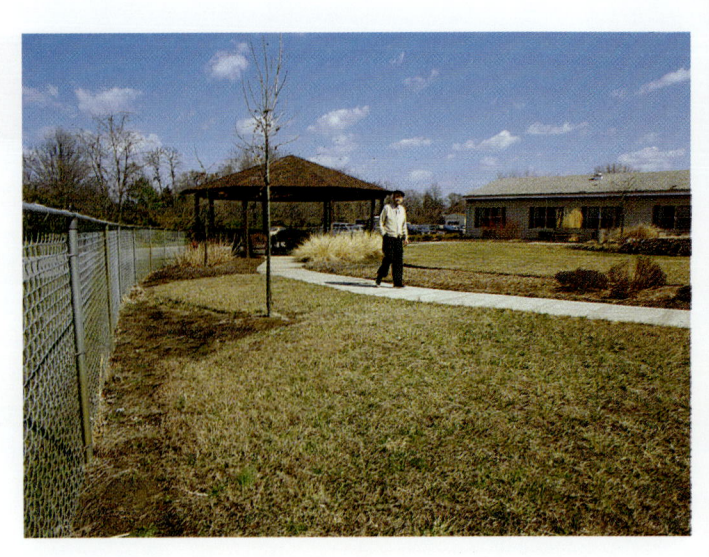

Figura 26-3
Um jardim fechado permite que o paciente ande em um ambiente seguro.

QUESTÕES DE REVISÃO

Circule a resposta mais adequada.

1. Joe Dunn tem demência, a qual é descrita como:
   a. Uma crença falsa.
   b. Transtornos mentais causados por alterações no cérebro.
   c. Ver, ouvir ou sentir algo que não é real.
   d. Doença de Alzheimer.

2. Joe Dunn teve o diagnóstico de doença de Alzheimer. Qual é resposta verdadeira?
   a. Doença de Alzheimer ocorre apenas em idosos.
   b. Dieta e medicamentos podem controlar a doença.
   c. Doença de Alzheimer e confusão são a mesma coisa.
   d. Doença de Alzheimer acaba em morte.

3. Pacientes com doença de Alzheimer:
   a. Têm perda de memória, julgamento inadequado e distúrbios de sono.
   b. Perdem o controle do impulso e da capacidade para compreender.
   c. Pode perambular ou ter ilusões ou alucinações.
   d. Todas as anteriores.

4. Olhar de sol poente quer dizer:
   a. O paciente fica com sono quando anoitece.
   b. Os comportamentos tornam-se piores à tarde e ao anoitecer.
   c. O comportamento melhora à noite.
   d. O paciente está no terceiro estágio da doença.

5. Grupos de apoio para pacientes com doença de Alzheimer fazem o seguinte, com exceção de:
   a. Fornecem cuidado.
   b. Oferecem apoio e idéias de cuidado.
   c. Propiciam apoio para a família.
   d. Compartilham de sentimentos e frustrações.

QUESTÕES DE REVISÃO — CONTINUAÇÃO

6 Joe Dunn tem tendência a perambular. O profissional deveria:
  a Ter certeza de que as portas e janelas estão trancadas.
  b Ter certeza de que ele está usando uma pulseira de identificação.
  c Ajudar o paciente com exercícios conforme prescrito.
  d Todas as anteriores.

7 Segurança é importante para Joe Dunn. Qual é a resposta falsa?
  a *Plugs* de segurança são colocados na tomada.
  b Produtos de limpeza e medicamentos devem ficar fora do alcance do paciente.
  c Ele pode manter material para fumar.
  d Objetos quebráveis e pontiagudos devem ser retirados do ambiente.

8 O profissional foi escalado para cuidar de Joe Dunn. Qual é a resposta falsa?
  a É possível dar razão ao que ele diz.
  b Tocá-lo com calma e tranquilizá-lo.
  c Um ambiente quieto é importante.
  d É necessária assistência com ADL.

Respostas

1 b   2 d   3 d   4 b   5 a   6 d   7 c   8 a

Cuidados Básicos de Emergência

27

OBJETIVOS

- Definir os termos-chave listados neste capítulo.
- Descrever as principais etapas para cuidado de emergência.
- Identificar os sinais de parada cardíaca e de obstrução de vias aéreas.
- Descrever o suporte vital básico e os procedimentos.

TERMOS-CHAVE

Parada cardíaca – O coração e a respiração param subitamente e sem sinal.

Parada respiratória – A respiração pára, mas o coração ainda bombeia o sangue por vários minutos.

Situações de emergências podem ocorrer em qualquer lugar e saber o que fazer pode significar a diferença entre a vida e a morte. O profissional deve realizar um curso de primeiros socorros para aumentar suas habilidades.

REGRAS GERAIS PARA O CUIDADO DE EMERGÊNCIA

Quando ocorre uma emergência, o serviço médico de emergência local deve ser ativado. O sistema envolve serviço médico de emergência, com pessoal treinado para atender tais situações, tratando, estabilizando e transportando os pacientes em condições de risco de vida. O sistema de serviço médico de emergência é ativado pelo número 190, como também a polícia, o bombeiros ou a telefonista.

Cada emergência é diferente. Entretanto, as regras no Quadro 27-1 são aplicada em qualquer situação emergencial.

SUPORTE VITAL BÁSICO

Quando o coração e a respiração param, o indivíduo é considerado clinicamente morto. O sangue e o oxigênio não circulam no corpo o que pode acarretar em lesão cerebral permanente e em outros órgãos, após 4 ou 6 minutos. O coração e a respiração podem parar subitamente, sem sinal, o que caracteriza uma parada cardíaca. A parada respiratória ocorre quando a respiração pára, mas o coração ainda bombeia o sangue por alguns minutos. Se a respiração não é restabelecida pode ocorrer a parada cardíaca. Procedimentos de suporte vital básico (SVB) dão sustentação à respiração e a circulação. São apresentados, a seguir, os procedimentos para adultos.

Ressuscitação cardiopulmonar

Os três sinais de parada cardíaca são: ausência de pulso, respiração e inconsciência. A pele do indivíduo fica fria, pálida e acinzentada e ele não tem pressão sangüínea.

A ressuscitação cardiopulmonar (RCP) precisa ser iniciada o mais rápido possível, assim que ocorre a parada cardíaca. A RCP fornece oxigênio para o cérebro, coração, rins e outros órgãos até ser realizado o suporte vital avançado. O "ABC" do cuidado de RCP são vias aéreas, respiração e circulação.

O paciente precisa ficar na posição supina em uma superfície plana e dura. Os braços são posicionados de lado. Se for necessário, o indivíduo deve ser virado em bloco (de uma só vez), pois pode haver outras lesões. Portanto, a pessoa precisa ser virada como uma unidade para prevenir problemas na medula espinhal.

Vias aéreas – As vias respiratórias precisam estar livres para restabelecer a respiração. A via aérea é freqüentemente bloqueada ou obstruída durante uma parada cardíaca. A língua da vítima cai para a parte de trás da garganta e bloqueia a via aérea. A manobra de abertura de vias aérea deve ser utilizada (Fig. 27-1).

- Colocar a mão sobre a testa da vítima.
- Aplicar pressão com a palma sobre a testa, para flexionar a cabeça para trás.

QUADRO 27-1 REGRAS GERAIS DE CUIDADO DE EMERGÊNCIA

- Conhecer os próprios limites. Não fazer mais do que pode. Não realizar um procedimento desconhecido. Fazer o que pode, dentro das circunstância.
- Ficar calmo. Isto ajuda a vítima a sentir-se mais segura.
- Seguir as recomendações das precauções-padrão e de patógenos veiculados pelo sangue.
- Verificar sinais de problemas para risco de vida. Verificar respiração, pulso e sangramento.
- Não mover a vítima; mantê-la deitada ou na posição em que foi encontrada, pois a movimentação pode piorar uma lesão.
- Realizar as medidas necessárias de emergência.
- Telefonar ou pedir para alguém chamar o serviço de emergência. Fornecer as seguintes informações para telefonista:
    * A localização, endereço e cidade em que está; dar nomes de ruas próximas ou ponto de referência,
    * Número de telefone de onde estiver ligando.
    * O que aconteceu e quantas vítimas precisam de ajuda.
    * Condição das vítimas, qualquer lesão óbvia e situação para risco de vida.
- Que cuidados estão sendo realizados.
- Não remover a roupa da vítima, a menos que precise. Se a roupa precisa ser removida, rasgar ou cortar ao longo da costura.
- Manter a vítima aquecida. Cobrir a vítima com lençol, ou usar cobertores ou suéteres.
- Verificar nível de consciência da vítima. Explicar o que está acontecendo e que foi solicitada ajuda.
- Não dar qualquer alimento ou líquido para a vítima.
- Manter curiosos longe da vítima.

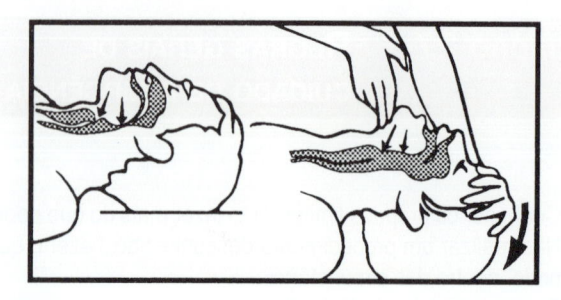

Figura 27-1
Posicionar a vítima realizando a manobra de elevar levemente o queixo e estender a cabeça para trás, a fim de abrir as vias aéreas. Uma mão fica sobre a testa da vítima e a pressão é aplicada para levar a cabeça para trás. Os dedos da outra mão são colocadas sob o queixo. O queixo é levantado para cima com os dedos.

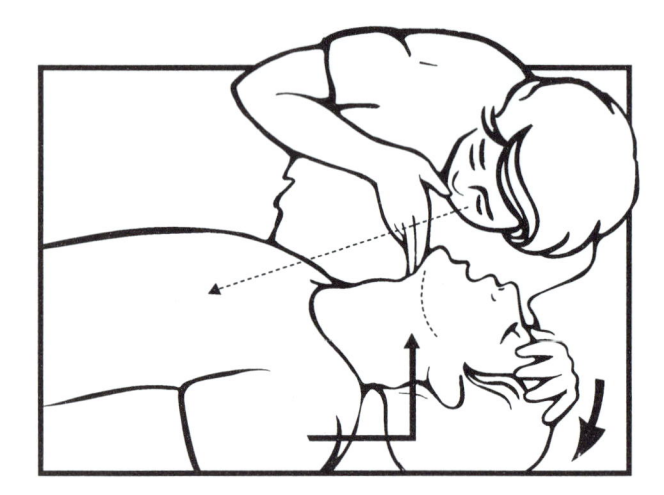

Figura 27-3
Ressuscitação boca a boca. A via aérea da vítima é aberta e as narinas fechadas. A boca da vítima é selada pela boca do reanimador.

Figura 27-2
A ausência de respiração é determinada pela observação dos movimentos torácicos, ouvindo o escape de ar e sentindo o fluxo de ar.

- Manter as vias aéreas abertas.
- Colocar o ouvido sobre a boca e o nariz da vítima.
- Observar o tórax da vítima.
- Observar movimentos respiratórios.
- Ouvir escape de ar.
- Sentir o fluxo de ar.

As vias aéreas devem ser mantidas abertas para ressuscitação boca a boca (Fig. 27-3). Fechar as narinas da vítima com os dedos polegar e indicador da mão sobre a testa, o que previne o escape de ar pelo nariz. Inspirar profundamente e colocar a boca firmemente sobre a boca da vítima. Lentamente soprar o ar para dentro da boca da pessoa, cujo tôrax deve levantar conforme o pulmão é preenchido de ar. Depois de realizar um movimento respiratório, retirar a boca da boca da vítima. Então respirar rápida e profundamente.

Uma barreira de proteção previne o contato com a boca da vítima e fluidos ou substâncias corporais (Fig. 27-4). A barreira de proteção é colocada sobre a boca e o nariz da

- Colocar os dedos da outra mão sob a parte óssea do queixo.
- Levantar o queixo para cima, conforme a cabeça é virada para trás com a outra mão.

Quando a via aérea estiver aberta, verificar sinais de vômitos, perda de dentadura ou outro corpo estranho. Isto pode obstruir a via aérea durante a restabelecimento da respiração. O vômito deve ser limpo com seu dedo indicador e o médio. Usar luvas descartáveis ou cobrir o seus dedos com um tecido. Retiras as próteses.

Respiração – Antes do restabelecimento da respiração ser iniciado, é preciso determinar a ausência da respiração (Fig. 27-2). Deve levar de 3 a 20 segundos para se fazer o seguinte:

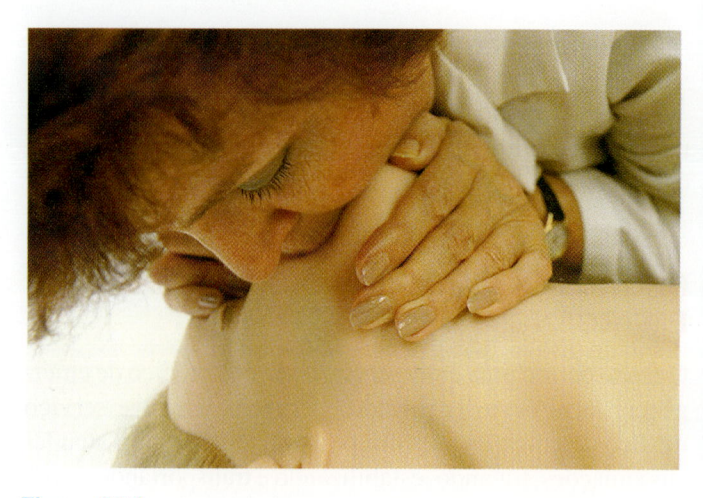

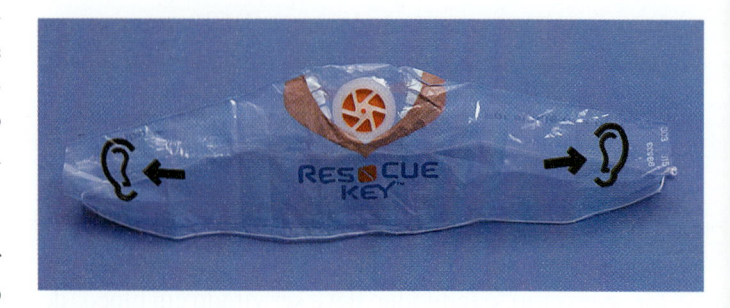

Figura 27-4
Barreira de proteção.

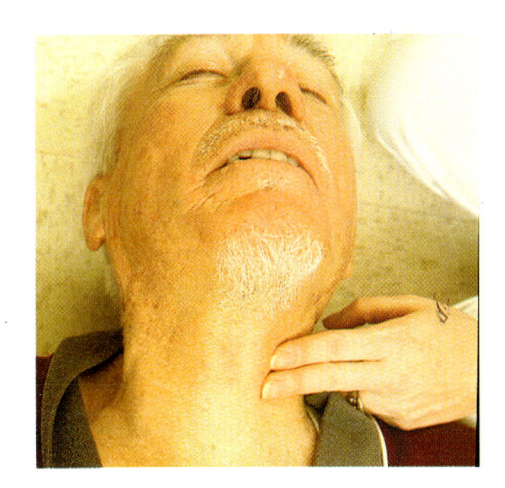

Figura 27-5
Localizando o pulso da carótida. Os dedos indicador e médio são colocados sobre a traquéia. Os dedos são movidos para baixo no pescoço, onde o pulso da carótida está localizado.

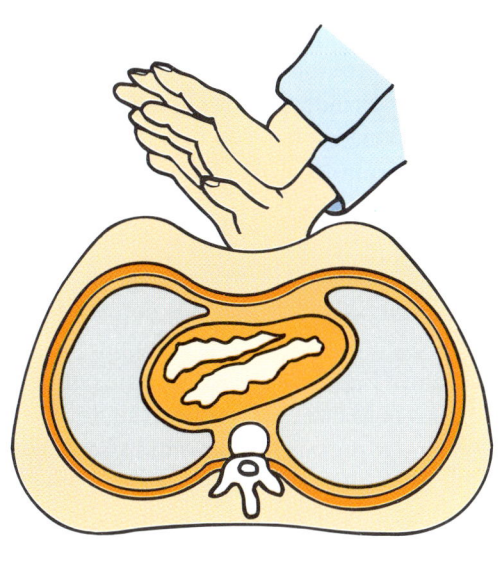

Figura 27-6
O coração fica entre o esterno e a coluna espinhal. O coração é comprimido quando é realizada a pressão sobre o esterno. (De Rosem P et al: Emergency medicine: concepts and clinical pratice, ed 2, St Louis, 1988, Mosby-Year Book.)

vítima. Precisa haver um fechamento firme. O profissional respira através da barreira de proteção.

Circulação – As compressões torácicas forçam o sangue pelo sistema circulatório. Antes de serem iniciadas as compressões de tórax, é necessário determinar a ausência de pulso. Utilizar a artéria carótida no lado mais próximo do profissional que está fazendo o atendimento. Para encontrar o pulso da carótida, colocar as pontas dos dedos indicador e médio sobre a traquéia. Então, os dedos são movidos para baixo até a base do pescoço, onde o pulso da carótida está localizado (Fig. 27-5).

O coração localiza-se entre o esterno e a coluna espinhal. Quando se aplica a pressão no esterno ele é deslocado (deprimido), comprimindo o coração entre o esterno e a coluna espinhal (Fig. 27-6). Para compressões torácicas efetivas, a vítima precisa estar em posição supina sobre uma superfície dura e reta. A posição correta das mãos é importante. O processo para localizar a posição da mão em adultos é demonstrado na Figura 27-7.

- Usar os dedos indicador e médio para localizar a parte inferior da caixa torácica da vítima no lado mais próximo do profissional que está fazendo o atendimento.
- Escorregar os dedos ao longo do tórax até a ponta do esterno no centro do tórax. O apêndice xifóide é onde a costela e o esterno se encontram.

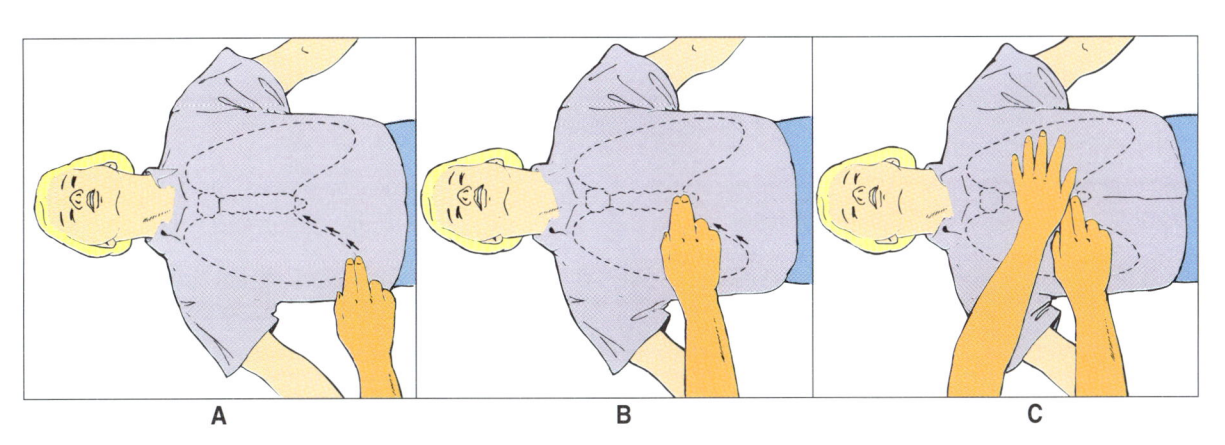

Figura 27-7
*Posição correta das mãos para RCP. **A,** localizar a caixa torácica. **B,** escorregar os dedos ao longo da caixa torácica até a ponta do esterno. **C,** a região hipotenar da mão é colocada próxima ao dedo indicador.*

- Colocar a região hipotenar da mão na metade mais baixa do esterno próximo do dedo indicador.
- Retirar os dedos indicador e médio do apêndice xifóide.
- Colocar uma mão sobre a outra no esterno.
- Estender ou entrelaçar os dedos, deixando-os fora do peito.

O profissional precisa estar corretamente posicionado para realizar a compressão torácica. Os cotovelos devem estar retos. Os ombros devem ficar diretamente sobre o tórax do paciente (Fig. 27-8). Exercer uma compressão firme para baixo para criar uma depressão de 3,5 a 5 cm no adulto. Então, a pressão é diminuída sem remover as mãos do tórax. A compressão deve ser feita em um ritmo regular.

Realizando RCP – RCP é feita quando a vítima não responde, não está respirando e não tem pulso. O suporte vital básico envolve a seguinte seqüência:

1. Determinar a ausência de resposta. Dar um tapa ou balançar gentilmente a vítima e gritar "Você está bem?" Se não houver resposta, a vítima está inconsciente.
2. Ativar o sistema médico de emergência imediatamente, se a vítima não responder.
3. Determinar ausência de respiração. Observar o tórax da vítima para verificar presença de movimentos. Escutar escapes de ar durante a expiração. Sentir o fluxo de ar.
4. Abrir as vias aéreas e realizar duas respirações, se o paciente não estiver respirando.

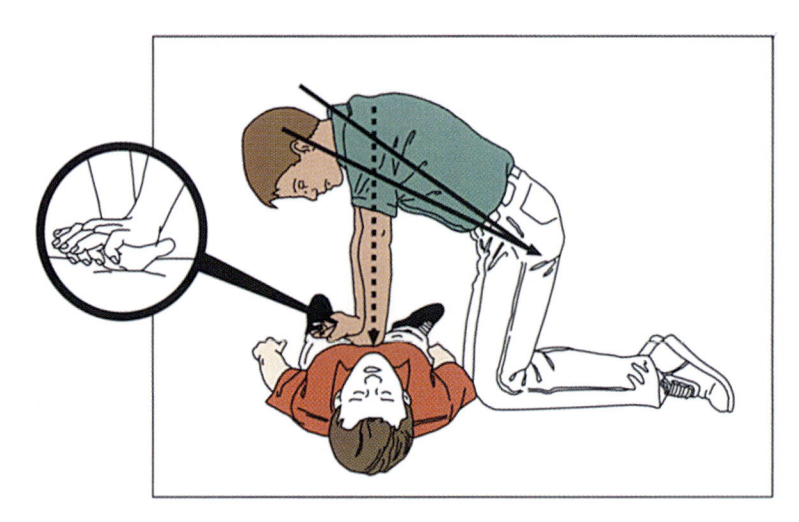

Figura 27-8
Posição dos ombros para RCP.

REALIZANDO RCP EM UM ADULTO (UM SOCORRISTA)

PROCEDIMENTO

1. Verificar a falta de resposta.
2. Ativar o sistema de serviço médico de emergência.
3. Posicionar a vítima em posição supina, em uma superfície dura e reta. Cuidar para que a vítima não saia da posição.
4. Abrir a via aérea. Usar a manobra segurar a cabeça/ levantar o queixo.
5. Verificar a ausência de respiração.
6. Realizar duas respirações. Cada uma deve ter meio segundo de duração. Deixar o tórax da vitima expandir-se entre as respirações.
7. Verificar a ausência de pulso. Checar o pulso por 5 a 10 segundos. Manter as vias aéreas abertas com a manobra da cabeça.
8. Fazer compressões torácicas, em uma velocidade de 80 a 100 por minuto. Fazer 15 compressões e após realizar duas respirações.
   a. Estabelecer um ritmo e contar alto em cada compressão (tentar: 1 e 2 e 3 e 4 e 5 e 6 e 7 e 8 e 9 e 10 e 11 e 12 e 13 e 14 e 15).
   b. Abrir as vias aéreas e respirar duas vezes.

Realizando RCP em um Adulto (um socorrista) – continuação

Procedimento

c Repetir os passos de forma que sejam realizados 4 ciclos de 15 compressões e duas respirações.
9 Verificar o pulso da carótida (5 segundos).
10 Respirar duas vezes, se a ausência de pulso continuar.

11 Repetir o passo 8. Checar o pulso em um intervalo de poucos minutos. Não interromper a RCP por mais que 5 segundos.

---

5. Determinar ausência de pulso.
6. Iniciar compressão torácicas, se o paciente não tiver pulso.

A ressuscitação cardiopulmonar pode ser feita sozinha ou com outra pessoa. RCP nunca é praticada em outra pessoa, pois pode acarretar em lesão severa. Geralmente são utilizados manequins para o treinamento da RCP.

Realizando RCP em um Adulto (dois socorristas)

Procedimento

1 Realizar RCP com um socorrista até o resgate chegar.
2 Continuar as compressões torácicas. O profissional diz: "Eu sei RPC. Posso ajudar?"
3 Indicar que quer ajuda. Solicitar que o sistema SME seja ativado, se já não foi realizado.
4 Não parar as compressões torácicas. O socorrista deve ajoelhar-se ao lado da vítima. Iniciar procedimento de dois socorristas depois que completar um ciclo de 15 compressões e duas respirações.
5 Parar a compressão por 5 segundos. O socorrista deve checar o pulso da carótida. Se o pulso não for encontrado, o socorrista diz: "Não há pulso".
6 Realizar o RPC com duas pessoas (Fig. 27-9), da seguinte forma:
   a O socorrista faz duas respirações.
   b Fazer compressões torácicas com uma freqüência de 80 a 100 por minuto. Contar em voz alta e rítmica (tentar: 1 e 2 e 3 e 4 e 5).
   c O socorrista respira imediatamente depois da quinta compressão; parar por um a um segundo e meio para respirar, continuar compressões de tórax após a respiração.
   d Uma respiração é realizada após a quinta compressão, o socorrista checa o pulso durante a compressão.

7 Parar as compressões após um minuto. O socorrista verifica a respiração e o pulso. Após o primeiro minuto, são paradas as compressões por intervalos de poucos minutos para verificar a respiração e a circulação. As compressões são interrompidas por apenas 5 segundos.
8 Pedir para trocar de posição quando ficar cansado.
9 Mudar de posição rapidamente.
   a O socorrista realiza uma respiração após a quinta compressão ter sido realizada.
   b O socorrista ajoelha-se na altura dos ombros da vítima e encontra a posição adequada da mão.
   c O profissional move-se em direção à cabeça da vítima depois da quinta compressão.
   d Verificar o pulso (por 5 segundos).
   e Se não encontrar o pulso, dizer: "Não há pulso".
   f Realizar uma respiração, antes de o socorrista iniciar as compressões torácicas.
10 Realizar uma respiração após a quinta compressão.
11 Trocar as posições sempre que a pessoa que estiver fazendo as compressões estiver cansada. Verificar o pulso e a respiração sempre que trocar as posições.

Vias aéreas obstruídas

As vias aéreas obstruídas (engasgo) podem levar a uma parada cardíaca, pois o ar não consegue passar pelas vias aéreas para os pulmões e o corpo não obtém oxigênio suficiente.

Corpos estranhos podem causar obstrução de vias aéreas, o que freqüentemente ocorre durante a alimentação. O alimento mais comum para causar obstrução das vias aéreas é a carne. Os engasgos normalmente ocorrem com pedaços grandes de carne mal mastigados. Rir e falar enquanto come podem provocar engasgo. Pacientes podem engasgar com dentaduras, assim como a ingestão excessiva de álcool pode também ser responsável por engasgos.

A obstrução de vias aéreas pode acontecer com pacientes inconscientes. Causas comuns são: aspiração de vômito e queda da língua para trás na garganta, o que ocorre durante parada cardíaca.

Corpos estranhos podem provocar obstrução parcial ou completa das vias aéreas. Na obstrução parcial, a vítima pode aspirar alguma quantidade de ar para dentro e para fora dos pulmões. A vítima está consciente e tosse, forçada e freqüentemente, para poder remover o objeto. O sistema resgate é ativado, se a obstrução parcial não for aliviada.

Na obstrução completa de vias aéreas, a vítima fica pálida e cianótica, segura o pescoço (Fig. 27-10), pois não consegue respirar, falar ou tossir. O ar não se move para fora nem para dentro dos pulmões. Se estiver consciente, a pessoa fica muito apreensiva. A obstrução precisa ser removida imediatamente antes que ocorra uma parada cardíaca. Vias aéreas obstruídas constituem uma emergência.

A manobra de Heimlich é aplicada para aliviar uma via aérea obstruída provocada por um corpo estranho. Ela requer apertos na região abdominal. A manobra é realizada com a vítima em pé, sentada ou deitada. A remoção com os dedos é usada com a manobra de Heimlich quando uma vítima adulta está inconsciente.

A manobra de Heimlich não é efetiva em pessoas extremamente obesas e em mulheres grávidas. Para essas situações são aplicados golpes no tórax, como descritos no Quadro 27-2.

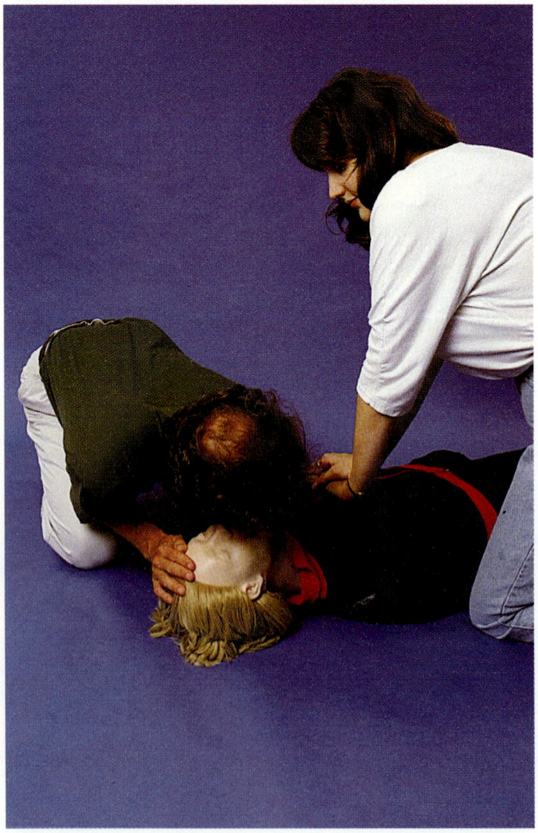

Figura 27-9
Duas pessoas realizando RPC.

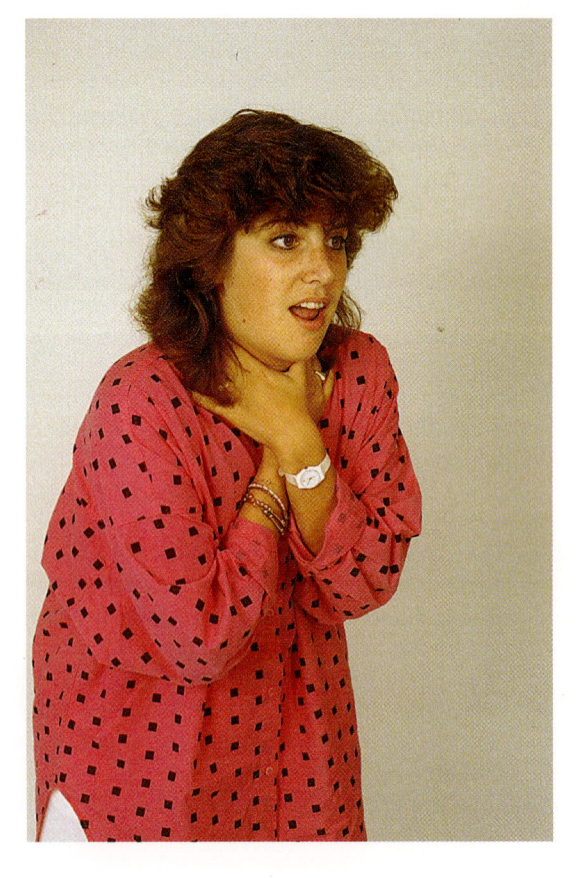

Figura 27-10
Uma vítima engasgada geralmente aperta a garganta.

QUADRO 27-2 — VIAS AÉREAS OBSTRUÍDAS: GOLPES NO PEITO EM PESSOAS OBESAS OU GRÁVIDAS

Com a pessoa sentada ou de pé:
a Ficar atrás da pessoa.
b Colocar os braços sob os antebraços da vítima. Colocar os braços ao redor do peito da vítima.
c Dar um golpe. Colocar o lado do polegar no meio do esterno.
d Segurar o punho com a outra mão.
e Dar mais golpes, até o objeto ser expelido ou a vítima tornar-se inconsciente.

Com a pessoa deitada ou inconsciente:
a Deixar a vítima na posição supina.
b Ajoelhar-se perto do corpo da vítima.
c Posicionar as mãos, como para compressão de tórax esterno.
d Fazer pressão no peito até o objeto ser expelido ou se o paciente tornar-se inconsciente.

DESOBSTRUINDO AS VIAS AÉREA (VÍTIMA EM PÉ OU SENTADA)

PROCEDIMENTO

1 Perguntar à pessoa se ela está engasgada.
2 Determinar se a pessoa pode tossir ou falar.
3 Ativar o sistema de resgate.
4 Realizar a manobra de Heimlich, se a pessoa estiver engasgada (ver Fig. 27-11):
　a Ficar de pé, atrás da vítima.
　b Colocar os braços ao redor da cintura da vítima.
　c Dar um golpe com uma mão.
　d Colocar o lado do polegar contra o abdômen. O punho fica no meio acima do umbigo e abaixo do fim do esterno.
　e Apertar o pulso com a outra mão.
　f Comprimir o punho e mão para dentro do abdômen com um aperto rápido e para cima.
　g Repetir golpes abdominais até o objeto ser expelido ou se o paciente tornar-se inconsciente.

DESOBSTRUINDO AS VIAS AÉREAS (VÍTIMA DEITADA)

PROCEDIMENTO

1 Perguntar à pessoa se ela está engasgada.
2 Determinar se a pessoa pode tossir ou falar.
3 Ativar o sistema de resgate.
4 Realizar a manobra de Heimlich, se a vítima estiver engasgada (Fig. 27-12).
　a Colocar a vítima em posição supina.
　b Ajoelhar-se perto das coxas da vítima.
　c Colocar a região hipotenar da mão, contra o abdômen, deve ficar no meio, acima do umbigo e abaixo da ponta do esterno.
　d Colocar a segunda mão, em cima da outra mão,
　e Pressionar o abdômen para dentro com um golpe rápido e para cima.
　f Repetir golpes abdominais até o objeto ser expelido ou a vítima perder a consciência.

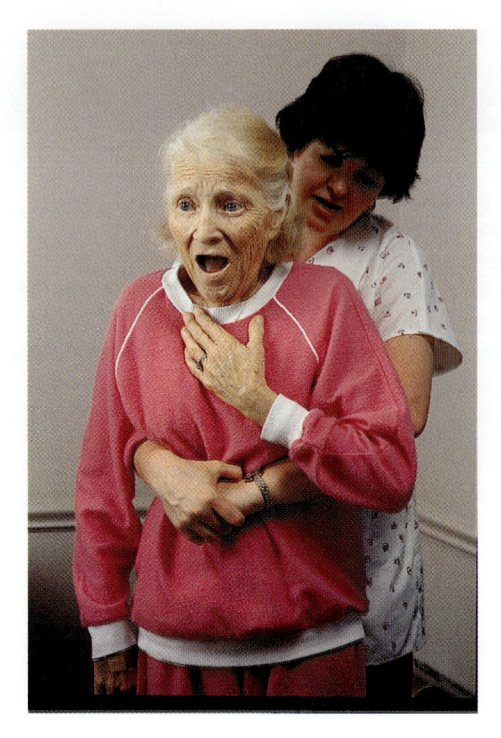

Figura 27-11
Golpes abdominais com a vítima em pé.

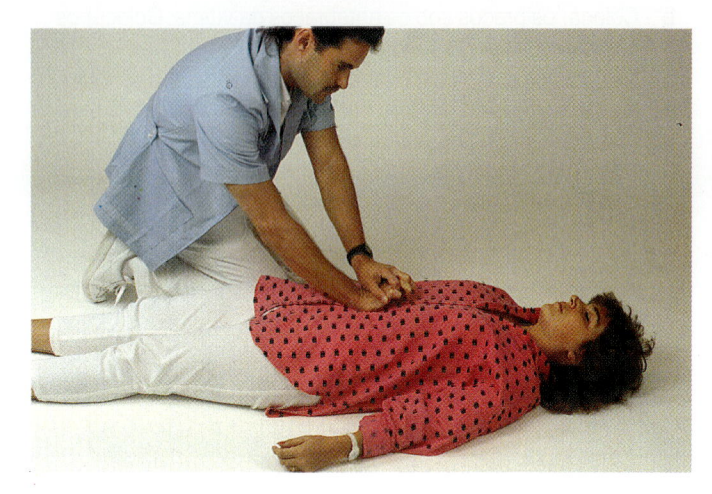

Figura 27-12
Golpes abdominais com a vítima deitada.

DESOBSTRUINDO AS VIAS AÉREAS (ADULTO INCONSCIENTE)

PROCEDIMENTO

1. Verificar ausência de resposta.
2. Ativar o sistema de resgate.
3. Colocar a vítima em posição supina, com a face virada para cima. Posicionar os braços da vítima para os lados.
4. Abrir as vias aéreas. Utilizar a manobra cabeça para trás/queixo elevado.
5. Checar ausência de respiração.
6. Fazer uma respiração. Reposicionar a cabeça da vítima e abrir a via aérea, se o peito da vítima não movimentar. Fazer uma respiração.
7. Fazer a manobra de Heimlich, se o peito da vítima não se movimentar:
   a. Ajoelhar-se perto das coxas da vítima.
   b. Colocar a região hipotenar da mão, contra o abdômen da vítima. Deve ficar no meio do abdômen, entre o umbigo e a ponta do esterno.
   c. Colocar a segunda mão, em cima da outra mão, sobre o abdômen da vítima (ver Fig. 27-12).
   d. Dar um golpe abdominal, apertando para dentro e para cima.
   e. Não dar mais que cinco socos abdominais.
8. Fazer a manobra de remoção com o dedo para verificar a presença de objetos estranhos:
   a. Abrir a boca da vítima, usando a manobra de elevação da língua e mandíbula (Fig. 27-13, A).
      (1) Apertar a língua e abaixar a mandíbula com o polegar e o dedo indicador.
      (2) Levantar a mandíbula para cima.
   b. Inserir o outro dedo indicador dentro da boca, em direção à bochecha e no fundo da garganta (Fig. 27-13, B), deixando-o na base da língua.
   c. Formar um gancho com o dedo indicador.
   d. Tentar deslocar e remover o objeto, cuidando para não empurrar mais para o fundo.
   e. Pegar e remover o objeto, se estiver ao alcance.
9. Abrir a via aérea com a manobra cabeça para trás/queixo para cima.
10. Realizar uma respiração.
11. Repetir os passos de 7 a 10, tanto quanto for necessário.

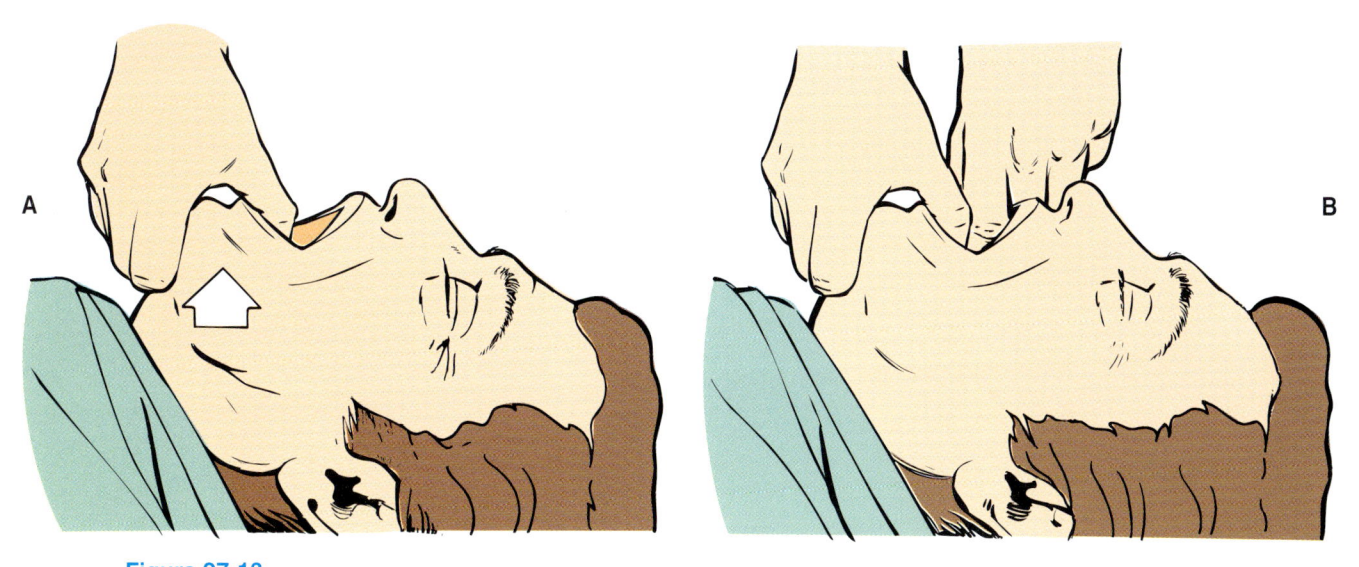

Figura 27-13
*Manobra de levantamento da língua/mandíbula. **A**, A língua da vítima está pressionada e a mandíbula é elevada para fora com uma mão. **B**, Dedo indicador da outra mão é usado para localizar um objeto estranho.*

QUESTÕES DE REVISÃO

Circular a resposta mais adequada.

1 Qual dos sinais abaixo não é de parada cardíaca?
  a Ausência de pulso.
  b Ausência de respiração.
  c Súbita queda de pressão sangüínea.
  d Inconsciência.

2 O profissional está realizando uma respiração boca a boca. Ele deve fazer o seguinte, exceto:
  a Segurar as narinas da vítima.
  b Colocar sua boca sobre a boca da vítima.
  c Assoprar ar dentro da boca da vítima, na sua expiração.
  d Fechar o nariz da vítima com a sua boca.

3 Quando as compressões torácicas externas são realizadas em um adulto. O tórax é comprimido:
  a 1,25 a 2,5 cm com o dedo indicador e anular.
  b 2,5 a 3,75 cm com a região hipotenar de mão.
  c 3,5 a 5 cm com as duas mãos.
  d Com uma mão no meio do esterno.

4 Qual dos itens abaixo não determinam parada respiratória?
  a Olhar para ver se há movimentos de tórax.
  b Contar respirações por 30 segundos.
  c Escutar o escape de ar.
  d Sentir o fluxo de ar.

5 Qual dos locais abaixo é utilizado para sentir o pulso de adulto durante a RCP?
  a Pulso apical.
  b Pulso braquial.
  c Pulso carotídeo.
  d Pulso pedioso.

6 O profissional está realizando uma RCP sozinho. Qual das respostas abaixo é falsa?
  a Fazer duas respirações a cada 15 compressões.
  b Checar o pulso após um minuto.
  c Respirar uma vez a cada cinco compressões.
  d Contar em voz alta.

7 A RCP no adulto está sendo realizada por duas pessoas. As respirações devem ser adminstradas:
  a Após cinco compressões.
  b Após 15 compressões.
  c Após cada compressão.
  d Apenas quando a posição é administrada.

QUESTÕES DE REVISÃO — CONTINUAÇÃO

8 Se ocorre a obstrução de via aérea, a vítima geralmente:
  a Segura o pescoço.
  b Pode falar, tossir e respirar.
  c Fica calmo.
  d Fica apreensiva.

9 A manobra de Heimlich é aplicada para aliviar uma obstrução de via aérea. Qual é a resposta falsa?
  a Vítima pode ficar em pé, sentada ou deitada.
  b Um golpe é feito com uma mão.
  c Golpes são realizados para dentro e para cima, no final do esterno.
  d As mãos são posicionadas no meio entre a cintura e o final do esterno.

Respostas

1 c   2 d   3 c   4 b   5 c   6 c   7 a   8 a   9 c

O Paciente Terminal

28

OBJETIVOS

- Definir os termos-chave listados neste capítulo.
- Explicar como a cultura e a religião influenciam as atitudes relacionadas à morte.
- Descrever como diferentes grupos de idade vêem a morte.
- Descrever os cinco estágios de morte.
- Explicar como suprir as necessidades física, psicológica, social e espiritual de um paciente.
- Descrever as necessidades da família durante o processo de morte.
- Explicar o ato de autodeterminação do paciente e as ordens de não-ressuscitação.
- Identificar os sinais de aproximação da morte e os sinais da morte.
- Ajudar no cuidado pós-morte.

TERMOS-CHAVE

Documento diretivo – Documento escrito, relacionando os desejos da pessoa quanto aos os cuidados com sua saúde quando não tiver mais condições de tomar suas próprias decisões.

Pós-morte – Depois (*post*) da morte (*mortem*).

Rigidez cadavérica – Rigidez (rigor) nos músculos esqueléticos que ocorre depois da morte.

As atitudes do profissional em relação à morte e ao morrer afetam os cuidados que ele oferece ao paciente, atendendo as necessidades físicas, psicológicas, sociais e espirituais. Portanto, ele precisa compreender o processo de morte para que, ao se aproximar da pessoa que está morrendo, faça-o com cuidado, bondade e respeito.

ATITUDES SOBRE A MORTE

Experiências, cultura, religião e idade, influenciam a atitude dos indivíduos sobre a morte, pois muitos a temem, enquanto outras não acreditam que irão morrer e ainda há aqueles que procuram pela morte e a aceitam. Atitudes e crenças a respeito da morte mudam de acordo com a idade do paciente e também dependem das circunstâncias.

Religião e cultura

A religião e a cultura influenciam as atitudes sobre a morte. Algumas acreditam que a vida depois da morte é livre de sofrimento e injustiça e também crêem que se encontrarão com membros da família e entes queridos. Muitos acham que serão punidos e sofrerão por pecados e injustiças cometidas. Outros não acreditam em vida depois da morte, pois para eles a vida acaba com a morte. Há também crenças religiosas sobre a forma que o corpo humano assume após a morte. Alguns crêem que o corpo mantém a sua forma física e há os que defendem que apenas o espírito ou forma espiritual estará presente na vida após a morte. A reencarnação é a crença de que o espírito ou a forma espiritual renasce em outro corpo ou outra forma de vida. Muitos pacientes reforçam suas crenças religiosas quando estão morrendo. A religião também fornece conforto para o paciente que está morrendo e para sua família.

Idades e crenças sobre a morte

Crianças e bebês não têm um conceito de morte. Crianças entre 3 e 5 anos de idade são curiosas e têm idéias sobre a morte, reconhecem a morte de membros da família e animais e noticiam a perda de pássaros ou insetos. Mas pensam que a morte é temporária. Crianças freqüentemente culpam-se quando alguém ou algo morre e percebem a morte como punição por serem maus.

Crianças entre as idades de 5 a 7 anos sabem que a morte é o final, mas não pensam que irão morrer. A morte acontece para outras pessoas e também não percebem que a morte pode ser evitada. As crianças associam morte com punição e mutilação do corpo. Também associam com bruxas, fantasmas e monstros, idéias vêm de contos-de-fadas, desenhos, filmes, videogames e televisão.

Os adultos têm medo da dor, sofrimento e de morrer sozinhos, também temem a solidão e a separação da família e dos entes queridos, preocupando-se com quem cuidará e apoiará aqueles que ficarem.

Pessoas idosas têm menos medo do que as mais jovens, aceitando que a morte irá ocorrer, pois vivenciaram mais experiências. Muitos perderam membros da família e amigos. Alguns dão boas-vindas à morte, assim como por se livrarem da dor, do sofrimento e das incapacidades. A morte também significa reunião com aqueles que morreram. Como adultos mais jovens, os idosos temem morrer sozinhos.

ESTÁGIOS DA MORTE

Elisabeth Kübler Ross descreveu cinco estágios da morte.

- *Negação* é o primeiro estágio. Pacientes recusam-se a acreditar que estão morrendo. "Não, não eu" é uma resposta comum. O paciente acredita que há algum engano.
- *Raiva* é o segundo estágio. O paciente pensa "Por que eu?" Há raiva e frustração. Eles invejam e ressentem-se daqueles que têm saúde e vida. Família, amigos e a equipe de saúde são geralmente alvos da raiva.
- *Barganha* é o terceiro estágio. A raiva já passou. E o paciente agora diz: "Sim, eu, mas...." Freqüentemente há barganha com Deus para obter mais tempo e promessas são feitas para ganharem mais tempo. A barganha normalmente é feita de forma privada e a nível espiritual.
- *Depressão* é o quarto estágio. O paciente pensa "Sim, eu" e está muito triste. Há lamentação sobre as coisas que foram perdidas e a perda do futuro.
- *Aceitação da morte* é o estágio final da morte. O paciente fica calmo e em paz. O paciente já disse o que tinha a dizer. Trabalhos não-terminados são finalizados.

NECESSIDADES PSICOLÓGICAS, SOCIAIS E ESPIRITUAIS

Os pacientes que estão morrendo têm necessidades psicológicas, sociais e espirituais. Eles podem querer a família e amigos presentes, querer falar sobre os medos, preocupações e a ansiedade de morrer. Alguns querem ficar sozinhos. As pessoas normalmente gostam de conversar durante a noite. Os ambientes são mais silenciosos, há poucas distrações e há mais tempo para pensar.

Tocar e ouvir é importante quando se comunicar com um paciente que está morrendo.

- *Ouvir* – Não se preocupar se está dizendo algo errado. O profissional também não deve se preocupar em achar as palavras certas para confortar e consolar o paciente. Nada precisa ser realmente dito. Estar lá é mais importante.
- *Tocar* – Pode ser conveniente quando cuidar. Algumas vezes, os pacientes podem não querer palavras e sim ter alguém por perto.

O paciente pode querer ver ou ter alguma prática religiosa. Garantir privacidade durante a oração e os momentos espirituais, tendo objetos religiosos por perto. O profissional pode assegurar que ele permaneça com esses objetos, assim como outros objetos de valor.

NECESSIDADES FÍSICAS

O paciente pode ser totalmente dependente de outros para as necessidades básicas e atividades de vida diária. Todo esforço é feito para promover o seu conforto físico e psicológico. Deve-se permitir que o paciente morra em paz e com dignidade.

Visão, audição e fala

A visão embaça e falha gradualmente. O paciente naturalmente vira-se em direção à luz. Uma sala escura pode assustá-lo. Os olhos podem estar parcialmente abertos. Normalmente há secreções acumuladas nos cantos dos olhos. Por causa das falhas de visão, o profissional precisa explicar-lhe o que está sendo feito no quarto. O quarto deve estar bem iluminado, mas evitar luzes fortes e claras. É essencial manter um bom cuidado dos olhos.

A audição é uma das últimas funções a ser perdida. Muitos pacientes ouvem até o último momento de vida. Mesmo que inconsciente, ele pode ouvir. Falar com uma voz e tom normal, dar explicações sobre cuidado, propiciar segurança, bem como oferecer palavras de conforto. Evitar assuntos que possam aborrecer a pessoa.

A fala torna-se difícil. Pode não ser de fácil compreender o paciente. Algumas vezes ele não pode falar e suas necessidades devem ser antecipadas. O paciente não deve responder perguntas longas. Questões que requeram um simples "sim" ou "não" devem ser formuladas. Apesar de problemas de fala, o profissional precisa falar com a pessoa.

Boca, nariz e pele

Higiene oral fornece conforto. Se o paciente pode comer e beber, o cuidado rotineiro com a boca deve ser mantido. Higiene oral deve ser realizada freqüentemente quando a morte se aproxima e quando existe dificuldade em ingerir líquidos. Ela é importante para evitar acúmulo de muco na boca, impedindo que o paciente engula.

Podem apresentar crostas e irritação nas narinas. As causas mais comuns são aumento de secreções nasais, uso de cânula para oxigenação e sonda nasogástrica. O nariz deve ser limpo cuidadosamente. A enfermeira pode pedir para o auxiliar de enfermagem aplicar um lubrificante nas narinas.

A circulação diminui e a temperatura sobe. A pele fica fria, pálida e marmorizada. A transpiração aumenta. Um bom cuidado da pele, banho e prevenção de feridas por compressão são necessários. Os lençóis são trocados sempre que necessário. Embora a pele fique fria, é necessário apenas um lençol leve.

Eliminação

Pacientes que estão morrendo podem ter incontinência urinária e fecal e devem ser utilizados protetores de cama impermeáveis. O cuidado perineal é feito sempre que necessário. Alguns pacientes ficam constipados e apresentam retenção urinária. Os médicos podem prescrever enemas e cateteres de Foley.

Conforto e mudança de decúbito

Um bom cuidado de pele, higiene pessoal, massagens nas costas e higiene oral fornecem conforto. Alguns pacientes têm dores severas. A enfermeira administra medicações para dor, prescritas pelo médico. Mudanças de decúbitos promovem conforto, devendo ser realizadas corretamente, utilizando-se medidas de apoio. O paciente deve ser virado lenta e calmamente. Aqueles com dificuldades respiratórias em geral preferem a posição semi-Fowler.

O quarto do paciente

O quarto do paciente deve ser o mais prazeroso possível. Fotografias, cartões, flores, objetos religiosos e outros que tenham significado pessoal fornecem conforto e apoio ao paciente. Deixar à vista tudo que ele aprecia. O paciente e a família têm permissão de arrumarem o quarto como o desejarem, pois isto ajuda a demonstrarem amor, carinho e estima. O quarto deve ser confortável, agradável e refletir as escolhas pessoais do paciente.

A FAMÍLIA

A família não está passando por um período fácil. Pode ser muito difícil encontrar as palavras certas para confortá-la. O profissional pode manifestar seus sentimentos demonstrando disponibilidade, cortesia e consideração. Usar também o toque para demonstrar preocupação.

Os horários de visitas normais não se aplicam a esta situação. O profissional precisa respeitar o direito de privacidade do paciente e da família. Entretanto, o cuidado não pode ser negligenciado por causa da família e eles podem ajudar nesse sentido.

A família pode estar muito cansada, triste e chorosa, precisando de apoio e compreensão. Ver uma pessoa amada morrer é muito doloroso e é necessário lidar com a perda eminente. Eles podem encontrar conforto em uma visita de um membro da igreja.

INSTITUIÇÃO DE CUIDADO PARA O PACIENTE TERMINAL

Cuidado ao paciente terminal objetiva o alívio da dor e medidas de conforto. A meta é melhorar a qualidade de vida do paciente terminal. Tais cuidados estão relacionados às necessidades físicas, emocionais, sociais e espirituais dos pacientes terminais e de suas famílias. Eles não têm como objetivo a cura ou medidas para salvar vidas.

Este serviço de cuidado pode fazer parte da instituição de saúde ou não ser vinculada à mesma. Muitas instituições de cuidado ao paciente terminal oferecem cuidado domiciliar. Acompanhamento de cuidado e grupos de apoio a sobreviventes são outros serviços oferecidos.

QUALIDADE DE VIDA E ASPECTOS LEGAIS

Muita atenção tem sido dada ao direito de morrer. Muitos pacientes não querem ser mantidos vivos por meio de máquinas ou outras medidas. Alguns pacientes tornam seus desejos conhecidos sobre a antecipação de sua morte.

O ato de autodeterminação do paciente

O ato de autodeterminação do paciente dá à pessoa o direito de aceitar ou não o tratamento médico. Ela também tem o direito de fazer um documento diretivo – um documento escrito, relacionando os desejos do paciente sobre os cuidados de saúde que deseja quando não tem mais condições de tomar suas próprias decisões. O documento diretivo geralmente proíbe a realização de certos tipos de cuidados se não há desejos de recuperação. Um testamento e uma procuração são os documentos diretivos mais comuns.

Vontade expressa – Um testamento é um documento escrito por uma pessoa sobre o uso ou não de medidas que o mantém ou dão suporte à sua vida. Sondas de alimentação, respiradores artificiais e RCP são alguns exemplos. O testamento instrui médicos a retirar ou não iniciar medidas que prolonguem sua vida.

Procuração – O poder de tomar decisões sobre os cuidado de saúde é dado a outra pessoa, geralmente um membro da família, amigo ou advogado.

Prescrição de não ressuscitar

Quando a morte é súbita e inesperada, todo esforço é feito para salvar a vida do paciente. A RCP é iniciada (ver Capítulo 27) e outras medidas de suporte de vida são realizadas até o paciente ser ressuscitado ou o médico declarar que o paciente morreu.

O médico freqüentemente escreve ordens de não ressuscitar para pacientes terminais, o que significa, que não será realizada RCP. Será permitido ao paciente morrer em paz e com dignidade. As prescrições são escritas depois que o paciente ou a família são consultados. Alguns pacientes possuem documento diretivo que autorizam a ressuscitação.

SINAIS DE MORTE

Há sinais de aproximação da morte. Eles podem ocorrer rápida ou lentamente.

- Há diminuição dos movimentos, tônus muscular e da sensibilidade, os quais geralmente têm início pelos pés e pernas e se espalham para o resto do corpo. Quando o músculo da boca relaxa, a mandíbula cai. A boca pode ficar aberta. Normalmente há uma expressão facial de paz.
- O peristaltismo e outra funções gastrintestinais ficam mais lentas. Pode haver distensão abdominal, incontinência fecal, impactação, náusea e vômito.
- A circulação falha e a temperatura do corpo sobe. O paciente sente frio, parece pálido e transpira bastante. O pulso fica rápido, fraco e irregular. A pressão começa a falhar.
- O sistema respiratório falha. São observadas respirações lentas ou rápidas e superficiais, pode haver acúmulo de muco no trato respiratório, o que provoca uma morte ruidosa. A diminuição da dor ocorre quando o paciente perde a consciência. Entretanto, alguns pacientes são conscientes até o momento da morte.

Os sinais de morte incluem a ausência de pulso, respiração ou pressão sangüínea. As pupilas ficam fixas e dilatadas. O médico determina que a morte ocorreu e a anuncia.

CUIDADOS PÓS-MORTE

O cuidado do corpo após a morte é chamado cuidado pósmorte, o qual é realizado e o profissional pode ser solicitado a ajudar. O cuidado inicia assim que o médico avisa que o paciente morreu. São seguidas as precauções-padrão e de patógenos veiculados pelo sangue, pois pode haver contato com sangue, fluidos e secreções do corpo.

O cuidado pós-morte é realizado para manter a aparência do corpo. A perda da cor e lesão de pele podem ser prevenidas. O cuidado pós-morte também inclui devolver os objetos pessoais e de valor à família. O direito de privacidade e direito de ser tratado com dignidade e respeito aplica-se também após a morte.

Em torno de 2 a 4 horas após a morte aparece a rigidez cadavérica, que é a musculoesquelética. O cuidado pós-morte envolve posicionar o corpo em um alinhamento normal antes de ocorrer a rigidez cadavérica. A família pode querer ver o corpo antes que este seja levado para o necrotério ou casa funerária. O corpo do paciente deve parecer estar em uma posição confortável e natural.

Em alguns locais o corpo é preparado apenas para observação. O cuidado pós-morte é realizado depois pelos funcionários da funerária.

CUIDADOS PÓS-MORTE

PRÉ-PROCEDIMENTO

1 Lavar as mãos
2 Providenciar o seguinte:
 - *Kit* pós-morte (gases, mortalha, duas etiquetas, compressas, roupa e alfinetes).
 - Lista de valores.
 - Protetores de cama impermeáveis.
 - Bacia.
 - Toalhas de banho e esponjas.
 - Fitas e curativos.
 - Luvas descartáveis.
 - Bolas de algodão.
3 Garantir privacidade.
4 Deixar a cama em um nível alto. Ter certeza de que a cama esta reta.

PROCEDIMENTO

5 Calçar as luvas.
6 Deixar o corpo em posição supina. Braços e pernas devem ficar retos. Colocar um travesseiro sob a cabeça e ombros (ver Fig. 28-1).
7 Fechar os olhos. Puxar as pálpebras sobre os olhos. Aplicar uma bola de algodão úmida sobre a pálpebra, se os olhos não ficarem fechados.
8 Inserir as dentaduras.
9 Fechar a boca. Colocar um rolo de toalha sob o queixo para apoiar a boca na posição fechada, se necessário.
10 Seguir as normas do serviço sobre as jóias.
11 Remover tubos de drenagem. Deixar as sondas e cateteres no lugar, se for realizada autopsia. Perguntar à enfermeira sobre a remoção das sondas.
12 Lavar as áreas sujas com água. Secar bem.
13 Colocar o protetor de cama sob as nádegas.
14 Remover os curativos sujos e trocá-los.
15 Vestir um roupão limpo no corpo. Ter certeza de que o corpo está posicionado como no passo 6.
16 Pentear os cabelos, se necessário.
17 Preencher as etiquetas de identificação. Fixar nos tornozelos ou no dedo do pé do lado direito.
18 Cobrir o corpo até os ombros com lençol, se a família for ver o corpo.
19 Juntar todos os pertences pessoais. Colocá-lo em um saco e identificá-los com o nome do paciente.
20 Remover todos os equipamentos e lençóis, exceto mortalha e a outra etiqueta. Ter certeza de que a sala está limpa. Ajustar a iluminação para bem fraca.
21 Remover as luvas e lavar as mãos.
22 Deixar a família ver o corpo. Garantir privacidade. Entregar os pertences à família.
23 Conseguir uma maca, se o corpo for levado para o necrotério.
24 Pôr outro par de luvas.
25 Vestir a mortalha ou cobrir um corpo com um lençol depois que a família sair do quarto. Vestir a mortalha, como na Figura 28-2:
 a Dobrar a ponta da mortalha sobre a cabeça.
 b Dobrar a outra ponta sobre os pés.
 c Dobrar os lados sobre o corpo.
26 Fixar a mortalha no lugar com alfinetes ou fitas.
27 Colar a segunda etiqueta de identificação na mortalha.
28 Levar o corpo para o necrotério:
 a Transportar o corpo com a mortalha com a ajuda de outros funcionário.
 b Manter as portas de outros quartos fechadas.
 c Transportar o corpo para o necrotério; deixar o copo com a dentadura, junto ao corpo.
 d Recolocar a maca no local.
29 Deixar o corpo na cama se for levado diretamente para a casa funerária. Fechar a porta ou puxar a cortina ao redor da cama.

CUIDADOS PÓS-MORTE – CONTINUAÇÃO

PÓS-PROCEDIMENTO

30. Remover as luvas e lavar as mãos.
31. Arrumar o quarto quando o corpo for removido. Usar as luvas para este passo.
32. Lavar as mãos.
33. Relatar o seguinte à enfermeira:
    - A hora em que o corpo foi levado pela funerária.
    - O que foi feito com as jóias e os objetos pessoais.
    - Dizer o que foi feito com as dentaduras.

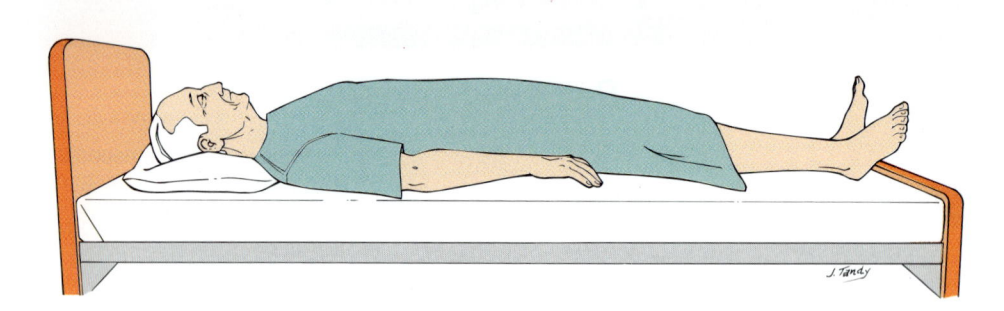

Figura 28-1
O corpo está deitado na posição dorsal, os braços estão retos ao lado. Há um travesseiro sob a cabeça e os ombros.

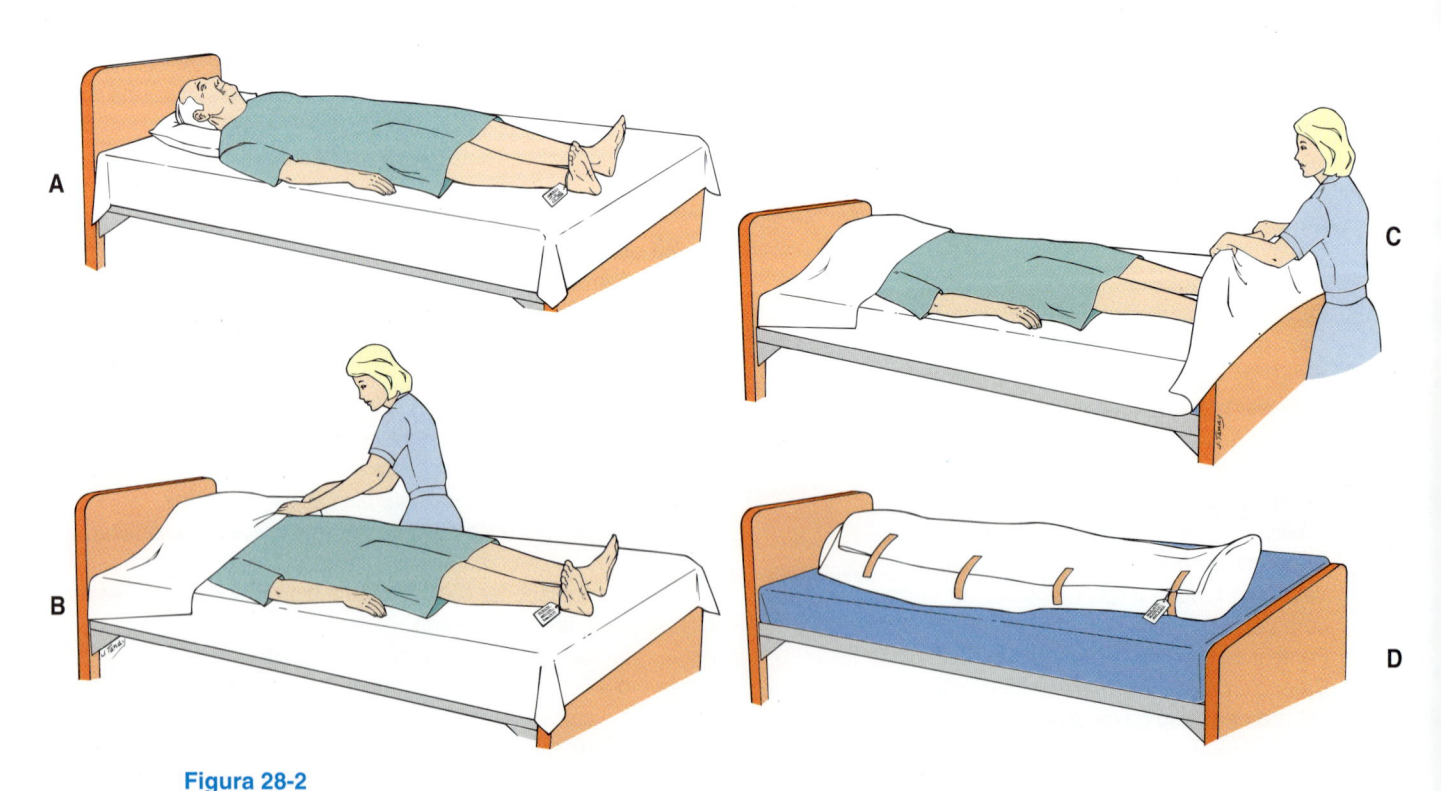

Figura 28-2
*Vestindo a mortalha. **A**, Colocar o corpo sobre a mortalha. **B**, Colocar a ponta da mortalha sobre a cabeça. **C**, Dobrar a outra extremidade sobre o pé. **D**, Dobrar as laterais sobre o corpo, prender com fitas ou alfinetes e colocar a etiqueta de identificação.*

QUESTÕES DE REVISÃO

Circule V para verdadeiro e F para falso.

1. **V F** Pacientes que estão morrendo freqüentemente são cuidados em hospitais.
2. **V F** As atitudes sobre a morte são influenciadas pela religião.
3. **V F** Bebês e crianças pequenas entendem sobre a morte.
4. **V F** Crianças freqüentemente culpam-se quando alguém morre.
5. **V F** A reencarnação é a crença de que não há vida após a morte.

Circule a resposta mais adequada.

6. Adultos e idosos geralmente temem:
   a Morrer sozinhos.
   b Reencarnação.
   c Os cincos estágios da morte.
   d Todas acima.

7. Pacientes no estágio de negação:
   a Ficam bravos.
   b Fazem tratos com Deus.
   c Ficam tristes e quietos.
   d Relutam em acreditar que estão morrendo.

8. Jenny Parker está morrendo. O profissional deve:
   a Usar o toque e ouvir.
   b Conversar bastante com o paciente.
   c Manter o quarto escuro.
   d Falar em voz alta.

9. Quando a morte está próxima, o último sentido a ser perdido é:
   a Visão.
   b Gustação.
   c Olfato.
   d Audição.

10. O cuidado de Jenny Paker inclui o seguinte, exceto:
    a Cuidado com os olhos.
    b Cuidado com a boca.
    c Realizar exercícios de extensão do movimento.
    d Mudanças de posição.

11. Uma prescrição de "não ressuscitar" foi escrita para Jenny Parker. Isto significa que:
    a Não será feita RCP.
    b Ela tem um testamento.
    c Serão realizadas medidas de prolongamento da vida.
    d Ela será mantida viva o quanto for possível.

12. Qual não é um sinal de aproximação da morte?
    a Pulso rápido e lentidão das funções gastrointestinais.
    b Perda do movimento e tônus muscular.
    c Aumento da dor e pressão sangüínea.
    d Respirações rápidas, superficiais e ruidosa.

13. Os sinais de morte são:
    a Convulsões e incontinência.
    b Ausência de pulso, respirações ou pressões sangüíneas.
    c Perda da consciência e convulsões.
    d Ao olhos ficam abertos, não há movimentos musculares e o corpo está rígido.

14. Cuidado pós-morte é realizado:
    a Após a rigidez cadavérica.
    b Depois que o médico anuncia a morte do paciente.
    c Quando o funcionário da funerária chega para buscar o corpo.
    d Depois que a família ver o corpo.

Respostas

1 Verdadeiro 2 Verdadeiro 3 Falso 4 Verdadeiro 5 Falso 6 a 7 d 8 a 9 d 10 c 11 a 12 c 13 b 14 b

Terminologia Médica

29

OBJETIVOS

- Definir os termos-chave listados neste capítulo.
- Traduzir os radicais, prefixos e sufixos do grego e do latim para o português.
- Combinar os elementos da palavra nos termos médicos.
- Traduzir termos médicos para o português.
- Identificar as regiões abdominais e os termos direcionais.
- Identificar as abreviaturas usadas no cuidado da saúde e seus significados.

TERMOS-CHAVE

Abreviatura – Representação de uma palavra por meio de alguma(s) de suas letras ou sílabas.

Prefixo – Sílaba(s) ou letra(s) que antecede(m) o radical da palavra, modificando o significado desta ou formando uma palavra nova.

Radical – Sílaba(s) que contém(contêm) a significação básica da palavra.

Sufixo – Sílaba(s) ou letra(s) que, posposta(s) ao radical da palavra, a torna(m) derivada.

Aprender a terminologia médica é importante para o trabalho. Conforme o profissional adquire mais conhecimento e experiência, compreenderá e usará os termos médicos com mais freqüência e facilidade.

OS ELEMENTOS QUE FORMAM OS TERMOS MÉDICOS

Como todas as palavras, os termos médicos são formados pela combinação dos elementos das palavras (radical e afixos). Os elementos importantes da palavra são os radicais, os prefixos e os sufixos.

Prefixos

O prefixo é um elemento mórfico (letra/s ou sílaba/s) colocado antes do radical ou tema para formar uma nova palavra. O prefixo *olig* (escasso, pouca quantidade) pode ser colocado antes do radical *uria* (urina), compondo a palavra *oligúria*, que significa uma quantidade escassa de urina. Os prefixos sempre são combinados com outros elementos da palavra e nunca são usados sozinhos. A maioria dos prefixos tem origem grega ou latina.

Prefixo	Significado
a-, an	sem, não, falta de
ab-	ausente de
ad-	para, em direção, próximo
anti-	contra
auto-	si mesmo
bi-	duplo, dois, duas vezes
bradi-	lento
circum	ao redor
dis	mau, difícil, anormal
ecto-	fora, lado de fora
en–	em, dentro, com
endo	interior, do lado de dentro
epi-	em cima, sobre
eritr	vermelho
ex-	fora, fora de, ausente
hemi-	metade
hiper	excessivo, muito, alto
hipo	sob, diminuído, menos que o normal
in-	em, dentro, com, não
inter	entre
intro	dentro, com
leuco-	branco
macro-	grande
mal-	mal, doença
mega-	grande
micro-	pequeno
mono-	um, único
neo-	novo
no-	não
olig(o)-	pequeno, pouca quantidade
per-	através de
peri-	ao redor
poli-	muitos
post-	após, atrás
pre-	antes, em frente de, antes de
pro-	antes, em frente de
re-	outra vez, para trás
retro-	para trás, atrás
semi-	metade
sub	sob, inferior
super-	acima, superior, excesso
supra	acima, superior
taqui	rápido
trans	através
uni-	um

Radical

O radical contém o significado básico da palavra, aparecendo combinada com outro radical, com prefixos e sufixos para formar os termos médicos. Os radicais têm origem grega e latina.

Uma vogal (i ou o) pode ser adicionada quando os dois radicais são combinados ou quando um sufixo é adicionado a ele. A inserção da vogal facilita a pronúncia. Os radicais mais comuns e suas combinações estão relacionados a seguir.

Radical (combinando com a vogal)	Significado
abdomin (a)	abdômen
aden(o)	glândula
angi (o)	veia
arterio	artéria
artr(o)	articulação
bronqui	brônquios, bronquíolos
card, cardi(o)	coração
cefal (o)	cabeça
condr (o)	catilagem
colo	cólon, intestino grande
crani (o)	cabeça
cian(o)	azul
cist (o)	bexiga, cisto
cit (o)	célula

Radical (combinando com a vogal)	Significado
dent (a)	dentes
derma	pele
duoden (o)	duodeno
eucefal (o)	cérebro
enter (o)	intestinos
fibr(o)	fibra, fibroso
gastr(o)	estômago
gluc (o)	doce, glicose
glic (o)	açúcar
gin, gine, gineco	mulher
hem, hema, hemo, hemat(o)	sangue
hepat (o)	fígado
hidr(o)	água
hister (o)	útero
laparo	abdômen, quadril, flanco
laring (o)	laringe
lit (o)	pedra
mam(o)	mama, glândula mamária
mast	glândula mamária, mama
meno	menstruação
mi (o)	músculo
nefro	rins
necro	morte
neur(o)	nervo
ocul(o)	olho
ovori	ovário
oftalm (o)	olho
ort (o)	reto, normal correto
oste (o)	osso
ot (o)	ouvido
ped (o)	criança, pé
faring (o)	faringe
fleb (o)	veia
pnea	respiração
pneum (o)	pulmões, ar, gás
proct (o)	reto
psic (o)	mente
pulmo	pulmões
pie (o)	pus
rect (o)	reto
esten (o)	estreito, constrição
estomat	boca
term (o)	calor
toraco	tórax
tromb (o)	coágulo, trombos
tire (o)	tiróide
toxic (o)	veneno, envenenamento
traque (o)	traquéia

Radical (combinando com a vogal)	Significado
uret (o)	uretra
urin (o)	urina
uro	urina, trato urinário, micção
uter (o)	útero
vas (o)	vaso de sangüíneo, *vas deferens*
ven (o)	veia
vertebr	espinha, vértebra

Sufixo

Sufixo é uma partícula (letra/s ou sílaba/s) que, colocada no final de um radical, muda seu significado, formando uma palavra ou derivação, não podendo ser usado sozinho. Como os prefixos e os radicais, sua origem é grega ou latina. Quando traduzir os termos médicos, iniciar com o sufixo. Por exemplo, *nefrite* significa inflamação dos rins. É formada pela combinação *nefro* (rins) e *ite* (inflamação).

Sufixo	Significado
-algia	dor
-asis	condição, geralmente anormal
-cele	hérnia, herniação, bolsa
-cito	célula
-ectasi	dilatação, estiramento
-ectomi	remoção de
-emia	condição do sangue
-gram	métodos de coloração
-graf	um diagrama, um instrumento de registro
-grafi	fazendo uma gravação
-iasis	condição de
-ism	uma condição
-itis	inflamação
-logia	o estudo de
-lise	destruição de, decomposição, quebra
-megalia	aumento de
-metric	instrumento de medida
-metria	medida
-oma	tumor
-osis	condição
-pato	doença
-penia	falta, deficiência
-fasia	fala
-fobia	um medo exagerado
-plastia	cirurgia reparadora ou de correção, reforma
-plegia	paralisia
-rrage, rragia	fluxo excessivo
-rrafia	ponto de costura, costurar

Sufixo	Significado
-rrea	fluxo profuso, descarga, supuração
-escopia	exame através de instrumento
-estase	manutenção, mantendo um nível constante
-estom-ostamia	criação de uma abertura
-tomi, -tomia	incisão, cortando em
-uria	condição da urina

Combinando os elementos da palavra

Os termos médicos, assim como as demais palavras da língua portuguesa, são formados pela combinação entre radicais e afixos (prefixo e/ou sufixo).

Um radical pode ser combinado com prefixos, sufixos ou ambos. O prefixo *dis* (difícil) pode ser combinado com o radical *pnea* (respiração), formando o termo dispnéia, que significa dificuldade de respirar.

Os radicais podem ser combinados com sufixos. *Mast* (mama) combinado com o sufixo *ectomi* (excisão ou remoção) forma o termo *mastectomia*, que significa remoção de mama.

A combinação de um prefixo, um radical e um sufixo é outro meio existente para formar termos médicos. Endocardite consiste do prefixo *endo* (interior), do radical *card* (coração) e do sufixo *ite* (inflamação), que vem a significar inflamação da parte interna do coração.

Um detalhe importante a ser lembrado é que os prefixos aparecem antes do radical e os sufixos depois. O profissional pode exercitar-se formando termos médicos pela combinação da lista de elementos de palavras contidas neste capítulo.

REGIÃO ABDOMINAL

O abdômen é dividido em quatro regiões (quadrantes) de maneira a ajudar a descrever a localização das estruturas do corpo, dor ou desconforto (Fig. 29-1). Eles são:

- Quadrante superior direito (QSD).
- Quadrante superior esquerdo (QSE).
- Quadrante inferior direito (QID).
- Quadrante inferior esquerdo (QIE).

TERMOS QUE INDICAM DIREÇÃO

Certos termos são freqüentemente usados para descrever a posição de uma parte do corpo em relação à outra. Os seguintes termos orientam a direção de uma parte do corpo

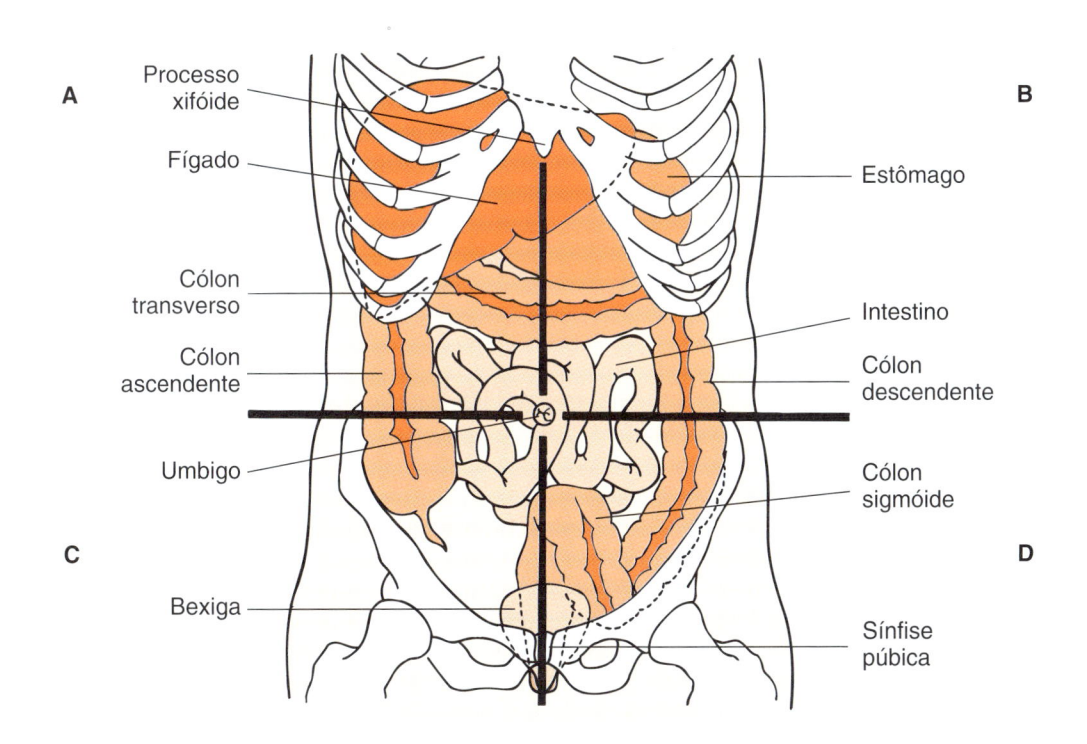

Figura 29-1

As quatro regiões do abdômen. A, Quadrante superior direito. B, Quadrante superior esquerdo. C, Quadrante inferior direito. D, Quadrante inferior esquerdo.

quando o paciente está em pé ou olhando para a frente. Tais termos derivam-se de alguns dos prefixos listados neste capítulo.

- *Anterior (ventral)* – Localizado na região da frente do corpo ou parte do corpo.
- *Distal* – Parte mais distante do centro ou do ponto de fixação.
- *Lateral* – Relacionado a ou localizado ao lado do corpo (ou parte do corpo).
- *Medial* – Relacionado a, localizado no ou próximo do meio (ou linha média) do corpo (ou parte do corpo).
- *Posterior (dorsal)* – Localizado no ou na região das costas do corpo (ou parte do corpo).
- *Proximal* – Parte mais próxima do centro ou para o ponto de origem.

ABREVIATURAS

As abreviaturas são representações de uma palavra por meio de alguma(s) de suas letras ou sílabas, economizando tempo e espaço na comunicação escrita. A maioria das instituições tem uma lista de abreviaturas que é aceita e o profissional deve utilizá-la. Caso não tiver certeza se uma abreviatura é aceita, escrever a palavra completa para comunicar-se com precisão.

QUESTÕES DE REVISÃO

Preencher as lacunas.

1 Os elementos das palavras usadas na terminologia médica são:
   a _____
   b _____
   c _____

2 Um _____ é colocado no início da palavra para mudar o significado da palavra.

3 Um _____ é colocado no final da palavra para mudar o significado da palavra.

4 As quatro regiões do abdômen são:
   a _____
   b _____
   c _____
   d _____

Associar a coluna A com a coluna B.

Coluna A
___ 5 Distal
___ 6 Proximal
___ 7 Anterior (ventral)
___ 8 Medial
___ 9 Posterior (dorsal)
___ 10 Lateral

Coluna B
a A parte mais próxima do centro ou ponto de origem.
b O lado do corpo ou parte do corpo.
c A parte da frente do corpo ou parte do corpo.
d A parte mais distante do corpo ou parte do corpo.
e A parte de trás do corpo ou parte do corpo.
f O meio ou linha média do corpo ou parte do corpo.

Definir os seguintes prefixos:

11 a- _____
12 dis- _____
13 bi- _____
14 ab- _____
15 trans- _____
16 post- _____
17 olig- _____
18 hiper- _____
19 per- _____
20 hemi- _____
21 hipo- _____
22 ad- _____

QUESTÕES DE REVISÃO – CONTINUAÇÃO

Definir seguintes sufixos:

23 -algia _____
24 -itis _____
25 -ostomi _____
26 -ectomi _____
27 -emia _____
28 -osis _____

29 -rragia _____
30 -penia _____
31 -pati _____
32 -otomi _____
33 -rrea _____
34 -plastia _____

Definir os seguintes radicais

35 cranio _____
36 cardio _____
37 mamo _____
38 veno _____
39 urino _____
40 pneia _____
41 ciano _____
42 arteio _____
43 colo _____
44 artro _____
45 lito _____
46 gastro _____
47 encefalo _____

48 gluco _____
49 hemo _____
50 histero _____
51 hepato _____
52 mio _____
53 nefro _____
54 flebo _____
55 oculo _____
56 osteo _____
57 neuro _____
58 pneumo _____
59 toxico _____
60 psico _____
61 toraco _____

Associar a coluna A com a coluna B.

Coluna A
___ 62 Intravenoso
___ 63 Apnéia
___ 64 Hemiplegia
___ 65 Toracotomia
___ 66 Artrite
___ 67 Bronquite
___ 68 Anúria
___ 69 Hematúria
___ 70 Histerectomia
___ 71 Hemorragia

Coluna B
a Inflamação das articulações
b Sangue na urina
c Fluxo excessivo de sangue
d Paralisia de um lado
e Remoção cirúrgica do útero
f Sem respiração
g Inflamação dos bronquíolos
h Incisão no tórax
i Sem urina
j Na veia

Escrever a abreviatura dos seguintes termos:

72 Ganhos e perdas _____
73 Suporte vital básico _____
74 Doença sexualmente
   transmissível _____
75 Duas vezes ao dia _____
76 Sonda nasogástrica _____
77 Via oral _____

Questões de revisão — continuação

Respostas

1. a) Prefixo
   b) Radical
   c) Sufixo
2. Prefixo
3. Sufixo
4. a) Quadrante superior direito
   b) Quadrante superior esquerdo
   c) Quadrante inferior direito
   d) Quadrante inferior esquerdo
5. d
6. a
7. c
8. f
9. e
10. b
11. Sem ou não
12. Mau, difícil, anormal
13. Duplo, dois, duas vezes
14. Fora de
15. Cruzado, transversal, sobre
16. Depois, atrás
17. Pouca quantidade, pequeno
18. Excessivo, demais
19. Antes de
20. Metade
21. Diminuído, menos que o normal
22. Em direção a
23. Dor
24. Inflamação
25. Criação de uma abertura
26. Remoção de, excisão
27. Condição do sangue
28. Condição
29. Fluxo excessivo
30. Falta, deficiência
31. Doença
32. Incisão, corte no
33. Fluxo profuso
34. Reparo cirúrgico, reformar
35. Crânio
36. Coração
37. Mama
38. Veia
39. Urina
40. Respiração
41. Azul
42. Artéria
43. Cólon, intestino grande
44. Articulação
45. Pedra
46. Estômago
47. Cérebro
48. Glicose, açúcar
49. Sangue
50. Útero
51. Fígado
52. Músculo
53. Rim
54. Veia
55. Olho
56. Osso
57. Nervo
58. Pulmão
59. Veneno
60. Mente
61. Tórax
62. j
63. f
64. d
65. h
66. a
67. g
68. i
69. b
70. e
71. c
72. G&P
73. SVB
74. DST
75. 2x/dia
76. SN
77. VO

GLOSSÁRIO

Abdução – Movimentar uma parte do corpo na direção contrária.
Abreviatura – Forma reduzida de uma palavra ou frase.
Admissão – Entrada oficial de um paciente em uma instituição ou enfermaria.
Adução – Mover uma parte do corpo em direção ao corpo.
Afasia – Inabilidade (*a*) para falar (*fasia*).
Afasia de expressão – Dificuldade em expressar ou emitir pensamentos.
Afasia de expressão e recepção – Dificuldade em expressar ou emitir pensamentos e dificuldade em receber informações.
Afasia de recepção – Dificuldade em receber informação.
Afeto – Sentimentos e emoções.
Agressão – Tentativa intencional ou ameaça de tocar o corpo de um paciente, sem o consentimento do mesmo.
Alinhamento corporal – Forma como certas partes do corpo estão alinhadas em relação a outras; postura.
Alta – Saída oficial de um paciente de uma instituição ou enfermaria.
Alucinação – Ver, escutar ou sentir algo que não é real.
Anestesia – Perda dos sentidos ou sensação produzida por uma droga.
Anestesia geral – Inconsciência, perda de sensação ou sentimento produzida por uma droga.
Anestesia local – Perda de sensação em uma pequena área.
Anestesia regional – Perda da sensação ou sensibilidade de uma parte do corpo, produzida por injeção de uma droga; o paciente não perde a consciência.
Anorexia – Transtorno alimentar em que o paciente pára de se alimentar adequadamente, gerando uma perda significativa de peso e prejudicando a saúde.
Ansiedade – Sentimento vago, difícil, que ocorre em resposta ao estresse.
Artéria – Vaso sangüíneo que carrega o sangue para fora do coração.
Artrite – Inflamação (*ite*) das articulações (*artri*).
Aspiração – Retirada de fluidos ou objetos de dentro dos pulmões.
Assepsia – Retirada de microrganismos patogênicos.
Assepsia médica – Práticas usadas para remover ou destruir patógenos e prevenir a proliferação de germes de um paciente para outro ou de um lugar para outro; técnica de limpeza.
Atividades de vida diária (AVD) – Atividades de autocuidado que o paciente realiza diariamente para permanecer independente e atuante na sociedade.
Atrofia – Diminuição no tamanho ou perda de tecido.
Auto-atualização – Experienciando um potencial próprio.
Autoclave – Esterilizador a vapor pressurizado.
Auxiliar de enfermagem – Indivíduo que realiza cuidados de enfermagem sob a supervisão de uma enfermeira.

Base de suporte – Área na qual os objetos se apóiam.
Bolo alimentar – Alimento ou fluido parcialmente digerido que passa do estômago para o intestino delgado.
Braille – Método de escrita para cegos; pontos em relevo são organizados para representar cada letra do alfabeto; as primeiras 10 letras representam também números de 0 a 9.

Caloria – Quantidade de energia produzida na queima de alimento pelo corpo.
Calúnia – Difamação através de declaração escrita.
Câncer – Tumor maligno.
Capilar – Pequeno vaso sangüíneo; alimento, oxigênio e outras substâncias passam dos capilares para as células.
Cateter – Tubo usado para drenar ou injetar líquido através de uma abertura do corpo.
Cateter nasal – Dispositivo com duas pontas usadas para administrar oxigênio, as quais são inseridas nas narinas.
Cateterização – Processo de inserção de um cateter.
Célula – Unidade básica da estrutura corporal.
Cetona – Corpos cetônicos que aparecem na urina, devido à rápida quebra de lipídios para produção de energia.
Cianose – Descoloração azulada da pele.
Cinto de segurança – Cinto usado para segurar um paciente durante o transporte ou quando o auxiliar de enfermagem estiver andando com o paciente; cinto de transfência.
Circuncisão – Remoção cirúrgica do prepúcio.
Colostomia – Abertura artificial entre o cólon e a parede abdominal.
Coma – Estado inconsciente de um paciente; estado de incapacidade de ter contato com outra pessoa, lugares ou coisas.

Compulsão – Realização descontrolada de um ato.
Comunicação – Troca de informação; a mensagem enviada é recebida e interpretada por uma pessoa.
Comunicação não-verbal – Comunicação que não envolve palavras.
Comunicação verbal – Comunicação que usa a palavra escrita ou falada.
Consciência – O paciente sabe o que está acontecendo e pode controlar pensamentos e comportamentos.
Constipação – Passagem de fezes duras e secas.
Constrição – Estreitamento.
Cordão umbilical – Estrutura que carrega sangue, oxigênio e nutrientes da mãe para o feto.
Corpos cetônicos – Cetona.
Crime – Ato de violar uma lei criminal.
Cuidado ao deitar – Cuidado realizado antes de dormir, à noite.
Cuidado de manhã – Cuidado de rotina realizado antes do café da manhã; cuidado matinal.
Cuidado matinal – Cuidado realizado depois do café da manhã; cuidado de higiene e com a pele são realizados nessa hora.
Cuidado noturno – Cuidado realizado ao deitar ou durante a noite.
Cuidado noturno – Cuidado realizado na hora de dormir, à noite.
Cuidado perineal – Higiene das áreas genitais e anal.
Cultura – Valores, crenças, gostos, desgostos, costumes e características de um grupo que são passados de uma geração à outra.

Dados objetivos – Informação que pode ser vista, ouvida, sentida, cheirada; sinais.
Dados subjetivos – Aquilo que é relatado por um paciente e não pode ser observado pela manifestação de sensações; sintomas.
Declive do pé – Flexão plantar.
Decúbito lateral – Posição lateral.
Defecação – Processo de excretar fezes do reto pelo ânus, movimento intestinal.
Déficit de pulso – Diferença entre as freqüências do pulso apical e radial.
Delito – Erro cometido contra um paciente ou propriedade do mesmo.
Demência – Termo usado para descrever transtornos mentais causados por mudanças no cérebro.
Derrame – Acidente vascular cerebral (AVC); o suprimento de sangue é subitamente interrompido para uma região do cérebro.
Desastre – Evento súbito catastrófico, no qual pessoas são lesadas ou mortas; a propriedade é destruída.

Desidratação – Diminuição na quantidade de água nos tecidos do corpo.
Desinfecção – Processo pelo qual os patógenos são destruídos.
Diabete melito – Doença crônica na qual o pâncreas não produz insulina; o corpo não transforma o açúcar em energia.
Diarréia – Passagem freqüente de fezes líquidas.
Diástole – Período de relaxamento do músculo do coração.
Difamação – Ataque ao nome e à reputação da pessoa feitas por falso testemunho a uma terceira pessoa.
Digestão – Processo de quebra física e química do alimento, de forma que possa ser absorvido para uso nas células.
Dilatar – Expandir ou aumentar; abrir mais.
Disfagia – Dificuldade ou desconforto (*dis*) em deglutir (*fagia*).
Disúria – Dor ou dificuldade (*dis*) em urinar (*uria*).
Documento diretivo[1] – Documento escrito relatando os desejos do paciente sobre os cuidados com sua saúde, quando o mesmo não tem mais habilidade para tomar suas próprias decisões.
Doença aguda – Doença súbita da qual se espera que o paciente se recupere.
Doença crônica – Doença com início lento ou gradual, para o qual não se sabe a cura; a doença pode ser controlada e prevenidas as complicações.
Doença emocional – Doença mental; distúrbio mental; doença psiquiátrica.
Doença terminal – Doença ou lesão para a qual não há expectativa razoável de recuperação.
Doença transmissível – Doença causada por patógenos que se espalham facilmente; doença contagiosa.

Edema – Inchaço dos tecidos do corpo.
Ego – Parte da personalidade que lida com a realidade, com pensamentos, sentimento, bom-senso e resolução de problemas.
Elemento da palavra – Parte da palavra.
Eliminação urinária – Ato de urinar ou micção.
Embolia – Coágulo de sangue que percorre o sistema vascular até se alojar em um vaso sangüíneo distante.
Empatia – Habilidade de ver coisas do ponto de vista de outra pessoa.
Enema – Introdução de líquido no reto e cólon inferior.
Enfermagem domiciliar – Cuidado a longo prazo ou enfermagem residencial.
Enfermagem em equipe – Padrão de cuidado de enfermagem; uma enfermeira lidera a equipe de trabalho, e

---
[1] Termo utilizado nos Estados Unidos da América.

técnicos e auxiliares de enfermagem são solicitados a realizar certos procedimentos.

Enfermeira associada – Padrão de cuidado de enfermagem; são dadas à equipe de enfermagem tarefas específicas a serem realizadas a todos os pacientes fixos ou moradores.

Enfermeira de referência – Padrão de cuidado de enfermagem; uma enfermeira registrada é responsável pelo cuidado integral ao pacientes durante 24 horas.

Equipamento de proteção pessoal – Roupas ou equipamentos especializados (luvas, avental, máscara, óculos de proteção, máscara facial) usados para proteger contra riscos.

Equipe de enfermagem – Indivíduos que fornecem cuidados de enfermagem, enfermeiras registradas, técnicos e auxiliares de enfermagem.

Equipe de saúde – Grupo de funcionários que trabalham juntos para promoverem cuidados de saúde a pacientes e moradores.

Escarro – Muco secretado pelos pulmões, brônquios e traquéia durante distúrbios ou doenças respiratórias.

Escoriação – Quando a pele permanece em contato com uma superfície e os músculos deslizam na direção do movimento do corpo.

Esfignomanômetro – Instrumento usado para medir a pressão sangüínea.

Estéril – Ausência de todos os microrganismos.

Esterilização – Processo pelo qual todos os microrganismos são destruídos.

Estetoscópio – Instrumento usado para ouvir os sons produzidos pelo coração, pulmões e outros órgãos do corpo.

Estima – Afeto, consideração ou a preço que uma pessoa tem pela outra.

Estoma – Abertura; ver colostomia e ileostomia.

Estresse – Resposta ou mudança no corpo causada por fatores emocionais, físicos, sociais ou econômicos.

Ética – Conhecimento de condutas certa e errada.

Evacuação – Fezes que foram excretadas.

Extensão – Esticar uma parte do corpo.

Faixa de movimentação – Movimento de uma articulação até a extensão possível sem causar dor.

Falso aprisionamento – Restrição ilegal ou restrição do movimento de uma pessoa.

Ferida de pressão – Região onde a pele e os tecidos de base apresentam erosão por falta de fluxo de sangue; úlcera de decúbito; ferida de cama; uma úlcera de pressão.

Fezes – Resíduos intestinais excretados.

Fezes impactadas – Retenção prolongada e acúmulo de fezes no reto.

Flato – Gás ou ar no estômago ou intestinos.

Flatulência – Formação excessiva de gases no estômago e intestino.

Flexão – Inclinando uma parte do corpo.

Flexão dorsal – Inclinando uma parte do corpo para trás.

Flexão plantar – Pé estendido; flexão do pé.

Fobia – Medo, pânico ou horror.

Forro impermeável – Lençol plástico colocado entre o lençol de cima e o de baixo, ambos de algodão, para manter o colchão e os lençóis limpos e secos.

Fratura – Osso quebrado.

Fratura combinada – O osso é quebrado e atravessa a pele; fratura exposta.

Fratura fechada – O osso fica quebrado, mas a pele intacta; fratura simples.

Freqüência urinária – Urinar em intervalos freqüentes.

Fricção – Esfregar uma superfície contra a outra.

Ganho – Quantidade de líquido e alimento ingerido pelo corpo.

Gastrostomia – Abertura cirurgicamente criada (*estomia*) no estômago (*gastro*) que permite a alimentação.

Gavagem – Sonda de alimentação.

Gerenciamento de caso – Padrão de cuidado de enfermagem; uma supervisora ou responsável pelo caso coordena o cuidado do paciente desde a admissão até a alta dentro do ambiente domiciliar.

Geriatria – Ramo da medicina que cuida de problemas e doenças de pacientes idosos; cuidado de pacientes idosos.

Gerontologia – Estudo do processo de envelhecimento.

Glicosúria – Açúcar (*glucos*) na urina (*uria*); glucosúria.

Graduado – Recipiente calibrado usado para medir fluido.

Hematúria – Sangue (*hemat*) na urina (*uria*).

Hemiplegia – Paralisia de um lado do corpo.

Hemoglobina – Substância vermelha nas células de sangue; carrega oxigênio e dá cor ao sangue.

Hemorragia – Excessiva perda de sangue em um curto período de tempo.

Higiene oral – Medidas realizadas para manter a boca e os dentes limpos; cuidado da boca.

Hiperextensão – Excessivo estiramento de uma parte do corpo.

Hiperglicemia – Açúcar (*glic*) alto (*hiper*) no sangue (*emia*).

Hipertensão – Medidas de pressão sangüínea persistente acima da pressão sistólica normal (140 mmHg) ou diastólica (90 mmHg).

Hipoglicemia – Açúcar (*glic*) baixo (*penia*) no sangue (*emia*).
Hipotensão – Condição na qual a pressão sangüínea sistólica está abaixo de 90 mmHg e a pressão diastólica está abaixo de 60 mmHg.
Hormônio – Substância química secretada pelas glândulas na corrente sangüínea.
Hospedeiro – Ambiente no qual os microrganismos vivem e crescem; reservatório.

Ileostomia – Abertura artificial entre o íleo (intestino delgado) e a parede abdominal.
Ilusão – Falsa crença.
Impactação fecal – Retenção prolongada e acúmulo de fezes no reto.
Imunidade – Proteção contra uma doença específica.
Incontinência de impulso – Passagem involuntária de urina depois de uma forte necessidade de eliminação.
Incontinência fecal – Incapacidade para controlar a passagem das fezes e gases pelo ânus.
Incontinência funcional – Passagem involuntária de urina pela bexiga; o paciente não tem doenças do sistema urinário ou do sistema nervoso com lesões.
Incontinência por estresse – Perda de pequenas quantidades de urina (menos que 50 ml).
Incontinência total – Contínua perda de urina da bexiga; a passagem da urina não pode ser retida.
Incontinência urinária – Inabilidade para controlar a passagem da urina da bexiga.
Instituição de cuidado de longo prazo – Organização de um local de cuidado de saúde no qual o paciente vive e são admistrados cuidados de saúde de retaguarda; enfermaria; enfermaria domiciliar.
Insulto – Toque não-autorizado do corpo da pessoa, sem o seu consentimento.
Invasão de privacidade – Violação dos direitos do paciente de não ter o nome, fotografia ou seu caso expostos ou tornados públicos sem o seu consentimento.

Kardex – Tipo de cartão-arquivo que resume informações encontradas nos registros médicos, incluindo medicamentos, tratamentos, diagnóstico, medidas de cuidados de rotina e equipamentos especiais usados pelo paciente ou morador.

Legal – Que é pertinente à lei.
Lei – Regra de conduta feita pelo governo.
Lei civil – Leis a respeito das relações entre pessoas, lei privada.
Lei criminal – Leis a respeito de ofensas contra o público e a sociedade em geral; lei pública.
Lençol de virar – Lençol pequeno colocado sobre o lençol de baixo, que ajuda a manter o colchão e os lençóis limpos e secos e podem ser usados para virar e mover o paciente na cama; lençol de algodão.
Linguagem corporal – Expressões faciais, gestos, postura e qualquer movimento corporal que emite mensagens para outros.
Lixo biológico perigoso – Itens contaminados com sangue, fluidos ou substâncias do corpo e que podem ser prejudiciais a outrem.

Má prática – Negligência de um profissional.
Mania de grandeza – Crença exagerada sobre sua própria importância, bem-estar, poder ou talentos.
Mania de perseguição – Falsa crença de que a pessoa será maltratada, abusada ou molestada.
Máscara facial – Aparelho usado para administrar oxigênio; cobre o nariz e a boca.
Mecânica corporal – Uso do corpo de uma forma eficiente e cuidadosa.
Mecanismo de defesa – Reação inconsciente que bloqueia sentimentos de desprazer ou ameaça.
Menstruação – Processo no qual o revestimento do útero é eliminado pelo corpo através da vagina.
Mental – Relacionado à mente, algo que existe na mente ou é realizado por ela.
Metabolismo – Queima de alimento para produção de calor e energia pelas células.
Metástase – Proliferação do câncer para outras partes do corpo.
Micção – Processo de esvaziamento da bexiga; urinar, eliminar.
Micróbio – Microrganismo.
Microorganismo – Pequeno (micro) animal ou planta (organismo) que não pode ser visto sem a ajuda de um microscópio; um micróbio.
Movimento em bloco – Ato de virar o paciente como uma unidade em um único movimento; alinhamento com um movimento.
Não-patogênico – Microrgansimo que geralmente não causa infecção.

Necessidade – Aquilo que é necessário ou desejável para a manutenção da vida e do bem-estar mental.
Negligência – Erro não-intencional em que uma pessoa não age de maneira razoável e cuidadosa e causa risco a um paciente ou à propriedade do mesmo.

Nictúria – Excreção urinária (*uria*) de predominância noturna (*noct*).
Nutrição – Processos envolvidos na ingestão, digestão, absorção e uso de alimentos pelo corpo.
Nutriente – Substância ingerida, digerida, absorvida e usada pelo corpo.

Observação – Uso dos sentidos como visão, audição, tato e olfato para coletar informação.
Obsessão – Pensamento ou idéia persistente.
Obstetrícia – Especialidade da medicina relativa ao cuidado da mulher durante a gravidez e o parto.
Oligúria – Pequena quantidade (*olig*) de urina (*uria*), geralmente menos que 500 ml em 24 horas.
Órgão – Grupos de tecidos com a mesma função.
Ostomia – Criação cirúrgica de uma abertura artificial.

Pacote de paciente/morador – Equipamento de cuidado pessoal fornecido pelas instituições de cuidado de saúde (bacia, urinol, pipeta, sabão).
Pânico – Sentimento de medo intenso e súbito, ansiedade, terror ou horror.
Parada cardíaca – Coração e respiração param repentinamente e sem aviso.
Parada respiratória – Respiração pára, mas o coração ainda bombeia sangue por vários minutos.
Paranóia – Transtorno (*para*) da mente (*noia*); falsas crenças (ilusões) e suspeita sobre uma pessoa ou situação.
Paraplegia – Paralisia abaixo da cintura; paralisia das pernas.
Patógeno – Microrganismo que é agressivo e capaz de causar uma infecção.
Pediatria – Especialidade da medicina que cuida do crescimento, desenvolvimento e cuidado de crianças do nascimento à puberdade.
Perdas – Quantidade de líquido perdida pelo corpo.
Pericuidado – Cuidado perineal.
Peristalse – Contrações musculares involuntárias no sistema digestório que movem o alimento pelo do canal alimentar; contração e relaxamento alternados dos músculos intestinais.
Personalidade – Série de atitudes, valores, comportamentos e características de uma pessoa em particular.
Plano de cuidado de enfermagem – Guia escrito que orienta sobre o cuidado de enfermagem que um paciente ou morador deve receber.
Pneumonia – Infecção dos pulmões.
Poliúria – Produção anormal de grandes quantidades (*poli*) de urina (*uria*).
Portador – Ser humano ou animal reservatório de microrganismos, mas que não apresenta sinais e sintomas de infecção.
Posição de Fowler – Posição semi-sentada; a cabeceira da cama é elevada de 45 a 60°.
Posição de semi-Fowler – Cabeceira da cama é elevada 45°, e a região dos joelhos é elevada 15°; ou a cabeceira da cama é elevada 30°.
Posição de Sims – Posição deitada no lado esquerdo, em que a perna de cima é flexionada, de forma que não fique sobre a perna de baixo, e o braço de baixo fica atrás do paciente.
Posição de Trendelenburg – Posição em que a cabeceira da cama é abaixada e os pés da cama elevados.
Posição de Trendelenburg reversa – Posição em que a cabeceira da cama é elevada, enquanto os pés da cama são abaixados.
Posição lateral – Posição de lado.
Posição supina – Posição em que se está deitado de costas ou em posição de decúbito dorsal.
Posição de decúbito dorsal – Posição deitada em posição supina ou de costas, as pernas ficam juntas.
Pós-morte – Depois (*post*) da morte (*mortem*).
Pós-operatório – Depois de uma operação ou cirurgia.
Postura – Forma como as partes do corpo são alinhados com outra parte; alinhamento corporal.
Prefixo – Sílabas que antecedem o radical da palavra, modificando o significado desta ou formando uma nova palavra.
Pré-operatório – Antes da cirurgia.
Pressão diastólica – Pressão nas artérias quando o coração está em repouso.
Pressão sangüínea – Quantidade de força exercida pelo sangue contra as paredes da artéria.
Pressão sistólica – Quantidade de força necessária para bombear o sangue para fora do coração na circulação arterial.
Pronação – Ato de virar para baixo.
Prontuário – Outro termo para o registro médico.
Prótese – Artefato artificial de uma parte do corpo perdida.
Pseudodemência – Distúrbio falso (*pseudo*) da mente (*dementia*).
Psicose – Distúrbio mental sério; o paciente não vê ou não interpreta a realidade corretamente.
Psiquiatria – Especialidade da medicina relacionado ao diagnóstico e tratamento de pacientes com problemas de saúde mental.
Pulso – Batida do coração sentida em uma artéria como uma onda de sangue que passa pela artéria.
Pulso apical-radial – Controle do pulso apical e radial ao mesmo tempo.

Quadriplegia – Paralisia do pescoço para baixo; paralisia dos braços, pernas e tronco.
Quarto paciente/morador – Mobília e equipamentos fornecidos ao paciente pela equipe de saúde.

Radical – Sílaba(s) que contém(contêm) a significação básica da palavra.
Reabilitação – Processo de recuperação de uma pessoa com distúrbio até o nível mais alto de funcionamento físico, psicológico, social e econômicos possíveis.
Reação de sol poente – Aumento de sinais, sintomas e comportamentos da doença de Alzheimer durante o entardecer.
Reencarnação – Crença de que o espírito ou alma renasce em outro corpo humano ou em outra forma de vida.
Registro – Registrar ou escrever os cuidados e observações dos pacientes ou moradores.
Registro médico – Prontuário escrito de um paciente que contém a resposta ao tratamento e cuidados prestados pela equipe de saúde; cartão ou ficha.
Relato – Informação verbal dos cuidados e das observações de pacientes ou moradores.
Religião – Crenças, necessidades e práticas espirituais.
Reservatório – Ambiente no qual os microrganismos vivem e crescem; o hospedeiro.
Respiração – Processo de suprir as células com oxigênio e remover dióxido de carbono dos mesmos; o ato de inspirar (ar para dentro) e expirar (ar para fora) dos pulmões.
Restrição – Qualquer item, objeto, aparelho, material ou substância química que restringe toda a liberdade de movimento do paciente ou a alguma parte do corpo.
Restrição de atividade física – Restritor instalado no corpo de um paciente para imobilizá-lo; o movimento e acesso ao corpo é restrito.
Restritor físico passivo – Restritor próximo, mas não preso ao corpo do paciente; não restringe totalmente a liberdade do movimento e permite acesso a certas partes do corpo.
Rigidez cadavérica – Rigidez (*rigor*) dos músculos esqueléticos que ocorre após a morte.
Rotação externa – Ato de virar uma articulação para fora.
Rotação interna – Ato de virar uma uma articulação para dentro.

Saúde mental – Estado da mente no qual a pessoa reage e se ajusta ao estresse da vida diária de forma aceitável para a sociedade.

Sexualidade – Relaciona-se aos fatores físicos, psicológicos, sociais, culturais e espirituais que afetam os sentimentos e as atitudes da pessoa, no que tange ao sexo.
Sinais – Dados objetivos.
Sinais vitais – Temperatura, pulso, respirações e pressão sangüínea.
Sintomas – Dados subjetivos.
Sistema – Órgãos que trabalham juntos para realizar funções especiais.
Sístole – Período de contração do músculo do coração.
Sonda de demora – Sonda vesical ou Foley.
Sonda Foley – Sonda que é instalada no interior da bexiga, de forma que a urina drene continuamente na bolsa coletora; uma sonda de retenção ou demora.
Sonda vesical – Sonda de Foley ou demora.
Sufixo – Sílaba(s) ou letra(s) que, posposta(s) ao radical da palavra, criam novas palavras derivadas.
Sufocamento – Parada da respiração que resulta da falta de oxigênio.
Supinação – Virado para cima.
Supositório – Medicamento sólido em forma de cone que é inserido em uma abertura do corpo, derretendo à temperatura do corpo.

Tecido – Grupo de células com a mesma função.
Técnica limpa – Assepsia médica.
Técnico de enfermagem – Indivíduo que tenha estudado por 2, 3 ou 4 anos e recebido o certificado de Técnico de Enfermagem.
Temperatura do corpo – Quantidade de calor no corpo, que é o equilíbrio entre a quantidade de calor produzida e a quantidade perdida.
Terapia intravenosa – Administração de fluido através de uma agulha na veia; IV; terapia IV; infusão IV.
Transferência – Mudar um paciente de um local, quarto ou instituição para outro/a.
Transtorno mental – Dificuldade na capacidade da pessoa lidar ou ajustar-se ao estresse; o comportamento e habilidades ficam alterados.
Transtorno psiquiátrico – Doença mental; transtorno mental; transtorno emocional.
Trombose – Coágulo de sangue.
Tumor – Crescimento de células novas; os tumores podem ser benignos ou malignos.
Tumor benigno – Tumor que cresce lentamente e em uma área localizada.
Tumor maligno – Tumor que cresce rapidamente e invade outros tecidos; câncer.

Úlcera de decúbito – Ferida por pressão; úlcera de pressão.
Úlcera de pressão – Ferida por pressão; úlcera de pressão; úlcera de decúbito.
Urgência urinária – Necessidade de eliminação imediata.
Urinar – Processo de esvaziamento da bexiga; micção ou eliminação.

Veia – Vaso sangüíneo que carrega o sangue de volta ao coração.
Velocidade do pulso – Número de batidas do coração ou pulso sentido em 1 minuto.

ÍNDICE

Páginas seguidas por um "f" designam figura e aquelas seguidas por um "t" designam tabelas.

A

Abuso, idosos, 73-74
    liberdade de, 72
    protegido de, 73-74
    sinais de, 74
Acidente vascular cerebral, 327
Acidentes
    equipamentos, 91
    reportando, 91
Administração de seguro social, 19
Admissão, 280-281
Afasia, 327
Agressão, 27
AIDS, ver Síndrome da imunodeficiência adquirida
Álcool, auxiliar de enfermagem e, 23
Alimentação
    ajudando um paciente na, 243
    fatores que afetam, 237-238
Alimentos e líquidos, auxiliando o paciente com, 243
Almofada térmica, 290
Alucinações, 345
Alvéolo, 60
Amarra de rápida soltura Posey, 86f
Ambiente, 73
Amor, necessidade de, 43
Amostra de escarro, 299-300
Amostra de fezes, 232-233
Amostra de urina
    24 horas, 219
    coletando, 216-220
    dupla eliminação, 219
    estéril, 218
    método, coleta de, 217
    teste de glicose e cetona, 220
    teste de, 220-220
Andador, aparelho de, 275
Andadores, 277, 277f
Andar, aparelhos para, 276
Anestesia, 308
Anorexia nervosa, 346
Ansiedade, 344
    transtorno, 345

Ânus, 62
Aparatos protetores, para restrição, ver Restritores
Aparência
    do auxiliar de enfermagem, 25
    profissional, 25
Apetite, observações do, 37
Aplicação de calor, 285-291
    banhos de assento, 288
    bolsa de água quente, 290
    complicações de, 285
    compressas quentes/pacotes, 286
    efeitos de, 285
    passos para aplicação, 286
    úmido *vs.* quente, 285
Aplicação de frio, 291-294
    bolsas de gelo, 292
    complicações de, 291
    compressas fria, 294
    efeitos de, 291
    umido *vs.* seco, 292
Aposentadoria, 69
Arrumando a cama, 146-159
    aberta, 146, 147 f, 153
    cirúrgica, 146, 147 f, 158, 158 f
    fechada, 146, 146 f, 148-149, 149 f, 150 f, 151, 152 f
    ocupada, 146, 147 f, 153, 154 f, 155, 156 f, 157, 157 f
    regras para, 146
Artérias, 58
Arteríola, 58
Articulações, 52
Artrite, 323
Assepsia médica, 97
Assepsia, 97-99
Atividades recreacionais, 278
Atividades de vida diária, 37, 317
Átrio, 57
Aurícula, 56
Auto-atualização, necessidade por, 43
Auxiliar de enfermagem
    considerações éticas e legais, 26
    descrição do trabalho, 22, 24
    funções do, 22-23

limitações do, 23
papel do, 19, 22-23
planejamento e organização, 28, 30
qualidades e características do, 29
registro, 26
regras de conduta do, 27
responsabilidades do, 22-23, 319
saúde, higiene e aparência do, 23
treinamento e avaliação de competência, 26

Avaliação de competência, 26
Avental (vestimenta), trocando, 194-201

B

Balanço hídrico, 240-242
Banho de assento, 288
Banho de leito, 167-172
Banho, 167-174
    completo no leito, 167-172
    cuidado perineal, 175-179
    na banheira de chuveiro, 172-174
    parcial, 171
    regras para, 167
Barbeando, 190
Barras de agarrar, 78
Barreiras de linguagem, 46
Barreiras, contra pacientes que perambulam, 80 f
Barulho, no quarto do paciente/morador, 139
Bengala, 277
Bexiga, 62
    observações da, 37
    treinamento, 215
Boca, 60
    observações da, 37
Bolo alimentar, 61
Bracelete de identificação, 82
Bronquíolos, 60
Brônquios, 58
Bronquite, crônica, 333
Bulimia, 346

C

Cadeira com comadre, 208-209
Cadeira de rodas
    restritores, 86f, 87f
Cálcio, 1916
Cálculo renal, 337
Calúnia, 27
Cama de hospital, ver Cama(s)
Cama(s)

aberta, 146, 147 f, 153
alarme para, 80 f
cirúrgica, 146, 147 f, 158, 158 f
fechada, 146, 146 f, 148-149, 149 f, 150 f, 151, 152 f
grades laterais para, 86 f
no quarto do paciente/morador, 140, 140 f
ocupada, 146, 147 f, 153, 154 f, 155, 156 f, 157, 157 f
restritores para, 86 f
Campainha, sistema de, ao lado da cama, 142
Canal alimentar, 60
Canal auditivo, 56
Canal semicircular, 56
Câncer, 322-323
    sinais de alerta, 322
Calúnia, 27
Capilares, 58
Cardiovasculares, transtornos, 334-337
Cartilagem, 52
Catapora, 100
Catarata, 332
Cavidade oral, 60
Caxumba, 100
Center for Desease Control and Prevention (CDC), 100
Cegueira, 332
Célula, 50
Células brancas do sangue, 57
Células vermelhas do sangue, 57
Centro de cuidado diário de adultos, 71 f
Cerebelo, 54
Cérebro, 54, 56f
Cerume, 56
Cérvix, 64
Cetona, teste de urina para, 220
Choque, 327
Cianose, 291
Circulação, 359
Cirurgia
    anestesia para, 308
    aplicação de bandagem após, 313
    consentimento para, 308
    deambulação precoce após, 314
    período pós-operatório, 308-314
    período pré-operatório, 304
    preparação da pele, 305
Cistite, 335
Citoplasma, 50
Clitóris, 64
Cóclea, 56
Cólon, 61
Colostomia, eliminação intestinal e, 231

Comadre, 205-206
Comunicação telefônica, 38
Comunicação, 33-39
    barreiras para, 46
    com família/visitantes, 47
    com pacientes/moradores, 44
    efetividade de, 45
    equipamentos, tipos de, 45f
    linguagem corporal, 45
    não-verbal, 44
    telefone, 38
    verbal, 44
Confusão, 349
Consentimento
    direitos do paciente, 44
    informado, 28
    paciente, 27
Consentimento informado, ver Consentimento
Consideração, 44
Considerações legais, 26-27
Considerações psicológicas, reabilitação e, 317
Constipação, 223
Contaminação, 97
Contratura
    alinhamento do corpo e, 268
    imobilidade e, 268
Coração, 53, 57
    estrutura do, 58f
    insuficiência cardíaca, 335
    localização do, 57f
Córnea, 56
Coróide, 56
Corrimão, 78
Córtex adrenal, 1916
Córtex cerebral, 56
Crime, 26
Cromossomos, 50
Cuidado com o paciente, 187-202
    barbeando, 190-191, 190f
    cuidado com os cabelos, 187-189, 188f
    trocando roupas e vestimentas, 194-201, 195f, 197f-199f, 201f
    unhas e pés, 191-193, 193f
Cuidado da boca
    dentadura, 165
    pacientes inconscientes, 162-164, 162f
Cuidado da unhas, 191
Cuidado de saúde, pagando por, 19
Cuidado com o cabelo, 187-189
    escovando, 187
    lavando, 187
Cuidado dos pés, 191
Cuidado gerenciado, 19
Cuidado perineal, 175-179
Cuidados com dentadura, 165
Cuidados contínuos, direito do paciente, 44
Cultura, 43

D

Dados objetivos, 35
Dados subjetivos, 35
Deambulação, 275-277
    após cirurgia, 314
Decúbito lateral, 135
Delito, 27
    intencional, 27
    não-intencional, negligência e, 27
Demência, 349
Dentes
    digestão e, 60
    escovando, 162-165
Depressão, 346
Desastres, 92
Desconforto, observações de, 37
Descrição do trabalho, 22, 24
Desinfecção, 97, 100
Detecção de doença, 16
Diabete melito, 337-338
    dieta para diabético e, 239
Diafragma, 60
Diarréia, 223
Diástole, 57
Dieta, auxiliar de enfermagem e, 23
Difamação, 27
Digestão, 60
    órgãos acessórios da, 60
Dióxido de carbono, 57
Direitos, do paciente/morador, 43, 44, 72-73
Diretor de enfermagem, 17
Discussão de cuidados, 38, 38f
Disfagia, 70
Dispnéia, 70
Dispositivo de proteção, ressuscitação e, 358
Disputas do morador, 72
Disúria, 204
Doença de Alzheimer, 350-1758
Doença pulmonar obstrutiva crônica, 333
Doenças da artéria coronária, 335
Doenças sexualmente transmissíveis, 100, 338

Dor, observações da, 37
Drogas, auxiliar de enfermagem e, 23
Ducto ejaculatório, 62
Duodeno, 61

E

Eliminação intestinal, 223-234
    conforto, segurança duração, 224
    constipação e, 223
    diarréia e, 223
    enemas e, 225-230
    fatores que afetam, 223
    impactação fecal e, 223
    normal, 223
Eliminação urinária, 204-221
Eliminação, após cirurgia, 314
Emergência, cuidados de, 357-365
Endométrio, 64
Enemas, 216-230
Enfermagem domiciliar, ver Instituição de enfermagem
Enfermagem funcional, 17
Enfermagem, 17
Enfermagem, auxiliar de, papel da, 16, 19
Enfermeira, papel da, 18
Envelhecimento
    efeitos físicos do, 69
    efeitos psicológicos e sociais do, 69
Envenenamento, precauções de segurança para, 81
Epiderme, 51
Epidídimo, 62
Epinefrina, 1916
Equipamento
    acidentes, 91
    cuidados do, 100
    no quarto do paciente/morador, 139
Equipamento eletrônico de fala, 45f
Equipamentos, cuidados de, 100
Equipe de enfermagem, 17, 18, 19
    diretrizes para trabalhar com, 29
Equipe de saúde, 16
    diretrizes para trabalhar com, 29
Eritrócito, 57
Esclera, 56
Esclerose múltipla, 328
Escolha pessoal, 72
Escroto, 62
Escudo facial, 101, 102f
Escutando, 45, 46, 46f
Esfignomanômetro, 264f

Esperma, 62
Esquizofrenia, 345
Esterilização, 97
Estetoscópio, medida de pulso e, 257
Estima, necessidade de, 43
Estômago, 61
Estrangulamento, restritores e, 82
Estrógeno, 64, 1916
Ética, 26
Exalação, 58
Exame físico, auxílio durante o, 300-301
Exercício para tosse, após cirurgia, 309
Exercícios, 268-278
    auxiliar de enfermagem e, 23
    motores, 270
        realizando, 271-274
    movimentos das articulações e, 270
Exercícios com as pernas, após cirurgia, 311
Exercícios respiratórios, após cirurgia, 309
Expiração, 58
Extintores de incêndio, 93f

F

Faixas normais de, 258
    radial, 258
Falso aprisionamento, 28
Família, comunicação com, 47
Faringe, 58
    sistema digestório e, 61
Feridas de cama, ver Feridas de pressão
Feridas de pressão, 180-184
    áreas de ocorrência, 180
    causas de, 180
    estágios de, 180
    prevenção de, 183
    sinais de, 180
    tratamento de, 183-184
Fertilização, 65
Feto, 64
Fezes impactadas, 223
Fezes, 62
Ficha de controle de fluxo, 33
Flatulência, 224
Fobia, transtornos, 345
Folha de admissão, 33
Folha de gráficos, 33, 34f
Food and Drug Administration (FDA), 82
Fraturas, 323
    quadril, 326

Freqüência urinária, 204-210
    coleta de amostra de urina/teste, 216-220
        treino de bexiga e, 215
Fumo, auxiliar de enfermagem e, 23
Fundo do útero, 64

G

Gastrintestinais, distúrbios, 338
Gastrostomia, 245
Genes, 50
Genitália, externa feminina, 64f
Gerenciamento do caso, 17
Geriatria, 69
Gerontologia, 69
Glândula adrenal, 1916
Glândula paratireóide, 1916
Glândula pituitária, 65
Glândula pineal, 65
Glândula próstata, 62
Glândula tireóide, 1916
Glândulas endócrinas, 65
Glândulas mamárias, 64
Glândulas salivares, 61
Glaucoma, 331
Glicose, teste de urina para, 220
Glucocorticóides, 1916
Gônadas, 62, 1916
Gonorréia, 100
Grades de segurança, 78
Grades laterais, 78
Grupos de Diagnósticos Relacionados (DRGs), 19

H

Hematúria, 204
Hemiplegia, 327
Hemoglobina, 57
Hepatite, 100, 338
Hepatite B
    padrão de patógenos veiculados pelo sangue e, 108
    vacinação, 109
Higiene
    do auxiliar de enfermagem, 23
    do paciente, depois da cirurgia, 161
    oral, 161
Hiperglicemia, 338
Hipertensão, 334-335
Hipoglicemia, 338
Histórico de enfermagem, 33
HIV, 108, 110, ver também AIDS

Hormônio adrenocorticotrópico, 1916
Hormônio antidiurético, 1916
Hormônio da tireóide, 1916
Hormônio do crescimento, 65
Hormônio estimulador da tireóide, 65
Hospedeiro de microrganismos, 96
Hospedeiro suscetível, 96
Hospital, 16
    admissão no, 280-282
    alta do, 282
    transferência de, 282
    unidades de cuidado de longo termo, 72

I

Idade, segurança e, 78
Identificação, pulseira de, 82, 82f
Idosos
    arranjos de vida, 71
    necessidades de, 69
    sexualidade e, 70-71
Ileostomia, 232
Ilio, 61
Iluminação, no quarto do paciente/morador, 139
Ilusões, 345
Impulso nervoso, 54
Inalação, 58
Inatividade, 268
Incapacidade, *Medicare* e, 19
Incêndio, extintores de, 93f
Incêndio, prevenção de, 92
Incêndios, segurança contra, 91-92
Incontinência intestinal, 224
Incontinência urinária, 204-210
    coletando/testando amostra de urina, 216-220
Infarto do miocárdio, 335
Infecção do trato urinário, 337
Infecção, 96
    corrente da, 96
    fontes de, 96
    incidentes de exposição, 110
    métodos de controle, 109
    precauções para, 103, 103t
    prevenção, 96-111
    transmissão, 96
Informação, direitos do paciente a, 72
Ingestão de líquido
    medida, 241
    prescrições especiais para, 240
    registros de, 241

requisições, 240
Inspiração, 58
Instituição de cuidado ao paciente terminal, 369
Instituição de cuidados de saúde, 15-20
    organização da, 16
    precauções de segurança, 78-91
    serviço de enfermagem em, 16
Instituição de enfermagem (casas de repouso), 16
    admissão, 280-282
    alta da, 282
    cadeiras na, 142, 142f
    direitos dos moradores, 72-73
    idosos e, 71
    precauções de segurança, 78-91
    transferência da, 288
Instituições de cuidado de longo termo, 16, 16f
Insulina, 1916
Insulto, 27
Intestino delgado, 61
Intestino grosso, 61
Intestino, observações do, 37
Invasão de privacidade, 28
Íris, 56
IV, ver Terapia intravenosa

J

Jejuno, 61
Joint Commission on Accreditation of Health Care Organizations, 82

K

Kardex, 34, 35f

L

Lábios maiores, 64
Lábios menores, 64
Lavagem das mãos, 98, 98f, 101
    procedimentos para, 99, 99f
Lavagem dos cabelos, 187
Lavanderia, métodos de controle de infecção e, 110
Legais, aspectos, paciente que está morrendo, 370
Lei civil, 27
Lei criminal, 26
Lei, civil *vs.* criminal, 26-27
Leucócitos, 57
Língua, digestão e, 60
Linguagem corporal, 45, 46
Lixo biologicamente perigoso, 108, 108 f

Lóbulo pituitário anterior, 65
Lóbulo pituitário posterior, 1916
Luvas, 101
    removendo, 105f

M

Má prática, 27
Máscara facial, 107, 107f
    fornecendo oxigênio por, 298
Máscaras, 101
Massagem nas costas, 174-175
Meato, 62
Mecânica corporal, 113-137, 114f
    auxiliar de enfermagem e, 23
    base de suporte e, 113
    movimentando o paciente na cama com uso de um lençol, 117
    movimentando o paciente para a lateral da cama, 118, 119f
    movimento em bloco, 121f, 122
    na transfência do paciente
        para cadeira/cadeira de rodas, 125, 127f
        uso do cinto de segurança, 125, 125f
        uso de elevador mecânico, 131-133, 133f
    pendendo (no lado da cama), 123, 124f
    posicionamento do paciente e, 133
    regras para, 113
    suporte do corpo em, 115f
    transferindo pacientes e, 125
    usando um cinto de transferência, 125
    virando o paciente, 120
    virando o paciente na direção do profissional, 120f
    virando o paciente para longe do profissional, 121, 121f
Mecanismo de defesa, 345
Medicação, segurança e, 78
Medicaid, 19
Medicare, 19
Medida, de peso e altura, 280, 281
Medula, 56
Medula adrenal, 1916
Medula espinhal, 54, 56
    lesões, 328
Medula óssea, 52
Meias elásticas, colocação após a cirurgia, 312
Membrana celular, 50
Membrana timpânica, 56
Menstruação, 64
Mental, saúde, 344-347
Mesencéfalo, 56

Microrganismos, 96
  métodos de expansão, 96f
  requerimentos para, 96
Mineralocorticóides, 1916
Mitose, 50
Mobília, no quarto do paciente/morador, 139
Moldes cuidados, papéis para, 324
Monte pubiano, 64
Moradores, ver também Pacientes
  cuidado diário do, 161
  cuidado para, 42
  direitos do, 43, 44, 72-73
  identificação do, 81-82
  necessidades, 42
  observações do, 35, 37
  sexualidade e, 70-71
  unidade, ver Unidade do paciente/morador
Morte
  atitudes sobre, 368
  cuidado pós-morte, 370
  estágios de, 368
  família e, 369
  necessidades físicas, 369
  necessidades psicológicas e espirituais, 368
  paciente terminal, 369
Morte do cônjugue, 69
Movimentos de articulação, 270
Movimento do paciente, observação do, 37
Músculo cardíaco, 53
Músculo ciliar, 56
Músculo liso, 53
Músculos esqueléticos, 52
Músculos involuntários, 53
Músculos voluntários, 52
Músculos, 52, 53f

N

Nariz, 58
  observações do, 37
Nasal, Cateter, 298
Necessidades, paciente, 42-43
Néfrons, 62
Negligência, 73
Nervo auditivo, 56
Nervo espinhal, 56
Nervo óptico, 56
Nervos cranianos, 56
Nictúria, 204
No quarto do paciente/morador, 139

Norepinefrina, 1916
Notas da enfermeira, 33
Núcleo, 50
Nutrição, 236-247
  balanço hídrico e, 240-242
  depois da cirurgia, 314
  dieta para diabéticos, 239
  dietas especiais e, 238-239
  dietas hipossódica, 238
  fatores que afetam, 237-238
  gastrostomia e, 245
  pirâmide de orientação alimentar e, 236
  sonda de alimentação e, 245

O

OBRA, ver *Omnibus Budget Reconciliation Act*
Obrigação do paciente, 27
Observações
  objetivas/subjetivas, 35
  registrando, 37
    regras para, 37
  reportando, 37
Obsessivo-compulsivo, transtorno, 364
Odor, no quarto do paciente/morador, 139
Olfato, prejudicado, 78
Olho(s), 56f
  anatomia do, 56
  auxiliar de enfermagem e, 23
  observações do, 37
  proteção, 101, 108
Oligúria, 204
Omnibus Budget Reconciliation Act (OBRA), 26
  conta de direitos do paciente e, 43
  dieta administrada pelo, 240
  diretrizes para o uso de restritores, 82
  requerimentos de treinamento, 26
  requerimentos, 72-73
Ondas sonoras, 56
Ordens para não ressuscitar, 370
Organização de manutenção da saúde, 19, 20
Organização de provedor preferido (PPO), 20
Organização do corpo, 51f
Órgãos sensoriais, 56-56
Órgãos, 50
Ossículos, 56
Ossos, 52, 52f
Ossos, do corpo, 52, 52f
Ostomia, eliminação intestinal, 231
Ouvido(s), 56f

anatomia e função do, 56
observações do, 37
Ovulação, 64
Óvulo, 64
Oxigênio, 42
segurança no incêndio e, 91
Oxigenioterapia, 297-299
Oxitocina, 1916

P

Paciente obstétrico, 43
Paciente pediátrico, 43
Paciente psiquiátrico, 43
Paciente, ver também Moradores
cirúrgico, 43
cuidado psicológico para, 304
período pré-operatório, 304
cuidado diário, 161
cuidado para, 42
direitos do, 43, 44, 72-73
histórico de enfermagem, 33
identificação da, 81-82
lista de direitos, 43
necessidades, 42
observações do, 35, 37
tipos de, 43
unidade, ver Unidade do paciente/morador
Paciente, depois da cirurgia, 314
Pacientes clínicos, 43
Pacientes de cuidado especial, 43
Pacientes geriátricos, 43
Padrão de cuidados de enfermagem, 17
funcional, 17
Padrão de patógenos veiculados pelo sangue, 108
treinamento de funcionários, 108
Pâncreas, 61,1916
Pânico, transtorno do, 345
Papilas gustativas, 61
Paralisia, 329
Paranóia, 345
Paratormônio, 1916
Parkinson, doença de, 328
Patógenos veiculados pelo sangue, precauções-padrão, 102
Peito, feminino, 64, 64f
Pele
camadas da, 51f
envelhecimento da, 69
funções da, 51
observações da, 37

preparo para cirurgia, 305
Pélvis, 62
Pênis, 62
Perda/deficiência de audição, 78, 329, 330
Peristaltismo, 61
Personalidade, transtorno de, 346
Pertencer, necessidade de, 43
Pielonefrite, 337
Pigmento, 51
Pirâmide de orientação alimentar, 236f
Plano de cuidado de enfermagem, 34
Plaquetas, 57
Pneumonia, 334
Poliúria, 204
Pons, 56
Portadores, infecções e, 96
Posição de Fowler, 134
Posição de Sims, 135
Posição prona, 134
Posicionamento
Decúbito lateral, 135
Fowler, 134
Prona, 134
Sims, 135
Pós-morte, cuidado, 370-372
Práticas assépticas, 97-99
Precauções baseadas na transmissão, 100, 103
Precauções de isolamento, 100-108
limpo *vs.* sujo, 100
padrão, 101-102
procedimentos especiais para, 104
regras para, 104
transmissão baseada, 103, 103t
Precauções de segurança, 78-91
identificação do paciente/morador, 81
incêndio, 91-92
para prevenção de envenenamento, 81
para prevenção de quedas, 78-80
para prevenção de queimaduras, 81
para prevenção de sufocamento, 81
Precauções-padrão, 100, 101-102
Pressão sangüínea, 262
equipamento para medida, 263
fatores que afetam, 262
medindo, 264, 265
orientações para medidas, 264
Prevenção de doença, 16
Privacidade
direito do paciente a, 72
invasão da, 28

protegendo o direito a, 28
Progesterona, 64, 1916
Programa de treinamento, 26
Promoção da saúde, 16
Protoplasma, 50
Psicose, 345
Pulso
    apical, 259
    radial, 258
    verificando, 257-261
Pupila, 56

Q

Quadril, 323
Quadro de comunicação, 45f
Quadro mágico, 45f
Qualidade de vida, 73, 82, 319
    paciente terminal, 370
Quarto do paciente/morador, 139-144
    banheiro no, 143
    barulho no, 139
    cadeiras no, 142
    conforto no, 139
    equipamentos no, 143
    espaço de armários/gavetas no, 143
    iluminação no, 139
    mesa auxiliar ao lado da cama no, 141
    mesa auxiliar no, 141
    mobília/equipamentos no, 139
    odores no, 139
    preparo para o pós-operatório, 308
    regras gerais para, 143
    sistema de campainha no, 142
    temperatura/ventilação no, 139
Quedas
    prevenção de, na instituição de cuidados de saúde, 78, 80
    socorrendo o paciente durante, 276
Queimaduras, precauções de segurança contra, 81
Queixas do paciente, 72
Questionamento do paciente, 46

R

Reabilitação, 16, 317-319
Reabilitação, considerações sociais, 317
Recém-nascidos, 43
Recreacional, atividade 278
Recuperação de sala, 308
Recusa ao tratamento, 72
    direitos do paciente e, 44
Registrando a hora, 37, 37f
Registro médico, 33
Registro, auxiliar de enfermagem, 26
Regras de segurança, 82
Regras para visitas, 47
Regras/regulamentos do hospital, conhecimento do paciente das, 44
Relacionamento social, idade e, 69
Religião, 43
Relógio, 24 horas, 37, 37f
Renal, cálculo, 337
Reprodução celular, 50
Reservatório, 96
Respeito, direitos do paciente, 44
Respiração, 58
    tosse, 262
    observações da, 37
Respiratório, transtorno, 333-334
Ressuscitação cardiopulmonar, 357
    adulto, 360-361
Restritor de pulso, 88, 88f
Restritores
    agitação depois do uso de, 82
    alternativas para, 82
    aplicação de, 82-90
    cadeiras com bandeja, 82
    cinto, 90, 90f
    confusão depois do uso de, 82
    medidas de segurança para, 84-85
    protetor, 82-91
    pulso, 88, 88f
    químicos, 82
    regras de segurança para, 82
    reportando/registrando o uso de, 84
    veste, 85f, 89, 89f
Retal, 253
    membrana timpânica, 256
Retina, 56
Reto, 62
Rins, 62
Roupa de cama e banho, 101, 147

S

Saco coletor de urina, 211
Saliva, 61
Sangue, 57
Sarampo, 100
Saúde, da auxiliar de enfermagem, 23

Saúde mental, 344-347
Segurança
    fatores que afetam, 78
    necessidades de, 42
Segurança pessoal
    fatores que afetam, 78
    precauções, ver Precauções de segurança
Segurança Ocupacional e Administração da Saúde (OSHA)
    Padrão de patógenos veiculados pelo sangue e, 108
    método de controle de infecções, 109
Segurança, necessidade por, 42
Seguro
    grupos, 19
    privado, 19
Sêmen, 62
Serviço de cuidado da saúde, tipos de, 16
Serviço de enfermagem, 16
Serviços de cuidado domiciliar, 16
Serviços do hospital, direitos do paciente a, 44
Sexualidade
    envelhecimento e, 70-71
    promovendo, 71
Sífilis, 100
Sigilo, direitos do paciente, 72
Sinais vitais, verificando/registrando, 249-257
Síndrome da imunodeficiência adquirida (AIDS), 100
    padrão de patógenos veiculados pelo sangue e, 108
    sinais e sintomas de, 340
Sínfise pubiana, 64
Sistema arterial, 59 f
Sistema cardiovascular, envelhecimento e, 70
Sistema circulatório, 57-58
Sistema de campainha, no quarto do paciente/morador, 142
Sistema digestório, 60-62, 61f
    envelhecimento e, 70
Sistema endócrino, 65-1916, 65f
    transtorno do, 337-338
Sistema gastrintestinal, 60
Sistema musculoesquelético 52
    envelhecimento e, 69-70
Sistema nervoso central, 54-56, 54f
    transtornos, barreiras de comunicação e, 46
Sistema nervoso periférico, 54, 54f, 56
Sistema nervoso, 54-56
    envelhecimento e, 70
    transtornos, 327-333
Sistema reprodutor
    feminino, 62-65, 63f
    masculino, 62, 63f
Sistema respiratório, 58-60, 60f
    envelhecimento e, 70
Sistema tegumentar, 51
Sistema urinário, 62, 62f
    envelhecimento e, 70
    transtornos do,
Sistema venoso, 59f
Sistemas, corpo, 50
Sístole, 57
Sonda de Foley, 210 f
Sonda, 210-215
    cuidado com, 212-213
    de demora, 210-212
    Foley, 210 f
    uripen, 214-215
Sonda para alimentação, 245
Suco gástrico, 61
Sufocamento, precauções de segurança para, 81
Suporte do corpo, 115f
    elevando/movimentando pacientes na cama, 115
Suporte postural, 135

T

Tecido erétil, 62
Tecidos, 50
Técnicas para vestir avental, 106 f
Telefone, diretrizes para o atendimento, 38
Temperatura
    axilar, 254
    eletrônica, 255
    membrana timpânica, 256
    no quarto do paciente/morador, 139
    normal, 249
    oral, 251
    retal, 253
    termômetro de vidro e, 249
Temperatura do corpo, ver Temperatura
Tendões, 53
Terapia intravenosa (IV), 297
    nutrição e, 246
Terminologia médica, 375-378
Termômetros, 249-257
    eletrônicos, 255-256, 256f
    timpânico, 256, 256f, 257f
    vidro, 249-255, 249f-252f, 254f-255f
Testamento, 370
Testículos, 62
Testosterona, 62, 1916
Tétano, 1916
Tímpano, 56

Toque, deficiência, 78
Tração, cuidando do paciente com, 325
Transtorno(s)
    afetivo, 346
    alimentar, 346
    bipolar, 346
    cardiovascular, 334-337
    do sistema endócrino, 337-338
    musculoesquelético, 323
    obsessivo-compulsivo, 345
    respiratório, 333-334
Traquéia, 58
Tratamento de doença, 16
Treinamento do intestino, 224-225
Trombócitos, 57
Trompa de Eustáquio, 56
Trompa de Falópio, 64
Tuberculose, 334

U

Úlcera de pressão, ver Feridas de pressão
Úlcera de decúbito, ver Feridas de pressão
Uniforme do auxiliar de enfermagem, 25
Ureter, 62
Uretra, 62
Urgência urinária, 204
Urinar
    cadeira com comadre para, 208-209
    comadre para, 205
    normal, 204-209
        manutenção, 204
    urinol e, 207-208
Urinol, 207-208
Útero, 64

V

Vagina, 64
Vaso deferente, 62
Vasos sangüíneos, 58
Veia cava, inferior/superior, 58
Veias, 58
Ventilação, no quarto do paciente/morador, 139
Ventrículos, 57
Vênulas, 58
Vesícula biliar, 61
Vesícula seminal, 62
Veste restritora, 89, 89f
Vestimenta, 101, 105
Vestindo, um paciente com IV, 194
Vias áreas, obstrução das, 362- 364
Vilosidades 61
Vírus da imunodeficiência humana (HIV), Padrão de patógenos originados no sangue e, 108, 110
Visão prejudicada, 78, 331

Impressão e Acabamento
Oesp Gráfica S.A (Com Filmes Fornecidos Pelo Editor)
Deptº Comercial Alameda Araguaia, 1901 - Barueri - Tamboré
Tel. 4195-1805 Fax 4195 - 1384